༄། བོད་ཀྱི་གསོ་བ་རིག་པའི་ལོ་རྒྱུས་ཀྱི་བང་མཛོད་གཡུ་ཐོག་བླ་མ་དྲན་གླུ།

TREASURY OF TIBETAN MEDICAL HISTORY

༄། བོད་ཀྱི་གསོ་བ་རིག་པའི་
ལོ་རྒྱུས་ཀྱི་བང་མཛོད་
གཡུ་ཐོག་བླ་མ་དྲན་གླུ།

སྨན་རམས་པ་ཨརྱ་པ་སངས་ཡོན་ཏན།

TREASURY OF TIBETAN MEDICAL HISTORY
THE SONG FOR REMEMBERING GURU YUTOK

DR. PASANG YONTEN ARYA

First published in New Delhi, 1989

Front cover design: Abiesco.ch

Front cover illustration: detail from Medical Thangka no. 34
© Dharmapala Thangka Centre, Kathmandu, Nepal (www.thangka.de)

The four qualities, elements, humours and temperaments, 19-- (p. 13)
Miniature anatomical figure, Guido de Vigevano, 1345 (p. 13)
Graeco-Roman surgical instruments (p. 15): Wellcome Collection (CC BY 4.0)

Surgeon and patients (p. 14): The British Library, Royal 15 E II, f. 165

Different varieties of injection apparatus: *Surgical Instruments in Greek and Roman Times*, John Stewart Milne, 1907, plate XXXVIII (p. 15): Project Gutenberg License

Map (p. 23): courtesy of Lobsang Tsultrim Jeshong

ISBN 978-2-9701464-2-1

Published by

BEDURYA
PUBLICATIONS

www.beduryapublications.org

Bedurya Publications is a branch of TME – Tibetan Medicine Education Center
Neuchâtel, Switzerland (www.tibetanmedicine-edu.org)

Editor's foreword

Pasang Yonten Arya's interest in Sowa Rigpa's illustrious history was initially piqued in 1973, when he started memorizing the *Root Tantra* of the *Gyüzhi* as a student at Men-Tsee-Khang in Dharamsala. Eager to find out more about the eight Indian sages listed in the very first chapter (which he later compared with the Ayurvedic text *Carakasaṃhitā*), he set out on a long journey of discovering the entangled roots and complex development of the Tibetan medical tradition. In this way, he took to heart early on that the Asian medical systems are one big family of brothers and sisters, which are ultimately equal.

Yet, books were scant. Pasang Yonten only saw a block print of Désí Sangyé Gyatso's *Mirror of Beryl* (originally published in 1703) after several years, but this indispensable classical historical account was soon taken up as a foremost reference. As a lecturer and later college principal, he became an avid reader at the Library of Tibetan Works and Archives. He enjoyed researching sources from different Bön and Buddhist schools, taking care not to discriminate against certain lineages or geographical areas. Continuing along these lines, Tashi Tsering (now at Amnye Machen Institute) brought a journal article titled *The Introduction of Greek Medicine into Tibet in the Seventh and Eighth Centuries* (Beckwith 1979) to the author's attention. Finding out about this ancient connection between east and west further broadened Dr. Pasang's perspective, leading him to study Greco-Roman medicine and the role of the celebrated physician Galen (129-216 CE) who was apparently mentioned by name in Tibetan medical texts. By consulting his longtime favorite English-language book *The Body* (Time Life-Science Library, Nourse 1964) as well as *A Short History of Anatomy from the Greeks to Harvey* (Singer 1957), he realized how dynamic medical traditions are and that one should not be overly attached to specific conceptions of body and mind. Theories are not set in stone. This made it easier to understand, for instance, why four humors are discussed in older Buddhist literature such as the *Vinayasūtra* as opposed to the threefold classification adopted in the *Four Tantras*.

The brilliant young researcher's focus was not restricted to ancient history or classical texts, however. Keenly aware of the importance of innovation and its necessity in the context of Men-Tsee-Khang's transition to a modern educational organization, he was the first to document the founding years of the Tibetan Astro-Medical Institute. Moreover, as secretary of the scholarly committee of medicine and astrology, Pasang Yonten was in effect in charge of drafting a modified syllabus for the students, setting up a formal examination and diploma certification system, and laying out the structure of the actual certificates. This momentous task was completed when His Holiness the Dalai Lama granted approval in 1984. On March 23, 1987, senior practitioners (including Dr. Tenzin Choedrak and Dr. Lobsang Dolma Khangkar, amongst others) as well as recent graduates all received their respective titles and degrees in an unprecedented ceremony.

Now officially a Menrampa, Dr. Pasang finalized the hand-written manuscript of *Treasury of Tibetan Medical History*, his first and still most beloved publication. The main text was calligraphed by Lhakchung Tsering (then at the library's *thangka* painting school), and Tashi Tsering assisted with the book design and with contacting a printing press in Delhi. The office of His Holiness provided a brief congratulatory statement in 1988. The entire work then appeared in print early the following year with financial support from PADMA, a Swiss pharmaceutical company manufacturing Tibetan herbal formulas. The *Treasury* subsequently won the Best Book in Ladakhi award in the 1989-1990 book competition of the Jammu and Kashmir Academy of Art, Culture, and Languages. Gen. Pasang Yonten was honored to receive a medal together with a grant of five thousand Indian rupees, a considerable sum of money at the time. A colleague at the Central Institute for Buddhist Studies in Choglamsar, where Genla had recently taken up a position as a lecturer, had suggested the book to the selection committee.

As laid out in the detailed table of contents, which was also translated to English (courtesy of Tenzin Dorje), the main text consists of fourteen parts and sixty-eight chapters that generally proceed in chronological order: from prehistorical knowledge on healing in Tibet and the introduction of Indian medical science, over its flourishing in imperial times (seventh to ninth century CE) and successive disintegration, to the renewal initiated in the eleventh century with the second diffusion of Buddhism and the (re)emergence of the *Four Tantras*, eventually culminating in the propagation of Sowa Rigpa under the Great Fifth Dalai Lama (1617-1682) and his regent Sangyé Gyatso. This sequence reflects that of *Mirror of Beryl*, but Pasang Yonten expanded both the depth of Tibetan medical history as well as its temporal scope. The former by exploring links with the western galenic tradition, for example, the latter by newly covering the foundation of Lhasa Mentsikhang, eighteenth-century medical works, the suppression after the Chinese invasion (1959), and the gradual development of Men-Tsee-Khang in Indian exile.

The importance of lineage is emphasized throughout the book with biographical sketches of eminent physicians, analysis of the major medical schools, and six convenient lineage tree diagrams. Special attention has furthermore been given to the neglected historical contributions of the Bönpo and the revealed treasures of the *terma* tradition. The volume ends by recording the new curriculum and with a comprehensive biographical register of all known Tibetan medical practitioners in exile up to 1988, setting an early precedent for the establishment of the Central Council of Tibetan Medicine in 2004.

The original publication contained eight illustrations. These have all been replaced in this reprint by identical or closely related images of higher resolution, except for the elegant hand-drawn map of the Tibetan empire and its neighboring regions that was kindly provided by Lobsang Tsultrim Jeshong.

This pioneering monograph connects the science of healing that continues to thrive in the Land of Snow and beyond to its aged yet cosmopolitan roots, while also firmly introducing it into twentieth-century modernity. Written in testing times, yet complete with extensive footnotes and a bibliography, it is both a piece of research of lasting significance and a precious yet largely untapped historical resource in itself. Taking this into consideration, I cannot but conclude that this volume is worthy to be called a treasury as well as a memorial of Sowa Rigpa.

Jan M. A. van der Valk, PhD
Editor in chief
Bedurya Publications

May 4, 2021

THE DALAI LAMA

THEKCHEN CHOELING
McLEOD GANJ 176219
KANGRA DISTRICT
HIMACHAL PRADESH

༄༅།   སྨན་རམས་པ།   པ་སངས་ཡོན་ཏན་ནས།

བོད་ཀྱི་གསོ་བ་རིག་པའི་ལོ་རྒྱུས་ཀྱི་བང་མཛོད་ཅེས་པའི་

དཔེ་དེབ་བརྩམས་བསྒྲིགས་བགྱིས་པ་ལེགས་བྱས་ཀྱི་ལག་

རྗེས་མཛེས།   ཏཱ་ལའི་བླ་མས།

༡༩༨༨ ཟླ་ཚེས་པ
༨ ༢༦

ཆེད་དུ་བརྗོད་པ།

བོད་སྨན་པོ་རྒྱུས་ཀྱི་དེབ་ཐེར་འདི་ཉིད་བཀྲིན་ཅན་བློ་དགེ་བའི་བཤེས་གཉེན་མཁས་དབང་པཎྜི་ཏ་སྐུ་གཤེགས་པར་ཞི་ཕུན་ཚོགས་ཁང་རྒྱལ་མཆོག་དང་《རྒྱལ་བའི》ལྷ་སྨན་མཚོ་སྨྲ་བ་དགེ་འཇམ་དབྱངས་བཀྲིས་དམ་པ། ཀྱུལ་འདིར་དགེ་བའི་ལམ་སྟོན་པ་གོ་བོ་ཆེ་བློ་བཟང་བསྟན་འཛིན་ལགས། རང་གི་སྐྱོང་བྲིང་པ་དམ་པ་དཔལ་ལྡན་དོན་གྲུབ་ལགས་དང་མེ་དམ་པ་བསྟན་འཛིན་སྒྲོལ་མ་རྣམས་ཀྱི་བཀྲིན་རྗེས་དྲན་གྱི་ཆེད་དུ་བརྗོད་དོ།།

༄༅ དཀར་ཆག ༄༅

ཤོག་གྲངས།

Table of contents

PART IV

PART V

PART IX

PART X

PART XI

མཆོད་བརྗོད།

༄༅། ན་མོ་གུ་རུ། མཚན་དཔེའི་རྒྱན་སྤུད་ནམ་མཁའི་མདངས་ཅན་སྐུ། བརྒྱད་ཁྲི་བཞི་སྟོང་ཆོས་ཀྱི་རང་སྒྲ་སྒྲོགས།
ཐུགས་རྗེའི་སྣང་བས་ཉོན་མོངས་དུཿཁ་སེལ།
སྨན་རྒྱལ་དབྱེར་མེད་གངས་ཅན་མགོན་པོར་འདུད།
གངས་ཅན་འཛིན་མའི་ལྟོ་བར་བསོད་ནམས་ཀྱི།
ཕུང་པོ་མངོན་པར་འདུས་ལས་རབ་གྲུབ་པ།
སྔོན་སྦྱོན་དྲང་སྲོང་ལྷག་བསམ་བློ་ལྡན་ལས།
འཚོ་བའི་གཞུང་ལུགས་མངལ་དུ་རྣམ་པར་སྦྲུམ།
མངོན་པར་མཁས་ཀྱང་སྨན་གྱི་སྟོན་པ་ཞེས།
བསྒྲགས་པའི་མི་རྟོག་ཡུ་ཐྲ་རི་ཀའི་ཕྲེང་།
མེས་པོ་དུང་གི་ཐོར་ ཅོག་ལ་སོགས་པའི།
སྔོན་སྦྱོན་སྒྲིག་འཚོའི་རིག་པ་འཛིན་རྣམས་རྒྱལ།
རང་བྱུང་ཁམས་ལས་བྱུང་བའི་གཤིས་མཚར་པོ།
མི་འདོད་དུཿཁའི་རི་བོ་འབིགས་བྱེད་པ།
གསོ་བའི་གཞུང་ལུགས་གནམ་ལྕགས་འཁོར་ལོ་འདི།
བི་ཤྭ་ཀརྨ་ཡོན་ཏན་མགོན་པོས་བསྐྲུན།

གང་དེའི་རྡོ་རྗེའི་གསང་ཚིག་འགྲེལ་བའི་གཞུང་།
མཐུན་མིན་རྒྱུད་དོན་རྣམ་པར་འབྱེད་པའི་ཚེ།
ངམ་རིང་ས་ལ་སྤྱོད་པའི་སྨན་རྒྱལ་དང་།
ཤུ་ཇ་གཉིས་པ་ཟུར་མཁར་དེད་དཔོན་དེས།
ལུང་རིགས་ཚད་མའི་མདའ་ཡིས་ཕ་རོལ་གྱི།
རྒོལ་ངན་ལོག་རྟོག···སྲུན་ཟླུང་གསོ་རིག་གཞུང་།
ཡོན་ཏན་མགོན་པོའི་བཞེད་པ་སྲི་ཞིང་གི །
ཇི་བཟང་ཕྱོགས་བཅུར་ཁྱབ་པ་ཁྲུས་འདི་ཙམ་ད།
བྱུང་ཟུར་བཞེད་པ་ཞལ་གྱི་གཞལ་ཡས་ཁང་།
ཕྱོགས་ཀྱི་བུ་མོའི་སྨན་པར་རབ་འབུ་ཡང་།
ཁྱི་དོར་དང་བཅས་རྒྱལ་མཚན་རྩེར་བཀོད་པ།
བརྒྱ་སྦྱིན་ཁང་བཟང་འདི་ཀོ་ས་རས་བསྐྲུན།
གསོ་བའི་གཞུང་ལུགས་འཕྲིན་ལས་ཉེན་ བྱེད་དབང་།
ངལ་བས་ཆུ་ལྕིའི་ནོར་འཛིན་མདོན་བརྩེན་པ།
སྨར་ཡང་དབང་ཕྱོགས་ས་འཛིན་གཞོན་ནུའི་སྟོར།
འདྲེན་མཛད་མཁྱེན་རབ་བརྟན་པ་དེ་མཆོད།
གཞན་ཕན་ཁ་བའི་རྡུལ་རྩེགས་ལས་འོ་ཟླ་པའི།
མཁས་སྒྲུབ་སྨན་གྲགས་ལྷུང་གིས་མི་འགོར་ཡང་།

གཅིག་ཏུ་སྣུད་མཛད་ལྷག་བསམ་ལུས་ཕྲ་མས།
ཕྲེང་བར་སྤྲེལ་མཛད་ལོ་རྒྱུས་མཁན་རྣམས་རྒྱལ།
སྔོན་བྱོན་མེས་པོའི་རྣམ་ཐར་ཡིད་ཀྱི་གསོས།
མཁས་པའི་མདུན་སར་མགྲིན་པ་སྤོབས་པའི་རྒྱུ།
གསར་བུའི་བློ་ལ་ངེས་ཤེས་འདྲོངས་པའི་གཏམ།
སྔོན་རབས་མཁས་པའི་རྣམ་ཐར་ལས་གཞན་ཅི།
ལྷག་བསམ་མ་ཟླ་ཞུན་ཐིག་པ་ལས་དྲངས་པའི།
གངས་ཅན་གསོ་རིག་སྦྱོང་བ་བརྗོད་པའི་གཏམ།
མངར་བའི་རོ་ལྡན་བདུད་རྩིའི་ཟེགས་མ་ཅན།
འདི་ཀོ་བདག་གིས་འབད་པའི་ལམ་ནས་དྲངས།

ཞེས་ཡུལ་གོང་མར་མཆོད་ཅིང་བཤད་པར་དམ་བཅས་ནས་འཛམ་·· གླིང་འདིར་སྨན་དཔྱད་ཀྱི་ལུགས་སྲོལ་མང་དུ་ཡོད་པ་ནས་འཛམ་གླིང་·· ······འདིར་བོད་ཀྱི་གསོ་བ་རིག་པ་ཞེས་ཡོངས་སུ་གྲགས་པ་དེའི་བྱུང་བ་ ཙུང་ཟད་ཅིག་སྤྲོ་བ་ལ་དེང་འདིར་ལ་ལས་རྒྱ་ནག་གི་ལུགས་སུ་བཤད་ པ་དང་། ལ་ལས་རྒྱ་གར། དེ་བཞིན་རིགས་ཞེན་ཅན་འགའ་ཡིས·· བོད་ལུགས་སུ་འགྲེལ་བ་སོགས་བཤད་ཚུལ་སྣ་ཚོགས་ཤིག་མཆིས་ པའི་སྐབས་འདིར་རང་གི་བསམ་ཚུལ་ཙམ་ཞིག་འཇོག··· པར་འདོད་དོ།།

སྔ་རབས་བོད་ཀྱི་སྨན་སྐོར།

༡ གནའ་བོའི་བོད་ཀྱི་སྨན།

དེ་ཡང་སྤུར་རྒྱལ་བོད་ཅེས་བྱ་བ་ནི་འཛམ་གླིང་རི་ལ་བུ་ཆགས་འཇིག་དང་མཉམ་པས་སྔ་ཕྱིའི་····ཤགས་སྤྱོད་ལ་འགྲོ་བརྒྱུད་བའི་རབས་ཀྱང་སྐལ་པ་ཡ་ཐོག་གི་མི་རྣམས་ཟས་སུ་ཤ་ཟན་རྩི་ཤིང་ལ་སྤྱོད་པའི་རིང་ལ་གཡག་རྒོད་བརྟུལ་ནས་འབྲི་གཡག་ཏུ་བསྒྱུར་བ་དང་། དེ་དག་ལས་འོམ་འཛོ་བའི་རིག་པ་བསྐྱེད་ཅིང་མར་ཁུས་རྩ་ཁ་སྨོམ་པ། འབྲུ་ཆང་སྦྱར་ནས་སྨྲངས་པོ་འཛོམས་པ་སོགས་ཀྱི་ཐབས་ཤེས་ཀྱང་དེ་ཤིང་ནས་ཡོད་འདུག་པས་འདིས་མཚོན་ཏེ་ཟས་སྤྱོད་སྤང་བླངས་ཀྱི་ཐོག་ལ་རིག་པ་མང་པོ་བསྐྱེད་ཡོད་ཅིང་དེ་ནི་གསོ་བ་རིག་པའི་རྩ་བ་དོ་མ་ཞིག་ཏུ་གྱུར།

དེ་དུས་བོད་ཀྱི་མངའ་རིས་ལ་ཞང་ཞུང་སྒོ་ཕྱུགས་བར་གསུམ་དུ་གྲགས་ཤིང་སྟོད་གནས་དཀར་ཏི་སེའི་བྱང་། མ་ཕང་གཡུ་མཚོའི་འགྲམ། ཀྱུ་བོ་ཆེན་པོ་བཞིའི་འདུས་མདོ་ཞང་ཞུང་འོལ་མོ་ལུང་རིང་དུ་བོན་གྱི་སྟོན་པ་གཤེན་རབ་མི་བོ་ཆེ་ཞེས་བྱ་བ་སྐུ་འཁྲུངས་ཤིང་སྲས་དཔྱད་བུ་ཁྲི་ཤེས་ལ་"དཔྱད་ཀྱི་རྒྱུད་སྔོ་ཆེན་པོ་གཞུང་ལྔ།" "མདོ་སྔོ་ཆེན་པོ་སྔོ་དགུ།" "མན་ངག་ཡན་ལག་བརྒྱད་ལྡན།" "ཉིང་ལག་ཉི་ཁྲི་ཆིག་སྟོང་"དཔྱད་བུ་ཁྲི་ཤེས་དང་དྲང་སྲོང་བརྒྱད་ལ་གཉེར་དུ་གཏད་དོ་ཞེས་བོན་གྱི་ཡིག་ཆ་ལས་བཤད་ཅིང་ཞང་ཞུང་ཡུལ་ཆེན་བཅོ་བརྒྱད་ལ་བྱ་རུ་ཐོབ་པའི་རྒྱལ··

པོ་བཅོ་བརྒྱད་བློན་ཏེ་དཔང་བྲུས་ཤིང་བོན་སྤེལ་བར་གྲགས་སོ[༣]།།

བོད་རྗེ་གཉའ་ཁྲི་བཙན་པོ་བོད་ཀྱི་རྗེར་བཞེགས་པའི་ལོ་རྒྱུས་ལས། གཉའ་ཁྲིས་རྩེབས་ལྷ་སྣ་རྨ་ཡོས་སྤེར་དོ་གསས་པ་དྲུག་གསུང་པ། མི་ཡུལ་ས་སྟོང་མ་གེན། དགུ་ཡོད། སྲི་ཡོད། གདོན་ཡོད། གཙན་ཡོད། གཡོ་ཡོད། གཡག་རྡོད་ཡོད་སོགས་གསུངས་པར་རྩེབས་ ལྷ་སྣ་རྨ་ཡོས་སྤེས། ཀུ་ལ་འཛམ་མཆིས། དགུ་ལ་སྨན་མཆིས། རྫུན་ལ་བདེན་མཆིས་སོགས[༤]་གསུང་པས་ཀྱང་བོད་དུ་སྨན་ཡོད་པར་བསྟན་པ་མ་ཚད་གཡུ་ཐོག་སྙིང་མའི་རྣམ་ཐར་དུ་ཡང་བི་ཛི་དགའ་བྱེད་ཀྱི་དྲི་བར་ཐོས། གསོ་དཔྱད་ལུགས་ལ་རྣས་ཀྱི་ཚོད། རྨ་གསར་པ་ལ་མར་ཁུས་རྩ་ཁ་སྡམ་ཞེས་ཚེམ་ཡོད། ནད་གསོ་བ་པོའི་སྨན་པ་ཕམ་ཡོད་ཅེས[༥]་ལན་བཏབ་པ་ལྟར་བོད་ཀྱི་སྨན་དཔྱད་ཀྱི་རིག་པ་ནི་ཆེས་སྔ་མོ་ནས་བྱུང་བ་ཞིག་ཡིན་འདུག། རྒྱལ་པོ་གཉའ་ཁྲིའི་དུས་སུ་རྒྱུའི་བོན་ཤེས་པ་ཅན་བཅུས་བྱུང་བ་དེ་རྣམས་ཀྱིས་བོད་དུ་བོན་གསར་དུ་བསྒྱུར་ཞིང་དེའི་ནང་སྨན་རྩིས་ཀྱང་ཡོད་པར་བཤད་པ་དང་། གཉའ་ཁྲིའི་སྲས་མུ་ཁྲི་བཙན་པོའི་རིང་ལ..........

..........ཞང་ཞུང་ནས་མཁས་པ་གདན་དྲངས་པ་སོགས་ཞང་བོད་འབྲེལ་བ་ཆེན་པོ་བྱུང་། བཙན་པོ་གྲི་གུམ་བཙན་པོའི་སྐུ་རིང་ལ་བོན་བསྟན་བསྒྱུབས་རུང་སྲས་སྤུ་དེ་གུང་རྒྱལ་གྱི་དུས་སུ་བསྒྱུར་གསོ་

སྦྱང་། དེ་ཡང་དུས་དེ་ཙམ་ན། གཡུང་དྲུང་གི་བོན་མ་ཡིན་པ། རྒྱ་གར་
ལ་ཆོས་ཡོད། རྒྱ་ནག་ལ་གཙུག་ལག་ཡོད། ཁྲོམ་ལ་སྨན་དཔྱད་
ཡོད། བོད་དང་ཞང་ཞུང་ལ་གཡུང་དྲུང་བོན་གྱི་བསྟན་པ་མིན་པ་གང་
ཡང་མེད་པ་ཡིན་ནོ། །སྨན་གཙུག་ལག་དང་ཡང་བོན་ལ་བྱུང་ངོ་
ཞེས་པ་ལྟར་བོད་ཀྱི་ཆོས་ཤེས་ནི་བོད་དང་ཞང་ཞུང་པར་སིག་དང་འབྲེལ་
བ་བྱུང་བ་ཡིན་ཏེ། དེབ་དཀར་ལས། དེ་དུས་ཕྱིའི་རྒྱལ་ཁབ་ཀྱི་
ཁྲོད་ན་བོད་དང་མཛའ་འབྲེལ་ཆེ་བ་ནི་ཏ་ཟིག་པ་རྣམས་ཡིན་ལ། ཏ་ཟིག་
ཡུལ་དུ་ནི་སྐབས་དེར་ནང་པའི་བསྟན་པ་དར་བར་མ་ཟད། ཤེས་རིག་
ཡོན་ཏན་གྱི་ཚན་ནས་ཀྱང་བོད་རྣམས་འགྲན་ཟླ་བྲལ་ག་ཤིས། བོད་
ཀྱི་རྗེ་བློན་རྣམས་ཀྱང་ཕལ་ཆེར་ཏ་ཟིག་པའི་སྲོལ་ལུགས་གཟན་བ་
ཡིན་ནམ་སྙམ་སྟེ། སྲོང་བཙན་གྱིས་དར་དམར་པོའི་ཐོད་བཞེས་
པ་སོགས་ཀྱང་བ་ཤད་ལ། ཟ་འོག་གི་ཐེར་དང་། ཕྱག་ལྷམ་སྣེ་
འབྲེལ་གྱོན་པ་སོགས་ཀྱང་ཏ་ཟིག་གི་སྲོལ་དང་འདྲ། ཞེས་གསལ་
བ་ལྟར་བོད་ཀྱི་སྟོད་ཕྱོགས་པ་རྣམས་ཨཕ་ག་ནི་སི་ཐན་དང་། ཨི་རན་
པར་ཤི་ཡ་སོགས་དང་ས་ཁང་དེ་ཞིང་ཆོས་ཤེས་ཚོང་འགྲུལ་གྱི་འབྲེལ་
བ་ཆེན་པོ་བྱུང་ཡོད་འདུག །

༣— རྒྱ་གར་ནས་ཚེའི་རིག་བྱེད་ཐོག་མར་བོད་དུ་དར་རྒྱུ་ལ།

དེ་ལྟར་གཉའ་ཁྲི་བཙན་པོ་ནས་བོད་ཀྱི་རྒྱལ་རབས་ཉེར་བདུན་པ་བོད་རྗེ་བཙན་པོ་ལྷ་ཐོ་ཐོ་རི་སྙན་བཙན་བར་བོད་ཀྱི་ཆོས་དང་རིག་གཞུང་ནི་བོན་ཡིན་ལ་སྨན་དཔྱད་གང་འཕོད་ལྟར་ཡིན་མོད་ཀྱི་བཙན་པོ་འདིའི་སྐུ་ཚེའི་རིང་ལ་རྒྱ་གར་ནས་གསོ་རིག་མཁས་པ་བི་ཛི་དགའ་བྱེད་དང་། བི་ལྷ་དགའ་མཛེས་མ་གཉིས་བོད་དུ་འབྱོར། རྒྱལ་པོས་ལྷམ་སྲིང་ཡིད་ཀྱི་རོལ་ཆ་དང་གསེར་སྲུང་འཁྲུ་ཆོ་ཕུལ། ཡིད་ཀྱི་རོལ་ཆ་ལ་སྲས་དུང་གི་ཐོར་ཅོག་ཅན་འཁྲུངས། ཡབ་ཀྱི་དྲུང་ནས་སྨན་དཔྱད་བསླབས་ཏེ་བོད་ཀྱི་སྨན་པའི་དང་པོ་དང་གསོ་རིག་དབུ་བརྙེས་པར་བཞེད། དེའི་སྲས་རྣམས་རིམ་གྱིས་བོད་རྗེ་རིམ་བྱོན་གྱི་བླ་སྨན་དུ་དབང་བསྒྱུར་སྲོལ་དར། དེས་ན་དབུ་བརྙེས་ཞེས་པ་ནི་བོད་ལུགས་རིག་མེད་པ་གསར་དུ་དབུ་བརྙེས་པ་ནི་མིན་གྱི་རྒྱ་གར་ཆོས་ཀྱི་ཡུལ་ནས་གསོ་དཔྱད་དར་བ་དང་པོ་ཡིན་པས་ཕྱིམ་རྣམས་ཀྱིས་ཐ་སྙད་སྦྱར་བ་ཙམ་དུ་སྣང་སྙམ་མོ།། བཙན་པོ་སྟག་རི་གཉན་གཟིགས་དམུས་ལོང་འཁྲུངས་པ་ཡབ་ཀྱི་ཞལ་ཆེམས་ལྟར་འ་ཞིའི་ཡུལ་ནས་སྨན་པ་འབྲུ་རྗེ་ཞེས་བྱ་བ་བོས་ནས་རྒྱལ་པོའི་མིག་གསེར་གྱི་ཐུར་མས་ཕྱེས་པ་སོགས་བོད་ཀྱི་རྒྱལ་ཕྲན་ཁག་ཏུ་འང་སྨན་དཔྱད་ཀྱི་ལག་རྩལ་ལ་ཧ་ཅང་གི་ཚད་མཐོ་པོ་ཐུབ་ཡོད་པར་སྣང་། བཙན་པོ་གནམ་རི་སྲོང་བཙན་གྱི་སྐུ་དུས་རྒྱ་ནག་ནས་རྩིས་དང་སྨན་དཔྱད་བླངས་པའི་ལོ་རྒྱུས་གསལ

[༡༠] སྲུང་བསྟན་བཅོས་ཀྱི་མིང་དང་འགྱུར་སོགས་མི་གསལ།།

ལྷ་བཙན་པོ་རྣམས་ཀྱིས་སྨན་དཔྱད་སྤེལ་ཚུལ་སྐོར།

༡ - བཙན་པོ་སྲོང་བཙན་སྒམ་པོས་སྨན་སྤེལ་ཚུལ།

ལྷ་སྲོང་བཙན་སྒམ་པོའི་ (617~650) སྐུ་ཚེའི་རིང་ལ་དྲག་པོའི་སྟོབས་ཤུགས་ཀྱིས་མངའ་ཐང་རྒྱ་བསྐྱེད་མཛད་དེ་བོད་རྒྱལ་ཁབ་ཆེན་པོ་གཅིག་བསྒྲིལ་མཛད་ཅིང་མཐའི་རྒྱལ་ཁམས་ཆམ་ལ་ཕབ། བཀའ་ཁྲིམས་དྲང་བསོགས་ལས་མཆོན་ཏེ་ལྟར་དུ་གསོལ། སྨན་དཔྱད་དར་བར་དགོངས་ནས་ཕྱོགས་སུ་ཕོ་ཉ་བཀྱེས་ཏེ་འཕགས་ཡུལ་ནས་སྨན་པ་བྷ་ར་དྷ་ཛ་དང་རྒྱ་ནག་ནས་སྨན་པ་ཧེན་ཝེན་ཧང་དེ། ཏ་ཟིག་གམ་ཁྲོམ་གྱི་ཡུལ་ནས་སྨན་པ་གཱ་ལེ་ནོས་གསུམ་རྒྱལ་པོའི་སྐུའི་གསོ་བའི་ཕྱིར་གདན་དྲངས། རྒྱ་གར་གྱི་སྨན་པས་'འབུ་ཤག་མ་བུ་ཆེ་ཆུང་'དང་'སྦྱོར་བ་མར་གསར་'། རྒྱ་ནག་པས་'རྒྱ་དཔྱད་ཐོར་བུ་ཆེ་ཆུང་།' ཏ་ཟིག་པས་'མགོ་སྟོན་བསྐུས་པ་'དང་། 'དེ་ཡོ།' 'རྨ་བྱ།' "ནེ་ཚོ་གསོ་གྱི་དཔྱད་" སོ་ཏ་བསྒྱུར། གསུམ་ག་བསྒྲིགས་ཏེ "མི་འཇིགས་པའི་མཚོན་ཆ་"ཞེས་བྱ་བ་བམ་པོ་བདུན་ཡོད་པའི་གསོ་དཔྱད་ཀྱི་གཞུང་གསར་དུ་བརྩམས་ནས་ཕུལ། དེ་ལས།

ལུགས་ཆེན་གསུམ་པོའི་ཚུལ་དགོམ་རྟོགས་ནས།།
སྨན་པ་ཆེན་པོའི་གྲངས་སུ་མི་འགྲོ་སྟེ། །

བདག་དང་གཞན་ལ་ཕན་པར་མི་ནུས་པས།
བར་སྣང་མཁའ་ལ་ཇེ་ལྷུར་མཐོས་བརྟེན་བཞིན།།
ཀླུ་ར་ཀྵ་ཛི་དྲང་སྲོང་ཆེན་པོ་དང་།
ག་ལེས་ནོས་ནི་རྒྱལ་ཚབ་ཐུ་བོ་དང་།
ཧེན་ཤེན་ཧྭང་དེ་ས་བདག་དབང་བསྒྱུར་བ།
འཕྲུལ་ཆེན་གསུམ་པ་བདུད་རྩི་ཐུམ་པ་བསྡགས།

ཞེས་གསོ་དཔྱད་ཐམས་ཅད་ལུགས་སྲེ་གསུམ་དུ་གཏན་འབེབས་མཛད། དེ་ཡང་ལུགས་སྲེ་གསུམ་ནི། རྒྱ་དཀར་པོའི་ལུགས། རྒྱ་ནག་པོའི་ལུགས། སྟོད་ཕྱོགས་བོད་ཀྱི་ལུགས་ཏེ་འདི་གསུམ་ལ་འཆད་ཉན་དགྲོ་པ་རྒྱལ་པོས་བཀས་བཅད། རྒྱ་དཀར་ནག་གི་སྨན་པ་གཉིས་ལ་བྲོ··· དགའ་སྐྱིལ་ཏེ་སོ་སོར་བཟུངས། ག་ལེས་ནོས་རྗེའི་བླ་སྨན་དུ་བཞུགས་ཏེ་བསྟན་བཅོས་མང་དུ་བརྩམས། ལྷ་སར་སྤྱན་ཆགས་ནས་ཡུམ··· བཞེས་སྲིད་བསྐྱངས་པས་སྲས་གསུམ་བྱུང་བ་ཆེ་བ་གཙང་སྟོད་དུ་བཏང་བས་བི་ཇི་སོགས་ཀྱི་བརྒྱུད་པ་དར། འབྲིང་པོ་གཡོར་པོར་བཟུངས་པས་ལྷོ་རོང་གི་སྨན་པ་དབུ་བྱུང་། ཆུང་བ་ཡབ་ཀྱི་སྐྱུ་བཙར་བར་སོག་པོ་སྨན་པ་ཞེས་གྲོང་བར་གྲགས། ག་ལེས་ནོས་ལ་ཕྱིས་མཚན་འཇོ་སོར་འབོད། དེ་ལ་རིགས་བཟང་བ་འཕགས་ཞིག་སློབ་པར་འདོད་པ་བཙན་པོས་མ་གནང་། རིགས་ངན་པ་རྟུག ཞང་། སྟེགས། ཚོངས་ཞེས་པ་བཞི་སྨན་དཔྱད་སློབ་ཏུ

བརྟུག རིགས་བཟང་ངན་དང་མཐོ་དམན་མེད་པར་འཚོས་ཤིག་པར་···
བཀའ་བསྒྲོས། མིང་འཚོ་བྱེད་སྨན་པར་བཏགས། བྱ་དགའ་གཙོགས་
ཆེན་དགུ་དང་གཙོགས་ཀྱུད་གསུམ་སྟེ་བརྟུ་གཉིས་གནང་སྟེ་ཕན་བདེ་སྤེལ་ལོ

དེ་ལྟར་ཡི་གེའི་ཐོག་ནས་གསོ་རིག་སློབ་སྦྱོང་བྱ་བའི་སྲོལ་གཏོད་པ་དང་
སྐབས་དེར་ལུགས་ཆེན་པོ་གསུམ་ལ་སྨན་པ་མཁས་པ་རྣམས་ཀྱིས་དེས་པར་
སློབ་སྦྱོང་བྱེད་དགོས་པར་བཤད་ཅིང་དེ་གསུཾ་བོད་དུ་ཀྱུད་པ་རྣམས་ལ་མཁས
པ་ཆེན་པོར་རྩེ་སྲོལ་སྣང་ངོ། དེ་ཡང་རྒྱ་མཚན་ནི། ཆ་ལག་བཅོ་བརྒྱད་
དུ་གྲགས་པའི་ནང་ཚན "སྟོད་ཐུན་མཛེས་པའི་འཛུམ་རེས" ལས། དེ་
ལ་འདིར་གསོ་བ་རིག་པའི་སྨན་དཔྱད་ཐམས་ཅད་བསྡུས་ན། ལུགས་སྨྲ་ཆེན་པོ་
གསུཾ་དུ་འདུ་སྐད། ལུགས་སྡེ་གསུམ་ནི། རྒྱ་གར་བའི་ལུགས། རྒྱ་
ནག་པའི་ལུགས། སྟོད་ཕྱོགས་བོད་ཀྱི་ལུགས་བཅས་གསུམ་དུ་བཤད།

ཅེས་གསལ་ལོ། དེ་ལྟར་མཐའི་རྒྱལ་ཁབ་གསུམ་ནས་བྱུང་བའི་
ལུགས་ལ་དཔྱད་གཞི་ཆེན་པོ་ཡོད་དེ་རྒྱ་དཀར་ནག་གི་ལུགས་སྲོལ་གཉིས···
ཀྱི་མིང་སོར་བཞག་ལ་ཏ་ཟིག་གི་ལུགས་སྲོལ་ལ་སྟོད་ཕྱོགས་བོད་ཀྱི་ལུགས
ཞེས་དང་ག་ལེན་ནོས་ཞེས་གསལ་བ་སོགས་ལ་མགོ་རྒྱུ་ཆེན་པོ་ཡོད་པས···
འདི་སྐོར་གསལ་ཙམ་འབྲི་བར་འདོད་ཅིང་། དེ་ཡང་གོང་དུ་བྲིས་པ་ལྟར་
བོད་ཀྱི་སྟོད་ཕྱོགས་པ་རྣམས་ཨབ་གྷ་ནི་སི་ཐན། ཨི་རག པར་ཤི···
ཡ་སོགས་དང་ས་ཁང་ཉེ་ཞིང་དེ་ལ་བརྟེན་ནས་ཆོས་ལུགས་ཚོང་འགྲུལ་གྱི···

འཕྲུལ་བ་ཆེན་པོ་བྱུང་བས་བཙན་པོ་སྲོང་བཙན་སྒམ་པོས་ཀྱང་ཏ་ཟིག་ནས་སྨན་པ་ཆེད་འབོད་གནང་བ་འདིས་དེ་ཕྱིར་ཤུ་དར་བའི་དེ་སྔོའི་གི་རི་སའི་སྨན་དང་བོད་ཀྱི་སྨན་གཉིས་འཕྲུལ་བ་བྱུང་ཡོད་སྲིད་པ་ཞིག་སྟེ། ཏ་ཟིག་གི་སྨན་པ་བག་ལེས་ནོས་ཀྱི་ལུགས་ལ་སྟོད་ཕྱོགས་བོད་ཀྱི་ལུགས་ཞེས་མིང་བཏགས་པ་འདིས་ཤེས་ཐུབ། འདི་ལ་གོ་དོན་གཉིས་བླངས་ཆོག་སྟེ་བོད་ཀྱི་གསོ་རིག་འདི་ཉིད་ཡུ་རོབ་ངོས་སུ་ཕར་དར་བའམ་ཡང་ན་སྨན་དཔྱད་ཀྱི་ལུགས་སྲོལ་འདི་གཉིས་ཤིན་ཏུ་མཚུངས་པས་དེ་ལྟར་དུ་མིང་བཏགས་སྲིད། དེ་ལ་དང་པོ་ལྟར་ན་གྲི་རི་སའི་སྨན་དཔྱད་ནི་སྤྱི་ལོའི་གོང་གི་ལོ་(500 B.C.)ཙམ་གྱི་གོང་ནས་བྱུང་ཡོད་པ་དང་།[༡༥] བོད་སྨན་ནི་སྔོན་པ་ག་ཤིན་རབ་མི་བོ་ཆེའི་སྲས་དཔྱད་བུ་ཁྲི་ཤེས་དེ་ཉིད་སྨན་དཔྱད་ཀྱི་རྒྱ་འཛིན་པའི་དྲང་སྲོང་ཆེན་པོ་ཞིག་ཡིན་པ་བོན་གྱི་བསྟན་རྩིས་ངོ་མཚར་ནོར་བུའི་ཕྲེང་བ་ལས། "འདོད་འཕྲི་ཤིང་སྤྲུལ་སྟོན་པའི་ལུར། དཔྱད་རྒྱུད་ཉི་ཁྲིའི་བསྟན་པའི་བདག། སེམས་དཔའ་དཔྱད་བུ་ཁྲི་ཤེས་བཀླུམས། (༡༤༩༥༩)" ཞེས་གསལ་བ་ལྟར་ལོ་ཆིག་ཁྲི་དྲུག་སྟོང་ལྷག་གི་གོང་ནས་བོད་དུ་སྨན་དཔྱད་དར་བར་ཨཱ་ཡུར་བྷེ་དད་མའི་མི་རིགས་འཕྲུལ་བའི་སྒོ་ནས་སྨན་དཔྱད་ཕར་དར་བ་ཡང་སྲིད་དེ་ ཕྱི་ལོའི་གོང་དུ་སྟོང་པའི་གི་རི་སའི་ནང་གི་སྨན་པ་པི་ལི་ཡིང་ལྟ་བུ་རྒྱ་གར་ནས་ནུབ་ཕྱོགས་སུ་ཕར་དར་བའི་དཔེར་མཚོན་ལྟ་བུ་རེད། གཉིས་པ་ནི་སྨན་དཔྱད་ཀྱི་འདོད་ཚུལ་འདྲ་བའི་སྒོ་ནས་ཀྱང་ཡིན་སྲིད་དེ། འདོད་ཚུལ་འབྱུང་བ་བཞི་དང་། འདུ་བ་རྣམ་པ་བཞི། ལུས་ཀྱི་གཙོ་བོ་སེམས་སེམས་བླ་སྲུང་ཡིན་པ

སོགས་ཆེས་འདྲ་བ་དང་། དེས་བསྐྱེད་པའི་ནད། Yellow Bile, Black bile, Phlegm and Blood བཅས་བཞི་ཕ་གདང་པ་[༡༣] དང་། དཔེ་རིས ༡ །བོན་གྱི་འདུས་པ་རིན་པོ་ཆེའི་རྒྱུད་དྲི་མ་མེད་པ་གཟི་བརྗིད་རབ་ཏུ་འབར་བའི་མདོ་ལས།

མ་རིག་ཉོན་མོངས་དུག་ལྔ་དེ།
དུག་གསུམ་རྒྱུ་ལ་ནད་ཀྱི་རྒྱུ་བཞི་ལྡང་།
རླུང་མཁྲིས་བད་ཀན་ཁྲག་ནད་རྣམ་པ་བཞི།[༡༤]

ཞེས་པ་གཉིས་དོན་གཅིག་རྒྱུད་དགོངས་པའི་ཕྱིར་རོ། ད་དུང་རྩ་བརྟག་ཐབས། ཆུ་བརྟག་ཐབས། གཏར་གའི་རིག་པ་རྒྱ་ཆེ་ཡོད་པ་སོགས།[༡༥] དཔེ་རིས། ༢,༣,༤,༥ །མདོར་ན་བོན་གྱི་སྨན་གྱི་རིག་པ་དང་གཞིར་སའི་སྨན་རིག་གཉིས་པོ་ཁབ་ཚུན་འདོད་ཚུལ་ལག་ལེན་སོགས་འདྲ་བའམ་འབྲེལ་བ་བྱུང་བའི་རྒྱུ་མཚན་གྱིས་ག་ལེས་ནོས་ཀྱི་ལུགས་ལ་སྟོང་ཕྱོགས་བོད་ཀྱི་ལུགས་ཞེས་ཐ་སྙད་སྦྱར་བར་མངོན་ནོ།།

དེ་ནི་བཙན་པོ་སྲོང་བཙན་སྒམ་པོས་སྨན་པ་ག་ལེས་ནོས་གདན་དྲངས་ཚུལ་ལ་རྩུང་ཟད་དཔྱད་པ་ལ། དེ་ཡང་བཙན་པོ་གཉའ་ཁྲི་ནས་བཟུང་བོད་རྗེ་དང་འབངས་ཚང་མ་ཏ་ཟིག་དང་འབྲེལ་ཆེ་བ་ནི་གོང་དུ་བྲིས་པ་ལྟར་ལགས་མོད་དེའི་ནང་ནས་ག་ལེས་ནོས་གདན་ཞུ་གནང་བ་འདི་ གསོ་དཔྱད་ལོ་རྒྱུས་ཐོག་གལ་ཆེ་ཞིག་ཡིན། གེ་རི་སིའི་སྨན་

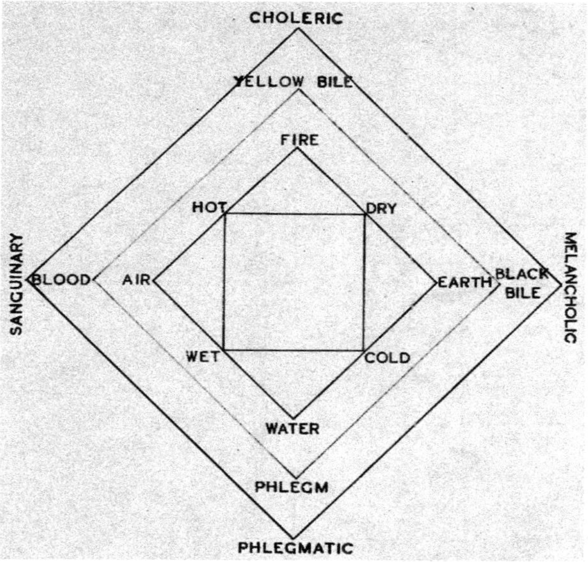

1. གནའ་བོའི་གསོ་རིག་གི་འབྱུང་བ་དང་འདུ་བ་རྣམ་བཞིའི་འབྲེལ་བའི་རིས་པ།

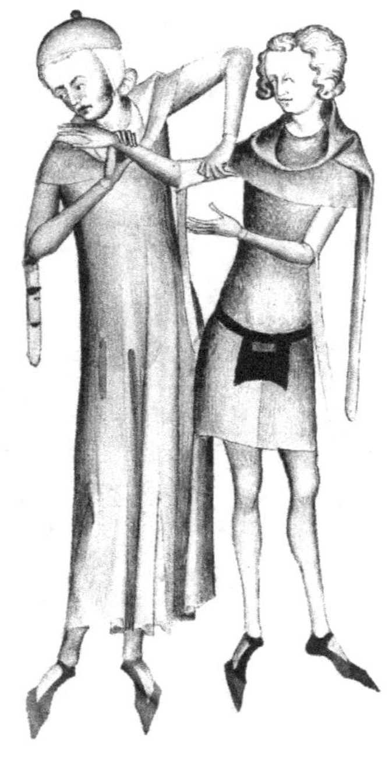

2. གནའ་བོའི་གསོ་རིག་གི་རྩ་བརྟག་ཚུལ།

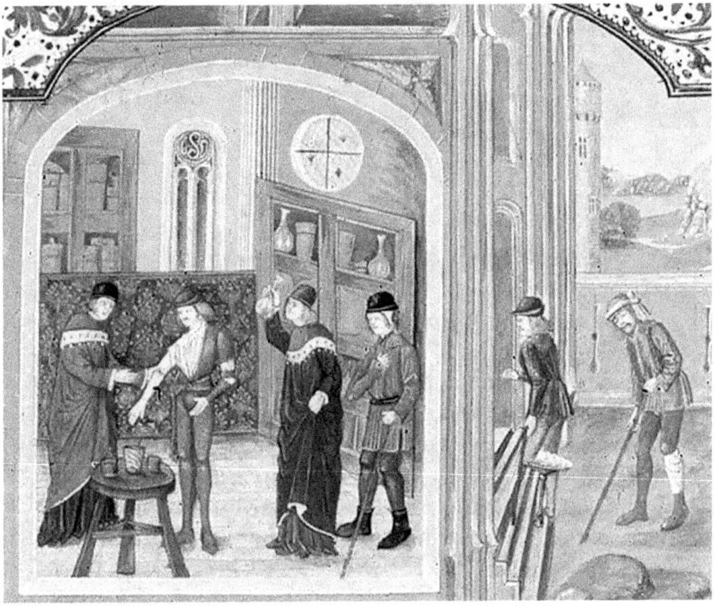

3. གཞའ་བོའི་གི་རིག་གི་གཏར་ཁ་རྒྱག་ཚུལ་དང་རྩ་བརྟག་ཚུལ།

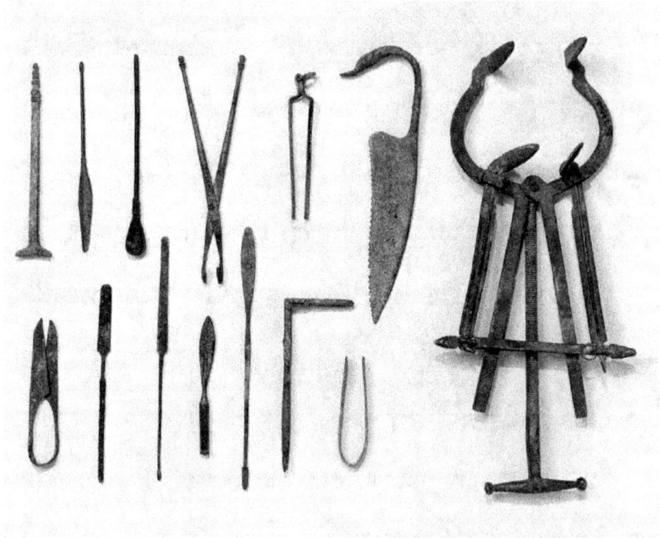

4.

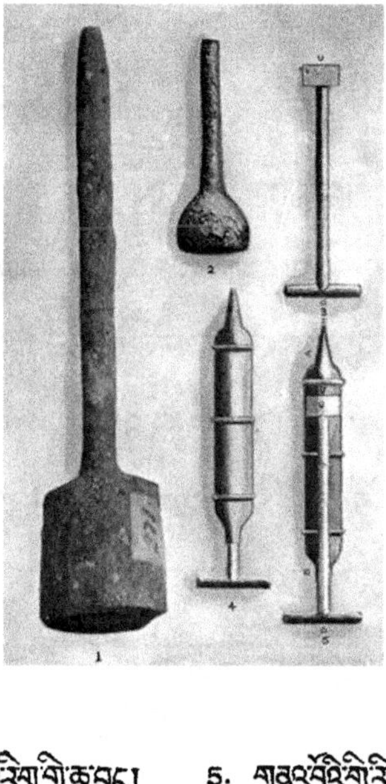

5.

4. གནའ་བོའི་གསོ་རིག་གི་ཆ་བྱད།   5. གནའ་བོའི་གསོ་རིག་གི་གཙེ་ཟླུ་འདྲ་མིན།

གྲེ་ཀོ་རྒྱུས་ནང་ (Galen, གེ་ལེན) ཞེས་པ་མཚོན་སྨན་དང་
སྨན་པ་ཞིག་བྱུང་ཡོད་ཅིང་། མཁས་པ་འདི་ནི་ཕྱི་ལོ་ 129 A.D
འཁྲུངས་ཤིང་ཕྱི་ལོ་ 199 A.D ལ་གཤེགས་པ་རེད། དུས་སྐབས
དེར་འགྲན་མེད་མཁས་པའི་སྙེ་ཏ་ལ་འཛོམས་ཤིང་རོམ་རྒྱལ་པོའི་
(MARCUS AURELIUS) སྐུ་སྨན་བྱས་སྐྱོད་བ་མ་ཟད་ད་...
དུང་རོམ་རྒྱལ་རྗེས་མ་གཉིས་ཀྱི་སྐུ་སྨན་ཡང་གནང་བ་རེད། ཁོང་ནི་
རིག་གནས་སྤྱི་ལ་མཁྱེན་པ་རྒྱས་ཤིང་སྨན་དཔྱད་ལ་ཁྱད་པར་དུ་མཁས།

དེའི་ནང་ནས་རོ་བཀྲ་དང་བ་ཤག་ལས་རིག་པ། གཟུགས་ཁམས་...
རིག་པ་ལ་གསར་འཚོལ་དང་དར་སྤེལ་གྱི་མཛད་རྗེས་ལྷག་པར་ཆེ་ཞིང་
ཁོང་གི་བཞེད་སྲོལ་དེ་དག... ལོ་བརྒྱ་ཕྲག་བཅུ་དྲུག་པ་དུས་རབས་བར་...
མའི་བར་གནས་ཐུབ་ཡོད།[༢༠] དེས་ན་གེ་ལེན་དང་ག་ལེས་ནོས་ཞེས་པ་
གཉིས་སྔ་ཟུར་ཙང་ཟད་ཆགས་པའམ་འབོད་སྟངས་ཀྱི་ཁྱད་པར་ཙམ་
ལས་དོན་དུ་གཅིག་ཏུ་གོ་ཐུབ་རུང་བྱུང་རབས་མི་མཐུན་པས་བརྟག་དགོས་
པར་སྣང་སྟེ་དེ་ཡང་...... ར་ཆུང་རིན་པོ་ཆེས་མཛད་པའི་བོད་སྨན་དབྱིན་
དེབ་ "བོད་ཀྱི་སྨན་" ཞེས་པ་ལས་གེ་ལེན་གྱི་ལུགས་སྲོལ་པར་ཤི་
ཡའི་སྐད་དུ་སྒྱུར་བ་པོའམ་དེའི་ལུགས་ལ་མཁས་པའམ་ལུགས་འཛིན་
པ་མཁས་པ་ཞིག་ལ་ངོས་འཛིན་གནང་བའི་ཁུངས་ཇི་འདྲ་ཞིག་ཡོད་...
མིན་མ་གསལ[༢༡] རུང་བྱུང་སྲིད་དེ་སྨན་པ་མཁས་པ་ལ་འཚོ་བྱེད་གཞོན་

ནུ་ཞེས་རྗེས་སྐྱབ་ཀྱི་མིང་ཡོད་ཆོག་པའི་ཕྱིར་རོ། བཙན་པོ་སྲོང་བཙན་གྱི་གོང་ཙམ་ དུས་མཉམ་དུ་བོད་ཀྱི་ཁྲིམས་མཆེས་རྒྱལ་ཁབ་ཏ་ཟིག་གི་རིག་གནས་དང་ཆེ་ལ་ལྷག་པར་དེའི་གྲོང་འཇུན་དྲི་ཤཱཧ་པུར་ (JUNDI SHAHPUR) ནི་རྒྱ་གར་དུ་ཇོ་འཇོག་གི་ཡུལ་ལྷར་རིག་གནས་ཡོ་ལྡན་དར་ཁྱབ་ཆེ་ཞིང་རིག་གཞུང་གི་བསྟི་གནས་ཆེ་གྲགས་ཤིག་དང་། ཡང་ཨི་རག་གི་རྒྱལ་ས་བག་དད་ (BAGHDAD) ནི་གི་རི་སིའི་སྨན་ཁ་ཆེའི་ལུང་པ་ཨ་རབ་ཕྱོགས་སུ་དར་ཞིང་ཡུ་ནཱ་ནི་ (UNANI) ཞེས་པ་ དར་ཁྱབ་ཤིན་ཏུ་ཆེ་བ་མ་ཟད་གནས་གཞི་དེ་ནི་ཁ་ཆེའི་རིག་གཞུང་གི་བསྟི་གནས་གཙོ་བོ་ལྟ་བུ་ཡིན་པ་ཁ་ཙམ་གི་ལོ་རྒྱུས་སུ་བཀོད་པ་དང་། ལོ་རྒྱུས་དེ་གཉིས་ཀ་ཕྱི་ལོ་བརྒྱ་ཕྲག་༧ པའི་གོང་ཙམ་དུ་ཡིན་པས་བཙན་པོ་སྲོང་བཙན་སྒམ་པོས་གྲོང་ཁྱེར་དེ་གཉིས་གང་རུང་ནས་ག་ལེས་ནོས་ཀྱི་ཡུན་འཛིན་པ་ལྷ་ཁས་པ་ཞིག་གདན་དྲངས་ཡོད་སྲིད་ཅིང་སྨན་དཔྱད་ཀྱི་འདོད་རྩོལ་འདྲ་བར་སྣང་བ་སོང་མདོར་ན་ཨེ་ཤི་ཡའི་གླིང་ཆེན་གྱི་སྨན་རིང་རྣམས་ཕན་ཚུན་གྱིས་པའི་འཕེལ་བ་བྱུང་བའི་རྒྱུ་མཚན་ལ་བརྟེན་ནས་རྒྱ་གར་གྱི་ཨ་ཡུར་ཝེ་ད་དང་། སི་དྷའི་ཡུནྣ། རྒྱ་ནག་གི་སྨན། ཁ་ཆེའི་ཡུ་ན་ནི། གི་རི་སིའི་སྨན། བོད་ཀྱི་སྨན་ལ་སོགས་པ་ཚང་མ་ཡུལ་ལུང་ཆགས་རབས་ལས་ལག་ལེན་སོང་ལ་རྒྱུས་བསྡུས་དང་འདོད་རྩོལ་ཞིབ་ཚགས་ཆེ་རུང་གི་ཁྱད་པར་ཡོད་པ་མ་གཏོགས་གཞན་ཐལ་ཆེར་འདྲ་བར་སྣང་ཞིང་རང་རང་གི་ཆོས་ལུགས་དང་ཡུལ་ལུང་གི་གོམས་གཤིས་དང་ཆགས་རབས་ཀྱི་སྟོབས་ལག་ལེན་ཁྱད་པར་གྱིས་རང་རང་གི་ཐུན་མིན་པའི་སྨན་གྱི་ལུགས་སྲོལ་དུ་བཀོད། དེས་ན་བོད་སྨན་ནི་བྱུང་བ་སྔ་ལ་ཨེ་ཤི་ཡའི་སྨན་ལུགས་ཀྱི་ནང་ཐལ་ཆེར

ཆ་ཚོང་ཤོས་དང་ལག་རྩལ་ཕྱུག་ཤོས་ལྟ་བུ་ཞིག་ཡིན་ཞིང་བོད་ནས་གི་རི་སི་ལ་ཕར་དར་ཡོད་མེད་སུ་གཅིག་གིས་ཀྱང་ལམ་སེང་ཁ་··· ཚོན་གཅོད་ཐུབ་ཐབས་གང་ཡོད། འོན་ཀྱང་བྱུང་བསྟུ་ལ་ལོ་རྒྱུས་ཡོད་པའི་གི་རི་སྣཱཿསྨན་དང་བསྟུར་ཏེ་དཔྱད་ཐུབ་ན་ལོ་རྒྱུས་དོན་ཆེ་སྙམ་མོ། གཞན་ཡང་བཤད་མཛོད་ཡིད་བཞིན་ནོར་བུ་ལས། རྒྱ་གར་གྱི་སྨན་པ་ཐྲ་ར་ཏྲ་ཛ་དང་བལ་···པོའི་སྨན་པ་འབའ་ལ་ཧ་གཉིས་ཀྱིས་"སྨན་མར་གྱི་སྦྱོར་ཚན་"དང་། "སྨན་···ཆང་གི་སྦྱོར་ཚན།" "བཅུད་ལེན་གྱི་སྦྱོར་ཚན།" "སོ་མ་རཱ་ཛ་མཛེ་གསོ་བའི་···རྒྱུད།" "བདུད་རྩི་འཆི་མེད་སྦྱོར་ཚན་"དང་། "གསོ་དཔྱད་འབུམ་པ་"ལ་སོགས་པ་བསྒྱུར་རོ། དེ་ནི་སྔ་འགྱུར་ཏེ་འགྱུར་དང་པོའོ།" ཞེས་ཅུང་ཟད་མི་འདྲ་ཙམ་བྱུང་། དེ་ལྟར་ལྷ་སྲོང་བཙན་སྒམ་པོའི་དྲག་པོའི་སྟོབས་ཤུགས་···ཀྱིས་མངའ་ཐང་རྒྱ་བསྐྱེད་མཛད་ཅིང་ཆོས་རིག་རྒྱ་ཆེར་སྤེལ་བས་བལ་རྒྱལ་འོད་ཟེར་གོ་ཆ་/(AMSHUVERMA) རྒྱ་རྒྱལ་ཐང་ཐའི་ཙུང་གིས་རྒྱལ་སྲུང་གི་ཆེད་དུ་སྲས་མོ་ཁྲི་བཙུན་ (BHRIKUTI) དང་ ཝུན་ཤིང་ཀོང་ཇོ་བོད་རྗེའི་བཙུན་མོར་སྐྱེས་ཡོངས་གྲགས་དང་བཅས་ཏེ་ཕྱུལ། རྒྱ་མོ་བཟས་སྨན་དཔྱད་ཆེན་མོ་ཞེས་པ་དང་རྒྱའི་སྨན་པ་བཅས་ཕྱུལ་རིང་ལམ་དུ་འཕྲོད་བསྟེན་གྱི་ཆ་ལག་ཏུ་བསྣམས་པ་བོད་དུ་འབྱོར་རྗེས་རྒྱའི་ཧྭ་ཤང་མ་ཧཱ་དེ་བ་དང་བོད་ཀྱི་ལོ་ཙཱ་བ་དྷརྨ་ཀོ་ཤ་གཉིས་ཀྱིས་བོད་སྐད་དུ་བསྒྱུར་སྐད་དོ།

༡ – མེས་ཆེན་པོ་ཁྲི་ལྡེ་ཨག་ཚོམ ··· གྱི་སྐུ་རིང་ལ་དཔལ་ལྡན་རྒྱུད་ ··· བཞི་འགྱུར་དང་པོ་བསྒྱུར་བར་སྣང་སྟེ་བ་ཤོད་མཛོད་ཡིད་བཞིན་ནོར་བུ་ལས། དེ་ནས་མེས་ཆེན་པོ་ཁྲི་ལྡེ་ཨག་ཚོམ་གྱི་སྐུ་རིང་ལ། "རྒྱུད་སྡེ་ཆེན་པོ་བཞི།" "འཇུག་དོན་ཡོངས་སུ་གཏད་"དང་ལྷ་འགྱུར་ཏོ། དེ་ནི་འགྱུར་གཉིས་པའོ། ཞེས་གསལ་བ་ལྟར་རྗེ་བཙན་གཡུ་ཐོག་སྙིང་མའི་སྐུ་ཚེའི་སྟོད་ལ་བབས་པས་གཡུ་ཐོག་སྙིང་མའི་རྒྱུད་བཞི་བཻ་རོ་ཙ་ན་དང་རྒྱ་གར་ནས་གསན་པ་དང་བོད་འགྱུར་ལྟར་གསན་པར་སེམས་ཤིང་འབྲེལ་ཆགས་པ་དང་། ཕྱི་ལོ་ ༧༡༠ ལ་ཐང་ཀྲུང་ཙུང་གི་སྲས་མོ་ཀིམ་ཤིང་ཀོང་ཇོ་བོད་དུ་ལྷ་སྲས་ལྗང་ཚ་ལྷ་དབོན་གྱི་བག་མ ·· ཡོང་དུས་"སྨན་དཔྱད་ཟླ་བའི་རྒྱལ་པོ་"འམ་སོ་མ་རཱ་ཛ་"ཞེས་བྱ་བ་ལེའུ་བརྒྱ་བཅོ་ལྔ་ཡོད་པ་བསྣམས་ཕེབས་པ་ཧ་ཤང་མ་ཧཱ་ཀྱིན་ད་དང་། བོད་ཀྱི་སྨན་པ་མཁས་པ་རྒྱ་ཕྲུག་གར་མཁན་དང་། ལྗང་པོ་རྩེ་རྩེ། ལྗང་པོ་དུང་རྒྱུགས། སྟོག་ལ་སྨིན་འབར་རྣམས་ཀྱིས་བསྒྱུར་རོ། འདིའི་སྐོར་ཞིབ་པ་འོག་ཏུ་རིམ་པས་སྟོན་རྒྱུ་དང་། ཡང་དེའི་ཚེ་ཁྲོམ་གྱི་ཡུལ་ནས་དེའི་སྐད་དུ་བི་ཇི་ཞེས་པའི་སྨན་པ ·· མིང་དཔོན་ཙམ་པ་ཤི་ལ་ཧ་བྱ་བ་དཔོན་སློབ་མང་པོ་གདན་དྲངས་ཤིང་རྒྱུད་ཤེལ་ཀྱི་མེ་ལོང་ལེའུ་ལྔ་བཅུ་པས་གཙོས་གསོ་དཔྱད་ཤིན་ཏུ་མང་པོ་བསྒྱུར་ནས་ཕྱོགས་གཅིག་ཏུ་བསྒྲིགས་ཤིང་ཟབ་འགོ་སྒྲོམ་བུར་བཞུགས་སུ་གསོལ་ནས་བླ་དཔྱད་ཀྱི ·· གཞུང་འཚོ་བའི་མདོ་ཞེས་གྲགས་པ་རྒྱལ་པོ་ལ་ཕུལ། ཙམ་པ་ཤི་ལ་བོད་དུ་སྨན་ཆགས་ཤིང་སྲིད་བསྐྱངས། བི་ཇིའི་བརྒྱུད་པ་ཕྱར་ག་ལེགས་ནས ·····

ཀྱི་གྲུབ་ཆེ་བག་ཙིང་སྐྱོང་དུ་ཕེབས་པ་ལས་དར་བའི་བརྒྱུད་པ་དང་ཚོམ་པ་ཤི་ཡའི་གདུང་བརྒྱུད་ལ་ཡང་བོ་རྗེ་ཞེས་མཚན་དུ་གྲགས་ཤིང་འཕེལ། སློབ་མཐིང་ལྷ་མོ་གཉེ་དང་། བྲང་ཏི་རྒྱལ་མཉེས་ཁར་བུ། སྟོང་ཞེར་མེས་པོ་ལ་སོགས་མང་དུ་བྱུང་ངོ།།

༤~ བཙན་པོ་ཁྲི་སྲོང་ལྡེའུ་བཙན་གྱི་སྐུ་རིང་ལ་སྨན་ཕྱིལ་རྒྱུ་ལ། ~ མེས་ཨག་ཚོམ་གནམ་དུག་ཤེགས་རྗེས་བཙན་པོ་ཁྲི་སྲོང་ལྡེའུ་བཙན་རྒྱལ་སྲིད་དང་པོ་བཞེས་དུས་རྒྱ་གར་གྱི་སྨན་པ་ཧྲྨ་ར་ཧ། རྒྱ་ནག་གི་ཧ་ཤང་མ་ཧཱ་ཀྱིན་ད། ཁྲོམ་གྱི་ཚན་པ་ཤི་ལ་ཧ་གསུམ་ལ་སྤྱལ་པའི་གྲུབ་གསུམ་དུ་གྲགས་ཏེ་དེ་གསུམ་གྱིས་ཡུལ་ཁམས་སོ་སོའི་ལུགས་(སྲོང་བཙན་སྐབས་ཀྱི་ལུགས་ཆེན་གསུམ) དང་བསྟུན་ཏེ་ཚོམ་པ་ཤི་ལ་ཧས་གསོ་བ་རིག་པའི་"རྩ་བ་རྩིས་ཉེ་བླའི་འཁོར་ལོ"ཞེས་བྱུང་བ་ལེའུ་བདུན། གསོ་དཔྱད་"རིན་ཆེན་སྤུངས་པའི་སྐོར"ཞེས་བྱ་བ་བ་རྩམས་པའི་ནང་དོན། "གཞི་གསུམ་གསོ་ཐབས་ཀྱི་འགྲེལ་པ"སོགས་ལུས་གནས། "རྒྱུ་བརྟག་གསེར་གྱི་མེ་ལོང"དང"རྩ་དཔྱད་རྒྱའི་སྒྲ་རྒྱུ"སོགས་ངོས་འཛིན། "སྨན་ནུས་སྒྲོལ་མ"…"གསེར་གཡོང"། "བཅུད་ལེན་རིན་ཆེན་ཤེལ་ཕྲེང"། "སྨན་མིང་འབུ་ཞགས་ཟངས་ཀྱི་བུམ་པ"སོགས་སྨན་རྫས་སྐོར་དང་། "ཞི་བྱེད་སྨུ་ཏིག་ཕྲེང་བ" "ཕ་ཤལ་དབྱུལ་གྱི་བུམ་པ"སོགས་ཞི་བྱེད་དང་སྦྱོང་བྱེད་སྐོར། སྤུག་པ་མེ་རྒྱུའི་གཟེར" "གཏར་ཁ་ལྕགས་ཀྱི་པདྨ" "མེ་བཙོའ་བདུད་རྩིའི་ཐིགས་པ"སོགས་དཔྱད་ཀྱི་སྐོར་སོགས་འགྲེལ་ཆུང་ཉེར་བདུན། རྗོང་དཔྱང་དང་གོ་བྱུང་

ཁོག་ཡན་ལག་དང་བཅས་རྩོད་པའི་བསྟན་བཅོས་དང་། རྒྱ་གར་གྱི་སྨན་པ་
ཧྲཱ་ཉ་རྡོས་"སླུ་སྦྱིན་གྱི་ཕུང་པོ་ལྷའི་ནད་གསོ་བ།" "བདུད་རྩིའི་སྨན་རིན་པོ་
ཆེ་གསང་ཏིག་སྒྲོན་མ།" "རིན་པོ་ཆེའི་མདོའི་རྩ་བ་ལྔ་བུ་ལེའུ་བཅུ་བདུན།
"མདོ་རིན་པོ་ཆེ་གསང་བའི་འགྲེལ་ཆེན་"ལེའུ་དོན་དྲུག "འདུ་བ་རྣམ་བཞིའི་
ཊཱི་ཀཱ་"ལེའུ་ཉེར་ལྔ། "ཡན་ལག་རྣམ་བཞིའི་ཊཱི་ཀཱ་"སོགས་དྲིལ་བས་ལེའུ་
ཉིས་བརྒྱ་བདུན་ཅུ་རྩ་དགུའི་བདག་ཉིད་ཅན་བསྒྱུར། རྒྱ་ནག་གི་སྨན་པས
"གསོ་དཔྱད་འབུམ་ལ་གྱི་མཛོད་རིན་པོ་ཆེའི་སྒྲོན་མེ་ཞེས་བྱ་བ་ནད་གཞིའི་གནས།
དོའི་རྩ་སྒྲ སོ་སོར་བཅོས་པ། དཔྱད་ཀྱི་བཅོས་པ། དེའི་ཇ་ལོག
ཐོར་དཔྱད། རྟེན་འབྲེལ་གྱི་སྒོ་ནས་བཅོས་པ་བདུན། རྣམ་རྒྱལ་
རོ་དྲུག་ལྡན་ཡིན་པ་ལྟར་གསར་པ་བཙན་པས། རྒྱས་པ་ཐོག་པས
སོགས་བཅོས་ཐབས་ཇེས་གསོད་གསུམ་དུ་སྟོན་པ་རྣམས་བསྡོམས་པའི་སྤྱི
བམ་གཅིག་བཅས་གཞན་ཡང་དུ་མ་བསྒྱུར་རོ། དེ་ནས་ཚོམ་པ་ཤེལ་
ཤ་རང་ཡུལ་དུ་འབྱོན་ཁར་བྲུས་"ལ་བ་བུམ་ནག་པོའི་སྐོར་"འཇམ་ལ་ཚོད་དང་། ཙཾ
ར་ཀས་མཛད་པ་"དྲང་སྲོང་སྙིང་རྒྱུད་མགོ་སྦྱང་ཁོག་ཡན་ལག་གི་བྲ་འཕྲེད་སྐོར"
གསུམ་དང་། "མགོ་བྱང་ཁོག་ཡན་ལག་འདུ་བ་སོར་བུ་དང་བཅས་པའི་བཅོས་
ཐབས་རྩ་བའི་མན་ངག་དོན་བརྒྱད་པ་"རྣམས་"ལ་བ་ཇིའི་པོ་ཧོ་ཁ་སར་དུ་
བསྒྲགས་པ་རྣམས་ཕུལ་བ་ལས། ཁྲི་མ་རྒྱལ་པོའི་"བླ་ཡིག་འོད་འབར་
དུ་"བྲགས། གཞན་ཡང་ཧ་ཤང་པེ་ན་ཙེ་ཧ་ཞེས་བྱ་བས་རྒྱལ་སློན་འཇང

གསུམ་ལ་གདམས་པ"རིན་པོ་ཆེའི་མཛོད་སྒོར་ལྡིའི་ཡིག་ཆ་མ་བུ"ཆ་ཚང་བར་བསྒྱུར་རོ།།

བསཾ་ཡས་མི་འགྱུར་ལྷུན་གྱིས་གྲུབ་པའི་གཙུག་ལག་ཁང་དུ་སྨན་གྱི་བགྲོ་གླེང་ཚོགས་འདུ་དང་པོ་ཚོགས་པ།

བཙན་པོ་ཁྲི་སྲོང་ངེ་གི་སྐུ་ཚེའི་སྟོད་དུ་བབས་ཏེ་ཕྱོགས་ཀྱི་རྒྱལ་ཁབ་ཁག་ལ་ཕོ་ཉ་བརྫངས་ཤིང་མཁས་པ་མང་དུ་གདན་དྲངས་པ་ནས།

༡- རྒྱ་གར་ནས་སྨན་པ་ཆེན་པོ་ཤཱནྟི་གརྦྷ། ༢- རྒྱ་ནག་ནས་ཧ་ཤང་བ་ལ། སྟོང་གསུམ་གང་བ། ཧང་ཏི་པ་ཏ། ༣- ཁ་ཆེ་ནས་གུ་ཧྱ་བཛྲ། ༤- ཏ་ཟིག་ནས་ཧ་ལ་ཤཱནྟི། ༥- གྲུ་གུ་ནས་སེང་མདོ་འོད་ཆེན། ༦- དོལ་པོ་ནས་ཁྱོལ་མ་རུ་ཙེ། ༧- བལ་ཡུལ་ནས་དྷརྨ་ཤཱི་ལ་སྟེ་མཐའ་བཞིའི་སྨན་པ་བོས་ཏེ་དཔལ[༢༧]་བསམ་ཡས་ཀྱི་གཙུག་ལག་ཁང་ཆེན་པོར་ཚོང་མ་ཞལ་འཛོམས།

རྒྱལ་པོས་བསྟེན་བཀུར་ཟབ་རྒྱས་གནང་། བོད་ཀྱི་སྨན་པ་གཡུ་ཐོག་ཡོན་ཏན་མགོན་པོ་རྙིང་མ་དགུང་ལོ་ཉི་ཤུ་ལོན་པ་ཡང་རྒྱལ་པོས་གདན་དྲངས་ཏེ་ཕྱི་ལོ[༢༨]་༧༢༨ ཐོག་བགྲོ་གླེང་དུ་བཞུགས། གཡུ་ཐོག་ཡོནྟ་མགོན་པོར་རིམ་བཞིན་དུ་རྒྱ་ནག་གི་སྨན་པ་དང་། རྒྱ་གར། དེ་བཞིན་དུ་བལ་པོ། ཁ་ཆེ། སོག་པོ། དོལ་པོ། གྲུ་གུ་སོགས་ཀྱི་རྣམ་པ་

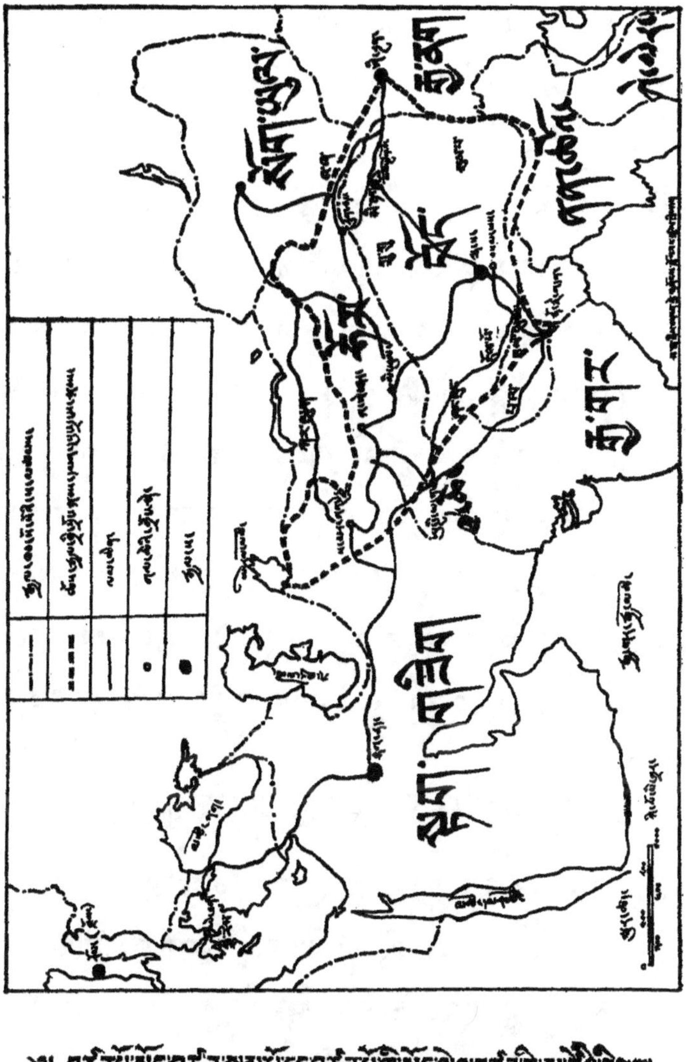

༄། བཙན་པོ་སྲོང་བཙན་སྒམ་པོ་དང་བཙན་པོ་ཁྲི་སྲོང་ལྡེའུ་བཙན་གྱི་སྐུ་ཚེའི་རིང་ལ་
ཁྱིམ་མཚེས་རྒྱལ་ཁབ་ཁག་ནས་སྨན་པ་མཁས་པ་གདན་དྲངས་
ཡུལ་དང་བོད་སྨན་པོ་རྒྱུས་ཐོག་ག་ལ་ཆེའི་རྒྱལ་ཁབ་ཁག་གི་ས་ཁྲ། ༎

རྣམས་ཀྱིས་དྲི་བ་མཛད་ཅིང་གཡུ་སྒོག་གི་གསུང་ལན་ལ་ཀུན་དུ་ལས་ཏེ་ཆེ་
བསྟོད་ཕུལ་ཞིང་ལེགས་པ་ཤད་ཞུ་བ་དང་གོང་དུ་བཀུར་བ་སོགས་རྒྱས་
པ་གཞན་དུ་གཟིགས།[༢༨] རྒྱལ་པོ་ཡང་ངོ་
མཚར་བར་གྱུར་ཏོ། དེ་ནས་ཁྲི་སྲོང་ལྡེའུ་བཙན་རང་ཉིད་ཀྱིས་སྨན་པ་
རྣམས་ལ་བརྟག་པར་དགོངས་ཏེ་རྒྱལ་པོ་པོ་བྲང་ཕང་ཐང་ཀ་མེད་ན་བཞུགས།
སྨན་པ་རྣམས་སྒོ་ཕྱིར་བཞག སྐྱེ་ཁྲིད་ཅིག་གསོ་བ་རིག་པ་ལ་མཁས་
ཤིང་གྲགས་པ་དང་ལྡན་པ་ཡིན་པས་རྩ་ལག་པ་ལ་བརྟག་པ་ངོ་མཚར་མི་
ཆེ་ཡིས། ཐ་གྲུ་འདི་ལ་བརྟགས་ནས་ཁ་དམར་སོགས་ཤིག་བཀའ་སྩལ་བ་
ལྟར་རྒྱལ་པོ་ཡིན་ ཁྲུལ་གྱི་ཁྲི་ཡིར་ལག་པར་ཐ་གྲུ་བཏགས་སྟེ་ཐུག་པ་སོགས་
མི་འདྲ་བ་ཁ་ཡར་མཛད་པས་སྨན་པ་ཀུན་ཀྱང་སྨན་གྱི་ལྷ་མོའི་རྩ་བྲ་ལ་བརྟེན་
ནས་རེ་རེ་བཞིན་ངོ་འཕྲོད་པས་རྒྱལ་པོ་ཤིན་ཏུ་མཉེས་ཤིང་སེམས་ཅན་
ལ་ཕན་ཐོགས་ཆེ་བར་དགོངས་ཏེ་རྒྱལ་ཁམས་ལ་ཁྲིམས་འདི་ལྟར་བསྒྲགས་
སོ།།

ཁྲ་གཙིགས་ བཅུ་གསུམ་དང་སྨན་དཔྱད་བསྒྱུར་ཚུལ།

༡– འཚོ་བྱེད་སྨན་པར་གྱུར་པ་འདི་རྣམས་ལ།
བོད་འབངས་མགོ་ནག་ཡོངས་ཀྱིས་བཀུར་བར་གྱིས།
༢– ཅི་ཕྱིར་འདི་ནི་ཚེ་སྲོག་བསྐྱར་བའི་ཕྱིར།
མགོ་ནག་ཡོངས་ཀྱི་ལྷ་ནི་བཙན་པོ་སྟེ།

དེ་ཡིས་བཀུར་བས་མཆིན་ཡང་ལྷ་རྗེར་ཕོགས།

༣ – འགྲོ་བའི་མགོན་ཡིན་གྲལ་གྱི་གོང་ལ་ཞོགས།

༤ – འཕོལ་སྒྲུམ་སྟག་གཟིག་ཟ་འོག་གདན་དུ་ཐིངས།

༥ – སྐྱེལ་བསུ་རྟས་སྒྲིས་རྔ་དང་གླུ་གསེར་དུ་ཕྱུལ།

༦ – ཅི་གསུང་དྲང་ཡོད་སྨན་པའི་བཀའ་འམ་བཅག

རྒྱལ་སྲིད་ཡིན་ཡང་མི་འཕང་སྲོག་རེན་ཡིན།

༧ – བཅོས་ནོར་ལག་དགྲས་ཤི་ཡང་སྐྱོང་མ་ལེན།

༨ – སྨན་དུ་ཐལ་བ་སྦྱར་ཡང་སྨན་རིན་གསེར་དུ་རྫོངས།

༩ – ཞལ་དུ་སྐྱེམ་ཞུས་ཤ་གཟུག་རྒྱུན་དུ་དྲངས།

༡༠ – རྒྱུན་དུ་བསྙེན་ཕྱིར་དོ་ཁ་ཕྱོག་སྐྲས་སྤོངས།

༡༡ – ནམ་བེར་དར་ཟབ་ལྷམ་དང་རྒྱམ་ཐག་ཕྱུལ།

༡༢ – ཀུན་གྱི་འབུར་ལས་ཕྱུག་དང་ཞེས་གྱིས།

༡༣ – ཚེ་འདིར་དྲིན་ཆེ་དྲིན་ལན་རྒྱུན་དུ་སེམས།

ང་ཡིས་ཕྱུལ་བའི་བླ་གཙོགས་བརྟེན་གསུམ་པོར།

གང་གིས་འགལ་ཡང་ཆད་པས་བཅད་པར་བྱ།

ཞེས་པའི་བཀའ་འཁྲིམས་བསྒྲགས་པ་དང༌། སྨན་པ་དང་ནད་པ་གཉིས་ཀར་ཡང་བསླབ་བྱ་གནང་སྟེ།

སྨན་པ་ཕ་ཡིན་ནད་པ་སྐྱེད་རྗེས་སྐྱོངས།

ནད་པ་བུ་ཡིན་དན་མཚོང་··· ཕྱིར་མ་བཟོད།

ཅེས་བརྩམས་ཤིང་གཟེངས་བསྟོད། སློབ་དཔོན་པདྨ་དཔང་པོ་མཛོད་ཅིང་ཨ་ཅོག་གཉིས་ལ་སོགས་པ་རང་རང་གི་སྐད་ལ་སྒྱུར་པའི་ལོ་རྩོམ་བརྩོམས་དང་བཅས་མཁས་པ་དགུ་པོས་རང་རང་གི་སྨན་དཔྱད་ཀྱི་གཞུང་ལུགས་བསྒྱུར་བ་ནི།

༡ – རྒྱ་ གར་ནས་ཕེབས་པའི་མཁས་པ་ཤཱནྟི་གརྦྷས་སངས་རྒྱས་ཀྱིས་གསུངས་པར་གྲགས་པ"བལ་སྦྲོམ་སྨུག་པོའི་རྒྱུད"དང་། "ཤྲཱི་ཀ་སེ་བཞི།" "བདུད་རྩི་ལྷུང་བཟེད་ཆེ་ཆུང་།" "བདུད་རྩི་བུམ་སྙིང་།" སྤྱན་རས་གཟིགས་ཀྱི་གསུང་དུ་འབོད་པ"སྦྱང་བ་སེ་ལྷ།" "གླུ་སྒྲུབ་ཀྱི་མདོ་ལྷ།" སྒྲོལ་མས་གསུངས་པའི"སྨོ་འབུམ་ལེའུ་བརྒྱ་དང་ཉེ་ཤུ་པ།" "སྨོའི་འབྲུངས་དཔེ་རིན་ཆེན་སྒྲོལ་མ་ལེའུ་གསུམ"སོགས་བསྒྱུར་བ་ཕྱི་མད་ལྷ་ཡང་ཀུན་གྱི་སྤྱི་ནོར/བཞུགས།

༢ – རྒྱ་ནག་གི་སྨན་པས། འཇམ་དཔལ་གྱི་གསུང་"སྒྲོར་བའི··· ཕྲེང་བ"སྦྱང་ཁོག་དོན་འགྲེམས་འཕྲུལ་གྱི་རྒྱུ་ཡོད།" "ཡན་ལག་གི་བརྡ··· ལས་བྱུང་བ་རིན་པོ་ཆེའི་མཛོད་ལྷ།" "མེ་རྒྱུ་གོ་བཀླག" "རྒྱ་དཔྱད།" "འབྲུག་དཔྱད།" "མེ་བཙའི་ལག་ལེན་སྒྲོན་མེ"སོགས་བསྒྱུར་རོ།

ཁ་ཆེའི་སྨན་པས། "དཔྱད་ཕྲེང་སེལ་བྱེད་མུན་པའི་སྒྲོན་མེ།" "དཔྱད་མདོ་དགུ་པ།" "མན་ངག་གཞན་ཀྱི་ཕྲ་ཡིག"རྣམས

བསྒྱུར་རོ།

༤ — སྤྲུག་གཉིས་ཀྱི་སྐབས་སུ། "མགོ་བཙོས་མུ་སྟེགས་ཀྱི་སྐོར་བརྒྱད་པ་རྩ་འཕྲེལ།" "རྩ་བཙོས་མན་ངག་ལྡོན་ཞིང་ཆེ་རྒྱུད།" "འདུས་པ······བཙོས་ཐབས་རིན་ཆེན་སྒྲོག་གི་འཁོར་ལོ།" "སོག་པོ་ཤ་སྐྱུག་ཅན་གྱི་རྒྱུད།" "དུག་གསོ་བཀར་ལོག་རྒྱལ་པོའི་ཞི་གསོས་"རྣམས་བསྒྱུར།

༥ — གྲུ་གུའི་སྐབས་སུ། "ནག་པོའི་རྒྱུད་གསུམ།" "དེའི་མདོ་སྦྱང་ཆེ་རྒྱུད།" "འདྲ་ཡིག་དུང་གི་མིག" "ནགས་སུ་འཛག་པ་གཡུའི་དྲྭ་བ།" "གྲུ་ཆ་ཤ་ཏ་བམ་པོ་ལྔ་བརྒྱ་པ།" "རྟའི་དཔྱད་སེ་ཡོང་སྐོར་གསུམ་"དང་"རྟ་དཔྱད་རིན་པོ་ཆེའི་གཏེར་མཛོད་"ཅེས་བྱ་བ་མཛད་ཅིང་བསྒྱུར་རོ།

༦ — ངོལ་པོའི་སྐབས་སུ། མི་འཇིགས་སུ/བརྒྱད་ཀྱི་མཚན་ཆ། རྩིའི་ལ་ཉེ། གཏར་བའི་དཔྱད་སོགས་བསྒྱུར།

༧ — བལ་པོའི་སྐབས་སུ། "འགྲམ་པ་ཏི།" "སྦྱོར་བ་བརྒྱ་པ།" "རིན་པོ་ཆེའི་སྨན་གྱི་འབྱུང་དཔེ།" "ཐུར་དཔྱད་དང་ལྷོག་པའི/ཐབས་"རྣམས་བརྩམས་ཤིང་བསྒྱུར་རོ།

དེ་རྣམས་ཕྱོགས་གཅིག་ཏུ་བསྡུས་ཏེ་སེང་ལྡེང་གི་གླེགས་ཤིང་དུ་བཀྲུན་པ་ལ་རྒྱལ་པོའི་"བླ་དཔྱད་པོ་ཏི་སྨུག་པོ"ཞེས་གྲགས་སོ། གཞན་ཡང་དེ་དུས་སྨན་དཔྱད་མཐའ་ཡས་པ་བསྒྱུར་བར་སྣང་ངོ། སྐབས་འདི་དག་ཏུ་མཁས་པ་ཕལ་མོ་ཆེས་མཐའ་ནས་སྤྱོན་པའི་བླ་སྨན་དགུ་ལ་བརྟེན་ནས་བོད་ཀྱི་མཁས

པ་མི་དགུ་ཞེས་གྲགས་པའི་ལོ་རྒྱུས་བྲིས་སྣང་མོད་ཞིང་ཏུ་བརྟགས་ན་སྐྱོན་ཡོད་དེ། ལྷ་སྨན་དགུ་ཞེས་གྲགས་པ་ཙམ་ལས་དོན་ཏུ་བཞི་འམ་བདུན་ལས་མ་བྱུང་བ་དང་། བྲང་ཏི་རྒྱལ་མཉེས་མཁར་ཕྱུག་མིས་ཆེན་པོའི་ལྷ་སྨན་ཡིན་ཞིང་ཁྲི་སྲོང་གི་ལྷ་སྨན་དང་གཉའ་པ་ཆོས་བཟང་རྒྱ་གར་དུ་འང་ཕྱེ་ཤིང་གདམས་པ་ལོན་པའི་སྐྱེས་བུ་དང་། གཡུ་ཐོག་ཡོན་ཏན་མགོན་པོ་རྙེད་མ་ནི་མཁས་པའི་གྲལ་དུ་བགྲོ་གླེང་དུ་ཡང་ཕེབས་སྐྱོང་ཞིང་ཆེ་བསྟོད་དང་གོང་དུ་བཀུར་བ་གཏམ་དུ་གྲགས་ན་ཀུན་ཀྱང་བྱེས་པར་གྱུར་ཏེ་གསོ་རིག་གཞི་ནས་སྤྱུང་དགོས་པ་ཞིག་ཏུ་འཆད་ཐུབ་བམ་བརྟགས་ན་གོ་བར་སྒྱུར་ཞིང་གཡུ་ཐོག་རྙེད་མའི་རྣམ་ཐར་བཀའ་རྒྱ་མ་ལས། བལ་པོའི་སྨན་པའི་དྲི་ལན་དུ། གཡུ་ཐོག་གིས། "བོད་ཀྱི་སྨན་པ་མི་དགུའི་ལུགས་ནི་མ་འོངས་པ་ན་རིམ་པ་བཞིན་འདི་ལྟར་འབྱུང་སྟེ།" ཞེས་དང་། ཡང་ཁ་ཆེའི་སྨན་པའི་དྲི་ལན་དུ། "མཁས་པ་དེ་རྣམས་རིམ་ཅན་དུ་འབྱོན་བི་ཇི་ཤེ་ལྷ་མགོན། འུག་པ་ཆོས་བཟང་། ཆེར་རྗེ་ཞིག་པོ། མི་ཉག་རོང་རྗེ། གཡུ་ཐོག་མགོན་པོ། བྲང་ཏི་རྒྱལ་བཟང་། གཉའ་པ་ཆོས་བཟང་། སྟོང་སྨན་གྲགས་རྒྱལ། མཐའ་བཞིའི་དར་པོ་རྣམས་བྱོན།" ཞེས་གསུང་པ་ལས་གསལ་བ་མི་དགོས་མོད། ལུང་མང་པར་དགའ་ན་ནི་ཤེས་བྱ་ཀུན་ཁྱབ་ལས་ལོ་ཆེན་རིན་ཆེན་བཟང་པོའི་རྣམ་ཐར་གྱི་མཇུག་ཏུ། "དུས་དེ་ཙམ་དབུས་གཙང་དུ་མཁས་པ་མི་དགུར་གྲགས་པ་བྱུང་སྟེ། སྨད

ཀྱི་མཁས་པ་གཡུ་རུའི་གཡའ་འགྲོང་པོ། སྟོད་ཀླུངས་ཀྱི་ལྷ་རྗེ་སུམ་སྨད། དབུ་རུའི་མཐའ་བཞི། བར་གྱི་མཁས་པ་གཡུ་ཐོག་རྒྱ་གར་རྡོ་རྗེ། མི་ཉག་བླ་གྲག་བྲང་ཏི་རྒྱལ་པོ། སྨད་ཀྱི་མཁས་པ་བི་རྗེ་ལྷུན་ནེ། ཁྱུག་པ་ཆོས་སེང་། ཆེར་རྗེ་སྟག་ལ་དགའ་སྟེ་ཀུན་ཀྱང་ལོ་ཆེན་གྱི་བཤད་རྒྱུན་ལ་བརྟེན་པ་ཡིན་ཅིང་།[༦༦] ཞེས་གསུངས་པའི་ལེགས་བཤད་ཟླ་མེད་པར་སེམས། ཡང་ཟུར་མཁར་ཟླ་གྲོས་རྒྱལ་པོའི་ "རྒྱུད་བཞི་བཀའ་དང་བསྟན་བཅོས་རྣམ་པར་དབྱེ་བ་ཤུན་སེལ་སྒྲོན་མེ" ལས། འོན་རྒྱུད་བཞི་རྩོམ་མཁན་བོད་ཀྱི་གང་ཟག་ཇི་ལྟ་བུ་ཡིན་ཞེ་ན། བོད་དུ་མཁས་པ་མི་དགུ་ཞེས་གྲགས་པ་དང་། ཆོས་རྒྱལ་ཁྲི་སྲོང་ལྡེའུ་བཙན་གྱི་བླ་སྨན་མི་དགུ། ཞང་རི་བོད་གཟི་བརྗིད་འབར་གྱི་སློབ་དཔོན་དུ་གྱུར་པའི་མཁས་པ་མི་དགུ། ཨ་ཙར་སྤྲུག་རྟུམ་གྱི་སློབ་མར་གྱུར་པའི་མཁས་པ་མི་དགུའི་ནང་ནས།[༦༧] ཞེས་གསལ་བ་ལྟར་མཁས་པ་མི་དགུ་མ་འདྲེས་ཤིང་རེ་རེའི་རྣམ་ཐར་བྱུང་བ་ཙམ་དུ་མ་ཟད་ཐ་སྙད་ཚོད་གྲུབ་ཡིན་ན་བོ་བོས་དམ་བཅའ་བ་ཤོལ་ལ་འདི་མིན་དངོས་པོའི་གནས་ཚོད་ལ་གོང་ལྟར་ལེགས་པར་སེམས་སོ།

དེ་ནས་མཁས་པ་རྣམས་ལ་བསྙེན་བཀུར་གྱི་ཞིམ་པ་ཕུལ་ཏེ་རང་ཡུལ་དུ་བཞུད། ཧ་ཅང་མི་རིང་བར་རྒྱལ་པོ་བཙུན་གྱིས་བཏབ་པར་བོད་ཀྱི་སྨན་པ་ཡོད་ཀྱང་མཐའ་བཞིའི་མཁས་པ་བ་གདན་དྲངས་པས་གཞན་རྣམས་མགྲོན། རྒྱ་ནག་ནས་སྟོང་གསུམ་གང་བ་བགྲོན། "བ་ཤུལ་ཤི་

གསོ་བ་དཀར་པོ་ལམ་གྱི་སྒྲོན་མེ་ཞེས་བྱ་བའི་བསྟན་བཅོས་དང་། “མཐའ་བཞིའི་ལུགས་ཞུབ་བཞི་ཐང”སོགས་བརྩམས་ནས་རྒྱལ་པོར་ཕུལ། གུས་པས་དཔྱོད་བྲུས་ནས་རྒྱལ་པོ་བསྟུན་དྭངས། བྱང་སྒང་ལ་གཡོར་སྐོད་དུ་གཞུང་དང་དོལ་གཉིས་གཉིས་སུ་སྤུལ། ཁབ་བཞེས་སྲིད་བསྐྱངས་པས་མཐའ་བཞིའི་བརྒྱུད་པ་རྣམས་འཕེལ་བར་གྲགས་སོ།

གསོ་བ་རིག་པ་ལ་མཛད་རྗེས་ཆེ་བའི་མཁས་པ་ཁ་ཤས་ཀྱི་སྐོར།

རྗེ་བཙུན་གཡུ་ཐོག་སྙིང་མའི་རྣམ་པར་ཐར་པ་བརྗོད་པ་ལ་དང་པོ་གདུང་རབས་ཀྱི་ཁུངས་དང་གཡུ་ཐོག་ཅེས་པའི་མཚན་ཆགས་ཚུལ་རྣིཾས་སྔོན་དུ་འགྲོ་དགོས་པ་ལས། དང་པོ་ནི། ཞིབ་པ་རྣམ་ཐར་རིན་པོ་ཆེར་གསལ་བ་ལྟར་ཤེས་དགོས་ལ་འདིར་སྤྱི་ལོ་བརྒྱ་ཕྲག་ལྔ་པའི་ནང་བྱོན་པའི་བོད་ཀྱི་རྒྱལ་རབས་ཉེར་བདུན་པ་ལྷ་ཐོ་ཐོ་རི་སྙན་བཙན་གྱི་སྐུ་རིང་ལ་རྒྱ་གར་ནས་སྨན་པ་མཁས་པ་བི་ཛི་དགའ་བྱེད་དང་བེ་ལ་དགའ་མཛེས་མ་གཉིས་བོད་དུ་འབྱོར་པ་རྒྱལ་པོས་གསེར་ཕྱང་འབུམ་ཚོ་དང་ཕྱུཾ་སྲིད་ཡོད་ཀྱི་རོལ་ཆ་ཞེས་བྱ་བ་བི་ཛི་དགའ་བྱེད་ལ་ཕུལ། སྲས་འཁྲུངས་པ་ལ་མཚན་དུང་གི་ཐོར་ཚུགས་ཅན་ཞེས་གྲགས་པ་ནི་རྗེ་བཙུན་གྱི་བོད་དུ་བྱུང་བའི་མེས་པོ་དང་པོ་ཡིན་ལ། འདིས་ཡབ་ཀྱི་དྲུང་ནས་སྨན་

“དཔྱད་རིག་པ་སྤྱིའི་མདོ།” “འཚོ་བ་ཟས་ཀྱི་མདོ།” “སྦྱོར་བ་སྨན་གྱི་མདོ།” “གཏར་སྲེག་དཔྱད་ཀྱི་མདོ།” “རྨ་ཆས་བཟོའི་མདོ”རྣམས་གསན། གཞན་ཡང་འཕྲེལ་བཤད། ཁོག་འབུགས་སོགས་གནང་སྟེ་རྒྱལ་པོའི་ཟླ་སྐད་དུ་མངའ་གསོལ། སྐད་པ་གཉིས་རྒྱ་གར་དུ་ཕེབས། དེ་ནས་རིམ་བཞིན་རྒྱལ་པོ་དང་ཟླ་སྐད་ཐབས་ཤེས་ཀྱི་རྩོལ་དུ་སྦྱང་སྟེ།

ཟླ་སྐད།	རྒྱལ་པོའི་མཚན།
༡– དུང་གི་ཐོར་''ཅོག་ཅན།	ལྷ་ཐོ་ཐོ་རི་སྙན་བཙན་དང་ཁྲི་སྙན་གཟུགས་བཙན།
༢– ཟློ་གྲོས་ཆེན་པོ།	ཁྲི་སྙན་གཟུགས་བཙན།
༣– ཟློ་གྲོས་མཚུངས་མེད།	འབྲོང་སྙན་ལྡེའུ།
༤– ཟློ་གྲོས་རབ་གསལ།	སྟག་རི་གཉན་གཟིགས།
༥– ཟློ་གྲོས་རྒྱལ་མཛོད།	གནམ་རི་སྲོང་བཙན།
༦– ཟློ་གྲོས་བཤེས་གཉེན།	སྲོང་བཙན་སྒམ་པོ།
༧– འདྲེ་རྗེ་རྒྱ་གར་བཟོ(རྡོ་རྗེ)	གུང་སྲོང་གུང་བཙན་དང་མང་སྲོང་མང་བཙན།
༨– ཁྲུང་པོ་རྗེ་རྗེ།	འདུས་སྲོང་མང་པོ་རྗེ་རླུང་ནམ་འཕྲུལ་གྱི་རྒྱལ་པོ།

༩– གཡུ་ཐོག་ཡོན་ཏན་མགོན་པོ། མེས་ཨག་ཚོམ་···དང་
ཁྲི་སྲོང་ལྡེའུ་བཙན།

༡༠– གཡུ་ཐོག་འབུམ་སེང་། མུ་ཏིག་བཙན་པོ།
གཡུ་ཐོག་དཔལ་འབུམ། མུ་ནེ་བཙན་པོ།
གཡུ་ཐོག་དགའ་དགའ། མུ་ཁྲི་བཙན་པོ།

༡༡– གཡུ་ཐོག་སྲ་ལུའུཾ་འགྲོ་མགོན།། ཁྲི་རལ་པ་ཅན་དང་
གླང་དར་མ་འུ་དུམ་བཙན།།

༡༢– གཡུ་ཐོག་རྡོ་སྲས་དཔལ། བཙན་པོ་འོད་སྲུངས།

༡༣– བྱམས་པ་ཕུན་རྗེ་དཔལ། དཔལ་འཁོར་བཙན།

༡༤– བྱམས་པ་དཀོན་མཆོག་བདེ་ལེགས། སྐྱིད་ལྡེ་ཉི་མ་མགོན། ?

༡༥– བྱམས་པ་བདེ་ལེགས། བཀྲ་ཤིས་ལྡེ། ?

བཅས་བྱམས་པ་བདེ་ལེགས་ཡན་ལ་གཡུ་ཐོག་རྙིང་མའི་ཐ་སྙད་བྱེད་ལ་གདུང་··· རྒྱུད་ཀྱི་བྱུང་བ་ནི་རྒྱ་གར་ལ་བྱེད་དོ། གཡུ་ཐོག་ཅེས་པ་ནི་འདྲེ་རྗེ་རྒྱ་གར་རྡོ་རྗེ་ཉིད་སྟོང་ལུང་སྐྱིད་སྟར་སྨན་དཔྱད་ཀྱི་འགྲོ་དོན··· སྐྱོངས་བཞིན་བཞུགས་པ་ལས་འདྲེ་རིགས་རྒྱ་བྲག་ཀཱ་བ་འཕྲང་གི་སྟག་འདྲེའི་ལྷ་རྗེ་བྱས་པའི་རིག་ཏང་རག་ཏུ་བྱུང་རྒྱན་ཆས་ཞིན་ཏུ་འཚོར་བ་གཅིག་ཆུས་ཁྱེར་ཏེ་དེའི་རོ་རྙེད་པས་ཐོད་དང་གཡུ་རྐྱེད་སོགས་རྒྱན་ཆས་རྣམས་ཆུས་བངས་པ་དེའི་གདན་དང་བངས་པ་རྣམས་སྐམ་པའི་ཕྱིར་དུ་ཐོག་ཁར

བཏིང་བས། དེའི་རིང་ལ་ར་ལུག་འཚོ་མཁན་གྱི་ལུག་རྫི་དང་གྲིས་པ་རྣམས་ཀྱིས་མཐོང་ནས། ཨ་ཁྱུ་མགོན་པོ་ལ་གཡུའི་ཐོག་འདུག་གོ་ཟེར། དེ་ནས་བཟུང་གཡུ་ཐོག་ཅེས་མཚན་ཆགས་སོ། བདུད་རྩི་སྨན་གྲིབ་སོགས་ཀྱི་དོན་དུ་འཕར་ཡུལ་བདུ་བརྩོལ་བས་རྒྱ་གར་ཞེས་མཚན་དུ་གྲགས། དེ་ནི་སྐབས་སུ་བབས་པ་གཡུ་ཐོག་སྙིང་མ་ཡོན་ཏན་མགོན་པོ་ནི། འདྲེ་རྗེ་བརྗོས།

བུ་ཁྱེད་སྐྱེས་པ་ཕ་ཡི་དཔལ།
ཕ་ལས་བུ་དགའི་སྐྱེས་བུ་ནི།
ཡོན་ཏན་མགོན་པོ་ཞེས་བྱ་འབྱུང་།
གསོ་དཔྱད་བསྟན་པའི་ཉི་མ་འཆར།

ཞེས་གསུངས་པ་ལྟར་ཡབ་ཁྱུང་པོ་རྡོ་རྗེ་དང་། ཡུམ་རྒྱས་ཆོས་སྒྲོན་གཉིས་ཀྱི་སྲས་སུ་ཕྱི་ལོ་ ༧༠༨ ས་ཕོ་སྤྲེལ་ལ་སྐུ་འཁྲུངས། མི་ལས་འདས་པའི་ཡོན་ཏན་མངའ་ཞིང་རྫུ་འཕྲུལ་ལ་དབང་ཐོབ། དགུང་ལོ་བཅུ་ལ་མེས་ཨག་ཚོམ་ ... ཀྱིས་བསམ་ཡས་སུ་གདན་དྲངས། རྒྱལ་པོའི་བླ་སྨན་མཛད། དགུང་ལོ་ཉི་ཤུའི་ཐོག་ (ཕྱི་ལོ་ 728) ཕྱོགས་ནས་ཕེབས་པའི་སྨན་པ་མཁས་པ་རྣམས་དང་ལྷན་དུ་བསམ་ཡས་སུ་གསོ་བ་རིག་པའི་བགྲོ་གླེང་དུ་བཞུགས་ཏེ་བོད་ཀྱི་སྨན་པར་གྲགས་བཀུར་དང་ཆེ་བསྟོད་ཆེན་པོ་ཐོབ། ཆོས་རྒྱལ་ཁྲི་སྲོང་ལྡེའུ་བཙན་གྱི་བླ་སྨན་མཛད། དགུང་ལོ་ཉེར་ལྔར་རྒྱ་གར་དུ་ཕེབས། པི་རོ་ཙ་ན་ལམ་དུ་མཇལ་ནས་རྒྱུད་བཞི་ཞུས་

ཤིང་གཡུ་ཐོག་བོད་དུ་མ་ཕེབས་བར་གཉེར་ལ་སྨྲ་བའི་གསོལ་བ་བཏབ།
སྨྲ་ཕྱིར་རྒྱ་གར་དུ་ཐེངས་གསུམ་ཞབས་ཀྱིས་བཅགས། རྒྱ་གར་དུ་པཎ་ཆེན
ཙནྡྲ་དེ་ཝ་སོགས་ལས་དཔལ་ལྡན་རྒྱུད་བཞི་སོགས་སྨན་དཔྱད་ཀྱི་ལུགས
སྲོལ་མཐའ་དག་ལ་བྱང་ཆུབ་ཅིང་གདམས་པ་ལོན་ཏེ་བོད་དུ་ཕྱག་ཕེབས།
དགུང་ལོ་ལ་རྒྱུད་བཞི་གཏེར་ནས་བཞེས་ཏེ་ཆ་ལག་བཅོ་བརྒྱད་སོགས་བརྩམས།
སྨན་དང་ཆོས་ཀྱི་དགའ་སྟོན་རྒྱ་ཆེན་པོ་སྤེལ། སྨན་དཔྱད་ཀྱི་ཤོར་ལ
དག་སྣང་དུ་བྱོན་པ་ཤིན་ཏུ་མང་ཞིང་རྩ་བ་ཤད་སྟོང་ འཁྲིམས་ཀྱི་སྲོལ
ཀ་ཡང་རྗེ་བཙུན་ཉིད་ལ་དག་སྣང་དུ་ཕར་བར་གསུང་རྣམ་དུ་གསལ།
བོད་དུ་སྨན་དཔྱད་དར་བར་དགོངས་ནས་ཀོང་པོ་སྨན་ལུང་དུ་སྟེན་སྡུག་ཅེས
བྱ་བའི་སྨན་གྱི་དགོན་པ་བཏབ་སྟེ་སྨན་པ་བྱ་བྲལ་བ་སྟོང་དུ་ཉེ་བ་བྱུང་བ
རྣམས་ལ་གསོ་དཔྱད་འཆད་ཉན་གྱི་བསྟན་པ་སྤེལ། སྨན་པ་འབུམ
རམས་པ་དང་། རབ་འབྱམས་པ། བཀའ་བཅུ་པ། བསྡུས་ར་བ
སྟེ་སྨན་པ་རབ་འབྲིང་གི་གཞུང་ཚད་ཀྱང་གཏན་འཕེབས་མཛད་དེ་གསོ
དཔྱད་བསྟན་པའི་རྐང་རྩུགས། སྨན་བླའི་ལུང་བཞིན་འབུམ་ཚོའི་སྨན
རྒྱུ་དངོས་འཛིན་དང་རྫ་རིང་བརྩུགས་ཏེ་དཀར་ཆག་བཏབ། མཁའ་འགྲོའི
ལུང་བསྟན་པ་ལྟར་ཡུམ་རྡོ་རྗེ་མཚོ་ཞེས་བྱ་བ་ཁབ་ཏུ་བཞེས་ཏེ་དགུང་ལོ
དགུ་བཅུ་ལ་སྲས་འབུམ་སེང་། དགུ་བཅུ་གོ་གསུམ་ལ་སྲས་དཔལ་འབུམ།
དགུ་བཅུ་གོ་དྲུག་ལ་སྲས་དགའ་དགའ་གསུམ་བསྐྲུན། སངས་རྒྱས

ཀྱི་བསྟན་པ་དང་སྨན་ལ་བྱ་བ་རླབས་ཆེ་བར་མཛད་དེ་འཁྲུངས་རྣམ་··
བཀའ་རྒྱ་མ་ལས།

དང་པོའི་དུས་ན་ཀརྨ་དྲི་མ་མེད།
བར་དུ་གཞོན་ནུ་འཛིགས་མེད་གྲགས་པ་ཡིན།
ད་ལྟ་གཡུ་ཐོག་ཡོན་ཏན་མགོན་པོར་གྲགས།
འདི་ནས་སྨན་གྱི་གྲོང་ཁྱེར་ལྟ་སྡུག་ཏུ།
དྲང་སྲོང་རིག་འཛིན་རྣམས་ཀྱི་ཚོགས་དཔོན་མཛད།
དེ་ནས་སྙིགས་མ་ལྔ······བདེའི་དུས་བབས་ལ།
དེང་ཀྱི་གསུང་སྤྲུལ་སྐྱེས་བུ་དམ་པ་ཁྱོད།
གཡུ་ཐོག་གསར་མ་ཞེས་སྒྲར་རབ་གྲགས་པ།
ཡོནྟ་མགོན་པོ་ཞེས་བྱ་འབྱུང་བཞིན་བྱོན།
སྨན་ཕྲེང་སྨན་སྒྲུབ་ཉམས་ལེན་རྒྱས་པར་མཛོད།།

ཞེས་ལྷ་ཕྱིའི་སྐྱེ་རབས་མང་དུ་གསལ་ཞིང་མ་དྲོས་ཀླུ་རྒྱལ་གྱིས།

ཕྱི་ལྟར་ལྷ་རིགས་སྤྲུལ་མཆོག་སྤྲུལ་པའི་སྐུ།
ནང་དུ་དུག་གསུམ་ནད་སེལ་སྨན་གྱི་རྒྱལ།
གསང་བ་ཀུན་འདུས་སྒྲུབ་པ་ཀུན་ཏུ་བཟང་།
དབྱེར་མེད་གཡུ་ཐོག་ཁྱོད་ལ་ཕྱག་འཚལ་ལོ།།

ཞེས་བསྟོད་པ་ཕུལ་བ་ལྟར་པཎ་གྲུབ་ཀུན་གྱི་གཙུག་རྒྱན་ལྟ་བུར་གྱུར

ཞིང་ སྲས་སྲོམ་དང་སློབ་མ་བྱང་ཆུབ་རྡོ་རྗེ་དང་ཀོང་པོ་བདེ་ཀྲུ་སོགས་ལ་
ཞལ་གདམས་རྩལ་བཞིན་པར་དགུང་ལོ་ ༡༢༥ བཞུགས་ཏེ་སྒྱུ་ལུས་མ་
སྤངས་པར་ཕྱི་ལོ་ 833 ཐོག་སྨན་བླའི་ཞིང་དུ་གཤེགས། ཕྱི་རབ་
ཀྱི་ དོན་དུ་ཉམས་ཡིག་མཐོང་བ་དོན་ལྡན་སོགས་མཛད། མཁས་པ་
ཁ་ ཅིག་གིས་རྒྱུད་བཞི་ཡང་རྗེ་འདིས་མཛད་པར་གྲགས།[༣༥]

༢~ ལོ་ཆེན་བཻ་རོ་ཙ་ནའི་རྣམ་ཐར་མདོར་བསྡུས།

ལོ་ཆེན་བཻ་རོ་ཙ་ན་ནི། རྒྱ་གར་གྱི་མཁན་ཆེན་པོ་ཧྲི་ས་ཏ་
ཤྲཱི་ར་ཀྵི་ཏ་དང་། ཨོ་རྒྱན་གྱི་སློབ་དཔོན་ཆེན་པོ་པདྨ་འབྱུང་གནས་ཀྱི་
སློབ་མར་གྱུར་པ་གཉན་ཛག་ཕང་ཏའམ་བཻ་རོ་ཙན་ཡབ་སྤ་གོར་ཧེ་འདོད་དང་
ཡུམ་སྒྲོན་བཟའ་སྒྲོན་སྐྱིད་གཉིས་ཀྱི་སྲས་སུ་ཕྱི་ལོ་བརྒྱ་ཕྲག་བརྒྱད་
པའི་ནང་འཁྲུངས། རྒྱལ་པོ་ཁྲི་སྲོང་ལྡེའུ་བཙན་གྱི་བཀའ་བཞིན་གཙང་
སྟོན་ལེགས་གྲུབ་དང་འགྲོགས་ཏེ་རྒྱ་གར་དུ་བཏང་ལ། སློབ་དཔོན་ཆེན་
པོ་ཤྲཱི་སིངྷ་ལ་སོགས་པ་པཎ་ཆེན་ཉི་ཤུ་རྩ་ལྔ་བསྟེན་ཏེ་ཟབ་རྒྱས་ཀྱི་ཆོས་
ཞུས་ཏེ་དགོངས་པ་གཉིས་སུ་མེད་པར་གྱུར། ཕྱིར་བོད་དུ་ཀ་ཤྨི་རའི་
པཎྜི་ཏ་ཟླ་བ་མངོན་པར་དགའ་བ་ (CHANDRANANDANA)དང་
མཇལ་ནས་རྒྱུད་རྒྱལ་བདུད་རྩི་སྙིང་པོ་ཡན་ལག་བརྒྱད་པ་གསང་བ་མན་
ངག་གི་རྒྱུད་ཅེས་བྱ་བ་བསྒྱུར་ཏེ་བོད་དུ་ཕེབས།[༣༦] ཆོས་རྒྱལ་དང་སློབ་
དཔོན་ལ་ཕུལ་བ་ད་རུང་སྤེལ་བའི་དུས་ལ་མ་བབས་པར་གཟིགས་ཏེ་སློབ་

དཔོན་གྱི་ལུང་བསྟན་བཞིན་བསམ་ཡས་དབུ་རྩེའི་བར་ཁང་གི་ག་བའི་ནང་དུ་འདོད་སྣའི་ཞག་གསུམ་གྱི་རིང་གཏེར་དུ་སྦས་ཤིང་མ་འོངས་པན་ལས་དང་སྐལ་བ་ལྡན་པས་གཏེར་ནས་ཕྱུངས་ཏེ་འགྲོ་དོན་དཔག་མེད་འབྱུང་བའི་སྨོན་ལམ་བཏབ། དྷཻ་རོ་རང་ཉིད་ཀྱིས་ཏེ་ཛྙཱ་མུན་སེལ་སྒྲོན་མེ་དང་མེད་དོན་བརྡ་སྒྲོན་རྣམ་གཉིས་མཛད་པར་གྲགས། གཞན་ཡང་སྐྱེའི་ཧྭ་ཤང་མ་ཧཱ་ཡན་དང་བོད་ཀྱི་ལོ་ཙཱ་བ་བཻ་རོ་ཙ་ན་གཉིས་ཀྱིས་སྨན་དཔྱད་སོ་མ་རཱ་ཛའམ་ཟླ་བའི་རྒྱལ་པོ་ལེའུ་བརྒྱ་དང་བཅུ་གཉིས་ཅན་ཡང་བོད་སྐད་དུ་བསྒྱུར། འདི་སྐོར་འོག་ཏུ་རིམ་པས་སྟོན་རྒྱུ་དང་། ཐང་ཡིག་ཤེལ་བྲག་མ་ལེའུ་བརྒྱ་བཞི་པར། དྷཻ་རོ་ཙ་ནས་བོན་ཆོས་འདྲེས་མར་བསྒྱུར༔ དྷཻ་རོ་ཙ་ནས（ས་）སྨན་འདྲེས་མར་བསྒྱུར༔ དྷཻ་རོ་ཙ་ནས་མདོ་སྔགས་འདྲེས་མར་བསྒྱུར༔ མདོ་བསྒྱུར་ནང་དུ་ཡེ་ཤེས་སྡེ་ཞེས་གྲགས༔ སྔགས་བསྒྱུར་ནང་དུ་དྷཻ་རོ་ཙ་ན་གྲགས༔ བོན་བསྒྱུར་ནང་དུ་གནམ་ཐང་ཏ་གྲགས༔ རྩིས་བསྒྱུར་ནང་དུ་ཨེ་ཧྲུ་བཻ་རོ་གྲགས༔ སྨན་བསྒྱུར་ནང་དུ་ཆོས་འཕར་བྲུ་བ་བཙུག༔ མདོ་ཆོས་དགོངས་འགྲེལ་དང་བཅས་ཕལ་ཆེར་བསྒྱུར༔ ཞེས་གསལ་བ་ལྟར་སྨན་དཔྱད་སྣ་ཚོགས་སྐྱོའི་མན་ངག་ཅེས་པ་འཛམ་དབྱངས་སྤོ་འབུམ་དུ་གྲགས་པ་དང་། དུག་བཅོས་ཤ་མོ་ལས་དཀྱུས་ཉམ་སེང་གེས་མཛད་པ་སོགས་བསྒྱུར་ཅིང་མདོ་སྔགས་གསོ་རྩིས་སོགས་ཀུན་ལ་བཀྲིན་ཆེ་བ་ཡིན། ཡང་

"རྒྱུད་བཞི"་གཏེར་དུ་སྦས་པའི་འཕྲོས་ལས་བཀའ་གཏེར་གྱི་འགྲོས་སྣང་བ་ནི་ཡར་ནས་རྒྱུད་བཞི་བོ་ནའི་ལོ་རྒྱུས་ཀྱི་ཐོག་ལ་དཔྱད་པ་ལེགས་པར་བགྱིས་དགོས་པ་ཞིག་སྣང་མོད་ཡོངས་གྲགས་བཤད་སྲོལ་ལྟར་ན་··སློབ་དཔོན་པདྨ་རང་འབྱུང་མཛད་ནས་སྲས་མུ་ནེ་བཙན་པོར་གནང་། མུ་ནེ་བཙན་པོས་ཡབ་དང་བི་རོ་ཙ་ན་ར་བཀའ་མ་ཕར་ཕུལ་ཞིང་གཏེར་མ་རྟུར་ཞུས་པར་བཤད་དོ།།

བྲང་ཏི་གདུང་སློབ་ཀྱི་རྣམ་ཐར་མདོར་བསྡུས།

བྲང་ཏི་རྒྱལ་མཉེས་མཁར་ཕུག་ནི་མེས་ཨག་ཚོམས་དང་ཁྲི་སྲོང་གཉིས་ཀའི་ལྷ་སྨན་གནང་ཞིང་། དེ་ནས་བྲང་ཏི་དར་མ་སྙིང་པོ། བྲང་ཏི་གྲགས་པ་འབུམ། བྲང་ཏི་ཧོར་བརྩོན། བྲང་ཏི་དཔལ་ལྡན་འབུམ་ལ་སོགས་པ་གནང་རིགས་ཀྱི་སྨན་པ་མང་དུ་བྱོན་ཞིང་"བདུད་རྩི་ཕུར་འདྲེན"ལ་སོགས་པ་མན་ངག་གི་ཡི་གེ་བཏབ་པར་བྲང་ཏིའི"པོད་ཁྲ་པོད་དམར"དུ་གྲགས་པ་བྱུང་ཞིང་བྲང་ཏི་བསོད་ནམས་འབུམ་གྱི་སྲས་འཇམ་དཔལ་བཟང་པོ་བྱོན། （བརྒྱ་ཐག་༧༣སྨད་དང་བརྒྱ་ཆ་ཞི་པའི་ནང་） བྲང་ཏི་འཇམ་དཔལ་ལ་བཟང་པོ་ནི། ཕྱུག་སྟོབས་དང་ཤེས་རབ་ཤིན་ཏུ་ཆེ། "བསྟན་བཅོས་ཡན་ལག་བརྒྱད་པ"དང་། "སྨར་བྱང་མ་བུ" "ཨ་ཙ་ར་ཡི་གསོ་དཔྱད་ཀྱི་སྐོར་གསུམ"སོགས་བཤད་སྐོར་མན་ངག་ཕྱག་ལེན་གསན། སྨ་བཞི་རེ་ཐང་དུ་གཡུ་ཐོག་འཇམ་དཔལ

དང་མཇལ་ནས་རྒྱུད་བཞི་ཆ་ལག་ལག་ལེན་ཁ་སྐོང་རྣམས་གསན། བརྒྱུད་པའི་འཆད་ཉན་བཙུགས་ཏེ་གཞན་དོན་བོན་མཛད། "སྨེ་ཆེན་སྨེ་འགྲེལ" དང་"བྱ་འདྲེའི་བཅོས"་རྣམས་མཛད། དེའི་སྲས་བགྲེས་པ་བྲང་ཏི་ཤིང་ཀྲང་དམ་རྒྱལ་བ་བཟང་པོས་གཡུ་ཐོག་འཚོ་བྱེད་སོགས་བསྟེན་ནས་གཞུང་མན་ངག་ཕྱག་ལེན་རྣམས་ཆ་ཚང་གསན། སློབ་བཞི་རེ་ཐང་དུ་བྱོན་དུས་དཔོན་འཚོ་བས་ཁྱེད་གདུང་རིགས་ཀྱི་སྨན་པ་ཡིན་པས་གཡུ་ཐོག་པ་རང་གི་ཆོས་ཁྲི་ནས་གྲོས་ཞེས་ཆེ་བསྟོད་མཛད། དེའི་གཙུང་བྲང་ཏི་དཔལ་ལྡན་འཚོ་བྱེད་ནི། ལྗང་བདག་རྣམ་རྒྱལ་གྲགས་བཟང་དང་དུས་མཉམ་དུ་བྱོན། གཅེན་དང་ཕག་སྟོན་ཤཱཀྱ་མགོན་པོ་སོགས་བསྟེན་ནས་མཁས་པའི་གོ་འཕང་ཐོབ། འཆད་ཉན་ཚུགས་ཏེ་སློབ་མ་བསྐྱངས། བསྟན་བཅོས་ཀྱང་"ཐོག་འབུགས་ཞེས་བྱ་རབ་གསལ།" "ཕྱི་རྒྱུད་ཀྱི་འགྲེལ་པ་ཚུལ་གསུམ་སྣང་བ།" "རྩ་མདོའི་འགྲེལ་པ་ཉི་མའི་འོད་ཟེར།" "བརྒྱད་པའི་ཐོག་འབུགས།" "དྲང་སྲོང་གི་རྟོགས་བརྗོད།" "མ་ལ་ཡའི་དཀར་འགྲེལ།" "ཕྱི་རྒྱུད་སྨན་སྦྱོར་དཔེ་ཧུ་རིས།" "རྩའི་ལྷ་མོའི་སྒྲུབ་ཐབས།" "རྒྱུ་མདོའི་འགྲེལ་པ་ཚིགས་དོན་གསལ་བྱེད་ཡིད་བཞིན་ནོར་བུ།" "ཐང་ཕྱིའི་འགྲེལ་པ།" "ལྗང་ཐོག་གི་ཐིག་འགྲེམས་གསལ་སྒྲོན།" "གཅེས་བསྡུས།" "མདོ་གནས་ལེའུ་སུམ་ཅུའི་ས་མ་འགྲེལ"་སོགས་བསྟན་བཅོས་བཅོ་བརྒྱད་ཙམ་མཛད་ནས་བསྟན་དང་འགྲོ་

བར་མཛད་པ་རླབས་ཆེ་བར་མཛད། ཡང་སྐྱུ་ཚོ་བྲང་ཏི་དཔལ་ལྡན་རྒྱལ་མཚན་གྱིས་དཔལ་ལྡན་འཚོ་བྱེད་བསྟེན་ནས་རྩ་རྒྱུད་ལེའུ་དང་པོའི་འགྲེལ་པ་དང་། "བྲང་ཏིའི་མན་ངག་གསེར་བྲེར"་གྲགས་པ་མཛད། དེ་ལས་བྲང་ཏི་ཀུན་དགའ་བཟང་པོ། དེས་སྟག་ལ་དགའ། དེས་རྡོ་རྗེ་དཔལ་བཟང་། འདིས"བཤད་རྒྱུད་ཀྱི་འགྲེལ་པ་དོན་གསལ"་མཛད། དེས་བྲང་ཏི་དཔལ་འབྱོར་དོན་གྲུབ་ལ་གནང་། "གསེར་བྲེ་ཆུང་བ"་མཛད། དེས"་མན་ངག་དབུལ་བྲེར"་གྲགས་པ་མཛད་དེ་ས་སྐྱ་སྨན་གྲོང་དུ་ཡབ་མེས་ཀྱི་སྲོལ་ཀ་སྨན་དཔྱད་ཀྱི་འགྲོ་དོན་བསྐྱངས་སོ།།

བྲང་ཏི་རིགས་རྒྱུད།

- བྲང་ཏི་རྒྱལ་མཚེས་མཁར་སྐུག
- བྲང་ཏི་དར་མ་སྙིང་པོ།
- བྲང་ཏི་གྲགས་པ་འབུམ།
- བྲང་ཏི་ཇོ་བཙུན།
- བྲང་ཏི་དཔལ་འབུམ།
- བྲང་ཏི་འཇམ་དཔལ་བཟང་པོ།
  - བྲང་ཏི་རྒྱལ་བ་བཟང་པོ།
  - བྲང་ཏི་དཔལ་ལྡན་འཚོ་བྱེད།
    - སྐུ་ཚེ་བྲང་ཏི་དཔལ་ལྡན་རྒྱལ་མཚན།
    - བྲང་ཏི་ཀུན་དགའ་བཟང་པོ།
    - སྨན་པ་དགའ།
    - རྡོ་རྗེ་དཔལ་བཟང་།
    - བྲང་ཏི་དཔལ་འབྱོར་དོན་གྲུབ་པོ།

༡ – གཉའར་པ་ཆོས་བཟང་གདུང་སློབ་ཀྱི་སྐོར། ཆོས་རྒྱལ་ཁྲི་སྲོང་ལྡེའུ་བཙན་གྱི་ལྷ་སྨན་དུ་གྱུར་པ་གཉའར་པ་ཆོས་བཟང་ (སེང་) ནི་སློན་མདོ་ཁམས་སེ་སར་ཡུལ་གྲུར་མདའ་བསྒྱུར་བའི་ཆོས་རྒྱལ་དགེ་བ་འཛིན་ཞེས་གྲུབ་ལུགས་གཉིས་ལ་མཁྱེན་པ་རྒྱས་ཤིང་། ཀུན་ལ་བརྩེ་བས་ཐཾས་ཅད་ཀྱིས་གཉའར་བར་འོས་ཞེས་སྨྲས་པས་གཉའར་པར་གྲགས། དེ་ལ་སྲས་ལྷ་ཡོད་པ་ལས་ཆེ་བ་མི་བྱེད་ལེགས་ཤིང་། ཤེས་རབ་ཆེ་བས་ཆོས་རྒྱལ་ཁྲི་སྲོང་ལྡེའུ་བཙན་གྱིས་འགུགས་པར་མཛད་ནས་གསེར་གྱི་པ་ཏྲ་སོགས་དང་གྲོགས་མང་པོ་དང་བསྐྱལ་བས་ཏི་རྒྱ་གར་དུ་བཟུང་ངས། དེས་ཀྱང་ལོ་མང་གི་རིང་རིག་པ་སྦྱངས། མཁས་པར་གྱུར་ཏེ་བོད་དུ་བྱོན། རྒྱལ་པོའི་བླ་མཆོད་དང་ལྷ་རྗེར་དབང་བསྐུར། དེ་ནས་མི་རབས་འགའ་འདས་པ་ན་གཉའར་པ་ནམ་མཁའ་གཞོན་ནུ། དེ་སྲས་གཉའར་པ་རྡོ་རྗེ་འབུམ་གྱིས་བྱང་བདག་པོའི་ (རྣམ་རྒྱལ་གྲགས་བཟང་། ?) བླ་སྨན་གནང་། དེ་སྲས་ལྷའི་རྒྱལ་མཚན་མཁས་ཤིང་དཔལ་འཛམ་རིང་གི་མཁན་པོ་གནང་ཞིང་གཙུང་གྲགས་གཞོན་པས་སྨན་དང་སྲིད་བཟུང་། གཙུང་གི་སྲས་དཀོན་མཆོག་གཞོན་ནུ་མདོ་སྔགས་རིག་གནས་ལ་མཁས་ཤིང་ཐེག་ཆེན་ཆོས་རྗེ་རྒྱའི་བླ་མར་བྱོན་པའི་བླ་སྨན་མཛད། དེའི་སྲས་ལེགས་སྒྲུ་བ་(དཔལ)བ་དེ་ཉིད་ཀྱིས་བྱང་བདག་རྣམ་རྒྱལ་གྲགས་བཟང་བསྟེན་ནས་གསོ་དཔྱད་ལ་ཤིན་ཏུ་མཁས་པར་གྱུར་ཏེ་བུ་ཆེན་དུ་མངའ་གསོལ།

འདི་ནས་ཟླ་བརྒྱད་བྱུང་ལུགས་སུ་སྤར་འདྲེས། དེ་སྐབས་ཤེས་རབ་དཔལ་ལྡན་ནམ་འཚོ་བྱེད་པདྨ་སྲིད་ཐར་ (1261－1485) ནི། པཎྜི་ཏ་ཤཱཀས་ཀྱི་རིན་ཆེན་བོད་དུ་ལན་གསུམ་ཕེབས་པའི་ཕྱི་མ་དང་མཇལ། དགུང་ལོ་ཉེར་དྲུག་ལ་གྲུབ་དབང་ཐང་སྟོང་རྒྱལ་པོ་མཇལ་ནས་བྱིན་རླབས་ཁྱད་པར་ཞུགས་ཚུལ་རྣམ་ཐར་ངོ་མཚར་ཅེ། གྲུབ་ཆེན་མ་མཇལ་གོང་དུ་བསྙུན་པའི་སྐབས་ལྗུན་ཤིང་དགེ་མས་གཡས་རུ་བྱུང་བ་ཟླ་སྨན་མཛོད།

དེའི་སྐབས་བསྟན་པ་དར་རྒྱས་དང་བརྩོན་ཤེས་རབ་ཆེ་ཞིང་འཛིན་ཤེས་ཡངས་པས་བྱང་བདག་པོར་"རྒྱུད་བཞི"འགྲེལ་པ་དང་། "ཡན་ལག་བརྒྱད་པའི་སྙིང་པོ་བསྡུས་པའི"རྒྱུགས་ཕུལ་ཏེ་གསོ་དཔྱད་འཛིན་པའི་གཙུག་ཏུ་གྱུར།

བྱང་སྨན་ལྷ་བཙུན་བཀྲིས་དཔལ་བཟང་གི་སྐབས་བསོད་ནམས་ཆོས་འཕེལ་འཇམ་ཐང་དུ་གཤེགས་པར་ཡབ་ལྷ་བཙུན་བྱང་པའི་དཔོན་ཞིན་དང་གདམས་པ་ཐུབ་ན་འཕངས་པར་དགོངས་ཏེ་བྱང་བདག་ལ་ཞུ་གླེས་ལེབ་ཞིང་ཤེས་རབ་ཆེབ་ཞིག་ལ་གཞུང་གདམས་འབུལ་བས་ཛོ་དྣ་བསྐུར་མཛོད་ཅེས་ཞུས་པ་བཞིན་གཉའ་རིགས་བསྟན་པ་དར་རྒྱས་བཤད་པས་ཞབས་པད་ཡུན་རིང་དུ་བརྟན་ཏེ་མདོ་སྔགས་རིག་གནས་དང་། ཁྱད་པར་གསོ་བ་རིག་པའི་གཞུང་གདམས་མན་ངག་དྲང་སྲོང་ཡོད་ལས་སྐྱེས་ནས་བཟུང་ཡི་གེར་འདྲིར་མ་བཏུབ་པའི་སྙན་བརྒྱུད་ཞལ་ཤེས་དང་

བཅས་པ་བཞུམ་པ་གང་བློའི་རྩལ་དུ་གནང་། འདི་ནས་བཟུང་བྱང་ལུགས་བཀའ་གཏེར་གྱི་ཆུ་བོ་གཉིས་འདྲེས་སུ་བྱུང་བར་གྲགས། དེའི་སྐབས་བསོད་ནམས་ཆོས་འཕེལ་སྨན་བརྒྱུད་ཞལ་ཤེས་མན་ངག་གི་བདག་པོར་གྱུར། ངོ་མཚར་རྩ་བདུན་ལ་ནད་བྱུན་ཆུད་པས་ཁ་སྨར་ཐམས་ཅད་མངོན་ཤེས་ལྟར་སྨྲ་བ་བྱུང་། དེའི་སྐབས་བདུད་རྩི་འགྱུར་མེད་གསོ་རིག་ལ་མཁས་པས་རྗེ་ནང་སྤྲུལ་སྐུ་ཀུན་དགའ་སྙིང་པོའི་བླ་སྨན་དང་། རྒྱུད་བཞི་པར་དུ་རྐོ་བའི་ (1664) དོ་དམ་དང་ཞུས་ཆེན་མཛད། གསོ་དཔྱད་ལག་ལེན་"དགོས་འདོད་ཀུན་འབྱུང་"བརྩམས། དེའི་སྐབས་རྣམ་རྒྱལ་རྡོ་རྗེ་རིག་གནས་སྐྱེ་དང་། ཁྱད་པར་གསོ་བ་རིག་པ་ལ་རྒྱུད་བཞི་བློར་སྦྱངས། འགྲེལ་པ་མན་ངག་དང་བཅས་པ་ལ་གཞིག་པ་རྟུག དགུང་ལོ་དྲུག་ཅུར་ཉེ་བའི་བར་ཉིན་ལྟར་ཤློ་ཀ་རེ་ཐུགས་འཛིན་གནང་། སྡེ་སྲིད་སངས་རྒྱས་རྒྱ་མཚོས་གསོ་དཔྱད་ཀྱི་སྐོར་སློང་འཁྲིམས་དང་བྱུང་ཁོག་ཐོག་འཁྲིམས་སོགས་ཚོད་མ་གསན་ཏེ་སློབ་དཔོན་དུ་གྱུར། བསྟན་བཅོས"རྡོ་རིང་རྒྱན་མཆོག"མཛད་དེ་སྨན་པ་ཡོངས་ཀྱི་གཙུག་རྒྱན་དུ་གྱུར། དེའི་རྒྱུད་འཛིན་དགའ་ལྡན་སྨན་བླ་སོགས་བྱུང་ངོ༎ སྨྲས་པ།

བྱུང་ནས་ཡལ་བ་ལས་ཀྱི་མེ་ལོང་ལ།
མངོན་པར་གསལ་བའི་ལོ་རྒྱུས་ལང་ཚོམ།
ལུང་རིགས་ཚོད་མིའི་དོ་ཤལ་རྒྱན་ལྡན་འདི།

བློ་གསལ་གཞོན་ནུ་གང་གི་གྲོགས་སུ་སྨིན། ཞེས་···
བྱ་བ་ནི་བར་སྐབས་ཀྱི་ཚིགས་སུ་བཅད་པའོ།།

གཉའ་པ་ཆོས་བཟང་གྲི་གདུང་··རྒྱུད།

གཉའ་པ་ཆོས་བཟང་།

གཉའ་པ་ནམ་མཁའ་གཞོན་ནུ།

གཉའ་པ་རྡོ་རྗེ་འབུམ།

ལྷིའ་རྒྱལ་མཚན།

གྲགས་གཞོན་པ།

དཀོན་མཆོག་གཞོན་ནུ།

འདི་ནས་བླ་བརྒྱུད་བྱུང་ལུགས་སུ་འདྲེས། → ལྷུན་སྡིང་པ་ཡོན་གྲུབ་དཔལ་བ།

ཤེས་རབ་དཔལ་ལྡན་ནི་འཚོ་བྱེད་པདྨ་སྐྱིད་···སྐྱེས།

ལྷུན་སྡིང་དགེ་མ།

བྱང་སྨན་བཀྲ་ཤིས་དཔལ་བཟང་བསྟེན་ནས་སྨན་བརྒྱུད་ཞལ་ཤེས་མན་ངག་གི་བདག་པོར་གྱུར། → གཉའ་རིགས་བསྟན་པ་དར་རྒྱས།

བསོད་ནམས་ཆོས་འཕེལ།

བདུད་རྩི་འགྱུར་མེད།

སྨྲ་བའི་དབང་པོ་རྣམ་རྒྱལ་རྡོ་རྗེ།

དགའ་ལྡན་སྨན་བླ་སོགས་སྐྱོང་ངོ།

བོད་བསིལ་བྱའི་དུས་རབས་ཀྱི་བོད་སྨན།

༡~བོད་བསིལ་བྱིའི་དུས་རབས་ནང་བོད་སྨན་ཉམས་ཆག་དང་བསྐྱར་གསོ་བྱུང་ཚུལ།

ཕྱི་ལོ་ ༨༧༢ ལོར་བཙན་པོ་འུ་དུམ་བཙན་བཀྲོངས་རྗེས་བོད་བསིལ་བྱིའི་དུས་རབས་འགོ་ཚུགས་པ་དང་ཆབས་ཅིག་དེ་སྔོན་ལོ་རྒྱུས་སུ་ཡོད་…པའི་སྨན་དཔྱད་ཀྱི་བསྟན་བཅོས་དང་ལག་ལེན་རྣམས་ཀྱང་རིམ་བཞིན་ཉམས་ཆག་འགྲོ་འགོ་ཚུགས། བསྟན་པ་ཕྱི་དར་གྱི་འགོ་ར་བོད་ཀྱི་བཙན་པོའི་གདུང་… རྒྱུད་དྲིམ་མེད་པ་མངའ་རིས་ཀྱི་རྒྱལ་པོ་ལྷ་བླ་མ་ཡེ་ཤེས་འོད་ཀྱི་སྐུ་ཚེའི་སྟོད་ཙམ་ལ་པཎྜི་ཏ་ཛ་ན་ཤྲི་ཐ་མ་དང་། སྨྲ་བ་ལོ་ཙཱ་བ་ཞིག་གི་རིན་ཆེན། མར་ལོ་རིགས་པ་གཞོན་ནུ། ཞིག་གི་དགེ་སློང་ཤཱཀྱ་བློ་གྲོས་རྣམས་ཀྱིས་"ཡན་ལག་བརྒྱད་པའི་སྙིང་པོ་བསྡུས་པའི་རང་འགྲེལ་"བསྒྱུར།།

༢– ལོ་ཆེན་རིན་ཆེན་བཟང་པོ་ལ་བརྟེན་ནས་ཡན་ལག་…བརྒྱད་པའི་བཤད་སྲོལ་དར་ཚུལ།

ལོ་ཆེན་རིན་ཆེན་བཟང་པོ་ནི་ཕྱི་ལོ་ 958 ས་ཕོ་རྟའི་ལོར་མངའ་རིས་གུ་གེའི་ཆ་སྙུང་རཏྣ་ཞིཾ་དུ་སྐུ་འཁྲུངས། དགུང་ལོ་…བཅུ་གཉིས་ལ་ལྷགས་རྗེ་ལོར་རབ་ཏུ་བྱུང་ནས་དགུང་ལོ་བཅུ་བདུན་ཐོག་…མངའ་རིས་རྒྱལ་པོ་ལྷ་བླ་མ་ཡེ་ཤེས་འོད་ཀྱི་བཀའ་བཞིན་རྒྱ་གར་དུ་ཕེབས། རྗེ་བོ་ནཱ་རོ་ཏ་པ་སོགས་པཎྜི་ཏ་བདུན་ཅུ་རྩ་ལྔ་བསྟེན། ཁ་ཆེའི་པཎྜི་ཏ་

ཧྣེ་ན་ཧྣ་ལ་གསེར་སྲང་བརྒྱ་ཡོན་དུ་ཕུལ་ནས་"དཔའ་བོའི་ཡན་ལག་བརྒྱད་པའི་སྙིང་པོ་བསྡུས་པ་"ལེའུ་བརྒྱ་དང་ཉི་ཤུ་པའི་བདག་ཉིད་ཅན་དང་། དེའི་འགྲེལ་པ་ཁ་ཆེ་ཟླ་བ···མངོན་དགས་མཛད་པའི་"ཟླ་ཟེར་"(CHANDRIKA) "རྟའི་ཚེའི་རིག་པ་བདེ་བ་མཐའ་དག་རྗེས་སུ་བསྟན་པ་ཞེས་བྱ་བ་(SHALIHOTRIYA ASVAYUR SAMHITA NAMA) སོགས་བོད་སྐད་དུ་བསྒྱུར་ནས་འཆད་ཉན་མཛད་པས་སློབ་མ་མང་འདུས་སིདྡྷི་སྟྲཱི། ཤ་ཀ་ཁྲི་ཡ་ཤེས་འབྱུང་གནས། ཨོང་སྨན་ཨ་ནེ། མང་མོ་སྨན···བཙུན་ཏེ་པུ་རངས་ཀྱི་སྨན་པ་མི་བཞི་ཞེས་པའི་གྲགས་ཅན་རྣམས་བྱུང་། བསྟན་པ་དང་སེམས་ཅན་ལ་བྱ་བ་རླབས་པོ་ཆེ་མཛད་ནས་དགུང་ལོ་ ༨༨ ཕྱི་ལོ་ 1055 ལ་སྐུ་ཞི་བར་གཤེགས། མང་མོ་སྨན་བཙུན་མཁས་གྲགས་གཉིས་ལྷན་འཕྲིན་ལས་ཆེ་བས་དབུས་གཙང་གི་སྨན་པ་ཕལ་ཆེར་གྱིས་མཛལ། ཆེར་རྗེ་དྲེ་པང་ལ་གཞུང་དང་ཟླ་ཟེར་གནང་། དེ་ནས་རིམ་བཞིན་སྨན་བླ་ཕྱ་བུ་བཙུར་གྲགས་པའི་ནང་ཚན་ཆེར་རྗེ་ཞིག་པོའམ་སུགས་རྗེ་བྲེ་འོད་ (ཤེས་བྱ་ཀུན་ཁྱབ་ཏུ་ཆེར་རྗེ···ཞང་སྟོན་སྟག་ལ་དགའ་ཞེས་སྟོད་ཀྱི་མཁས་པ་གསུམ་གྱི་ནང་ཚན་) གྱིས་ཞུས་ཏེ་བསྟན་བཅོས་"ཤེས་བྱ་སྒྲོའི་ཁོག་འབུགས་རྒྱལ་མཚན་རྩེར་འབར།" "ས་བཅད་དོན་ཁྲིགས་འབྱེད་པའི་ལྡེ་མིག" "དཀའ་ཚོམས་གསལ་སེལ་འཁོར་ལོ།" "ཚིག···དོན་ཞིབ་རྒྱས་སུ་འགྲེལ་པ་མུ་ཏིག་གི་འཕྲེང་བ་རྒྱས་བསྡུས་གཉིས།" "ལག་ལེན་བདུད་རྩི་ཐིགས་པ་"རྣམས་བརྩམས། ཞང་སྟོན་འདི་ལ···སློབ་མ་མང་དུ་བྱུང་བ་ལས་གྲགས་ཆེ་བ་བདེ་བ་དཔལ། ཡོན་ཏན་རྒྱ

གཙང་སྟོན་དར་མ་མགོན་པོ་སོ་རྡོ་སྲུང་།

མཚོ། ༼ གཙང་སྟོན་དར་མ་མགོན་གྱིས་བུའི་དོན་དུ་ཡང་ཏིག་དང་། སློབ་མའི་དོན་དུ་ཟིན་ཏིག་ཅེས་...... བསྟན་བཅོས་ཀྱང་མཛད། ཡང་ལོ་ཆེན་གྱི་སློབ་མ་ཞང་ཞུང་པ་ཤེས་རབ་འོད། དེས་རྒྱ་སྟོན་པ་གྲགས་པ་ཤེས་རབ། འདིའི་མཚན་གཞན་འཁོར་ལོ་རྒྱལ་པོ་ཞེས་པས་སངྒ་རྒྱས་ཞིག་འཕྲུགས་གསེར་གྱི་བང་མཛོད་ཅེས་པ་བརྩམས། དེས་གཡུ་ཐོག་རྒྱ་གར་རྡོ་རྗེ་ལ་བཤད། ༼ཤེས་བྱ་ཀུན་ཁྱབ་ཏུ་བཤད་པའི་བར་གྱི་མཁས་པ་རྒྱ་གར་རྡོ་རྗེ ༽ ས་བཅད་ཡི་གེར་བཀོད། དཀའ་ཕྲེང་དཔེའུ་ཆུང་དུ་བྲིས། དོན་ལག་ལེན་སྟོང་ཐུན་དུ་བསྡེབས། འབུམ་འགྲེལ་དང་ལག་ལེན་རྣམས་རྟོགས་སླ་བར་བཅོས་སོ། དེས་ཞུར་པོ་རྡོ་རྗེ། དེས་གཡུ་ཐོག་ཡོན་ཏན་མགོན་པོ་གསར་མ་ལ་བཤད་གྲོལ་བཀའ་བབས། ཡང་ཞང་ཞུང་པ་ཤེས་རབ་འོད་ཀྱི་རྟོག་གྲོང་སྨན། གཡུ་ཐོག་གྲགས་སོ། ༼ཞུར་པོ་རྡོ་རྗེ། ? ༽ དེས་གཡུ་ཐོག་གསར་མ་ཡོན་མགོན་པོ་ལ་བརྒྱུད། གཞན་ཡང་ལོ་ཆེན་སྐུ་དུས་སུ་ཇོ་བོ་དི་པཾ་ཀ་ར་བོད་དུ་རབ་བྱུང་དང་པོའི་ས་སྟག་ཕྱི་ལོ་ 1038 ལོར་ཕྱག་ཕེབས། ནག་ཚོ་ལོ་ཙྪ་བས་ཤེ་སྦྱོར་དང་ཡ་ཀཱན་བསྒྱུར་ཞིང་མགོ་དཔྱད་དྲ་བ་སྙོམ་པ་སོགས་མན་ངག་ཁ་འཕོར་མང་དུ་མཛད་དོ།།

༢ — གཞུང་གཞི་བརྗོད་འབར་གྱིས་ཡན་ལག་བརྒྱད་པ་སྤེལ་ཚུལ། ཡུལ་ཡར་ཀླུང་གད་པ་སྟེང་ཡབ་དགེ་བ་ཤེས་བསོད་ནམས་དབང་ཕྱུག

དང་། ཡུམ་མེར་བཟའ་འབུམ་སྐྱིད་གཉིས་ཀྱི་སྲས་སུ་ཕྱི་ལོ་བརྒྱ་ཕྲག་བཅུ་གཅིག་པའི་ནང་འཁྲུངས། ཆེར་ལོང་ནས་སྨན་དཔྱད་བསླབ་པར་དགོངས་ཏེ་བོད་ཀྱི་མཁས་པ་མི་དགུ་སོགས་ལ་བཅུགས་ཀྱང་འདོད་པ་ཚིམས་པར་མ་གྱུར་པས་གསེར་མང་དུ་བསྡུས་ནས་ཏེ་རྒྱ་གར་དུ་ཕེབས། རྔོག་ལོ་ཙཱ་བ་བློ་ལྡན་ཤེས་རབ་ (1054 – 1104) དང་མཇལ་ནས་སྒྲ་ལ་མཁས་པར་སྦྱངས། རིམ་གྱིས་ན་ལེན་ཊ་ར་འབྱོར་ནས་སྨན་པ་སུ་མཁས་རྩད་བཅད་པས་ཐམས་ཅད་ཀྱིས་དྲང་སྲོང་ཅན་པི་བྱུ་བ་མཁས་ཞེས་ཁ་མཐུན། གསེར་གྱི་མཎྜལ་དང་བཅས་ཕུལ་ཏེ་ཡན་ལག་བརྒྱད་པ་ཐུགས་ཐོག་དང་དཔེ་ཐོག་ནས་གསུངས་ཏེ་གནང་། ཡིག་སྣ་རྩོམས་ལ་འགྲོ་ཕན་རྒྱ་ཆེ་བར་གྱིས་ཞེས་གནང་བ་སྩོལ། བོད་དུ་བྱོན་ནས་སློབ་མ་བསྐྱངས། བསྟན་བཅོས་"གཞུང་དྲི་མེད་གཟི་བརྗིད་ལེའུ་བཞི་པ།" དེ་འགྲེལ་"ཡི་ཏི་མའི་འོད་ཟེར།" "དཔེ་དོན་གྲངས་ཀྱི་ཕྲེང་བ"་གསུམ། ཐུག་སྟོན་རྒྱ་གར་ར་ཧཱུ་དང་། བལ་སྟོན་ཤེས་རབ་ཁྲི་སོགས་ཀྱི་དོན་དུ་བརྩམས་པར་མཛད། སློབ་མ་ལྷ་སའི་བལ་རྒྱུད། འོལ་ཁའི་སྦྲང་རྒྱུད། གཉལ་གྱི་རོག་རྒྱུད། ཉེར་གནས་སྐྱོགས་ཤེས་རབ་ཁྲི་ལ་སོགས་པ་མང་དུ་བྱུང་ངོ་།།

གཞན་ཡང་ཡན་ལག་བརྒྱད་པ་ལ་བརྟེན་ནས་འཆད་རྩོད་རྩོམ་པའི་འབུར་འབྱུར་བའི་སྐྱེ་བོ་མང་དུ་བྱུང་ཡང་ཡོངས་གྲགས་ལྷ་ར་ན་ཚ་ལུང་པ་སྐྱིད་སྟོན་དཀོན་མཆོག་སྐྱབས་ (བརྒྱ་ཕྲག་བཅུ་གཉིས་པའི་ནང་) ཀྱང

རྒྱ་གར་དུ་བྱོན། སྙིགས་དུས་ཀྱི་ཐམས་ཅད་མཁྱེན་པ་ཤཀྲི་པ་ཁྱི་མ་དང་མཛལ་ནས་"ཡན་ལག་བརྒྱད་པ་"རྫོགས་པར་གསན་ཏེ་བོད་དུ་བྱོན། དཔུཞབས་ཀྱིས་བཅད་"བསྡུས་དོན་དྲུ་བ"ཞིས་པ་བརྩམས་ནས་གཡུ་ཐོག་ཡོནྟནམགོན་པོ་གསར་མ་ལ་གནང་། གཡུ་ཐོག་གསར་མས་ཀྱང་སྐྱུ་ཆེའི་སྙིང་དུ་བརྒྱད་པའི་འཕྲིན་ལས་བསྐྱངས་པ་རྣམ་ཐར་གྱི་སྐབས་སུ་འཆད་པར་འགྱུར་ཞིང་མ་ ར་སློམ་ཆེན་གྱིས་"ཏི་ཀའི་གསལ་བྱེད་མེ་ལོང་"། གཡུ་ཐོག་བཀྲ་ཤིས་མགོན་གྱིས་"ལེ་གྲངས་ཀྱི་བསྡུས་དོན"། "འཕེལ་ཟང་རོ་སྦྱོར"། "།ཉེ་རུ་ཧའི་ལས་རིམ།" "མཚན་ཉིད་ཉེ་ཤུ་ལ་སོགས་པའི་ཤོག་བྲ། །གཡུ་ཐོག་རྒྱ་ཆོས་མཛད་པའི་"སྙིང་ཐུང་ཆེན་མོ།" "ལུང་གྲངས་ཉེ་མའི་སྙིང་པོ།" འབལ་སྨན་ཉི་མ་དཔལ་གྱིས་"གཅེས་བསྡུས་ཡིད་བཞིན་ནོར་བུ།" ཆེ་རྗེ་ཤཱཀྱ་དཔལ་གྱིས་"ལེའུ་དང་པོའི་ཊཱི་ཀ་སྙིང་རེ་མེ་ཏོག" བྱུང་མོ་ཐུང་བ་ཡི་ཤེས་བཟང་པོས་"ཊཱི་ཀ་ཤིན་ཏུ་རྒྱས་པ་དོན་གསལ་ཉེ་མའི་སྙིང་པོ།" མཐའ་བཞི་ཤེ་ལ་སམ་བྷ་ཕྲས་"ཐོག་འབུགས་བདུད་རྩིའི་ཀུ་རྒྱན།" མི་ཉག་རྡོ་རྗེ་འབུམ་གྱིས་"ཟབ་འགྲེལ"། ཟུར་རྗེ་སྲུང་བི"སྤྱི་ཞིག་གསལ་བ།" ཤག་རམ་ཉེ་མ་དཔལ་གྱིས་"འགྲེལ་བ་ཤད་ཉེ་མའི་འོད་ཟེར"། དགེ་བ་ཤེས་རོག་སྟོན་གྱིས་"ཚིག་དོན་གསལ་བྱེད"། དཔལ་ཆེན་འོད་པོས་ (1150-1203) "རྒྱུད་ཀུན་ཉེ་མའི་འཁོར་ལོ།" ས་སྐྱ་པཎྜི་ཏ་ཀུན་དགའ་རྒྱལ་མཚན།(1182-1251) གྱིས་"ཡན་ལག་བརྒྱད་པའི་དོན་བསྡུས"། བཅོམ་ལྡན་རིག་རལ

(དུས་རབས་༡༢)གྱིས་"གསོ་དཔྱད་རྒྱན་གྱི་མེ་ཏོག" སྨུག་ཚོང་པོ་ཚུལ་ཁྲིམས་རབ་རིན་ཆེན་གྱིས་"ཞིབ་འཇུགས་སྨན་དཔྱད་སྤྱིའི་རྣམ་གཞག་ཕྱོགས་གཅིག་ཏུ་བསྡུས་པའི་གཞུང་མཁས་པའི་ཡིད་འཕྲོག" "ཡན་ལག་ཡན་གཅེས་བསྡུས་རིག་པས་ནད་སེལ།" སྟོད་སྨན་འཚོ་བྱེད་གཞོན་ནུས་"བརྒྱུད་པའི་སྙིང་པོ་བསྡུས་པ།" "པཎ་ཆེན་འབུམ་ཕྲག་གསུམ་པའི་མཆན་བུ།" "སྨན་མིང་སྒྲ་སྦྱོར་ངེས་པ་དང་། དཔལ་མགོན་ཀླུས་མཛད་པའི་"སྦྱོར་བ་བརྒྱད་པ།" "ཙོང་ཞིའི་གདམས་པ་"བཅས་ཐར་ལོ་ཉི་མ་རྒྱལ་མཚན་གྱིས་བསྒྱུར། རྗེ་བཙུན་གྲགས་པ་རྒྱལ་མཚན་གྱིས་(1147 — 1216)"གསོ་དཔྱད་རྒྱལ་པོའི་དཀོར་མཛོད་"མཛད། ཀརྨ་རང་བྱུང་རྡོ་རྗེས་(1284—1339)"བརྒྱུད་པའི་སྙིང་པོ་བསྡུས་པ།" "སྨན་མིང་རྒྱ་མཚོ།" བུ་སྟོན་གྱི་(1290-1364)སྨན་གྱི་བཀའ་བབས་སྦྱོར་ལུང་དོན་ཡོད་དཔལ་བཟང་གིས་"ཡན་ལག་བརྒྱད་པའི་དཀའ་གནད་ཀྱི་མཆན་འགྲེལ་"སོགས་མདོར་ན་བསྟན་བཅོས་ཡན་ལག་བརྒྱད་ཀྱི་ འཕྲིན་ལས་རྒྱ་བོད་ཧོར་གསུམ་ལ་ཁྱབ་ཅིང་རྒྱ་རྒྱལ་ཁང་ཐེའུ་ཧྲུའི་ཨེའི་ཧྲིའི་ཡར་ཀླུང་ཆོག་སྨན་གྱིས་བསྒྱུལ་ནས་ཕོ་བྲང་ཏའི་ཏུང་དུ་ཡེ་ཤེས་དཔལ་གྱིས་ཞུས་དག་སྐྱེ་བཅོས་པའི་རྒྱ་དཔར་ཡང་ཡོད་དོ།།[༣༥] ||

རྒྱུད་བཞི་ལ་བརྟེན་པའི་ཡིག་ཆ་བྱུང་ཚུལ་སྐོར།

༡ – གཏེར་སྟོན་གྲྭ་པ་མངོན་ཤེས་ཀྱིས་རྒྱུད་བཞི་གཏེར་ནས་བཞེས་ཚུལ།

གཏེར་ཁ་ཀུན་ལས་ཁྱད་པར་འཕགས་པ་ནི་རྒྱུད་བཞི་འདི་ཉིད་ཡིན་པར་གྲགས་ལ། དེ་ནི། ཐང་ཡིག་ལས། སྐབས་སུ་གཅིག··· ལས་གཅིག་ཉིད་སྤྱུག་པ་ཡོད༔ འཇིང་དང་རྒྱ་རྣམས་གྲོག་མའི་ཚོང་ཞིག་འདྲ༔ དབུ་རྩེ་གསོ་རིག་རྒྱུད་ཀྱི་གཏེར་ཁ་དང་༔ རྗེ་མོ་སྒྲིང་གསུམ་སྦས་པའི་གཏེར་ཁ་འདི༔ མི་བཞག་འདོན་པའི་རྟགས་དེར་བསྟན་ནས་བྱུང་། གཏེར་སྟོན་གྲྭ་པ་མངོན་ཤེས་ཞེས་བྱ་འབྱུང་༔ ཞེས་པ་ལྟར་མཚན་དངོས་དབང་ཕྱུག་འབར་ནི་ཀྱུ་བྱི་ཕྱི་ལོ 1012 ལོར་སྐུ་འཁྲུངས། རང་གི་ཞང་སྟོན་ཆོས་འབར་ལས་ཆོས་དང་གསོ་དཔྱད་གསན། གཞན་ཡང་ཆོས་སྐད་ཅི་རིགས་པར་གསན་ཏེ་མཁས་པར་གྱུར། བླ་མ་གཉུས་སྙིང་རྒྱུས···སྟེམས་པ་ཀུ་སྨན་གྱིས་ལ་འདྲོངས་པར་སྙིང་རྒྱུ་བཙུགས་པས་ལས་ཀྱི་རྣམ་སྨིན་གྱིས་ཐལ་སྐྱོན་དུ་ཕོར་ཏེ་གྲོངས་པས་··· སྡིག་སྦྱོངས་སུ་གནས་གཞི་བརྒྱ་དང་རྩ་བརྒྱད་ལ··· ལྷ་ཁང་བཞེངས། ཞང་བློན་རྡོ་རྗེ་བདུད་འདུལ་བསྒྲུབས་ཏེ་བསམ་ཡས་དབུ་རྩེ་ནས་བདུད་རྩི་སྙིང་པོ་ཡན་ལག་བརྒྱད་པ་གསང་བ་མན་ངག་གི

རྒྱུད་བཞི་"གཏེར་ནས་ས་ཕོ་སྟག་ལོའི་སྟོན་ཟླ་ར་བའི་ཚེས་༡༥ ནམ་སྤྱོད་རྫོང་
སོང་བའི་དུས། དཀྱུང་ལོ་ཉི་ཤུ་རྩ་དྲུག་ཏུ་བབས་པ་ཕྱི་ལོ་ 1038 ལོར་
གཏེར་ནས་བཞེངས། "རྒྱུད་ཀྱི་བསྡུས་དོན་བསྟན་བཅོས་"བརྩམས་ནས་
འགྲོ་ཕན་མཐར་རྒྱས། དཀྱུང་ལོ་བདུན་ཅུ་རྩ་དགུའི་ཐོག་ཕྱི་ལོ་ ༡༠༨༠
ལ་རང་གི་སློབ་མ་ཞིག་གིས་སྙིང་ཐུར་རྒྱབ་པ་ཐུར་ལོག་ཏུ་སོང་སྟེ་ཞིང་གཞན་
དུ་གཤེགས། དེས་དབུས་པ་དར་གྲགས་ལ་གནང་། དེས་ཚོ་ཡུང་པ་
རོག་སྟོན་དཀོན་མཆོག་སྐྱབས་ལ་གནང་ཞིང་"རྫོང་བཟློག་གེགས་སེལ་
འཁོར་ལོ་"བརྩམས་ཏེ་གཡུ་ཐོག་ཡོན་ཏན་མགོན་པོ་ལ་གནང་ངོ་། གཞན་
ཡང་དུས་རབས་འདིའི་ནང་རྒྱ་གར་གྱི་མཁན་པོ་གྲིན་ཞེས་པའི་པཎྜི་ཏ་དང་།
ལོ་ཙྪ་བ་ཆེན་པོ་བཞི་དེ་ཆོས་རབ་ (རྭ་ཆོས་རབ་ཡིན་ན་དུས་རབས་བཅུས་
པའི་སྟོད་ཆར་བྱུང་) དང་གཉིས་ཀྱིས་"སྨན་དཔྱད་སོ་མ་རཱ་ཛ་ལེའུ་བརྒྱ་
དང་བཅུས་"ཅན་བསྒྱུར། འགྱུར་འདི་དང་ལོ་ཆེན་བཻ་རོ་ཙ་ན་དང་རྒྱའི་ཧྭ་
ཤང་མ་ཧཱ་ཡ་ན་གཉིས་ཀྱིས་བསྒྱུར་བའི་"སོ་མ་རཱ་ཛ་"གཉིས་ནང་དོན་ཕལ་
ཆེར་མཚུངས་པ་སྡེ་སྲིད་རིན་པོ་ཆེས་གསུངས་པས་བོད་འདིར་"སོ་མ་རཱ་
ཛའི་"འགྱུར་བཞི་ཙམ་བྱུང་འདུག་པ་དང་། སྡེ་སྲིད་ཞལ་འཕྱུགས་ལས།
"སོ་མ་རཱ་ཛ་འདི་བློན་པོ་བཀའ་ཐང་ལས། ཀླུ་སྒྲུབ་མཛད་པའི་སོ་མ་རཱ་
ཛ་དང་།" ཞེས་པར་ཡི་གེ་ཉམས་པའི་འགྲེལ་བརྗོད་མཛད་ཡོད་རུང་
ཞིབ་ཏུ་དཔྱད་ན་བསྟན་བཅོས་འདི་རྒྱ་གར་ནས་རྒྱ་ནག་ཏུ་འགྱུར་རྗེས་བོད་

དུ་བསྒྱུར་བ་དང་། འགྱུར་ཁ་ཅིག་རྒྱ་གར་ནས་བོད་དུ་ཐད་བསྒྱུར་བྱས་པ་ཞིག་ཏུ་མངོན་རུང་དཔྱད་པ་མ་རྫོགས་པས་རེ་ཞིག་ཞུ་མི་སྤྱོབས་པ་དང་། ཡང་ཤེས་བྱ་ཀུན་ཁྱབ་ལས། "མཁས་མང་བགྲོས་པའི་སོ་མ་རཱ་ཛ་ཡུར།" ཞེས་གསལ་བ་ལྟར་རྩིས་པ་ཆེན་པོ་ཁྱུང་པོ་དུམ་ཚུགས་དང་གཞན་ཡང་བོད་ཀྱི་སྨན་པ་མཁས་པ་དང་ཕྱོགས་ནས་ཕེབས་པའི་སྨན་པ་རྣམས་བགྲོས་ཏེ་གསོ་དཔྱད་གསར་འགྱུར་རྣམས་ཀྱི་དོན་སྙིང་པོ་བླངས་ཏེ་མཛད་པར་གོང་སྨྲས་རིན་པོ་ཆེས་བཞེད་པས་སྨད་མཁས་པ་དགེ་གིས་དཔྱད་དགོས་པ་ཞིག་འདུག་གོ ॥

༢– གཡུ་ཐོག་གསར་མ་ཡོན་ཏན་མགོན་པོས་རྒྱུད་བཞི་སྤེལ་ཚུལ་ཀྱི་རྣམ་ཐར་མདོར་བསྡུས།

གདུང་རབས་ལས། བདུད་རྩི་སྨན་ཕྲེང་སྨན་སྒྲུབ་རལ་སྐོར་སོང་།
དར་མར་དགོངས་ནས་སྨར་ཡང་བསམ་བཞིན་དུ།
སྐྱེ་བ་བཞེས་པའི་སྐྱེས་བུ་དམ་པ་ནི།
འདྲེ་རྗེ་བརྡོ་ཁྱུང་པོ་རྡོ་རྗེ་དང་།
ཡོན་ཏན་མགོན་པོ་མཁས་པ་འབུམ་སེང་དང་།
གཡུ་ཐོག་སྤྲ་ཡུ་རྡོ་རྗེ་གྲགས་པ་ལྷས།
སྨན་ཕྲེང་སྨན་སྒྲུབ་དར་ཞིང་རྒྱས་པར་མཛད།

དྲི་མེད་གསར་མའི་གདུང་འཛིན་ལྷ་ལ་འདུད།།

ཅེས་གསུངས་པ་ལྟར།[55] གཡུ་ཐོག་སྙིང་མའི་དྲི་མེད་གདུང་འཛིན་ལྷ[56]
སླར་ཡང་གསར་མའི་སྐབས་སུ་བསྟན་བཞིན་སྐྱེ་བ་བཞེས་པར་བཤད་
པའི་ནང་ན་⋯མ་[གསར]ཡོན་ཏན་མགོན་པོ་ནི་⋯[རྙིང་མའི]གཡུང་རབས་བཅུ་གསུམ་པ⋯
ཡབ་ཁྱུང་པོ་རྡོ་རྗེ་དང་ཡུམ་པདྨ་འོད་ལྡན་མ་གཉིས་ཀྱི་སྲས་སུ་མེ་ཕོ་
རྟ། ཕྱི་ལོ་ 1126 ལ་དགེ་ལེགས་ཀྱི་མཚན་མ་དང་བཅས་གཙང་སྟོད་
ཀྱི་སའི་ཆ་སྣ་བཞི་རི་ཐང་དུ་སྐུ་འཁྲུངས། དགུང་ལོ་བརྒྱད་ནས་སྨན་
དཔྱད་ཀྱི་འགྲོ་དོན་བསྐྱངས། དགུང་ལོ་བཅུ་པའི་ཚེ་གྲུབ་པའི་ལྷ་མོས་
ད་སྟེ་ལོ་གཉིས་ནས་"བདུད་རྩི་སྙིང་པོ་ཡན་ལག་བརྒྱད་པ་གསང་བ་མན་
ངག་གི་རྒྱུད་"དང་མཇལ་བར་ལུང་བསྟན་པ་བཞིན། མང་ཁར་ཚོ་ལུང་པ
རོག་སྟོན་དཀོན་མཆོག་སྐྱབས་སྣ་བཞི་རི་ཐང་དུ་བྱོན། གཡུ་ཐོག་པར
"རྒྱུད་བཞི"གཞུང་འགྲེལ་མན་ངག་དང་བཅས་པ་ཕུལ། "རྒྱུད་བཞི"འདི
དང་"ཡན་ལག་བརྒྱད་པ"གཉིས་ཅུང་ཟད་མི་མཐུན་པའི་ཕྱོགས་ལ་རྩོད་པ
མཛད་པས་རོག་སྟོན་རྒྱལ་བས་རྒྱུད་འདི་ཁྱད་བཙན་པར་གཟིགས་ཏེ་གོང་
གི་ལུང་བསྟན་ཡང་དྲན་ཞིང་། རོག་སྟོན་ལ་རྟ་སྒ་སྲབ་དང་བཅས་པ
དང་རྒྱས་པ་འབུམ་གྱི་གཙོ་བྱས་པའི་འབུལ་བ་སྒྲོན་མ་པ་ཕུལ། རྗེ་ཉིད་
ཀྱིས་ཅིག་རྒྱུད་ཀྱིས་བཀའ་རྒྱ་མ་བགྲོལ་བར་ཟབ་བཞེས་སུ་མཛད། རྗེ་
བཙུན་འཇམ་དཔལ་དབྱངས་ཀྱིས་རྗེས་སུ་བཟུང་བ་ལ་བརྟེན་ནས་རིག

པའི་གནས་སྙིང་དང་། ཁྱད་པར་དུ་གསོ་བ་རིག་པ་ལ་སྨན་བླ་གཉིས་པར་གྱུར། དགུ་ལོ་བཅོ་བརྒྱད་ཐོག་གསོ་རིག་གཙོར་བཏོན་ཆེད་རྒྱ་གར་དུ་ཕེབས། ཀུ་དའི་ཞིང་དུ་ཡེ་ཤེས་ཀྱི་མཁའ་འགྲོ་མའི་གཙོ་བོ་དཔལ་ལྡན་ཕྲེང་བ་ལ་"ལྷང་ལོ་ནག་པོའི་རྒྱུད།" ཨ་ར་ཙ་སིར་"བདུད་རྩི་སྙིང་པོ་ཡན་ལག་བརྒྱད་པ།" "སོ་མ་རཱ་ཛ།" "ཕན་པའི་མདོ།" "རིན་ཆེན་སྤུངས་པ་"སོགས་དང་། སིདྡྷ་ལའི་གླིང་དུ་"ཟླ་ཟེར་དཀར་ནག" "བདུད་རྩི་བུམ་པ་ཆེ་ཆུང་"། རྒྱལ་པོའི་ཁབ་ཏུ་"དཔའ་བོའི་ཡན་ལག་བརྒྱད་པ།" "འབྲུངས་དམེ་ཆེ་ཆུང་"སོགས་དང་། གསེར་གླིང་དུ་དྲང་སྲོང་ཕྱོགས་ཀྱི་གོ་ཆར་"རྒྱུད་བཞི།" "ཉི་ཟླ་ཁ་སྦྱོར་"དང་"ཤ་ཁྲག་འཚོ་བ།" "རོ་བཀྲ།" "ཤུ་ཏི་ཤ་གྲ་བམ་པོ་སུམ་བརྒྱ་པ"ལ་སོགས་པ་བསྟན་བཅོས་ཤིན་ཏུ་མང་བ་གསན། ལྷ་མོ་བདུད་རྩི་མས་"རྨ་རྩི་འཆི་མེད་བཅུད་སྦྱོར་"དང་མཆོག་མཐུན་གྱི་དངོས་གྲུབ་དུ་མ་གནང་སྐྱེ་ལམ་གྱི་འཇིགས་པ་མཐའ་དག་ནས་གྲོལ་ཏེ་བོད་ཡུལ་གྱི་བྱེ་བྲག་ཤངས་དཔལ་སྐྱིས་སུ་ཕྱག་ཕེབས། སྨན་དཔྱད་ཀྱི་འགྲོ་དོན་བསྐྱངས་ཏེ་སླར་ཡང་དགུང་ལོ་སུམ་ཅུ་སོ་བཞིར་ཕེབས་པའི་སྐེད་རྒྱ་གར་དུ་ཕེབས། དྲང་སྲོང་ཙ་ར་ཀ་སོགས་པ་ཙ་གྲུབ་དུ་མ་དང་མཇལ། ཁྱད་པར་དུ་གྱུར་པ་ཡེ་ཤེས་ཀྱི་མཁའ་འགྲོའི་གཙོ་མོ་དཔལ་ལྡན་འཕྲེང་བས་ཟབ་པ་ལས་ཀྱང་ཆེས་ཟབ་པ་ངེས་གསང་རྡོ་རྗེ་ཐེག་པའི་གསང་ཡོཾ་གྱི་གདམས་པ་ལུང་བསྟན་དང་བཅས་ཏེ་གནང་བ་བཞེས་ནས་བོད་དུ་ཕྱག

ཕེབས། འདི་ལ་སོགས་པ་རྒྱ་གར་དུ་ལན་དྲུག་ཕེབས། ཛུ་འཕྲུལ་གྱི་བཀོད་པ་བསམ་གྱིས་མི་ཁྱབ་པ་དང་། རྒྱ་གར་ནས་བོད་ཡུལ་དུ་ཨ་ནུ་ར་ཀློན་པ་ལོ་མ་དང་བཅས་པ་ཉིན་ལམ་གཅིག་ལ་བསྣམས་ཕེབས། སྐུ་ཚེའི་སྟོད་དུ་"ཡན་ལག་བརྒྱད་པ་"ཞོན་ནས་འཕྲིན་ལས་བསྐྱངས། ཐུགས་རྩོམ་ཡང་། "བརྒྱད་པ་ཆེ་ཆུང་གི་སྙིང་པོ་བསྡུས་པ།" "སྙིང་པོ་བསྡུས་པའི་མདོ་གནས་ཀྱི་འགྲེལ་པ་མཐོང་བའི་མེ་ལོང་།" "རྩ་དཔྱད་རིག་པ་རང་གསལ་སྒྲོ་མཚོན་ལྷུ་པ།" "ལག་ལེན་པོད་ཆུང་།" "རྒྱུད་ཆུང་བདུད་རྩི་སྙིང་པོ་"ཞོ་ཆེ་ཟླ་ངོས་མཛད་པ་ལྷུར་བཅོས་ནས་བརྩམས། རྒྱུད་ཆུང་ལས་"རྒྱས་པ་བདུད་རྩི་སྙིང་པོ་ཡན་ལག་བརྒྱད་པ་གསང་བ་མན་ངག་གི་རྒྱུད་"ཅེས་པ་གླེང་གཞི་རྩ་རྒྱུད་དང་ཆ་འདྲ་ཡོད་པའི་ལེའུ་སུམ་ཅུ་སོ་གསུམ་ཅན་སངས་རྒྱས་བཀའ་ལྟར་བཅོས་ནས་བརྩམས་སོ།[༥༨] དེ་རྣམས་ལག་ཏུ་ལེན་པ་ལ་"མན་ངག་ཤོག་དྲིལ་སྐོར་གསུམ།" དེའི་"ཞལ་གདམས་ལྷ་མིག་སྐོར་གསུམ།" "སྐོར་ཚོམས་སྟོང་ཐུན་བཅུ་གཅིག" "རིན་ཆེན་གཏེར་བུམ།" "དམར་ཁྲིད་ཡིག་ཆུང་།" "གབ་པ་བཅོ་བརྒྱད།" "ཁ་ཐོར་རིན་ཆེན་སྤུངས་པ།" ཁྱད་པར་"ཟབ་པ་རྣམ་གསུམ།" "མཁས་ཁྱད་ངོ་མཚར་བཞི་སྐུགས།" "གསོ་དཔྱད་སུ་ཏིག་ཕྲེང་བ།" "སྟོ་འབུམ་ཆེན་མོ།" "འབུམ་བུ་ཆུང་།" "ཐོར་བུ་མེ་ལོན།" "དེབ་ཆེ་ངས་སྦྱོགས་"སོ་སྣ་ཀྱི་དཔེ་རིས།" "བྱང་ཞོག་རྩ་ཕྲ།" "སྨུག་པོ་གསོ་བ་ཀུ་རྒྱུན་གྱི་གདམས་པ།" "ཆུའི་འཁོར་ལོ།" "ཕྲ་གསལ་བའི་མེ་ལོང་།" "འབྱུང་བ་ལུས་འགྲུགས་

ཀྱི་གེགས་སེལ།" "མོ་ནད་བཅོས་ཐབས་ཡིག་སྣ་བཅུ་བཞི་པ།" "གཟེར་སྨན་གཉེན་པོ་ལྷ་སྒྲོར།" "སྨན་པའི་བྱེབ་མདོར་བསྡུས།" "གཡུ་ཐོག་སྙིང་ཐིག་ཆོས་འཁོར་"རྣམས་བརྩམས། "ཅ་ལག་བཅོ་བརྒྱད་"དུ་གྲགས་པ་རྣམས་གཡུ་ཐོག་གིས་མཛད་པར་གྲགས་ནའང་གོང་འཁོད་རྣམས་མཛད་པར་གྲགས། ཁྱད་པར་དུ་"དཔལ་ལྡན་རྒྱུད་བཞི་"འདི་ཉིད་གསོ་དཔྱད་ཀུན་གྱི་རྒྱལ་པོར་གཟིགས་ནས་ཕྱི་རབས་ཀྱི་དོན་དུ་བཀའ་རྒྱ་བཀྲོལ་ཏེ་སྐད་"གསར་བཅད་ཀྱིས་གཏན་ལ་ཕབ་ཅིང་ཞུས་དག་དང་། བབ་སྟོན་མཛད་དེ་ཕྱིའི་དོན་དུ"གསེར་མཆན་"དང་། སློབ་མའི་དོན་དུ་"ཟིན་མཆན་"ཞེས་པ་རྒྱས་བསྡུས་གཉིས་བཏབ། སྐལ་ལྡན་སློབ་མ་སུམ་སྟོན་ཡེ་ཤེས་གཟུངས་ལ་བརྒྱུད་ཞལ་ཤེས་མན་ངག་དང་བཅས་པ་བུམ་པ་གང་བྱོར་སྤེལ་ཏེ་སྨན་པའི་རྒྱལ་ཚབ་ཏུ་དབང་བསྐུར། སུམ་སྟོན་ཆེན་པོས།

ཁོ་བོ་ནུ་མཚམས་སུམ་པའི་བུ།
ཧྨ་ན་ཧྤ་ར་བདག་འདྲ་ཡིས།
དཔོན་པོང་གི་སྨན་པ་རྒྱུད་ནས་ཐོས།
ལམ་བཀའ་བ་སྤྱད་ནས་སྦྱིན་ལྟར་ཕྱིན།
ཞལ་མཐོང་བ་ཙམ་གྱི་བྱིན་རླབས་ཐོབ
ཡོངས་སྤྱོད་འབུལ་ནོར་མི་ཆེ་ཡང་།
ཕ་ཞིང་རྟ་རུ་བཅོང་ནས་ཕུལ།

ལུས་ཀྱི་ཞབས་ཏོག་མ་གྲུབ་ཀྱང་།

བླ་སྨ་ཅིག་གསུང་བཀར་མ་གཅག

ཆོག་དོན་སྤྱོད་ཁམས་མི་ཆེ་ཡང་།

གཡེལ་འབྲུལ་མེད་པ་ལོ་གསུམ་བསྙབས།

རྒྱུ་ཕྱིད་ཀུན་གྲོང་བསྟོད་དུས་སུ།

གདམས་པའི་རྩ་བ་མ་ཆོད་ཀྱང་།

ལན་ཅིག་སྨོན་ལམ་ཐུགས་རྗེ་ཡིས།

གསོ་བ་རིག་པའི་རྒྱུད་འདི་གནང་།

ཟབ་ལྷག་མེད་པའི་དབུ་དབྱུང་བཞེས།

ཞེས་དང་ཡང་། ལོ་སྐོར་གཅིག་ཏུ་གསང་ཐུབ་ཀྱིས།

དེ་ཡིས་དངོས་གྲུབ་འགྲུབ་པོ་གསུངས།

ཞེས་དང་ཡང་། དེ་ནས་ལོ་གྲངས་བཅུ་གསུམ་ན།

གནམ་ལོ་རྒྱལ་པོ་རྟ་ལོ་ལ།

གཡས་རུ་དཔལ་འབོར་ལྷ་ཁང་དུ།

ཕྱི་མོ་ཟིན་བྲིས་དཔེ་ལ་བཤུས།

ཞེས་གསུངས་པ་ལྟར་དང་། གཞན་ཡང་གཙང་གི་ཆོང་འདུས་མཁར་··· མོར་བཙོང་··པོ་རྡོ་རྗེ་ཡབ་སྲས་ཀྱིས་སྤྱན་དྲངས་པར་སྐྱེ་བོ་རྣམས་ལ་ང་ རང་གི་འདོད་ཆོས་ཆེམས་པར་མཛད། རྗེ་འབྲུལ་གྱིས་རྟ་བདུན་རྒྱལ

པོ་བཙོན་དུ་བཟུང་། ཨ་རུ་ར་སྔོན་པའི་ཆར་སོགས་ཡ་མཚན་པའི་རྫུ་འཕྲུལ་བསྟན། མང་ཡུལ་སྐྱིད་གྲོང་གི་རྒྱལ་པོ་ལྷ་བཙུན་གྱི་སྤྱན་དྲངས། རྗེ་བོ་རང་བྱུང་ཝ་ཏི་བཟང་པོ་མཇལ་ཞིང་མཆོད་པའི་བཀོད་པ་རྒྱ་ཆེན་པོ་ག་ཤམས། སྐྱེ་འགྲོ་མང་པོ་ལ་སྨན་དང་ཆོས་ཀྱི་སྒོ་ནས་དབུགས་དབྱུང་བར་མཛད། ཤངས་དཔལ་སྐྱེར་ཕེབས་ནས་སུམ་སྟོན་ཡེ་ཤེས་གཟུངས་ཀྱིས་གསང་སྔགས་ཀྱི་ཆོས་ཞུ་བའི་ སྐུ་མགོན་གྱི་སློན་འགྲོ་རྣམས་ཉེ་བར་སྐྱབ་རྗེས་རྗེ་བཙུན་གྲགས་ཆེན་པོས་ (དགུང་ལོ་ ༢༡ ཡིན་འདྲ་) གནམ་ལོ་རྒྱལ་པོ་རྟའི་ལོ་སྤྲེའུ་ཟླ་བའི་ཚེས་བཅུ་ (ཕྱི་ལོ་ 1198 བབས་) ལ་ཟླ་སྒྲུབ་ཀྱི་ཆོས་འཁོར་རྣམས་གཞུང་གདམས་ཟབ་བཅུད་བཀའི་ལུང་ཕྱག་ལེན་ལྷག་མ་མེད་པ་བུམ་པ་གང་བྱོའི་ཚུལ་དུ་གནང་ངོ་། གཞན་ཡང་རྒྱུད་བཞི་འདི་ཡང་རྗེ་འདིས་མཛད་པར་གྲགས་པ་ནི་རྒྱུད་བཞིའི་སྐོར་འོག་ཏུ་གསལ། རྣམ་ཐར་ལས།

ཁོ་བོ་གཡུ་ཐོག་མགོན་པོ་ཡིས།
ལོ་བརྒྱད་ལོན་ནས་སྨན་དཔྱད་བསྐྱངས། ཞེས་དང་།
བདག་འདྲ་གཡུ་ཐོག་མགོན་པོ་ཡིས།
མི་ལོ་བདུན་ཅུ་རྩ་དགུ་ཏུ།
རིན་ཆེན་གསོ་དཔྱད་སྲོག་བཞིན་བསྐྱངས། ཞེས་གསུངས་

པ་ལྟར་འགྲོ་བའི་དོན་རླབས་པོ་ཆེ་མཛད་ནས་རྣམ་ཐར་ལས།

ད་ལྟ་བཞུགས་དང་སླད་ཀྱིས་བྱོན།
བྱུང་དང་སློབ་མས་དེ་ལྟར་དགོངས།
རེ་ཞིག་ཞིང་འདིའི་གདུལ་བྱ་རྫོགས།

དེའི་མཁའ་སྤྱོད་གནས་སུ་འགྲོ། ཞེས་གསུངས་པ་ལྟར་དགུང་ལོ་[༢༨] ཕྱི་ལོ་ 1202 ལ་སྐུ་ལུས་མ་སྤངས་བཞིན་དུ་སྨན་ཀྱི་བླ་མ་མི་བསྐྱོད་པའི་དྲུང་དུ་གཤེགས་སོ། རྗེ་བཙུན་འདི་ལ་སློབ་མ་བསཾ་ཀྱི་ཀྱི་ཁྱབ་པ་མང་པོ་བྱུང་བ་ལས་ཡོངས་གྲགས – ལྷང་སྨན་ཡབ་སེ། འཕལ་སྨན་ཉི་མ་དཔལ། རྗེ་ཡེ་ཤེས་གཟུངས། སྟོན་པ་ཨ་ཆོས། ཤགས་རིས་པ་ཉི་མ་དཔལ། གཡུ་ཐོག་འབུམ་སེང་དང་། བསོད་སེང་། སུམ་སྟོན་ཡེ་ཤེས་གཟུངས། དགེ་བ་ཤེས་རིག་ཆུང་སོགས་བྱུང་ངོ།། །།

༈-སྐྱུ་སྟོན་ཡེ་ཤེས་གཟུངས་ཀྱིས་རྒྱུད་བཞི་ཕྱི་ལ་རྩལ་དང་རྒྱུད་བཞི་ལ་བརྟེན་པའི་ཡིག ཀ།

སུམ་སྟོན་ཡེ་ཤེས་གཟུངས། ཡུལ་རུ་མཚམས་སྐྱེ་མོ... མང་རས་སུམ་པའི་སྲས་སུ་སྐུ་འཁྲུངས། འཕགས་པ་འཇིག...རྟེན་དབང་ཕྱུག་གི་རྣམ་རོལ་དུ་གྲགས[༥༡]། རིག་གནས་ཀུན་ལ་སྦྱངས་པ་མཐར་ཕྱིན། རྗེ་གཡུ་ཐོག་པའི་སྨན་པ་གསན་པས་ཐུགས་གྲོགས་ཏེ་གསོ་དཔྱད་དོན་དུ...གཉེར་བར་ལོ་བཅུ་ལ་ལྷག་གི་རིང་ཞབས་ལ་བ་ཏུ་ནས་གསན་བསམ...མཐར་ཕྱིན་པར་མཛད། རྒྱུད་རྒྱལ་བདུད་རྩི་སྙིང་པོ་གསང་བ་མན་ངག་གི་རྒྱུད་བཞི་ནི་ཤིན་ཏུ་ཟབ་པས་གཞན་སུ་ལའང་མ་བསྟར་བར་སུམ་སྟོན

ཡེ་ཤེས་གཟུངས་བོ་ནར་ཀ་ནང་སྐྱེ་ཐུགས་ཀྱི་སྲས་མཆོག་དམ་པར་མཛད།
ཕྱེད་པར་དུ་གཡུ་ཐོག་སྙིང་ཐིག་གི་ཆོས་འཁོར་རྣམས་གནང་སྐྱེ་གཡུ་ཐོག་ཉིད
ཀྱི་རྒྱལ་ཚབ་ཏུ་དབང་བསྐུར། རྣམ་ཐར་སྐུ་ལྔ་ལྷུན་གྲུབ་མ་ལས།

མཁས་པ་གཡུ་ཐོག་མགོན་པོ་ཡི།
གདམས་པ་ཐོབ་ལ་ཨ་པོ་ཙམ།
གཡུ་ཐོག་བཀའ་བབས་བདག་ལ་བབས།།

ཞེས་གསུངས་པ་ལྟར་གང་ཉིད་ཀྱི་ཐུགས་རྩོམ་ཡང་། "རྣམ་ཐར་བཀའ་རྒྱ་མཾ་སྐུ་ལྔ་ལྷུན་གྲུབ་མ།" "གསང་བའི་རྣམ་ཐར།" "བཤད་རྒྱུད་ཀྱི་འགྲེལ་པ···འབུམ་ཆུང་གསལ་སྒྲོན།" "རྐང་འབམ་གསོ་བ་སྨན་རྒྱུད་·····ཟིན་བྲིས།" "འགྲེལ་པ་འབུམ་ནག་གསལ་སྒྲོན།" "གཡུ་ཐོག་སྙིང་ཐིག་གི་ཆོས་འཁོར"རྣམས་མཛད། གཙོ་བོ་དཔལ་ལྡན་རྒྱུད་བཞིའི་འགྲེལ་ལས་བསྐྲུངས་སོ། དེས་ཀྱིམ་ཕྱོགས་འཚོ་བྱེད་གཞོན་ནུ་ཡེ་ཤེས། དེས་སློབ་དཔོན་འབུམ་མི་ཞུ་དཔོན་···སོགས་ལ་བརྒྱུད་དོ། གཡུ་ཐོག་གི་དངོས་སློབ་དགེ་བ་ཤེས་རོག་ཆུང་གིས"ཚིག་དོན་གསལ་བྱེད"བརྩམས། འབལ་སྨན་ཉེ་མ་དཔལ་གྱིས"གཅེས་བསྡུས་ཡིད་བཞིན་ནོར་བུ"བརྩམས། གཞན་ཡང་སྲས་བརྒྱུད་ལ་གཡུ་ཐོག་འབུམ་སེང་། དེའི་སྲས་གཡུ་ཐོག་འཇིགས་དཔལ། དེ་སྲས་ཤེས་རབ་བཟང་པོ། (གཡུ་ཐོག་འཚོ་བྱེད་མིན་ནམ་སྙམ) འདི་མན་དཔྱད་འགོ···ཐོན་པ་ཅེར་གཅིག་དང་། ཇོ་བོ་ལྷ། ཇོ་བོ་ཤེས་རབ་རིན་ཆེན་གྱི་སྲས

དཔལ་ལྡན་ལྷུན་གྲུབ། འདིས་གཡུ་ཐོག་གི "རྣམ་ཐར་བསྒྲིགས་པར་...
བཤད་དོ། གཞན་ཡང་རྒྱུད་བཞི་ལ་བརྟེན་པའི་ཡིག་ཆ་ཤས་ཆེ་བ་ཀརྨ་
རང་བྱུང་རྡོ་རྗེས (1287－1339) "སྨན་མིང་རྒྱ་མཚོ" "དཔང་རིལ་
སྦྱོར་སྡེ" སོགས་དང་། བ་རི་ལོ་ཙཱ་བས (1040－1111) "རིག་པ་ཐོར་
བུ་འབུམ"། ལོ་ཙཱ་བ་གྲགས་སེང་གེས "ཉེར་མཁོ་ཕྱོགས་བསྡུས་པ་བུམ"།
ཕྱག་སྨན་རིན་ཆེན་རྒྱལ་མཚན་དང་། ཤཱཀྱ་ཡེ་ཤེས་ཀྱིས་ཕྱོགས་བསྒྲིགས་
སྨུ་ཏིག་འཕྲེང་བའི་འབུམ་ཁུ་ཚུར་གྱི་གདམས་པ་དཀར་ཆག" དང་བཅས་
པ། ཕག་སྟོན་ཤཱཀྱ་མགོན་པོས "གཡུ་ཐོག་རྣམ་ཐར་དོན་གསལ་ཉི་མའི་
འོད་ལྡན"། ལྷུང་སྨན་སངས་རྒྱས་མགོན་པོས "འབུམ་ཁུ་ཚུར་ཞལ་...
གདམས་སུམ་ཅུ་པ"། གཏེར་ནག་ལྷེ་སྨན་དར་རྒྱས་ཀྱིས "རྩ་རྒྱུད་འགྲེལ་
ཆེན"། སྐྱི་པ་དཔལ་མགོན་རྡོ་རྗེས "བཤད་རྒྱུད་འགྲེལ་པ་ཐད་ལྡན་འོད་
ཟེར་རབ་ཏུ་འཕྲོ་བ"། འདི་དག་ལ་སོགས་པ་གཡུ་ཐོག་གསར་མའི་སྐུ་ཚེ་སྟོད་
སྨད་དེ་ཕྱི་ལོ་བརྒྱ་ཕྲག་བཅུ་གཅིག་གི་དཀྱིལ་ཙམ་ནས་བཅུ་གཉིས་པ་ཡས་མས་
རྣམས་སུ་བྱུང་བའི་གསོ་དཔྱད་ཀྱི་དཔེ་དེབ་ཁ་ཤས་ཡོད་པ་དང་། གཞན་ཡང་
མངའ་བདག་རྩེ་ལྡེའི་སྐབས་ཛོན་ཡུལ་གྱི་སྨན་པ་མིག་བཙོས་སོགས་མཛད་
པ་པོ་ཛི་ན་མི་ཏྲའི་སྲས་གསོ་རིག་རྒྱ་མཚོའི་ཕ་མཐར་སོན་པ་ལྷ་རྗེ་ཕྱུག་རྫུམ་
མ་སྐྱེས་བུ་མི་ལྷར་གྲགས་པ་བོད་དུ་ཕེབས། སྨན་བརྒྱུད་པ་བུམ་ནག་
པོ། རྒྱུད་དཔྱད་པ་བུམ་སྔོན་པོ། འབུམ་བུ་ཆུང་། རྡོ་སྐོར་ཕྱི་ནང་གསང་

གསུམ་སོགས་མན་ངག་གི་ཡིག་ཆ་མང་དུ་མཛད། སློབ་མ་མཐའ་བཞི།
དགོན། སྟོང་། ཞིའུ། སྨན་པ་སྟེ་ཕྱུགས་སྲུས་བཞི། ཉང་དང་། གཡག
འཕེ་ལ་སོགས་པ་ཞལ་སློབ་ཀྱང་མང་དུ་བྱུར། གཞན་ཡང་དུས་སྐབས་དེར་
གཡུ་ཐོག་ཁ་རག་ལྷ་རྗེས་"ཡོན་ཏན་མགོན་པོའི་རྣམ་ཐར་ནོར་བུའི་འཕྲེང་བ"
བརྩམས་པ་དང་། གྲུབ་ཆེན་བྲ་ལི་སྣ་མཛོད་པ། སྐྱུལ་པས་འགྲོ་དོན་མཛད་
པ་བརྟུའི་ནང་ཆེན་སྤྱང་ཕྱུང་སྐྱུང་ཏའི་གྲུབ་ཐོབ་ཨྱོན་པ་རིན་ཆེན་དཔལ
(1203-1309)གྱིས་བསྒྱུར་བ"དང་དུལ་རྒྱུའི་གཞུང་སྐོར་གསུམ"དང་"རིན
ཆེན་རིལ་བུའི་སྐོར། ཕ་དམ་པ་སངས་རྒྱས་ཀྱི"མཛུད་དཔྱད་དཀར་ནག
ཁྲ་གསུམ"དང་"རྟེན་འབྲེལ་གྱི་བཅོས།" འབྲོང་རྩེ་ལྷ་སྲས་རྒྱ་མཚོས
"འབྲོང་རྩེ་བེའུ་འབུམ"ལ་སོགས་འགྲེལ་པ་དང་མན་ངག་ལག་ལེན་གྱིས
ཡིག་འཇོག་མཁན་ཡང་མང་བར་བྱུང་ངོ༎ སྨྲས་པ།

བདེ་བའི་སྐལ་བཟང་ཉེ་བར་འཚོག་བྱེད་པ།
རྒྱུ་འབྲས་ནད་ཀུན་རྩེ་གས་མེད་ཞི་མཛད་པའི།
རིན་བཟང་གཡུ་ཐོག་ལ་སོགས་གཞན་ཕན་གྱི།
བྱེད་པོའི་བཀྲིན་སྲིད་འདིར་ཡོང་ནུས་མིན༎
གང་གི་འཕྲིན་ལས་རྒྱུད་རྒྱལ་ཉི་ཟླ་ནུང་།
མི་མཐུན་འདུ་བའི་དམུན་པོ་མཐར་བྱེད་ཕྱིར།
སྨྲ་བོའི་བསོད་ནམས་སོ་ལིའི་ཕྲེན་ཡང་ས་པོར།

ཕན་རྩོན་འགྲན་ནམ་རིངས་པའི་རྩོལ་གྱིས་རྒྱུ།
ཞེས་བྱ་བ་ནི་ཕར་སྐབས་ཀྱི་ཚིགས་སུ་བཅད་པའོ།།

དཔལ་ལྡན་རྒྱུད་བཞི་བཀའ་བསྟན་གྱི་སྐོར།

མཁས་པའི་དབང་པོ་ཟུར་མཁར་བློ་གྲོས་རྒྱལ་པོས། བོད་གངས་ཅན་གྱི་ཁྲོད་འདིར་མི་གསུམ་ཚོགས་པ་ཡན་གྱིས་སྨན་དཔྱད་ཀྱི་རྒྱུད་བཞི་འདི་བཀའ་ཡིན་ནམ་བསྟན་བཅོས་ཡིན་ཞེས་སློང་ཞིང་། ཞེས་[པར]གསུངས་པ་ལྟར་རྒྱུད་བཞི་བཀའ་དང་བསྟན་བཅོས་གཉིས་ཀྱི་ལོ་རྒྱུས་ནི་བོད་རྒྱལ་ཁབ་ཀྱི་རིག་གཞུང་དང་འབྲེལ་བའི་ལོ་རྒྱུས་རྩ་ཆེན་ཞིག་ཡིན་སྟབས་དགག་བཞག་དང་རྟོག་གེའི་རིག་པས་སུན་ཕྱུངས་ཏེ་ལོ་རྒྱུས་ཀྱི་ཟམ་གཞག་པ་ཤིག་ཀླ་ནའི་སྒྲོན་ཆེན་ཡིན་སྙམ། འོན་ཀྱང་ཕྱོགས་གཉིས་ཀའི་ལོ་རྒྱུས་ལ་དཔྱད་ཅིང་བསམ་ཚུལ་འཇོག་རུང་བ་ནི་དང་སྤྱི་སྤྲོལ་ཙམ་དུ་སྣང་རུང་འདིར་ཕྱོགས་གཉིས་ཀྱི་ལོ་རྒྱུས་ཕྱོགས་བསྡོམས་ཙམ་ཞིག་ལས་དཔྱད་པ་མ་རྫོགས་པས་ཐག་ཆོད་པའི་གཏམ་ནི་ནམ་དུའང་བྱ་འདོད་མེད་དོ།།

དེ་ལ་དང་པོ་བཀའ་ཁོ་ན་འདོད་མཁན་ནི་གཙོ་བོ་བྱང་ལུགས་ཡིན་ལ། །ཟུར་ལུགས་སོགས་བོད་ལྗོངས་སུ་དར་བའི་སྨན་དཔྱད་ལ་མཁས་པར་གྲགས་པ་ཀུན་གྱིས་ཀྱང་ཡོངས་གྲགས་བཀའ་ལྟར་དུ་ཁས་ལེན་པར་བྱེད།

དེ་ཡང་རྒྱ་མཚོ་ནི། རྒྱུད་བཞི་སྒྲིགས་ཚུལ་ལ་བཀའ་ལྟར་བསྒྲིགས་ཡོད་
ཅིང་། བླ་བརྒྱུད་ཀྱང་སངས་རྒྱས་སྨན་གྱི་བླ་མའི་བར་དུ་ཐར་ཆགས་ཡོད། བཀའ
སྐྱབ་གཙོ་བོ་བྱང་ལུགས་སྨན་བརྒྱུད་དུ་ཡོད་ཅིང་ལྷག་པར་བྱང་པ་བཀྲ་ཤིས་
དཔལ་བཟང་གིས་རྒྱུད་བཞི་བཀའ་སྐྱབ་མཛད་ཡོད་ཅིང་།[༥༣] སྡེ་སྲིད་སངས
རྒྱས་རྒྱ་མཚོས་མཛད་པའི་བཻཌཱུར་གཡའ་སེལ་ལས། སངས་རྒྱས་བཅོམ་
ལྡན་འདས་དགུང་ལོ་ ༨༡ ལ་རྒྱུད་བཞི་གསུངས་པར་བཤད་པ་དང་།[༥༤] མདོར་
ན་ལོ་རྒྱུས་མཁན་ཕལ་མོ་ཆེས་དོན་སྙིང་རྒྱུད་བཞི་རྒྱ་གར་དུ་གསུངས་གཏན
འཁེལ་གྱིས་བཤད་པ་བྱེད་ཡོད། ཟུར་མཁར་བློ་གྲོས་རྒྱལ་པོ་ལྟར་ན་རིག་པའི་
ཡེ་ཤེས་མཆེད་ལྔའི་ཞུ་བ་ཞུ་ལན་ལས་བྱུང་ཚུལ་ཆ་བྱ་ཆེ་མོའི་མདོ་ བྱུང་ས
དྲངས་ཏེ་ཕྱི་ལྟར་བཀའ་དངོས་ཀྱི་འགྲེལ་པ་བྱེད།[༥༥] གཞན་ཡང་སྡེ་སྲིད་
སངས་རྒྱས་རྒྱ་མཚོ་སོགས་ཀྱང་བཀར་བཞེད་པ་ཡིན་ནོ། ཡོངས་གྲགས
ལོ་རྒྱུས་ཡོད་པ་ནི། བཙན་པོ་མེས་ཨག་ཚོམ་ཀྱི་སྐུ་རིང་ལ་རྒྱུད་བཞི་
བསྒྱུར་བར་བཤད་པ་དང་།[༥༦] བཻ་རོ་ཙ་ནས་པཎ་ཆེན་ཟླ་བ་མངོན་དགའ
ལས་དངོས་སུ་ཞུས་ཏེ་བསྒྱུར་བ་ལོ་རྒྱུས་སྨྲ་བ་ཀུན་ཞལ་མཐུན། གཡུ་ཐོག
སྙིང་མའི་རྣམ་ཐར་དུ་དངོས་སུ་བཻ་རོ་ཙ་ན་མཇལ་ཞིང་རྒྱུད་བཞིའི་འགྲེལ་བྱང་
བ་དང་གཡུ་ཐོག་པས་པཎ་ཆེན་ཙན་དྲ་དེ་བ་ལས་རྒྱུད་གསན་པའི་ལོ་རྒྱུས
ཡོད།[༥༧] ཡང་ཕྱི་ལོ་བརྒྱ་ཕྲག་བཅུ་གཉིས་པའི་ནང་གཡུ་ཐོག་གསར་མས
གསེར་གླིང་དུ་དྲང་སྲོང་ཕྱོགས་ཀྱི་ཀོ་ཀར་རྒྱུད་བཞིའི་གདམས་པ་ཞུས་པའི་

ལོ་རྒྱུས་ཞལ་གསལ་ཡོད་པ་དང་། ཨོ་རྒྱན་རིན་པོ་ཆེས་རྗེ་བཙན་གཡུ་ཐོག་སྙིང་མར། དཔལ་ལྡན་རྒྱུད་བཞི་མདོ་ལུགས་སུ་གསུངས་པ་ཞིག་དང་། རྒྱུད་ལུགས་སུ་གསུངས་པ་གཉིས་ཡོད་པ་ལས་ཁྱེད་སྨན་རྐྱོག་ཁ་ཕར་སྤྲུངས་ལག་ལེན་བྱེད་པའི་མདོ་ལ་རྒྱུད་ཀྱི་མིང་བཏགས་པ་ཡིན། རྒྱུད་ལུགས་སུ་བྲལ་བ་དེ་བོད་ལ་མ་དར་གསུངས་ཡོད། ཡང་བ་ཕད་རྒྱུ་ལ་གཞན་ཞིག་ལ། སོག་པོ་ལུང་རིག་བསྟན་དར་གྱིས "གུ་རུ་ཆོས་དབང་གིས་གཏེར་སྟོན་ལས་བ་ཕད་པ་ལྟར། དཔལ་མགོན་འཕགས་པ་ཀླུ་སྒྲུབ་དང་། ཀུ་སྟེ་སྤྲུལ་རྒྱལ་སྟེ་སློབ་དཔོན་དཔའ་བོ་གཉིས་རྒྱུད་འདི་འགྲེལ་གར་གཏེར་བཏོན་ཡིན་ཞིང་།" ཞེས་གསུངས་པ་སོགས་མདོ་དོན་རྒྱུད་འདི་རྒྱ་གར་ནས་བྱུང་བའི་ལོ་རྒྱུས་ཚད་ལྡན་མང་དག་ཅིག་ཡོད། རྒྱུད་བཞི་བསྟན་བཅོས་སུ་བཞེད་མཁན་གཙོ་བོ། བོ་དོང་ཕྱོགས་ལས་རྣམ་རྒྱལ། སྟག་ཚང་ལོ་ཙཱ་བ། པཎ་ཆེན་ཤཱཀྱ་མཆོག་ལྡན། ཟུར་མཁར་བློ་གྲོས་རྒྱལ་པོ། ཀོང་སྤྲུལ་ཡོན་ཏན་རྒྱ་མཚོ། ཀརྨ་རང་བྱུང་རྡོ་རྗེ། སི་ཏུ་པཎ་ཆེན་ཆོས་ཀྱི་འབྱུང་གནས། ཟུར་སློབ་སྐྱེམས་པ་ཚེ་དབང་སོགས་མང་དུ་བྱུང་། དེ་ལ་ཟུར་མཁར་བློ་གྲོས་རྒྱལ་པོས་རྒྱུད་བཞི་བཀའ་བསྟན་གྱི་རྣམ་གཞག་མུན་སེལ་སྒྲོན་མེ་མཛད་ཅིང་དེ་ལས། "འོན་རྒྱུད་བཞི་རྩོམ་མཁན་བོད་ཀྱི་གང་ཟག་རྗེ་ལྷ་བུ་ཞིག་ཡིན་ཞེན།" ཞེས་པ་ནས "གཡུ་ཐོག་རྒྱ་གར་བརྡར་ཀྱི་ཐུག་གཡུ་ཐོག་མགོན་པོ། སྨན་སྤྱོད་འཕྲེ་དང་བྱུང་བའི་འཛིན། ཞེས་པའི

འཕྲོ་རིགས་” ཞེས་པ་ནས་ “དེ་ལ་དམིགས་ནས་གཡུ་ཐོག་པ་ཞེས་ཡོངས་སུ་གྲགས་པ་མཁས་གྲུབ་ཆེན་པོ་དེ་ཉིད་ཡིན་ནོ། ” ཞེས་གསུངས་ཏེ་བསྣན་བཅོས་ཡིན་ནའང་བཀའ་ལྟར་དུ་བཀོད་པ་ལ་དགོངས་གཞི་དགོས་པ་དངོས་ལ་གནོད་བྱེད་ཀྱི་སྒྲུབ་བྱེད་འཇོག་པ་དང་། སྐྱེམས་འབྲེལ་ཡོ་ཡིན་པ་བཤད་སྒྲུབ་མཆོག་ཐོབ་ལས། དེ་ལྟར་བཤད་པའི་རྒྱུད་ཆེན་འདི་ཉིད་ནི། རྩམ་གཞི་ལུང་གི་རྒྱུད་པ། རྣམ་བཤད་འཆད་ཚན་གྱི་བརྒྱུད་པ། སྤྲུལ་པ་དོན་གྱི་བརྒྱུད་པ་གསུམ་གྱི་དང་པོ་ལྟར་ན། སངས་རྒྱས་སྨན་གྱི་བླ་བཻཌཱུརྱ་འོད་ཀྱི་རྒྱལ་པོའི་བཀའ་དང་། གཉིས་པ་ལྟར་ན་པཎྜི་ཏའི་བསྣན་བཅོས། གསུམ་པ་ལྟར་ན་རྗེ་བཙུན་མ་ཧཱ་གུ་རུས་གསོ་དཔྱད་གཞུང་ལུགས་ཀུན་ལས་བཏུས་ཏེ་མར་གྱི་སྙིང་པོ་ལྟར་གཅིག་ཏུ་དྲིལ་བ་ཡིན་ཏེ། ཞེས་གསུང་། ཡང་དེའི་འཕྲོས་ལས། དེ་ལྟར་མིན་པར་དངོས་སུ་འདོད་ན་སྨར་ཆོལ་བ་བ་འགོད་པར་བྱ་སྟེ།[60] ཞེས་བློ་གྲོས་རྒྱལ་པོ་དང་བཞེད་པ་མཚུངས་སོ། ཡང་དེའི་འཕྲོས་ལས། སློབ་དཔོན་གང་ཞིག་མཛད་པ། ཁུངས་གང་ལས་བཏུས་པ། ཕྱོགས་གང་དུ་གཏོགས་པ། དགོས་ཆེད་གང་གི་ཕྱིར་བརྩམས་པ། དབུ་ཞབས་ཀྱི་ཚིག་དོན་… སྟོན་པ་དང་ལྔ་ལས། དང་པོ་ནི། རྒྱལ་བ་ཐམས་ཅད་ཀྱི་མཁྱེན་བརྩེ་… གཅིག་ཏུ་བསྡུས་པའི་བདག་ཉིད་གང་ལ་གང་འདུལ་གྱི་མཛད་པ་ཅན། གཡུ་ཐོག་ཡོན་ཏན་མགོན་པོ་ཞེས་གྲགས་པ་དེ་ཉིད་ཀྱིས་མཛད་ལ། དེ་

ཡང་ཟླ་སྒྲུབ་ཀྱི་ལོ་རྒྱུས་ངེས་ཤེས་འདྲེན་པའི་དགེ་བའི་ལྷུགས་ཀྱུ་ལས།
ཉིད་ཀྱི་ཞལ་ནས། རྣམ་པ་གཅིག་ཏུ་ན་སི་ཧྨ་རྣམ་པ་གཉིས་ལུས་ཐོག
འདིར་ཐོབ། ཡི་དམ་རྣམས་ཀྱིས་ལུང་བསྟན། རྗེས་སུ་གནང་བ་བྱིན
པ་ལ་བརྟེན་ནས། གསང་སྔགས་བླ་མེད་ཀྱི་རྒྱུད་དང་བྱིན་རླབས་བྱུང་
པར་ཐུང་ཟད་ཀྱང་མེད་པའི་གསོ་དཔྱད་ཀྱི་བསྟན་བཅོས་བརྩམས་མཚོར་
པའི་རྗེས་སུ[61]། ཞེས་ལུང་འདྲེན་གནང་ཡོད་པ་དང་། ཡང་སི་ཏུ་དབོན
ཀརྨ་ངེས་ལེགས་བསྟན་འཛིན་གྱིས། དེ་ཡང་སྤྱིར་རིག་གནས་ཕལ
ཆེ་བ་ནི་རྒྱ་གར་ཆོས་ཀྱི་རྗེས་སུ་འབྲང་བར་འདུག་ལ། རྩིས་ནག་དང་
ཀོང་ཙེའི་གཏོ་རྣམས་ནི་རྒྱ་ནག་པའི་རྗེས་སུ་འབྲང་འདུག སྨན་འདི་
ནི་རྒྱ་དཀར་ནག་གཉིས་དང་དེར་མ་འདུས་པ་ཡུལ་ཕྲན་གཞན་ནས་ཀྱང་
བླངས་པའི་གསོ་དཔྱད་རྣམས་ཀྱི་དོན་གྱི་ཆ་བསྡུས་ཤིང་། དེའང་
བོད་ཡུལ་དུ་དར་བའི་སྨན་གྱི་རོ་ནུས་ཞུ་རྗེས་སོགས་ཀྱི་སློབ་དཔོན་
མཁས་ཤིང་གྲུབ་པ་ཐོབ་པ་རྣམས་ཀྱིས་གཏན་ལ་ཕབ་པ་སྟེ། དེས་ན་
སློབ་དཔོན་དེ་དག་ནི་བོད་ཡུལ་སྨན་གྱི་སྟོན་པར་གྱུར་ཅིང་བསྟན་བཅོས་
ཀྱང་བོད་གཞུང་དུ་གྱུར་མོད[67]། ཅེས་གསུངས། སྡེ་སྲིད་སངས་རྒྱས་རྒྱ་
མཚོས་ཀྱང་། རྒྱུད་བཞི་གཡུ་ཐོག་པས་མཛད་ཀྱང་བཀར་འཇོག་ནང་
སྟེ་གཡུ་ཐོག་པ་ལ་རྒྱུད་རྩོམ་པའི་རྒྱུ་ཀུན་ཚང་བར་གསུངས་པ་དོན་དུ་
བསྟན་བཅོས་སཾ་བོད་རྩོམ་དུ་དོན་གྱིས་ཞལ་སྐྱུ་བཞེས་པ་སོགས་མདོར་ན

བཀའ་ཁོ་ན་འདོད་པ་དང་། བཀའ་བསྟན་གཉིས་ཀར་འདོད་པ། བསྟན་བཅོས་ཁོ་ན་འདོད་པ་གསུམ་དུ་བྱུང་ངོ་། དེ་ལྟར་སངས་རྒྱས་ཀྱི་མཛད་པ་འཕྲིན་ལས་ནི་རྒྱ་མཚོའི་རོལ་གར་ལ་ཐ་མལ་པའི་བསམ་ཚོད་ཀྱིས་ཚད་འཛིན་བྱེད་མི་ནུས་མོད། འོན་ཏེ་འཇིག་རྟེན་གྲགས་ཚོད་དང་བསྟུན་ན། རྒྱུད་བཞི་བཀར་བརྩིས་སྲོལ་ནི་བོད་ཁོ་ན་ཙམ་ལས་གཞན་དུ་མ་བྱུང་ལ། དེ་ཡང་བརྒྱུད་ལུགས་ལ་ཀླུ་སྒྲུབ་དཔའ་བོ་སོགས་ལ་བརྒྱུད་པར་བཤད་པ་ཡིན་ཡང་དེ་དག་ནི་རྒྱ་གར་གྱི་སྨན་གྱི་སྟོན་པ་ཆེན་པོ་ཡིན་ལ་དེ་ལྟར་གྲགས་པ་ལྡན་མོད། དེ་དག་གིས་མཛད་པའི་བསྟན་བཅོས་རྣམས་ད་ལྟ་བསྟན་འགྱུར་ཁོངས་པོ་ཏི་ལྔ······ཙམ་བཞུགས་པ་དེ་དག་རྣམས་ལ་བརྟགས་ན་ཡང་རྒྱུད་བཞིའི་འཕྲོས་མི་འབྱུང་ལ། ཡར་ནས་རྒྱ་གར་གྱི་ཚེའི་རིག་བྱེད་དང་སིདྡྷ་སྨན་གྱི་ལུགས་སྲོལ་ཡང་རང་རེའི་སྨན་གྱི···ཁོག་འབུབ་རྣམས་སུ་མུ་སྟེགས་པའི་ལུགས་སུ་བཤད་པ་རྣམས་ཀྱི་ལོ་རྒྱུས་རྣམས་སུའང་རྒྱུད་བཞི་བྱུང་བའི་ལོ་རྒྱུས་ད་ལྟ་བར་མི་འདུག་ཅིང་དེང་དུས་ཀྱི་རྒྱ་གར་བ་མཁས་པ་ཁ་ཅིག་གིས་བོད་དུ་རྒྱུད་བཞི···ལོ་བརྒྱ་ཕྲག་བརྒྱད་པའི་ནང······བསྒྱུར་བའི་ལོ་རྒྱུས་ལ་ཞིབ་འཇུག་གིས་རྒྱུད་བཞི་རྒྱ་གར་དུ་དེ་སྔ་བྱུང་མྱོང་བའི་ལོ་རྒྱུས་གསར་བཟོས་ཀྱིས་བཤད་པ་ལས་ཁུངས་དང་སྒྲུབ་བྱེད་ཡང་དག·············ཡོད་པ་མ་ཡིན་ནོ།[༦༧] བོད་དུའང་ལོ་རྒྱུས་ཁྱབ་ཆེ་བར་བཻ་རོ་ཙ་ནས་རྒྱ་གར་ནས་བསྒྱུར་ཏེ་བོད་དུ···

བསྡུམས་པར་བ་ཤད་པ་དང་། བོན་པོ་དགེ་གིས་བོན་ལས་བསྒྱུར་བར་བཤད་པ་དང་། བྱུང་བ་བཀྲིས་དཔལ་བཟང་གིས། བཻ་རོ་ཙ་ན་དང་ཁ་ཆེ་ཟླ་བ··མཛོན་དགའ་གཉིས་ཀྱིས་བརྩམ་པས་སྒྲ་བསྒྱུར་གླིང་དུ་བསྒྱུར་བར་བཤད་པ། ཁ་ཆེ་ཟླ་བ་མཛོན་དགའ་འདི་ངེང་རྒྱ་གར་དུ་འང་གྲགས་མེད་བོད་གི་ལོ་རྒྱུས་ལ··རྒྱུད་བཞིའི་འགྲོས་མི་འབྱུང་བ་སོགས་དང་། རྒྱུད་དང་སྙིང་ཐིག་གི་ལྷ་བརྒྱུད་ལག་གཡུ་ཐོག་སྙིང་མ་མི་འབྱུང་བ་མཁས་གྲུབ་ཀྱི་སྐྱེས་བུ་ཆེན་པོ་ཀོང་སྤྲུལ་ཡོན་ཏན་རྒྱ་མཚོའི་ "ཤེས་བྱ་ཀུན་ཁྱབ" ཀྱི་ལེ་ཚན་གསོ་རིག་བྱུང་བ་འཆད་པའི··སྐབས་སུ་གཡུ་ཐོག་སྙིང་མའི་བྱུང་རབས་མི་གསལ་བ་སོགས་དཔྱད་གཞི་ཅན་ཆེན་པོ་ཡོད་པ་དང་། མདོར་ན་རྩོམ་པ་པོ་ལ་ཡང་ལོ་རྒྱུས་ཀྱི་ཟིང་ཆ··ཆེ་ཙམ་ཡིན་པས་ཕྱིས་འབྱུང་ལོ་རྒྱུས་མཁན་པོ་དག་གིས་ལོ་རྒྱུས་ཀྱི་དོན་གཞག་མི་འཛིག ··པ་དང་བོད་རྒྱལ་ཁབ་ཀྱི་རིག་གཞུང་འགྲན་བྲལ་འདི་ཉིད་བོད་གངས་ཅན་པའི་ཆེ་མཐོང་ལར་རྒྱུར་སྐྱོང་ཐུབ་པར་མཛད་རྒྱུ་ནི་གལ་ཆེ··སྨྲམ·· ལགས་སོ།། །།

བོན་ལུགས་གསོ་རིག་སྐོར།

བོན་ལུགས་སྨན་དཔྱད་བྱུང་ཚུལ།

བོན་ལུགས་སྨན་དཔྱད་ཀྱི་ཐོག་འབྱུགས་ལོ་རྒྱུས་ཟུར་དུ་མ་མཇལ་ཞིང་གསོ་དཔྱད་ཀྱི་ཡིག་ཆ་བོད་སྨན་ལས་གཞུང་ལུགས་ཡོ་གླ་སུ་ཡོད་པའང་མ······མཐོང་། བོན་སྨན་དུ་བཤད་པ་དཔེ་ཡོད་གྲགས་ཚད་མར་བཅོས་བརྒྱུད····

སྤྲུལ་རིན་པོ་ཆེ་ནམ་མཁའི་རྡོ་རྗེའི་གསུང་། ། "གསོ་རིག་རྒྱུད་འབུམ་བྱེ་བའི་ཡང་སྙིང་འབྱུང་འཁྲུགས་ནད་ཀྱི་ཟུག་རྔུའི་གདུང་བ་ཀུན་སེལ་སྨན་སྦྱོར་སྙིང་རྩ་ཕན་བདེ་དཔྱིད་ཀྱི་དགའ་སྟོན་རོལ་པའི་རྒྱན།" ཞེས་བྱ་བའི་ནང་དར་ཚུལ་ཅུང་ཟད་གསལ་འདུག་པ་འདིར་ཚིགས་སྐབ་ཅུས་ཏེ་དཔྱུས་སུ་བཀོད་ན།[༢༨] ས་བཅད་གཉིས་སུ་དབྱེ་ཚིག་སྟེ། སྤྱིར་འཇིག་རྟེན་ནང་གཤེན་རབ་མི་བོ་ཆེས་སྨན་དཔྱད་བསྟན་ཚུལ་དང་། བྱེ་བྲག་བོན་གྱི་སྨན་དཔྱད་དར་ཚུལ་ལོ།

དེ་ལ་དང་པོ་ནི། འབྱུང་ལྡན་ཉེར་དགུ་པ་ཤིང་མོ་སྦྲུལ་སྟོན་པའི་ཆོ་སྤྲུལ[༡༥]... རྒྱལ་སྲས་སེམས་དཔའ་དཔྱད་བུ་ཁྲི་ཤེས་འཁྲུངས[༢༥]་ཤིང་དགུང་ལོ་གསུམ་གྱི་ཐོག་ཡབ་ལ་གསོ་དཔྱད་ཞུ་བའི་དྲང་སྲོང་ཆེན་པོར་གྱུར། དེའི་ཚེ་སྟག་གཟིག་འོལ་མོ་ལུང་རིང་དུ་གཤེན་རབ་མི་བོ་ཆེ་སངས་རྒྱས་སྨན་པའི་རྒྱལ་པོའི་སྐུར... བཞེངས། འཁོར་དཔྱད་བུ་ཁྲི་ཤེས་དང་དྲང་སྲོང་བརྒྱད། གཡུང་དྲུང་སེམས་དཔའ་སུཾ་སྟོང་དྲུག་བརྒྱ་ལ་སོགས་པ་འཁོར་གྱིས་བསྐོར་བའི་དབུས་སུ་དཔྱད་བུ་ཁྲི་ཤེས་གདན་ལས་ལངས་ཏེ་གསོ་དཔྱད་ཞུས། དེ་ཡང་"གསོ་རིག་རྒྱུད་འབུམ་བྱེ་བའི་ཡང་སྙིང་ལས།" གཤེན་རབ་མི་བོ་ཆེས་གསོ་དཔྱད་ཀྱི་སྙིང་དོན་འདི་ལྟར་གསུངས་པ།

འདུ་བའི་ནད་ལ་བརྒྱད་ཁྲི་བཞི་སྟོང་ཡོད།
དེ་ལས་བསྡུས་པ་བཞི་བརྒྱ་རྩ་བཞིའི་གྲངས།
དེ་བསྡུས་རླུང་མཁྲིས་བད་ཀན་རྣམ་པ་བཞི།

ཡང་བསྡུས་ཚ་གྲང་གཉིས་ལ་མ་འདུས་མེད།
གསོ་དཔྱད་གཉེན་པོ་སྟོང་དང་རྩ་གཉིས་ཏེ།
མདོ་རུ་བསྡུས་ན་སྨན་དཔྱད་ཟས་སྤྱོད་བཞི།
སྨན་ལ་ཞི་སྦྱོང་ཞི་ལ་བསིལ་དྲོད་གཉིས།
སྦྱོང་བྱེད་ཀུན་ལ་དྲག་དང་འཇམ་པ་གཉིས།
དཔྱད་ལ་འཇམ་རྩུབ་ཟས་ལ་ཕན་གནོད་གཉིས།
སྤྱོད་ལམ་དྲག་དལ་ཟས་སྨན་སྤྱིར་འགྲོའོ།
གསོ་ཐབས་ལག་ལེན་གསུམ་བརྒྱ་དྲུག་ཅུ་ཡོད།
མདོར་བསྡུས་བརྟག་ཐབས་གསོ་ཚུལ་བཅོས་ཐབས་གསུཾ།
བརྟག་ཐབས་རེག་མཐོང་གཉིས་ཀྱི་ནད་ངོས་བཟུངས།
འཁྲུལ་གཞིག་ལ་འགག་བཞི་ཡིས་དཔྱད་འཕྲེང་བསལ།
གསོ་ཚུལ་དགུ་ཡི་ནད་དང་གཉེན་པོ་སྦྱོར།
གསོ་ཐབས་ལག་ལེན་བཅོ་བརྒྱད་ནད་སྐྱུངས་གཞོམ།
སུམ་ཅུ་རྩ་གསུམ་ལག་ལེན་སྙིང་པོར་དྲིལ།
གསོ་ཐབས་དཔྱད་འབུམ་ཁྲི་བོས་མདོ་རྩ་བཟུང་།
གསོ་དཔྱད་སྨན་འབུཾ་དཀར་པོས་ནད་ཀུན་བཅོམ།
གསོ་བྱེད་ནད་འབུམ་ནག་པོས་སོ་སོར་གསོ། ཞེས་དང་།
ཡང་། བརྒྱ་དང་རྩ་བརྒྱད་ཉི་ཁྲི་ཅིག་སྟོང་སོགས།

དཔྱད་བུ་ཁྲི་ཤེས་རྒྱལ་སྲས་སེམས་དཔའ་དང་།
དྲང་སྲོང་ཆེན་པོ་བརྒྱད་ལ་གཏད་གཉེར་མཛོད།
བཏང་བཞག་ཐབས་ལ་མཁས་པར་གྱིས་ཤིག་གསུངས[༧༥]སོ།

ཅེས་···སོགས་གསུངས་ཏེ་འཛམ་གླིང་ཡུལ་ཁམས་སོ་སོའི་སྐད་དུ་བསྒྱུར་ཏེ་སྤེལ། བོད་ལུགས་སྨན་གཞུང་གི་རྩ་བ་གསོ་ཐབས་"དཔྱད་འབུམ་ཁྲ་བོ།" "གསོ་···སྦྱོར་སྨན་འབུམ་དཀར་པོ།" "གསོ་བྱའི་ནད་འབུམ་ནག་པོ་"ལ་སོགས་པ་རྣམས་ཡིན་པར་བཤད[༧༦]་པ་དང་། བོད་ཀྱི་"འདུས་པ་རིན་པོ་ཆེའི་རྒྱུད་དྲི་མེད་པ་གཟི་བརྗིད་རབ་ཏུ་འབར་བའི་མདོ་ལས།" སངས་རྒྱས་སྨན་གྱི་བླ་མའི་སྐུ་གསུང་ཐུགས་ཡོན་འཕྲིན་ལས་ལྔ་ལས། "གསོ་དཔྱད་རྒྱུད་སྡེ་ཆེན་པོ་གཞུང་ཆེན་ལྔ།" "མདོ་སྡེ་དགུ།" "ཡན་ལག་བརྒྱད་པ་"དང་། "ཉེར་ལག་ཉི་ཁྲི་ཆིག་སྟོང་"རྣམས་བྱུང་བབ་ཀ་ཅན་ལ་ཕབ[༧༧]་པ་སོགས་བཤད་པ་དང་། གཡུང་དྲུང་བོན་གྱི་ "བཀའ་འགྱུར་བརྟེན་འགྱུར་གྱི་ཁྲིག་རྩལ་བསྟན་པའི་མེ་རོ་སྤར་བའི་ལྷུང་གཡབ་བོན་གྱི་བརྡ་བྲིས་བྱེད་ཉི་འོད་ལས།" བུ་འཆི་སྲིད་པའི་རྒྱལ་པོའི་གཏེར་ལུགས་ཆེ་རིག་གམ་"གསོ་རིག་སྨན་གྱི་མདོ་སྐྱུའི་ནང་ཆེན།" "བདུད་རྩི་བང་མཛོད་འབུམ་བཞིའི་མདོ་"ལས། ཁྲུ་ཆོ་དང་། བུ་འཆོའི་གཏེར་ལུགས་སུ་ཡོད་པ་གང་རིགས་དང་། འབུམ་བཞི་འདིར་བཞུགས་པ་བུ་འཆོའི་གཏེར་ལུགས་ལ། "རྩ་བ་ཐུགས་འབུམ་མཁའ་སྟོན་"དང་། དེ་ལས་གྲུབ་པ་"འཚོ་བྱེད་སྨན་འབུམ་དཀར་པོ་"དང་། "འཚོ་ཐབས་

དཔྱད་འབུམ་ཁྲ་བོ་"དང་། "གསོ་བྱའི་ནད་འབུམ་ནག་པོ་"དང་བཞིའོ། (མཚན་)
གཞན་སྟེས (བན་) བཅོས་མ་ཡི། ཕྱུགས་འབུམ་ལ་རྩ་བ་ཕྱུགས་རྒྱུད་
དང་། སྨན་འབུམ་ལ་ཕྲིམ་རྒྱུད་དང་། དཔྱད་འབུམ་ལ་བཤད་རྒྱུད་དང་།
ནད་འབུམ་ལ་མན་ངག་རྒྱུད་བྱས་པ་མིང་བཏགས་ནས། ཟབ་བཅོས་སྦུགས་
རྣམས་རང་སར་བཞག་སྟེ། གོ་རིམ་བརྗེས་ཤིང་འགྲེ་རོས་བོན་ལས་
བསྒྱུར་བའི་རྟགས་སུ། བཅོམ་ལྡན་འདས་ཀྱི་འཁོར་ལ་དྲང་སྲོང་བྱས་པ་
ཆོས་མདོ་གཞན་ལས་མེད་པར་འདིར་བཞག་པ་ནི་བཀའ་རྟགས་སོ[༦༩]་སོ།
ཞེས་བཀོད་གནང་མཛད་འདུག ཡིད་དང་དོན་འགྱུར་པ་ཁྲུང་སྤྲུལ་
རིན་པོ་ཆེའི་གསོ་རིག་རྒྱུད་འབུམ་བྱེ་བའི་ཡང་སྙིང་ལས།

" ཅེས་སོགས་གསུངས་པའི་སྨན་གྱི་འབུམ་གསུམ་དང་།
བར་དུ་ཆོས་སུ་བསྒྱུར་བའི་རྒྱུད་བཞི་དང་། "

ཞེས་གསུངས་པ་ལྟར་བན་གྱི་རྒྱུད་བཞི་བོན་ནས་བསྒྱུར་བར་བཤད་པ་དང་།
གཞན་ཡང་གསོ་དཔྱད་སྨན་གྱི་མདོ་རྒྱུད་བརྒྱ་ཕྲག་ཏུ་བཞུགས་པ་རྣམས་
དཀར་ནག་ཤྲཱི་དང་བྲུ་ཤ་ཁ་ཆེ་ཁྲོམ་ཨོ་རྒྱན་པོ་དཀར་ཞང་ཞུང་བོད་ལ་སོགས་
པ་རྣམས་ཀྱི་སྐད་དུ་བསྒྱུར་ཏེ་བོན་གྱི་སྨན་དཔྱད་ཡོངས་སུ་དར་བར་བཤད[༧༠]་དོ།།

གཉིས་པ་བོད་དུ་བོན་གྱི་སྨན་དཔྱད་དར་ཚུལ་ནི། སྤྱིར་རྒྱལ་བོད་
ཡུལ་དུ་ཆེས་སྔ་མོ་ནས་སྨན་དཔྱད་དར་ཡོད་པ་ནི་ཇི་ལྟར་སྔོན་དུ་བཤད་

ཟིན་ཡ། ག་ཤེན་རབ་མི་བོ་ཆེས་སྨན་དཔྱད་མ་གསུངས་པའི་སྔོང་དུའང་བོད་ཡུལ་དུ་གནའ་བོའི་ཆོས་ལུགས་དང་འབྲེལ་བའི་སྨན་དཔྱད་ཀྱི་རིག་པ་ཡང་ཡོད་སྲིད།[༢༦] འོན་ཀྱང་ཡོངས་གྲགས་བོན་ལུགས་སྨན་དཔྱད་ཀྱི་སྲོལ་ཀ་ནི་ག་ཤེན་རབ་མི་བོ་ཆེས་སྲས་དཔྱད་བུ་ཁྲི་ཤེས་ལ་སྨན་འབུམ་དཀར་ནག་ཁྲ་གསུམ་སོགས་གསུངས་པ་དཔྱད་བུ་ཁྲི་ཤེས་ཀྱིས་བཀའ་བསྡུས་ཏེ་སྤེལ། བོན་གྱི་འདུས་པ་རིན་པོ་ཆེའི་རྒྱུད་དྲི་མ་མེད་པ་གཟི་བརྗིད་རབ་ཏུ་འབར་བའི་མདོ་ལས།

མ་རིག་ཉོན་མོངས་དུག་ལྔ་དེ།
དུག་གསུམ་རྒྱུ་ལ་ནད་ཀྱི་རྒྱུ་བཞི་ལྡང་།
རླུང་མཁྲིས་བད་ཀན་ཁྲག་ནད་འདུ་པ་བཞི། ཞེས་གསལ་[༢༧]

བ་དང་། གོང་དུ་ཕྱུང་དྲངས་པ་རྣམས་བཞན་སྔོའི་སྨན་གྱི་རྒྱུད་བཞིའི་ནང་ཀྱི་རྒྱུ་རྐྱེན་འདོད་ཚུལ་རྣམས་དང་གཅིག་མཚུངས་ཡིན་འདུག་པ་མ་ཟད་སྔ་རབས་ཀྱི་དུས་སུ་བོད་ཙམ་མིན་པ་ཤེ་ཤི་ཡའི་སྨན་ལུགས་ཁག་དང་ཡུ་རོབ་ངོས་སུ་དར་བའི་སྨན་ལུགས་ཀྱི་འདོད་ཚུལ་དང་ཡང་འདྲ་བ་གོང་དུ་བྲིས་པ་ལྟར་དཔྱད་གཞི་ཧ་ཅང་ཆེན་པོ་འདུག དེ་ལ་སྔོན་གྱི་དུས་སུ་ཞང་ཞུང་རྒྱལ་པོ་ཁྲི་ཐེར་གསེར་གྱི་བྱ་རུ་ཅན་སོགས་རྒྱལ་པོ་བཅོ་བརྒྱད་བྱུང་བའི་སྐུ་རིང་དང་བོད་དུ་བཙན་པོ་གཉའ་ཁྲི་ནས་བཟུང་སྲོང་བཙན་སྒམ་པོ་བར་དར་བ་ཡིན་ལ། བོན་གྱི་ལེགས་བཤད་རིན་པོ་ཆེའི་མཛོད་དཔྱོད་ལྡན་དགའ་བའི་ཆར་ཞེས་པར་

བྲམས་མ་ལས་ལྷུང་དྲངས་པར། རྒྱལ་པོ་གཉའ་ཁྲིའི་རིང་ལ་རྒྱུ་བོན་ཤེས་པ་ཅན་བཅུ་གཉིས་དར་ཏེ། མགོན་ཤེས་ལྷ་བོན། གཡང་ཤེས་ཕྱྭ་བོན། ཕྲོ་ཤེས་གླུད་གཏོང་། འདུར་ཤེས་སྲིད་གཤེན། གཙང་ཤེས་སེལ་འདེབས། སྒྲོལ་ཤེས་ལྷ་བོན། ཕན་ཤེས་སྨན་དཔྱད། སྐོས་ཤེས་རྩིས་མཁན། སྒྲ་ཤེས་གཏོ་དགུ། ལྡེང་ཤེས་ཤ་པ། འཕྲུར་ཤེས་འཇུ་ཐིག། འགྲོ་ཤེས་འཕྲུལ་བོན། དེ་རྣམས་ལ་ཤེས་པ་བཅུ་གཉིས་ཞེས་བྱའོ། ཞེས་གསལ་བ་ལྟར་རྒྱུའི་བོན་ཤེས་པ་བཅུ་གཉིས་ཀྱི་ནང་ན་ཕན་ཤེས་སྨན་དཔྱད་བྱེད་པའི་སྨན་པ་རྣམས་ཀྱིས་བོད་ལྗོངས་སུ་གསོ་དཔྱད་ཀྱི་བསྟན་པ་སྤེལ། བོན་ལ་བཙན་པོ་གྲི་གུམ་དང་སྲོང་བཙན་སྒམ་པོ། ཁྲི་སྲོང་ལྡེའུ་བཙན་གྱི་སྐུ་དུས་སུ་ཉམས་ཆགས་ཆེ་ཆུང་སྣ་ཚོགས་བྱུང་། དེ་ཡང་བཙན་པོ་ཁྲི་སྲོང་ལྡེའུ་བཙན་གྱི་སྐུ་རིང་ལ་བོན་ཕལ་ཆེར་བསྣུབས་པར་མཛད་པ་དེ་སྐོར་བོན་གྱི་ལེགས་བཤད་རིན་པོ་ཆེ་མཛོད་ལས། བོད་ཀྱི་འགྲོ་བ་རྣམས་བསྟན་པའི་སྙིང་པོ་གཡུང་དྲུང་གི་བོན་རིན་པོ་ཆེས་གདུལ་བའི་ཞིང་དུ་མ་གྱུར་པ་ལ་སོགས་པས་བསྟན་པ་ལན་གཅིག་ནུབ་པའི་དུས་ལ་བབ་སྟེ། ཞེས་གསལ་བ་ལྟར་བོན་བསྣུབས། བསམ་ཡས་སུ་ཆོས་དང་བོན་གྱི་ཤགས་བསྒྱུར་བའི་སྐབས་སུ་བོན་གྱི་ཤགས་འདེབས་སུ། བོན་གྱི་ཁ་འཛིན་སྟག་ར་ཀླུ་སྐོང་དང་། རྩིས་པ་ཆེན་པོ་ཞང་པོ་ཏྲིཾ་རྒྱུགས། ཞང་པོ་རྩེ་རྩེ། སྟོག་ལ་སྨོན་འབར། ཅོ་མི་ལ་སོགས་པས་བྱས་ཞེས་སྦ་བཞེད་ལས་བཤད

པ་ལྟར།[༧༥] དེ་དུས་བོད་ལ་བོན་གྱི་སྨན་པ་མཁས་པ་ཆེན་པོ་ཁྱུང་པོ་ཧུཾ་ཚུགས། ཁྱུང་པོ་ཙེ་ཙེ། ལྡོག་ལ་སྨོན་འབར་ལ་སོགས་པ་རྣམས་བོན་པོ་ཡིན་ཞིང་ཀོང་སྤྲུལ་རིན་པོ་ཆེས "མཁས་མང་བགྲོས་པའི་སོ་མ་རཱ་ཛ་བྱུང་།" ཞེས་གསུངས་པའང་འགྲེལ་པ་ལས་བོད་ཀྱི་སྨན་པ་གོང་གསལ་རྣམས་དང་བགྲོས་ཏེ་བརྩམས་པར་བཤད་པའི་ཕྱིར་དང་། གཞན་ཡང་ཞང་ཞུང་ནས་འཁོར་ལོ་འགྱུར་བའི་རྒྱལ་པོ་སོགས་བོན་སྨན་དང་། ཐང་ཡིག་ཤེལ་བྲག་མའི་ལེའུ་ཉྫ་བཞི་པ་ལས།

ཞི་རོ་ཙ་ནས་བོན་ཆོས་འདྲེས་མར་བསྒྱུར༔
ཞི་རོ་ཙ་ནས་(ས་)སྨན་འདྲེས་མར་བསྒྱུར༔
ཞི་རོ་ཙ་ནས་མདོ་སྔགས་འདྲེས་མར་བསྒྱུར༔
མདོ་བསྒྱུར་ནང་དུ་ཡེ་ཤེས་སྡེ་ཞེས་བྱས༔
སྔགས་བསྒྱུར་ནང་དུ་བཻ་རོ་ཙ་ན་བྱས༔
བོན་བསྒྱུར་ནང་དུ་གནའ་རྒྱ་ཐང་ཏ་བྱས༔
རྩིས་བསྒྱུར་ནང་དུ་ཨ་ནནྡ་བེ་རོ་བྱས༔
སྨན་བསྒྱུར་ནང་དུ་ཆོས་འབར་བྲུ་བ་བརྩུག༔
མདོ་ཆོས་དགོངས་འགྲེལ་དང་བཅས་ཐལ་ཆེར་བསྒྱུར༔

ཞེས་གསུངས་པ་ལྟར་སྨན་དཔྱད་ཀྱང་མང་དུ་བསྒྱུར་བར་བཤད་ཅི་ལ་དགོས། རྒྱུད་བཞིའི་ནང་གི་སྨན་མིང་སྐྱེ་ཏེས་དང་དར་ཡ་ཀན་སོ་ཏ་ཞང་ཞུང་གི་སྐད་

ཡིན་པར་བཤད། དེ་ཙམ་མ་ཟད་གཡུ་ཐོག་སྙིང་མའི་རྣམ་པར་ཐར་པ་བཀའ་རྒྱ་མ་ལས། གཡུ་ཐོག་པས་རྒྱ་གར་གྱི་སྨན་པའི་དྲི་ལན་དུ། ཞང་ཞུང་གི་ལུགས་ལ"ནད་སྦུར་དུ་སྦྱོང་བ་ཤ་ལ་གྱི་རྒྱུད།" ཅེས་དང་། གཡུང་དྲུང་བོན་གྱི་ལུགས་ལ"ནད་ཞི་བར་བྱེད་པ··· དུགས་ལུམས་བྱུག་པ་གསུམ་གྱི་རྒྱུད།" ཅེས་དང་། ཡང་། ཨུ་ལ་སོ་སོར་སྨན་བླང་བ་ལ་སྨྲ་བབ་བཤད་པའི་སྐབས་སུ། གཡུ་ཐོག་སྙིང་མས་གྲུ་གུའི་སྨན་པའི་ལན་དུ། "ཞང་ཞུང་དུ་རྒྱལ་པོ་གཡུ་དྲུང་དཔལ་གྱི་རིང་ལ་སྨན་པ་འཛིན་ནུ་རས་བླངས།" ཞེས་རྗེ་བཙུན་གཡུ་ཐོག་པས་ཞང་ཞུང་གི་ཡུལ་གྱི་གདོད་མའི་སྨན་དང་གཤེན་མི་བོ་ཆེས་བསྟན་པའི་གཡུང་དྲུང་གི་སྨན་དཔྱད་ཡོད་པར་ཞལ་གྱིས་བཞེས་པའི་ཕྱིར་རོ།

དེ་ལྟར་བོན་བསྟན་དུས་བཙན་པོ་ཁྲི་སྲོང་ལྡེའུ་བཙན་གྱི་བཀའ་བཞིན་བོན་གྱི་མཐུ་ཆེན་མི་དགུ་དང་དྲན་པ་ནམ་མཁའ་ལ་སོགས་པ་རྣམས་ཀྱིས་བོན་རྣམས་སྤེ་ཆེན་པོ་སོར་སྦྲེས་ཏེ། གཏེར་གྱི་རྒྱལ་པོ་གཅིག སློན་པོ་བཞི། ཡང་སློན་གཅིག་དང་དྲུག ཕྱེད་པར་དུ་གསང་གཏེར་ཆེ་བ་ལྔ། གཏེར་བྲན་སྟོང་དང་བདུན་བརྒྱ་དཀར་ནག་གི་སྨོན་ལམ་བཏབ་སྟེ། གཙུག་ལག་ཁང་དང་བྲག་རི་མཆོད་རྟེན་སོགས་སུ་གཏེར་དུ་སྦས། དེ་དུས་བོན་གྱི་སྨན་དཔྱད་ལ་སྦྱོར་སྤྱི་བ"སྨན་འབུམ་དཀར་ནག་ཁྲ་གསུམ"དང་། "སྨན་གྱི་མདོ་དགུ།" "རྒྱུད་སྤྱི་ཆེན་པོ་ལྔ།" གཞན་ཡང་གསོ་དཔྱད་སྨན་གྱི་མདོ་རྒྱུད་བརྒྱ་ཕྲག་ལ་སོགས་པ་རྣམས་ཀྱང་བྲག་རྫོ་མཆོད་རྟེན་སོགས

ཀྱི་འོག་ཏུ་གཟིམས་ཡོད་པར་གདོན་མི་ཟ། དེའི་སྐབས་བྱེད་ཀྱང་གཏེར་སྟོན་གྱི་སྨན་དཔྱད་མཐའ་ཡས་པ་ཡོད་པའི་ཕྱིར་རོ། དེ་ལྟར་ན་གཤེན་རབ་མི་བོ་ཆེ་ནི་བོན་ནམ་བོད་ཀྱི་སྨན་དཔྱད་སྟོང་མ་ཡིན་པའི་སྟོན་པ་ཡིན་ལ། དཔྱད་བུ་ཁྲི་ཤེས་ནི་གསོ་དཔྱད་རྒྱང་འཛིན་གྱི་དྲང་སྲོང་ཆེན་པོ་ཡིན་པར་བཤད། དེས་ན་ཆོས་སྨན་ཅི་རིགས་པ་ཕལ་ཆེར་གཏེར་དུ་བཞུགས་པ་ལ་བསྟན་པ་ཕྱི་དར་གྱི་དུས་སུ་གཏེར་སྟོན་པས་ཆོས་སྨན་རྩིས་སོགས་གཏེར་ནས་མ་བཞེས་པའི་བར་བོན་ལུགས་སྨན་དཔྱད་ཀྱི་གཞུང་ལུགས་དང་དར་རྒྱས་ཇི་ཡོད་མི་ཤེས་མོད། འོན་ཀྱང་གཏེར་སྟོན་ཅི་རིགས་པས་གཏེར་ནས་སྨན་དཔྱད་བཞེས་ཏེ་དར་རྒྱས་བྱུང་ཡོད་པའི་ལོ་རྒྱུས་ཆད་མ་ཡིན་པས་དེས་ན་བོན་ལུགས་སྨན་དཔྱད་གཏེར་སྟོན་སོར་ཙུང་ཟད་འཕྲིན། ཕྱུང་སྐྱོལ་ནི་མཁའི་རྡོ་རྗེ་རིན་པོ་ཆེའི་གསོ་རིག་རྒྱུད་འབུམ་བྱེ་བའི་ཡང་སྙིང་ལས།

རྒྱལ་བ་སྟན་ཕྱི་དར་ཐོག་མར་གསོ་དཔྱད་བོན།
གཏེར་བཞེས་འཆད་སྤྲེལ་ཨ་ཙོར་མི་མཆོག་གསུམ།
བན་དེ་མི་གསུམ་བླ་མ་གཡུ་ཐོག་པ།
ཟུ་ཆེ་བླ་འོད་ལ་སོགས་བསྒྲགས་བྱའི་ཡུལ།

ཞེས་བསྟོད་ཕྱག་འབུལ་ཡུལ་དུ་གྱུར་པ་ལ་སོགས་པ་རྣམས་འོག་ཏུ་གཏེར་སྟོན་བོངས་ཐོན་རྒྱུ་ཡིན་ཀྱང་གལ་ཆེ་བ་འགའ་ཞུས་ན། ཨ་ཙོར་མི་གསུམ་ནི། ཨ་ཙོར་དཀོན་མཆོག་གྲགས་པ། ཅ་མོ་མགོན་པོ། སད་ཀུན་

ར་རྒྱ་གསུམ་ བོད་དུ་གསེར་མང་བའི་གྲགས་པས་བོད་དུ་འབྱོར་ཀྱང་གསེར་མ་རྙེད། བསམ་ཡས་སུ་གསེར་ཡོད་པ་གོ་ནས་དེར་འབྱོར། དཀོན་གཉེར་གྱིས་ཁྲིད་ལྷོ་བལ་གྱི་མི་དང་པ་ཅན་འདུག་པས་མོས་གུས་ཀྱིས་ཟེར་ནས་ལྷ་ཁང་སྒོ་བཅད་ནས་སོང་། དེར་སྒྲོམ་གཅིག་འདུག་པ་གྲོ་ཆུས་རྒྱས་བཏབ་པ་ལྕི་བས་གསེར་ཡིན་པར་སེམས་ཏེ་ཁྱེར། ཉེན་པར་ནགས་གསེབ་དང་། ཞུབ་མོ་བྲོས་ཏེ་ཕྱིན། ངན་ལམ་གྱི་ལུང་པ་སྲིད་བྱ་བར་སླེབ་པས་ནས་རྒྱས་བཏབ་པ་རྣམས་བ་ཤིགས་ཏེ་བལྟས་པས་"སྟག་སྒྲོ།" "གཟིག་སྒྲོ།" "དོམ་སྒྲོ"གསུམ་བྱུང་། ཁ་ཕྱེས་པས་ཐམས་ཅད་བོན་དུ་བྱུང་ངོ་། དེ་ནས་ལས་སྨོན་གྱིས་མཐའ་བཞི་འཕྲུལ་གྲས་བྱ་བའི་བོན་པོ་ཞིག་དང་ཕྲད། རྒྱུགས་དང་བོན་རྫེས་ཏེ་འཕྲུལ་གྲས་ཀྱིས་གཏེར་དོམ་སྒྲོ་ནས་པོ་ཏ་གཅིག་ཞུས། དེ་ནང་"ནག་པོའི་རྒྱུད་གསུམ་སྒྲུབ་ཐབས"དང་བཅས་པ་བྱུང་། འདིའི་བརྒྱུད་པ་ལ་སྨད་རྒྱུད་ཟེར། སྟོད་རྒྱུད་ནི། དེ་ནས་ཨ་ཙ་ར་མི་གསུ་གྱིས་གཏེར་རྣམས་འབྱེར་ཏེ་བྱུང་ནི་ར་བྱ་བར་སླེབས། དེར་ལ་སྟོད་མདོག་གྲུས་རོང་ནས། འདར་བན་ཤཱཀྱ་མུ་ནེ། མཆིམས་ཤཱཀྱ་ཐུབ། འོམ་བྱང་ཆུབ་སེ་ན། (བན་དེ་མི་གསུམ་བྱ་བ་ཡིན།) དང་གསུམ་ཇ་ཁལ་དང་བཅས་པ་བསམ་ཡས་སུ་གཏེར་འདོན་པར་འགྲོ་བ་དང་མཇལ། ཕན་ཚུན་དྲིས་ཏེ་ཨ་ཙར་གསུ་གྱིས་གཏེར་རེད་ཀྱིས་ཐོན་ཡོད། ཇ་ཁལ་དེད་ལ་བྱིན་ཅིག་ཟེར་བ

ཕྱར་བརྗེས་ཏེ་གཏེར་རྣམས་བན་དེ་གསུཾ་གྱིས་ ཁྱེར། དེ་རྣམས་ལ་བོན་པོ་གཟི་སྤྲུར་གྱིས་ཞུས་ཏེ། སྒྲོ་བ་གསུཾ་ནང་བཀའ་ཅི་རིགས་པ་མཇལ། ཁྱུང་པར་དུ་དོམ་སྒྲིའི་ནང་ནས། འདུར་རྣམས་བྱུང་སྐྱེ་སྨན་འདུར་དང་། ནང་རྫོགས་ཆེན་གྱི་ཁོངས་སུ་བདུད་རྩི་སྨན་རྫོགས་ལ་སོགས་པ་ཁྲིན་བསྒོམས་བོན་སྐྱེ་མི་འདྲབ་སུཾ་བརྒྱ་དང་བཞི་བཅུ་བྱུང་བར་གྲགས་སོ། ཁྱུ་ཚ་ཟླ་འོད་ནི། འཇང་ཏ་ཟག་གི་རྒྱལ་རིགས་ཤིག་དང་ཉང་རོང་སྟག་ཚལ་ཁུ་ཡིའི་བུ་མོ་ཁུ་མོ་བ་ཤེས་པའི་སྲས་མ་ཁྱུ་མོ་ཡིན་པ་དང་ཚེས་བཅོ་ལྔའི་ཟླ་བ་ཤར་བ་དང་མཉམ་དུ་སྐྱེས་པས་ཁྱུ་ཚ་ཟླ་འོད་དུ་གྲགས། ཆེར་ལོངས་ནས་ཡབ་ཀྱིས་བསམ་ཡས་ནས་བརྙེད་པའི་སྟ་གྲིའི་གཏེར་གྱི་ལྡེ་མིག་གམ་ཁ་བྱང་བསྟར་ནས་བཏང་། ཁྱུ་ཚ་དགུང་ལོ་བཅོ་བརྒྱད་ཀྱི་ཐོག་བན་དེ་ཞིག་དང་བསྡོངས་ཏེ་སྟ་གྲིར་ཕྱིན་ཏེ་གཏེར་འདོན་དུ་ཕྱིན་ཀྱང་མ་ཐོབ། བན་དེ་ཕྱིར་ལོག ལྷར་ཁྱུ་ཚས་བཏྟ་ཏེ་གཏེར་བརྙེད། དེ་ཡང་བསྟན་རྩིས་ངོ་མཚར་ནོར་བུའི་ཕྲེང་བ་ལས།

(༢༣༥) མིག་འཁྲིས་འབུ་མང་ས་སྟག་ལོར། གཏེར་བཏོན་ཁྱུ་ཚ་ཟླ་འོད་ཀྱིས། སྟ་གྲི་ཤུག་གཅལ་ཟབ་གཏེར་བཞེས།[༢༨] ཞེས་གསུངས་པ་ལྟར་ཕྱི་ལོ་ 1987 ཡན་ལོ་ 947 སོང་། གཏེར་དེར་སྒྲོ་བཞི་ཡོད་པ་ལ། བཟང་རྟགས་འདི་ལྟར་བྱུང་སྟེ། སྒྲོ་གོང་མ་ལ་ག་ཤང་། དེ་འོག་བྲིལ་བུ། དེ་འོག་གབ་རྩེ། དེ་འོག་མཆིག་བུ་བྱུང་ངོ་། དེ་ལ་

ཀ་ཤད་ལས་བོན། དྲིལ་བུ་ལས་ཆོས། གབ་རྩེ་ལས་རྩིས། བཅིག་བུ་ལས་སྨན་བྱུང་། དེ་ལ་བདུད་རྩི་སྨན་གྱི་སྡེ་ལ། "ཐབས་ཀྱི་རྒྱུད་ལྔ།" "ཤེས་རབ་ཀྱི་རྒྱུད་དྲུག" "ཞོག་དབུབ་བཞི།" "ལས་བྱུང་ནུང་གསུམ་པ་དྲུག" "ཡན་ལག་བཅུ་དྲུག"དང་བཅས་པའོ། དེ་ལ་ཁུ་ཆེ་ཉིད་སྨན་ལ་མཁས་པས་དམྱུའི་གྲང་ཊེས (གྲང་ཊེ་རྒྱལ་པོ ?) ཕྲག་དོག་བྱས་ཏེ། ཁོང་ཉང་སྟོད་དུ་བཞུད་པའི་ལམ་ཀར་མི་ལྷས་བསྒྲུབས་པས་ཁུ་ཀྵུ་ཏྲ་ལྟགས་ཀྱིས་བྲབ་ནས་བསྙོན་ཏེ་ཤོར། དེར་ཁུ་ཆེའི་སྨན་རྒྱུད་གཅིག་མདངས་ཕོག་སྐྱེ་རྒྱུ་མ་དོན་པ་ལ་ཁུ་ཆོས་རྒྱུ་མ་འོམ་ས་བཀྲུས་ཏེ་ཙང་དུ་འཕྱུལ་ནས་རྩ་ཁ་ཏྲ་དཀར་པོའི་རྒྱུས་པས་བཙེམས་པས་ སོས། བུ་བློད་ཀྱིས་དེའི་སྲོག་བཙོན་པ་ཡིན་གསུངས་ནས་མན་ངག་ཀུན་གཙང་། ཕྱིས་སུ་ཁུ་ཆེ་སྨན་པའམ་གཡུ་ཐོག་པར་གྲགས་སོ། འདིས་མཚོན་ཏེ་གཏེར་ཡིག་སྐོར་རྒྱས་པ་སྲིད་བརྒྱུད་ཀྱི་ཁ་བྱང་"དང་"ལུགས་ཀ་ཤད་གཏེར་མཛོད་"སོགས་སུ་གཟིགས་འཚལ། གཞན་ཏུན་ཧོང་ནས་ཐོན་པའི་"བོད་ཀྱི་གསོ་རིག་ཡིག་ཆ་བདམས་བསྒྲིགས"ལས། དཔྱད་ཡིག་འདི་ནི་ཕྲུག་སྨལ་ལན་ཡང་མེད་དེ། དཔྱད་ཡིག་ཐམས་ཅད་ལས་ཀྱང་བདུས་པའི་སྙིང་དུ་ཞང་ཞུང་གི་དཔྱད་བསྡུས་པ་དང་། སྦྱར་ཏེ་བསྒྲིགས་པ་ལགས་སོ།། ཞེས་གསལ་བ་ཉེ་བའི་ཆར་གཏེར་ནས་བྱོན་པའི་གཏེར་ཡིག་ལ་ཡང་དཔྱད་ཡིག་དེ་དག་རྒྱལ་པོའི་མཛོད་དམ་དཀོར་ཁང་དུ་མ་བཞུགས་པ

མ་ཟད་གཏེར་དུ་འང་མ་བཞུགས་པའི་ཞང་ཞུང་ཞུགས་པའི་དཔྱད་ཡིག་…
དཔྱད་…གཞི་རྩ་ཅན་ཆེ་བའི་གྲས་སུ་སྣང་བ་སོགས་ཀྱང་དེང་མིག་ལམ་
དུ་གྱུར་པ་དང་། གཞན་ཡང་བན་བོན་གྱི་གསོ་རིག་ཚད་མ་ཀུན་གྱི་…
བཅུད་བསྡུས་ཏེ་ལགླ་ཁ་ཤད་མང་པོས་བརྒྱན་པའི་གསོ་བ་རིག་པའི་གཞུང་
“གསོ་རིག་རྒྱུད་འབུམ་བྱེ་བའི་ཡང་སྙིང་འགྲོ་ཀུན་འབྱུང་འཁྲུགས་ནད་ཀྱི་
ཟུག་རྔུའི་གདུང་སེལ་སྨན་སྦྱོར་སྙིང་རྩ་ཕན་བདེ་དཔྱིད་ཀྱི་དགའ་སྟོན་
རོལ་པའི་རྒྱན་” ཞེས་བྱ་བ་དང་། “གསོ་རིག་འབུཾ་རྒྱུད་ཀུན་གྱི་གཅེས་…
བཏུས་འཆི་བདག་ཞགས་གཅོད་བདེ་བའི་དབུགས་འབྱིན་” ཞེས་བྱ་བ་དང་།
“གསོ་རིག་སྨན་གྱི་ལག་ལེན་བཟོ་ཐབས་པ་ཏྲའི་འཕྲུལ་འཁོར་གསལ་བྱེད་
ཉི་མའི་དཀྱིལ་འཁོར་” ཞེས་བྱ་བ་གསུམ་ཁྱུང་སྤྲུལ་རིན་པོ་ཆེ་ནམ་མཁའི་རྡོ་
རྗེས་ (1897 – 1956) མཛད་ནས་ཡོད་དོ།

སྟོན་བྱུང་མང་པོས་བོན་དང་བོན་ཞེས་སྨོད།
བོན་ཞེན་ལྡན་པས་ཕྱིན་གཏེར་ཁ་འཛུམས།
དེང་སང་བོན་དང་བོན་ཞེས་བསྟོད་བསྟོད་བྱེད།
བསྟོད་སྨད་འདི་ཀ་སེམས་ཀྱི་དང་རྒྱལ་ཙམ།
ཞེས་བྱ་བ་ནི་བར་སྐབས་ཀྱི་ཚིགས་སུ་བཅད་པའོ།། །།

བོད་སྨན་གཏེར་མའི་སྐོར།

༡ – བོད་སྨན་གཏེར་མའི་ཡིག་ཆ་བྱུང་ཚུལ།

དེ་ནི་བོད་ཀྱི་རྒྱུད་མ་ཡིན་པར་གྲགས་ཆེ་བ་ཟབ་གཏེར་སྣ་ཚོགས་པ་ཡོད་པ་ལས་གསོ་རྩིས་གཉིས་ཀྱི་གཏེར་མ་ཡང་གལ་ཆེའི་ཆ་ལག་གི་གྲས་ཡིན། དེའི་ནང་ནས་གསོ་བ་རིག་པའི་ཟབ་གཏེར་སྐོར་ཅུང་ཟད་ཕྱོགས་སུ་བསྡེབས་པ··· དང་པོ་རྒྱུས་ནི། གཏེར་འབྱུང་དགོས་པའི་རྒྱུ་མཚན་གཉིས་ཡོད་དེ། དང་པོ་བོན་ཆོས་ཐང་ས་གཉིས་ཤི་གསྐྱུ་བསྒྱུར་བས་པར (བོན་ལུགས་··· གསོ་རིག་སྐོར་དུ་གསལ་ཡོད།) བརྟན་བོན་པོ་རྣམས་ནས་རྒྱ་འབྲས་ཀྱི་ཆོས་རྩི་རིགས་པ་གཏེར་དུ་སྦ··· དགོས་པ་བྱུང་བ་དང་། གཉིས་པ་ནི་བོན··· གྱི་ཟབ་ཆོས་འགའ་ཞིག་འཆལ་དུ་མི་འཇུག་པར་གུ་རུ་རིན་པོ་ཆེས་གཏེར་དུ་སྦས་པར་མཛད་ཅིང་གཞན་ཡང་བཻ་རོ་ཙ་ན་དང་ཆོས་རྒྱལ་ལོ་པཎ་སྣ་ཚོགས་པས་ཀྱང་གཏེར་དུ་སྦས་པར་མཛད། དེ་ཡང་གུ་རུ་རིན་པོ་ཆེས།

མ་འོངས་དོན་དུ་རིན་ཆེན་ཆོས་གཏེར་སྦས༔
ཇི་སྲིད་སངས་རྒྱས་བསྟན་པ་མ་རྫོགས་བར༔
དེ་སྲིད་གཏེར་གྱི་བསྟན་པ་རྫོགས་མི་སྲིད༔
དེས་ན་གཏེར་གྱིས་འགྲོ་བ་དཔག་མེད་འདྲེན༔

ཞེས་གསུངས་པ་ལྟར་གཏེར་མ་མཐའ་ཡས་པ་ལས་རྒྱས་པ་བོན་གྱི་སྲིད་པ་རྒྱུད་ཀྱི་ཁ་བྱང་"དང་། "ལེགས་བཤད་རིན་པོ་ཆེའི་མཛོད།" "བྲུམས་མ་སོར

དང་། བན་དེའི་གསང་ཆེན་རྙིང་མའི་ཆོས་སྐྱོང་དང་གཏེར་གཞུང་རྣམས་ལ་གཟིགས་ན་མཁྱེན་ཐུབ། ཡིད་རྩེ་སྲིད་རིན་པོ་ཆེའི་སྨན་གྱི་ཐོག་འབུགས་སོགས་ལས་བཅུས་ཏེ་འབྲིབ་ལ།

ཀ༽ བོན་པོ་ དྲག་རྩལ་གྱིས་བུམ་ཐང་རྩིས་ལུང་གི་ལྷ་ཁང་ནས་རྙེད་ཆེན་གུ་རུ་བཞི་པ་དང་། "སྨན་དཔྱད་བདུད་རྩི་བུམ་པའི་སྒོར་" སྤྱན་དྲངས།

ཁ༽ ཐང་ཡིག་ལས། ལ་སྟོད་བཙན་ཡུལ་བོན་ལ་གསོ་རིག་བྱེད༔ འཛིན་གླིང་རྒྱལ་པོའི་དགོན་བརྒྱུད་འཕང་ས་མི་ནོན༔ ལྷོ་གཏེར་གཏེར་སྟོན་འགར་ཞིག་ཐོས་པ་འདི༔ མི་བཞག་འདོན་པའི་རྟགས་དེར་བསྟན་ནས་བྱུང༔ གཏེར་སྟོན་ཀུས་སྨན་པ་ཞེས་བྱ་བྱུང༔ ཞེས་པའི་ལུང་བསྟན་ཐོག་ཏུ་བབས་ཏེ་ཀུས་སྨན་པ་ཞེས་པས་ལྷ་གྲོ་ཅལ་སོར་ནས་ཆོས་བོན་སྨན་གསུམ་གཏེར་དུ་བཞེས་པ་ལ་སྨན་དཔྱད་འགྲོ་དོན་ཆེ་བར་བྱུང་བར་གྲགས།

ག༽ ཡང་ཐང་ཡིག་ལས། བྱང་གི་ཕྱི་སོང་རུ་བ་འཆུབ་མས་འཁྱེར༔ ཞེས་པའི་དུས་རྟགས་ཐོག་ཡུལ་སྟོད་ལུང་དུ་རུས་བརྒྱུད་བོན་པོར་འཁྲུངས་པ་ཨ་ཡ་བོན་པོ་ལྷ་འབུམ་དུ་གྲགས་པས་རུ་མཚམས་ནས་སྨན་རྩིས་བོན་ཆོས་བཞི་སྤྱན་དྲངས།

ང༽ ཐང་ཡིག་ལས། རྒྱ་གར་མ་ཕྱིན་ཀུན་ཀྱང་ལོ་རྟོར་བཞེད༔ བོད་ཀྱི་མཁས་བརྟུན་ཐམས་ཅད་ས་མཐར་འཁྱེར༔ ཏོར་དང་ཡོན་མཆོད

ཁྲིམས་གསར་འཕྲོལ་བ་ཡོང༔ ནང་ནས་ཕྱི་དཀར་དུད་ཁའི་སྐྱེ་མ་··
བཞིན༔ བོད་ཀྱི་བསོད་ནམས་མར་མར་འགྲིབ་པའི་དུས༔ པདྨ་··
ཤེལ་ཕུག་སྤས་པའི་གཏེར་ཁ་འདི༔ མི་བཞག་འདོན་པའི་ཧྲཱྀ་དེར་
བསྟན་ནས་འབྱུང༔ གཏེར་སྟོན་ར་མོ་ཤེལ་སྨན་ཞེས་བྱ་འབྱུང༔ ཞེས་
དཔལ་ལྡན་ས་སྐྱ་དང་ཧོར་རྒྱལ་ཡོན་མཆོད་ཐོག་མར་བྱུང་བའི་དུས་རྟ་
སུ་ཡར་སྟོད་ར་མོ་སྨན་ཆུར་འབྱུངས་པ་འདི་ས། སྨན་ཆུའི་རྫོང་བྲག
རིའི་ཕུག་པ་ནས་"བླ་རྫོགས་ཐུགས་གསུམ།" "གསོ་དཔྱད་དང་རྩིས་ཀྱི་
སྐོར་"མང་བར་ཐོན་ཞོངས་ཀུ་བཅོས་གསང་སྨན་དང་། འཚོ་ནད་ལ་སྨན
དཀར་སྨན་ནག རྩེ་ལ་ནད་བཅོས་ཐབས་སོགས་ལས་དང་པོ་གཉིས
ཀྱི་ཕྱག་ལེན་ཞིང་སྤྱིའི་བར་མ་ཉམས་པར་བཞུགས།

༥༽ མང་འ་རིས་སྐུ་གོའི་འཚོ་གྲོག་མཁར་ནས་བྱོན་པ་ཞིག་གིས་རྒྱང་
ནད་དང་བསྲུང་བ་བཅས་པ་རྫོང་ཕུམ་པ་ཞིག་ནས་བརྙེད།

༦༽ རྒྱ་གར་གཏེར་སྟོན་བརྡ་མ་ཏྲིས་བཀལ་ཡུལ་ལི་ཤ་སྟེན་ནས་"མཁའ་
འགྲོའི་ཐབ་གཏེར་ཅན་"བཞེས།

༧༽ ཚོལ་གུང་ཐང་པ་གཞོན་ནུ་བསམ་གཏན་གྱིས་བལ་ཡུལ་དུ་གཏེར་
སྟོན་གོང་དང་མཇལ་ནས་གནང་བའི་ཆོས་སྐོར་"དུ་གུར་ཐག་གཅོད་ལ་ཆེས
པའི་རིམ་སྲུང་བཅོས་ཐབས་"ཀྱི་རྒྱུན་བྱུང་།

༨༽ གཏེར་སྟོན་རིག་འཛིན་ཀོད་ལྡེམ་གྱིས་བྱང་གཏེར་"ཐུགས་སྒྲུབ་ཀྱི་ཆ

ལག་ལྷན་དཔྱད་སྐོར་ཤོག་དྲིལ་དཀར་སེར་སྔོན་པོ། "སྣང་གསལ་སྒྲོན་མེ།" "བདུད་རྩི་ཐུཾ་རྒྱུང་།" "རྡོ་རྗེ་ཁྲབ་རིང་སྐོར་གནད་ཀྱི་མན་ངག་གཅན་ཚོད་བཅོས་ཐབས།" "ཁྱུང་ནག་སྐོར་ལ་ཕྱོག་པའི་བཅོས་ཐབས" སོགས་མཐའ་ཡས་པ་སྤྱན་དྲངས།

༡༦ གཏེར་སྟོན་རྡོར་འབུམ་ཆོས་ཀྱི་གྲགས་པསྃ་བྱང་སྨྲ་དུ་ན་སྟེའི་ཏྲ་མཁྲིན་དྲེགས་པ་ཟིལ་གནོན་གྱི་ཕྱུགས་ཀ་ནས་ཐོང་པའི་ནང་གི་སྙིང་དྲཾ་ཡིད་བཞིན་གྱི་ནོར་བུ་ལྷ་བུའི་དཔེ་དང་སྦྱར་བའི་སྔོན་དུ་རྩེ་བུཾ་ཆེན་གྱི་ཤོག་སེར་སྤྱན་དྲངས། ཁ་སྐོང་ཟུར་བཀོལ་རྣམས་སྐྱིད་གྲོང་ཐུཾས་གླིན་རྡོ་སྐྱིའི་འོག་ནས་བཏོན་ཏེ་ཆ་ཚང་བར་གྱུར་པར། "ཕྱི་ལྷ་ར་དཀར་ཆག་ཏུ་བསྟན་པ་མ་ཡིག་གི་སྐོར།" "ནང་བར་ཐེམས་ལྟར་བསྟན་པ་དགོངས་འགྲེལ་མདེའུ་ཐུང་སོགས་བུ་ཡིག་གི་སྐོར།" "དཀར་ཆག་དང་བར་ཐེམས་ལས་དངོས་སུ་མ་གསལ་བ་ཐེམས་མེད་ཀྱི་སྐོར།" དེ་དག་ཉམས་སུ་ལེན་པ་ལ་ཉེ་བར་མཁོ་བ་དགོངས་གཏེར་གྱི་སྐོར་དང་བཞི། ཟབ་གཏེར་འདི་ནི་དུས་སྙིགས་མར་ནད་ངན་གཉན་རིམས་པདྨ་ཏའི་ནད་རིགས་གྲང་དང་མེད་གི་ངེས་གཏན་མེད་པ་བར་སྣང་མཁའ་ར་རྒྱུ་བའི་སྲིན་རིགས་ཐམལ་པའི་མིག་ཤེས་ཀྱི་སྤྱོད་ཡུལ་དུ་མ་གྱུར་པ་ཆེས་ཕྲ་ཞིང་ཕྲ་བ་དག་གིས་སློང་བའི་ནད་སྐྱེ་འདོམས་ཙམ་དུག་ཅན་རིམས་བཅོ་བརྒྱད་ཅེས་དུས་ཕྱིས་ཀྱི་མཁས་པ་དགེ་གཏན་འཐབས་མཛད་པ་རྣམས་ཀྱི་རྒྱུ་རྐྱེན

ནད་རྟགས་གསོབ་སྲུང་བ་དང་། ནད་བདག་མིའི་སྲོག··· སྐྱབས་སྲུང་
བ་ལ་སོགས་པའི་གསོ་ཐབས་ཟླན་མེད་པ་བདུད་རྩི་བུམ་པ་མངོན་སུམ་
དུ་གྱུར་པ་འདི་དགེ་སློང་ཞིང་གཏེར་ཆོས་འདིའི་ནད་ཀྱི་འབྱུང་རྐྱེན་རིག་པ་
ནི་ཚན་རིག་མངོན་སུམ་ཡིན་ལ་དེ་ལས་ལྷག་པའི་ཁྱད་ཆོས་ཀྱིས་བརྒྱན་
པའི་བོད་གངས་ཅན་པའི་ཁྱད་ནོར་ཟླན་མེད་པ་དུས་དེང་སང་ཡང་རྒྱུན་
གཞུང་རྣམས་བཞུགས་པ་ལ་འདིའི་ཐད་ཕྱི་ལུགས་ (Bacteriology)
ཟེར་བའི་ནད་འབུ་ལས་ནད་རིགས་འབྱུང་ཚུལ་དང་གཅིག་ཅིང་རིག་པ་འདི་
དགའ་བའི་ལྷོངས་སུ་སྤྱི་ལོ་བརྒྱ་ཕྲག་བརྒྱད་པའི་གོང་ཙམ་ནས་དར···
ཞིང་སྤྱོད་པ་ཞིག་ཡིན་ནོ།། ༧

༡༠༧ སྤྲུལ་སྐུ་དམ་པ་དམར་པོས་སྨན་གྲོ་ཙ་ལ་གྱི་བྲག་སིདྡྷིའི་སོགས་པ་
འདྲ་བའི་ཕ་བོང་སྟེང་དུ་ཙན་གྱི་རྩ་བཞུས་ཞེས་དང་། ཕར་རྗེ་པཀྲེ
རྒྱལ་མཚན་གྱི་"ལེགས་བཤད་རིན་པོ་ཆེའི་མཛོད་"ཤོག་ལྷེབ་ ༡༢༦ བ་
པར། "གསུམ་པ་གཏེར་ཐོན་ལུགས་ནི། དེ་ནས་བུ་ཚ་དང་བཅས་ཏེ་
གཉིས་སྨན་གྲོར་ཕྱིན་ཏེ་བཙལ་ཀྱང་གཏེར་མ་རྙེད། ཟླ་བ་ཕྱེད་ཙམ་
བཞུགས་ཀྱང་ཡོད་ཚེས་མ་པ་མ་བྱུང་ནས་བཞུད་སོང་། བུ་ཚོས་སྒྱུར་
བཙལ་བས་ཕ་བོང་སྟེང་དུ་ལན་བཟའ་འཐོགས་པས་དེར་ཡོད་སྙམ་སྟེ་
ཁ་བྱུང་བ། ཆག་ཚད་གཞལ་ནས་བཅོས་པས་བྲག་ཕུག་ལ་སྒོ་ཀུང་བཞི་
ཡོད་པ་ཞིག་རྙེད་དེ། སྒོ་གོང་ལག་ཤང་། དེའོ་གཏྲ་ལ་བྱ། དེ་

འོག་གབ་རྩེ། དེ་འོག་བཙིག་བུ་བྱུང་སྟེ། བཞི་པ་ཐེམ་བྱུང་ནི། ག་ཤད་ལས་བོན། དྲིལ་བུ་ལས་ཆོས། གབ་རྩེ་ལས་རྩིས། བཙིག་བུ་ལས་སྨན་དཔྱད་རྣམས་བྱུང་བ་ལ།" ཞེས་དང་། ཡང་གོང་འཕྲོ་ལས། "བདུད་རྩི་སྨན་གྱི་སྡེ་ལ་ཐབས་ཀྱི་རྒྱུད་ལྔ།" "ཤེས་རབ་ཀྱི་རྒྱུད་དྲུག" "ཁོག་དབུབ་བཞི།" "ལས་བྱུང་ཀླུང་གསུམ་ཡ་དྲུག" "ཡན་ལག་བཅུ་དྲུག་དང་བཅས་པའོ།" ཞེས་དང་། ཡང་འཕྲོས་ལས། "དེའི་ཚེ་བཞིན་དེ་དེ་ཡོངས་ནས་ཁྱེད་ཀྱིས་གཏེར་བཏོན་པས། ང་ཡའང་སློང་ཉེར་བ་ལ་ཆོས་རྣམས་བྱིན་ནོ།" ཞེས་གོང་དུ་བོན་གྱི་སྨན་གྱི་སྡེ་རབ་ཤད་བསྟར་ལ་འདི་ཉིད་སྨན་དཔྱད་ལ་མཁས་པས་གཡུ་ཐོག་ཏུ་གྲགས། དེས་ན་སྤྲུལ་སྐུ་དམ་པ་དམར་པོ་མཆེན་གྱི་རྣམ་གྲངས་ཡིན་ནམ། ཡང་ན་གྲོང་བན་དེ་དེ་ཡིན། ཡང་སློན་རྗེས་གང་རུང་དུ་གཏེར་གསར་དུ་བཏོན་པ་གང་ཡིན་ཆམ་ཆོལ་རུང་སྤྲུལ་སྐུ་དམ་པ་དམར་པོས་དངོས་གྲུབ་ཀུན་གྱི་རྩ་བ་བདུད་རྩི་ཆེན་པོའི་བཅུད་ལེན་གྱི་སྐོར་རྒྱས་པར་སྤྱན་དྲངས་ཤིང་གུ་རུས་མཛད་པའོ། ཞེས་པའི་མཐའ་ཅན་རྣམས་སྤྱན་དྲངས་སོ།།

༡༡༢ མངའ་བདག་ཉང་རལ་པ་ཅན་གྱིས་ཟབ་གཏེར་དཔའ་བོ་ལྷ་གསུ་གྱི་སྐོར་གྱི་ལས་ཚོགས་རྣཾ···བརྒྱད་གྲགས་ལ། "སྐྱུ་འགོག་འདུལ་དང་སྲིའུ་གསོ ༔ མཛེ་ནད་གསོ་དང་སེར་བ་བཟློག ༔" ཅེས་པ་དང་དགྲ་སྐྲུན་ལས་ཚོགས་སུ། ཡམས་ནད་བཟློག་པ། སྲིའུ་གསོ

ཐབས། གཟའ། མཛེ། ལྟོག གཟེར་སོགས་གཅན་ནད། དུག་འཚེས་པ། སྨྱོ་འབོག་འདུལ་བ། བྱིས་ནད་འཚེས་པ། སྐྲང་གཟེར། བལ་ནད། ཁྲེ་སྐྱོན། ཕོ་མཆིན་ན་ན་བ། སྐྲན་ནད་འཚེས་པ། རྒྱུ་འཁྲུ་སེལ་བ། འདྲེ་གནོད་པའི་ནད་གསོ་བ། ཡིད་རྟོག་དང་མིག་ནད་སེལ་བ། ལྷོག་རོ་ཁ་ཤའས་བ། བདུད་རྩི་འོད་ལྡན་གྱི་རྒྱུད་ལེའུ་དྲུག་ཅུ་པ་སོགས་སྨྱུན་དྲངས།

༡༧༽ གུ་རུ་ཆོས་ཀྱི་དབང་ཕྱུག་གིས་གཏེར་ཁ་བཅོ་བརྒྱད་ཀྱི་དང་པོ་གཞི་ཀློས་ཅན་ནས་"སྨན་དཔྱད་གཞུང་གཅིག" "མན་ངག་གསུམ།" "དྲང་སྲོང་ཉེར་གཅིག་གི་དགོངས་འདུས་གཞུང་སྙིང་ཏིག་རིན་པོ་ཆེའི་ཁྲི་མཛོད་བདུད་རྩིའི་བུམ་པ་ལེའུ་ཉེ་ཤུ་ཐམས་པ་རྣམས་གཏེར་ནས་བཞེས་པ་ལས་ལྷ་པ་ཆེན་པོའི་གསར་ཡིག་གཉིའི་ཀུ་རྒྱན་དུ་བཞུགས་པ། བདུད་རྩི་སྨན་སྒྲུབ་བུམ་པའི་རྒྱ་ཅན་ལ་ནང་གསེས་ཀྱི་མན་ངག་ཚན་དོན་བཀོལ་བ། "སྨན་གྱི་ཐུགས་བྱང་། "སྨན་སྒྲུབ།" "ཐུགས་འགྲེལ"རྣམས་ཆོས་སྡེ་གཅིག དེའི་ཁ་སྐོང་ཞེ་བའི་ལས་བྱང་། སྨན་གྱི་ལས་ཚོགས་ལ་ནང་གསེས་གང་ལ་དགོངས་ནས་…བ་ཤད་པ་སོགས་དགུ་ཡོད་པ་རྣམས་སྤྱན་དྲངས། ཡང་སྡེ་སྲིད་བོག་འཕྱུར་ཀན་སུའུ་པར་མ་ཤོག ༦༢ ན། "ལྷ་འགྱུར་གུ་རུ་ཆོས་དབང་གྱི་གཏེར་སྦྱིན་ལ། སྟོན་པ་བདེ་བར་གཤེགས་པའི་ཐུགས་ཚད་མེད་བཞིའི་དགོངས་པ་གཏན་པའི་གཏེར་མཛོད་དུ་ཕྱུངས་པ་སྨན་གྱི་ལྷ་བཻ་ཌཱུརྻ་འོད་ཀྱི་རྒྱལ་པོར་བསྟན།

གསོ་…བྱེད་སྨན་གྱི་རྒྱུད་ཐུགས་ལ་གབ་གཏེར་བཀའ་རུ་བྲོན་ཏེ། "རྒྱུད་ཆེན་པོ་ཙ་ར་སྐྱེ་བརྒྱད།" "ཡན་ལག་བརྒྱད་པའི་རྒྱུད།" "བདུད་རྩི་ཐིགས་པའི་རྒྱུད་བཅོ་བརྒྱད་"ལ་སོགས་པ་བཀའ་རྩལ་བ་ལས། དྲང་སྲོང་ཆེན་པོ་དུང་ཕྱོར་གི་ཚོགས་ཅན་ལ་སོགས་པ་ཉི་ཤུ་རྩ་གཅིག ཕྱིའུ་ཆུང་ཡིད་ལས་སྐྱེས་ལ་སོགས་པས་བཀའ་བསྡུས། བསྟན་པ་དར་ཞིང་རྒྱས་ནས་མཐའ་བཙན་པར་བྱ་…བའི་ཕྱིར། རྒྱ་གར་རྡོ་རྗེ་གདན་གྱི་ནགས་གླིང་དང་། ཨོ་རྒྱན་པདྨའི་མཚོ་ཏེ། ཨ་ཤུ་ར་གསང་བའི་བྲག་ཕུག བལ་ཡུལ་འཕགས་པ་ཤིང་ཀུན། རྒྱ་ནག་གོ་ཏི་ཤན་ཤུག་ལ་སོགས་པར་བཅས་སྤྲོ་མདུ་གཏེར་ལ་སྦས་པ། སློབ་དཔོན་པདྨ། གུ་རུ་སྨན་སྙིང་པོ། ཤུ་སྙིགས་རྒྱལ་ལ་སོགས་པས…གཏེར་ཕྱུང་ནས་ཏེ་འགྲོ་དོན་མཛད་པར་ཡང་གྲགས། ཞེས་གསལ་ལོ།།

༡༢) རྒྱ་བན་རྡོ་རྗེ་འོད་ཀྱིས་མཁར་ཆུ་དཔལ་གྱི་ཕུག་རིང་མདའ་སྒྲོ་ཅན་…ནས་གདན་དྲངས་པ"སྨན་རྟག་ཏུ་དུའི་སྐོར།"

༡༣) ཐང་སྨན་དྲང་སྲོང་དོན་གྲུབ་ཀྱིས་གཞལ་སྣང་བྲག་ནག་མདའ་སྒྲོ་ནས་སྤྱན་དྲངས་པ"བདུད་རྩི་འཆི་གསོས་རྟ་རེམ།"

༡༤) གཏེར་སྟོན་ར་ཏྣ་གླིང་པས་ཀོང་པོ་གསང་བ་ཡང་མཛོད་ནས་སྤྱན་…དྲངས་པ"སྨན་སྒྲུབ་གསང་བ་ཡོངས་རྫོགས།"

༡༥) གཏེར་སྟོན་ཇུས་སྨན་གྱིས་མཆིམས་ཕུའི་དཔལ་ལྷ་མོའི་པདྨ་ནས་…བཏོན་པ"རིན་ཆེན་སྤུངས་པ།"

༡༧༽ གཏེར་སྟོན་དབོན་གསས་ཁྱུང་ཐོད་ཀྱིས་ཀློ་བྲག་ནས་གཏེར་ནས་བཞེས་
པ་བདུད་རྩི་བུམ་པ་འབྲིང་པོ།"

༡༨༽ ལ་སྟོད་དམར་པོའི་གཏེར་མ་"བདུད་རྩི་མར་ཁུའི་སྐོར།"

༡༩༽ གུ་རུ་ཛེ་ཙིའི་མར་ཁུའི་སྐོར། འདི་ནི་ལེགས་བཤད་རིན་པ་ཆེའི་···
མཛོད་ཤོག ༢༧༥ བ་༡ན། ད་མི་ཐང་ཀོའི་སྤྲུལ་པ་ནི། གུ་རུ་རྩོན་
རྩེ་བྲུ་བ་བྱུང་། ཧ་ནག་དུང་པོའི་དངོས་གྲུབ་ལེན། འགྲོ་དོན་འཕྲུ་ཕྲག་མང་པ
འདྲེན། ཞེས་པ་དེ་ཡིན་ནམ་སྙམ་པས་དཔྱད་འཚལ།

༢༠༽ སངས་རྒྱས་གླིང་པའི་མིག་སྨན།

༢༡༽ རིན་ཆེན་གླིང་པའི་"བདུད་རྩི་དཔལ་ཀྱི་བཅུད་ལེན་"དང་"མིག་སྨན།"

༢༢༽ ཨོ་རྒྱན་གྱི་སློབ་དཔོན་པདྨ་སཾ་བྷ་ཝས་ཁ་ཆེ་བོན་པོའི་དོན་དུ་བཀའ་རྩལ་
ནས་ཚ་བ་རོང་གི་བྲག་གླང་པོའི་སྣ་དང་མི་རིང་འདྲ་བའི་མཚམས་གཏེར་དུ་···
སྦས་པ་རྩེ་མིའི་རྒྱལ་པོ་སི་ཏི་ཏ་རས་རྙེད་པ་ལྷ་སྲས་མུ་ཏི་བཙན་པོར་ཕུལ་
བ་རེ་ཞིག་འགྲོ་དོན་དུས་ལ་མ···བབས་པས་ཕྱུམ་ཐང་རིན་ཆེན་དཔེན་གནས་
སུ་གཏེར་དུ་སྦས་པ་གཙང་སྟོན་ཆོས་འབར་གྱིས་བཏོན་པ་"རྒྱུད་དཔྱད···
པདྨ་གཅེས་ཕྲེང་ཆ་ལག"་དང་བཅས་པ་སྨན་དྲངས།

༢༣༽ ལོའི་རྒྱལ་པོ་ཁྲི་སྲོང་ལ་ཕུལ་བའི་ཧཱ་བཅོས་སོག་པོ་སྨན་པ་བྱང་ཆུབ་
ཀྱིས་གཏེར་ནས་བཏོན་པ།

༢༤༽ སློབ་དཔོན་ཉི་མ་སེང་གེས་མཛད་པ་བཻ་རོས་བསྒྱུར་ཞིང་མངའ་བདག

ཡབ་སྲས་ལ་ཕུལ་བ་ལྷ་སྲས་ཀྱིས་གཏེར་དུ་སྦས་པ་སྟ་ནམ་པས་གཏེར་ནས་བཏོན་པ་"དུག་བཅོས་ཤ་མོ་ལས་དགུས།"

༢༥༽ ཀློ་གཡུ་བཞེར་གྱིས་གཏེར་ནས་བཏོན་པ་"ཡན་ལག་གཏེར་སྒྲོམ་སྨུག་པོ་" ལྷ་སྲས་ཀྱིས་སྤྲ་གྲོ་སྦྱིར་ཀྱུར་གཏེར་དུ་སྦས་པ།

༢༦༽ བྲུ་འདྲིའི་བཅོས་ཐབས་སྨུབས་སྟོན་གྱི་གཏེར་མ།

༢༧༽ ཡང་བུ་འཚོ་སྲིད་པའི་རྒྱལ་པོས་གཙང་སྟོད་རྡོ་རྗེ་གསང་ཕུག་ནས་"སྨན་སྦྱུབ་བདུད་རྩི་ཕུམ་ཕུམ་དགུ་དང"། "བདུད་རྩི་སྨན་གྱི་རྒྱུད་དགུ"ཐོན་པ་ག་ཤིན་དམ་པ་རྒྱལ་ཚབ་···བརྒྱུད་དེ་དགོ།

༢༨༽ དབྲི་རིགས་བྲུར་ཐོགས་མེད་ཀྱིས་"བོན་"གྱི་ཡན་ལག་གི་གཏེར་གྲུས་བེ་རོས་ཏྲ་ནག་ཕ་བོང་བན་མཛོད་དུ་སྦས་པའི་ཆོས་ཚན་སྨན་སྐོར་ལ་"བཞི་བརྒྱ་རྩ་བཞིའི་ནད་ཀྱི་གཉེན་པོ་བདུད་རྩི་རྟ་སར་རིའི་འགྲེལ་པ"ལ་སོགས་པ་སྤྱན་དྲངས་པས་མཆོན་གཏེར་དང་གཏེར་ཕྲན་སྨན་གྱི་ལྷབའ(སྐོར)་ཡས་པ་ཐོན་པ་རྣམས་ནི་བོད་ཀྱི་ཐུང་མ་ཡིན་པའི་ཤེས་རིག་རིག་གཞུང་རྩ་ཆེན་ཞིག་ཡིན་པ་དང་། ནད་གསོ་བཅོས་ཀྱི་རིག་པར་མཆོན་འཛིན་གླིང་ནང་ཡར་ཐོན་ཆེ་ཤོས་དང་གཏེར་དུ་སྦས་ཐབས་ལ་དཔྱད་ན་ཡང་ལག་རྩལ་གྱི་ཚད་གཞི་རྟ་ཅང་གི་མཐོན་པོ་ལྡན་ཡོད་པ་རྟོགས་ནུས་སོ།།

བྱང་ལུགས།

བྱང་པ་རྣམ་རྒྱལ་གྲགས་བཟང་ལ་བརྟེན་ནས་བྱང་ལུགས་ཕྱོགས་མཐར་དར་ཚུལ།

དེ་ལྟར་···ལོ་བརྒྱ་ཕྲག་བཅོ་ལྔ་པ་ཡན་བོད་གངས་ཅན་ལྗོངས་སུ་སྨན་དཔྱད་མཐའ་ནས་འགྱུར་རིགས་དང་། བོད་ཀྱི་ཐོན་མིན་པའི་གསོ་དཔྱད། གཏེར་འབྱོན་སོགས་མཐའ་ཡས་པའི་ནང་ནས་རྒྱལ་པོ་ལྟར་བསྒྲིགས་པ་དཔལ་ལྡན་རྒྱུད་བཞི་ལ་སོགས་པ་གསོ་དཔྱད་ཀྱི་གཞུང་ལུགས་དུ་མའི་མན་ངག་ལག་ལེན་འཆད་ཉན་གྱི་སྲོལ་ཀ་ཉམ་མཆད་པར་འབྱོན་པ་དེ་དག་གངས་ལྗོངས་···འཛིན་མིའི་མགུལ་དུ་མངོན་པར་མཛེས་པར་བྱེད་ཅིང་། རིས་སུ་མཆད་པའི་སྐྱེ་འགྲོ་རྣམས་ལ་འཆི་མེད་ཀློའི་བདེ་བ་འཛད་མེད་དུ་སྦྱིན་པའི་དེད་དཔོན་ཆེན་པོ་རིགས་གསུམ་དུ་བྱུང་སྟེ་དེ་དག་ནི་བྱང་བདག་རྣམ་རྒྱལ་གྲགས་པ་བཟང་དང་། ཟུར་མཁར་མཉམ་ཉིད་རྡོ་རྗེ། གོང་སྨན་དཀོན་མཆོག་ཕན་བདེ་ལེགས་གསུམ་མོ།

ཆོས་རྒྱལ་རྣམ་རྒྱལ་གྲགས་པ་བཟང་ལ་བརྟེན་ནས་བྱང་ལུགས་དར་ཚུལ་ནི།

དེ་ལས་སྟོད་ལུགས་སམ་བྱང་ལུགས་སུ་གྲགས་པ་ནི། བྱང་བདག་རྣམ་རྒྱལ་གྲགས་པ་བཟང་ལ་བརྟེན་ནས་དར་བ་ཞིག་སྟེ། མཁས་གྲུབ་ཀྱི་སྐྱེས་བུ་ཆེན་པོ་དེ་ནི། མི་ཉག་སེའུ་རྒྱལ་པོའི་གདུང་བརྒྱུད་བྱང་ངམ་རིངས་ཀྱི་རྒྱལ་སྲི་ཆེན་པོར་ཡབ་ཆོས་རྒྱལ་དཔལ་བཟང་དང་། ཡུམ་སི་ཏུ་ཆོས་རིན་པའི་སྲས་མོ་འབུམ་སྐྱོང་རྒྱལ་མོ་གཉིས་ཀྱི་སྲས་སུ་རབ་བྱུང་བདུན་པའི་ཤིང་ཕག ཕྱི་ལོ 1395 ལ་འཁྲུངས། ཆུང་དུས་མཚན་ལ་རྒྱ་སྟག་དར་མ་རིག་འཛིན་དུ་གྲགས།

ཆུང་དུས་ནས་སྔོན་སྦྱངས་ཀྱི་བག་ཆགས་སད་དེ་འབྲི་ཀློག་བརྡ་དག་གི་མཚོན་ཐམས་ཅད་ཆེགས་མེད་དུ་མཁྱེན། མཁས་ཤིང་གྲུབ་པའི་དབང་ཕྱུག་ལོ་ཆེན་བྱང་ཆུབ་རྩེ་མོ་དང་། བོ་དོང་ཕྱོགས་ལས་རྣམ་རྒྱལ་སོགས་རྒྱ་བོད་ཀྱི་ཡོངས་འཛིན་བཅུ་ཕྲག་ལྷག་བསྟེན་ནས་མདོ་སྔགས་ཤེས་བྱ་རིག་པའི་གནས་ཀུན་ལ་དཔྱིས་ཕྱིན་པར་མཛད། ཧོར་བ་ཀའ་བཞེལ་པ་སེང་ཏྲ་རྒྱལ་མཚན་ལ་དགེ་བསྙེན་གྱི་སྡོམ་པ་ཞུས་པས་མཚན་ལ་ཆོས་རྒྱལ་རྣམ་རྒྱལ་གྲགས་བཟང་དུ་གསོལ། དགུང་ལོ་སོ་གཅིག་གི་ཁར་སེང་ཏྲ་རྩེ་པའི་གྲུས་མོ་ནམ་མཁའ་དཔལ་ལ་འབུམ་ཁབ་ཏུ་བཞེས་ནས་སྲས་ལྷམ་སྐྱིད་རྣམས་བསྐྲུན། མདོ་སྔགས་“སྤྱིར་དེ་བཞིན་གཤེགས་པའི་གདུང་རབས”སོགས་བསྟན་བཅོས་སུམ་ཅུ་རྩ་ལྔ། དཔལ་དུས་ཀྱི་འཁོར་ལོ་ཕྱི་ནང་གཞན་གསུམ་ལས་རྩིས་ཀྱི་བསྟན་བཅོས་“ཕྲིས་པ་བདེ་བླག་ཏུ་འཇུག་པ”སོགས་བསྟན་བཅོས་བཞི་བཅུ་ཞེ་གཉིས། དབང་ལེ་དང་སྒྲུབ་ལེའི་དོན་འགྲེལ་བསྟན་བཅོས་ལྔ་བཅུ་རྩ་བཞི། ལུས་དཀྱིལ་རྫོགས་རིམ་ལམ་དུས་སྦྱོར་ཡེ་ཤེས་ལེའུའི་དོན་འགྲེལ་བཅུ་གཉིས། “ཤེས་བྱ་རབ་གསལ”མདོར་བསྡུས་དང་པོའི་འགྲེལ་པ་སོགས་སྤྱིར་བསྡོམས་ཀྱི་འགྲེལ་པ་དྲུག སྒྲ་རིག་པའི་ཉིང་ཁུ་“ཀ་ལཱ་པའི་མདོ་རྒྱན” བཟོ་རིག་པར་དེ་བཞིན་གཤེགས་པའི་སྐུ་གཟུགས་ཀྱི་ཆ་ཚད་སོགས་མཛད། ཁྱད་པར་དུ་གསོ་བ་རིག་པ་ཕྱལ་དུ་ཕྱིན་པས་“ཡན་ལག་བརྒྱད་པ་ཐམས་ཅད་ཀྱི་སྙིང་

པོ་བསྡུས་པ་ཡིད་བཞིན་ནོར་བུ་རིན་པོ་ཆེ"ཞེས་བྱ་བ་ལེའུ་བརྒྱ་ཉི་ཤུ་ཡོད་པ་ཞིག ··
དང་། དཔལ་ལྡན་རྒྱུད་བཞིའི་ཕྱོགས་སུ། "རྩ་རྒྱུད་ཀྱི་བཤད་པ་རྒྱུད་དོན་
གསལ་བྱེད་སྒྲོན་མ།" "བཤད་རྒྱུད་ཀྱི་རྒྱ་ཆེར་འགྲེལ་པ་བདུད་རྩིའི་ཆུ་རྒྱུན།"
"ཉེ་ཀ་ཆུང་དོན་གསལ།" "ཕྱི་མ་རྒྱུད་ཀྱི་དཀའ་འགྲེལ་དགོས་འདོད་འབྱུང་བ།"
"ཡོངས་གཏང་ཀྱི་འགྲེལ་པ་ཚིག་དོན་རྣམ་པར་གསལ་བ།" "སྨན་གཞུང་རིན་
ཆེན་སྒྲོམ་བུ།" "རྩ་མ་ཆུང་བ་རྒྱུད་བཞིའི་དཀའ་འགྲེལ་མུན་སེལ།" "གསོ་
ཐབས་སུམ་བརྒྱ་དྲུག་བཅུའི་ངོས་འཛིན།" "རྩ་བཤད་གསལ་བའི་སྒྲོན་མེ།"
"སྲོག་གཅོད་ནད་དགུའི་དབྱེ་བ།" "འཚོ་བྱེད་རྣམས་ལ་སྙིང་བརྩེ་བའི་འཕྲུལ་
གྱི་ཡིག་ཆུང་།" "སེལྡ་འཚོ་བྱེད་ཀྱི་དྲིས་ལན་"སོགས་མཛད་ནས་གསོ་··
དཔྱད་བསྟན་པ་འདི་ཉིད་ལ་འཆད་རྩོད་རྩོམ་གསུམ་གྱི་སྒོ་ནས་འཛིན་··
སྐྱོང་སྤེལ་གསུམ་གྱིས་ད་ལྟའི་བར་མི་ཉམས་པར ······ པ་ཉི་ཟླ་ལྟར་གྲགས་
པ་འདི་ཁོང་གི་དྲིན་ཡིན། འགྲོ་བའི་དོན་རྒྱ་ཆེར་མཛད་ནས་གསོ་རིག་གི་
སློབ་མ་ཟླ་སྨན་ཟུར་དུ་འགྲེལ་བ་མིའི་ཉམས་མཐོང་བ་དོན་ལྡན་ལ་གདམས་
དགག་གནང་སྟེ་སྨན་པའི་རྒྱལ་པོར་དབང་བསྐུར་གནང་སྟེ་འགག་མེན་ལྡན ··
གྲུབ་ལྷིངས་སུ་ཟླ་བ་གཅིག་ཙམ་སྐུ་སྤུང་བའི་ཚུལ་བསྟན་ནས་ཕྱི་ལོ་ 1475
ཤིང་ལུག་སྟོན་ཟླའི་ཚེས་དྲུག་གི་ཉིན་སྤྲུལ་སྐུ་རགས་པ་ཐམ་ཏོག་ལས ··
ལོངས་སྐུ་ཡེ་ཤེས་ཀྱི་སྒྱུ་མའི་སྐུ་ནུང་འཇུག་དུས་ཀྱི་འཁོར་ལོའི་ཐུགས་
ཀར་བསྡུས་སོ། རྗེ་འདི་ལ་མཁས་གྲུབ་ཀྱི་སློབ་མ་མཐུ་གྲགས་ཀྱི་ཀླུ་ལྡ

ཀྱང་བདག་ཉིད་ཆེན་པོ་དཔལ་ལྡན་ཆོས་སྐྱོང་། ཇོ་ནང་གདན་ས་བ་འཇམ་
དབྱངས་ནམ་མཁའ་ཆོས་སྐྱོང་། བྱམས་པ་གསེར་མཆོག་འོད་དཔལ།
ཚོ་སྣ་བ་བསམ་མ་གཏན་རྒྱ་མཚོ། ཤངས་སྟོན་ཀུན་དགའ་དཔལ་ལྡན་
སོགས་རྒྱུད་སྡེའི་སྒྲོལ་འཛིན་མང་དུ་བྱུང་ངོ་།

གདུང་སྲས་ནམ་མཁའ་ཆོས་དབང་རྡོ་རྗེ། དེ་སྲས་ནམ་མཁའ་
རིན་ཆེན། བསོད་ནམས་རྒྱལ་མཚན། ཀུན་དགའ་སོགས་བྱུང་།
ཆུང་བའི་སྲས་ནམ་མཁའ་རྒྱལ་མཚན། ཀུན་དགའ་རིན་ཆེན། བྱང་
བདག་བཀྲིས་སྟོབས་རྒྱལ། བཀྲིས་སྟོབས་རྒྱལ་ཉིད་རྙིང་མའི་ཟབ་
ཆོས་ཀྱི་བདག་པོར་བཀའ་བབས། ཞིང་ཤག་པ་ཆེ་བརྟན་རྡོ་རྗེ་མདོན་
སྐྱོད་ཀྱིས་བསྐྲལ། གསོ་བ་རིག་པ་སྙིང་ཐིག་གི་ཆོས་འཁོར་དང་བཅས་
པའི་བདག་པོ་ཡིན་ཞིང་དྲང་སྲོང་བསྟན་འཛིན་རྒྱལ་པོའི་སློབ་མ་གླིང་སྟོད་
ཆོས་རྗེས་གང་གི་དྲུང་ནས་གཡུ་ཐོག་སྙིང་ཐིག་གི་ཆོས་འཁོར་གསན་པ་
དང་། སྙིང་ཐིག་ཆོས་འཁོར་ཁ་ཤས་ཀྱང་མཛད།

མིའི་ཉི་མ་མཐོང་བ་དོན་ལྡན། བྱང་པ་མིའི་ཉི་མ་མཐོང་བ་
དོན་ལྡན་ནམ་བྱམས་པ་དཀོན་མཆོག་རིན་ཆེན་ནི། བྱང་བདག་རྣམ་རྒྱལ་
གྲགས་བཟང་གི་སློབ་མ་དང་ཟླ་སྨན་ཡིན་ཞིང་། བོད་ཀྱི་ལྷ་བཙན་པོའི་
རིགས་སུ་ཡབ་བསོད་ནམས་རྡོ་རྗེ་ཞེས་བྱ་བའི་སྲས་སུ་བལྟམས།
འཕན་ཡུལ་གྱི་པཎྜི་ཏ་ཆེན་པོ་ནགས་ཀྱི་རིན་ཆེན། ལོ་ཆེན་བསོད་ནམས་

རྒྱ་མཚོ། བྱང་བདག་པོ་རིགས་ལྡན་རྣམ་རྒྱལ་གྲགས་བཟང་། བྲང་ཏི་དཔལ་ལྡན་འཚོ་བྱེད་སོགས་མཁས་གྲུབ་དུ་མ་བསྟེན་ཏེ་མདོ་སྔགས་རིག་གནས་སྤྱི་དང་ཁྱད་པར་དུ་དཔལ་ལྡན་གསོ་བ་རིག་པའི་ཕྱོགས་ལ་"རྒྱུད་བཞི།" "བརྒྱད་པ་རྩ་འགྲེལ།" "སྙན་བརྒྱུད་འགྲེལ་ཆེན།" "ཕྱི་ནང་གསང་གསུམ་གྱི་འགྲེལ་པ།" "རྒྱས་བཏབ་ཉེར་ལྔ"རྣམས་མཐའ་དྲུག་ཚུལ་བཞིའི་སྒོ་ནས་སྦྱོང་ཅིང་། གཞན་ཡང་རིགས་ལྡན་ལས་"ཆ་ལག་བཅོ་བརྒྱད།" "སོ་མ་རཱ་ཛ།" "ཟླ་ཟེར།" "བདུད་རྩི་བུམ་པ།" "སྦྱོར་བ་བརྒྱ་པ།" "མདོ་ལྔ་སོགས་སྨན་དཔྱད་ཞལ་ཆེམ་དང་། ཡབ་ལས་"བཀའ་གཏད་རྒྱིའུ་ངོ་བང་།" "ཀྱིའུ་ལྷ་མོའི་སྒྲུབ་སྐོར།" "སྙན་བརྒྱུད་བྱིན་རླབས་ཚོང་པ།" བྲང་ཏི་(དཔལ་ལྡན་འཚོ་བྱེད?) ལ་"ཀྱིའུ་ལྷ་མོ་དང་དྲང་སྲོང་གི་སྒྲུབ་སྐོར་"སོགས་གསན། བོད་གངས་ཅན་ལྗོངས་སུ་དར་རོ་ཅོག་གི་སྨན་དཔྱད་ལ་མཁྱེན་པ་མཁའ་ལྟར་ཡངས་པས་རྗེ་ཟུར་བ་མཉམ་ཉིད་རྡོ་རྗེའང་ཐུགས་འཁྲུགས་ཏེ། ལེགས་བཤད་ཟླ་བའི་དྲི་བ་མཛད་པའི་ལན་གནང་། ཐུགས་ལས་འབྱུང་བའི་ཡོན་ཏན་ནི་ཡིད་པར་བ་ཤད་པ་གསོ་དཔྱད་ཀྱི་རྒྱལ་པོ་ཞེས་བྱ་བའི་བསྟན་བཅོས་དང་། དཔལ་ལྡན་རྒྱུད་བཞིའི་འགྲེལ་པ་"བཀོད་པ་རྣམ་བཞི།" "རྒྱུད་རྣམ་བཞི།" "མངོན་པར་རྟོགས་པའི་གསོལ་འདེབས།" "རྒྱུད་བཞི་རྣམ་ངེས་སེམས་བཀའ་སྒྲུབ།" "མ་ལ་ཡའི་དཀར་འགྲེལ་འདོད་འཇོ་ཆེ་ཆུང་།" "བྱེད་འཐབས་སྤྱི་སྨན།" "ངོ་མཚར་སྤྱི་སྨན།" "རིམས་བཅོས་མི་ལ་སྲོག་སྦྱིན།"

བཤད་རྒྱུད་ལེའུ་བཞི་པའི་འགྲེལ་པ་"གཏམས་ལུགས་རབ་གསལ།" "རྩ་མདོའི་འགྲེལ་པ་སྨན་བརྒྱུད་རྡོ་རྗེའི་ཚིག་རྐང་།" "གཅེས་བསྡུས་རིན་ཆེན་ཕྲེང་བ"སོར་མཛད་ནས་གསོ་བ་རིག་པའི་གཞུང་ལུགས་མན་ངག་ཐམས་ཅད་རིགས་ལྡན་རྣམ་རྒྱལ་གྲགས་བཟང་གི་བཞེད་སྲོལ་སྤར་དར་ཞིང་རྒྱས་པར་མཛད་དོ།།

ལྷ་བཙུན་བཀྲིས་དཔལ་བཟང་། དེའི་སྲས་ལྷ་བཙུན་བཀྲིས་དཔལ་བཟང་ནི། སྐུ་ཆུང་དུ་ནས་མེས་པོ་བསོད་ནམས་རྡོ་རྗེས་གཅེས་པར་བསྐྱངས་ཤིང་། ཐོས་བསམ་རྒྱ་ཆེར་མཛད། ཡབ་མེས་གཉིས་ཀ་བསྟེན་ཏེ་གསོ་བ་རིག་པའི་གཞུང་ལུགས་རབ་འབྱམས་རྒྱ་མཚོ་མཐའ་དག་དང་། ལྷག་པར་"བཀའ་གཏད་རྒྱའི་ཐེབ་" "ཆུའི་ལྷ་མོ།" "སྨན་བརྒྱུད་འགྲེལ་ཆེན་ཕྱི་ནང་གསང་གསུམ།" "རྒྱས་བ་ཏཔ་ཉེར་ལྔའི"བ་ཤད་སྲོལ་གསན་ཅིང་། པཎྜི་ཏ་ནགས་ཀྱི་རིན་ཆེན། ལོ་ཆེན་བསོད་ནམས་རྒྱ་མཚོ། སེམས་དཔའ་ཆེན་པོ་གཞོན་ནུ་རྒྱལ་མཆོག ཀུས་ཆེན་དཀོན་མཆོག་རྒྱལ་མཚན (1384–1469)། གྲུབ་དབང་ཐང་སྟོང་པ། །མཁས་གྲུབ་དོན་ཡོད་དཔལ་བ། ལེགས་པ་ཤད་བཟང་པོ། ཆག་ལོ་ཐམས་ཅད་མཁྱེན་པ (1197–1265) སོགས་སྐྱེས་ཆེན་དམ་པ་བསྟེན་ནས་མདོ་སྔགས་རིག་གནས་ཀྱི་སྐྱེས་མང་དུ་བཞེས། འཁོར་བ་ལ་ངེས་པར་འབྱུང་སྟེ་པཎ་ཆེན་ཤཱཀྱ་མཆོག་ལྡན་ལས་བསྙེན་པར་རྫོགས་ཏེ་འགྲོ་བ་ལྷ་དང་བཅས་པའི་ཡོན་གནས་སུ་གྱུར། གནས་སྐབས་སུ་སེམས་ཅན་ཐམས་

ཙད་ལ་སྦྱགས་མིག ཁྲུག་དཔྱད། ཧ་ཡོག་ལ་སོགས་པ་རྟེན་འབྲེལ་ཟབ་མོའི་བཅོས་ཀྱི་སྒོ་ནས་ཕན་ནུས་ཆེ་བར་མཛད། བཀའ་རྩོམ་ཡང་བཤད་རྒྱུད་ཀྱི་འགྲེལ་པ་"ལེགས་བཤད་ནོར་བུ།" ཕྱི་རྒྱུད་འགྲེལ་པ་"དགོས་འདོད་འབྱུང་རིན་པོ་ཆེའི་བང་མཛོད་དམ་གྲགས་པ་ཀུན་ཤེས།" "ཐོག་འབུར་འཇོམས་དཀར་བཞད་པའི་ཉི་མ།" "རྒྱུད་བཞི་རྣམ་ངེས་དཔག་བསམ་ལྗོན་ཤིང་དམ་ཐེག་པ་སྤྱི་དང་ཐུན་དུ་བསྒྲུབས་པ་གསོ་བ་རིག་པའི་རྩོད་སྤོང་མཛད།" རིམ་གཉིས་ཟབ་མོའི་རྣལ་འབྱོར་ལ་ཐུགས་གཞོལ་བའི་ངང་ནས། "ངའི་བདེ་བ་ཅན་དུ་འགྲོ།" ཞེས་སོགས་ཞལ་གདམས་མང་དུ་གསུངས་ནས་དྲན་ཤེས་བཞིན་དུ་སྐུ་ངེ་ལས་འདས། མི་རྟོག་གི་ཆར་བབས་པ་སོར་ཕྲུས་བསམ་གྱིས་མི་ཁྱབ་པ་བྱུང་ངོ་།།

དྲང་སྲོང་བསོད་ནམས་ཡེ་ཤེས་རྒྱལ་མཚན།

སྐུ་ཚེའི་སྟོད་དུ་བསྟན་པའི་གྲས་བསོད་ནམས་ཡེ་ཤེས་རྒྱལ་མཚན་ནི་ཡབ་ཀྱི་ཞབས་བད་ཡུན་རིང་དུ་བསྟེན་ནས་གསོ་བ་རིག་པ་མཐར་ཕྱིན་པ་སྦྱངས། གཞུང་མན་ངག་སྤྱི་དང་ཁྱད་པར་དཔལ་ལྡན་རྒྱུད་བཞིའི་བཀའ་གཏེར་ཀྱུ་བོ་ཉིས་འདྲེས་ཀྱི་གདམས་ངག་ཞལ་ཤེས། "བཀའ་གཏད་རྒྱུད་ཀྱི་དབང་།" "རྒྱ་ལྷ་དང་དྲང་སྲོང་གི་སྨན་སྒོར།" "སྨན་བརྒྱུད་ཀྱི་ཕྱག་ལེན།" འགྲེལ་བཤད་སོར་ཐུམ་པ་གང་བློའི་ཀུ་ལ་དུགས་ན། རིན་སྤྲུངས་པའི་སྨན་མཛད། གཙང་རོང་རལ་ལྷུར་"གོ་སོ་རིག་ཐོག་འབུགས་བད

དཀར་བརྒྱུས་པའི་ཉིན་··བྱེད་"མཛད། འཛམ་ཐང་དུ་སྐུའི་བཀོད་པ་བཞུགས་སོ།

བྱང་པ་ལྷུན་ལྡིང་ལུགས།

རིགས་ལྡན་རྣམ་རྒྱལ་གྲགས་པ་བཟང་གི་གསོ་རིག་གཙོ་གྱུར་བུ་ཆེན་གཅིག་ནི་གཉའ་རབ་པ་དཀོན་མཆོག་གཞོན་ནུའི་སྲས་ལྷུན་ལྡིང་ལེགས་གྲུབ་དཔལ་ཡིན་ཏེ། （འདིའི་གདུང་རྒྱུད་ཀྱི་སོར་གོང་དུ་གཞན་རིགས་ཀྱི་སྨན་པ་གཉའ་པ་ཆོས་བཟང་གི་ལོ་རྒྱུས་སུ་བྲིས་ཡོད། ）རིག་པའི་གནས་སྤྱི་དང་གསོ་བ་རིག་པ་ལ་མཁས་པས་རིགས་ལྡན་རྣམ་རྒྱལ་གྲགས་པ་བཟང་གིས་བུ་ཆེན་དུ་མངའ་གསོལ།

དེའི་སྲས་ཤེས་རབ་དཔལ་ལྡན (1261–1385) འབྲུ་ཀླ་རྟགས་ཡ་མཚན་པ་བྱུང་བས་རིགས་ལྡན་ལ་ཞུས་པས་འཚོ་བྱེད་པདྨ་སྲིད་ཐར་དུ་བཏགས། དེས་པཎྜི་ཏ་ནགས་ཀྱི་རིན་ཆེན་བོད་དུ་ལན་གསུམ་ཕེབས་པའི་ཕྱི་མ་དང་མཇལ། ཞེར་སྐྱིད་རྒྱ་སྐད་མའི་ལུང་དང་དཔལ་དུས་ཀྱི་འཁོར་ལོའི་དབང་ཡོངས་སུ་རྫོགས་པ་གནང་། དགུང་ལོ་༢༦ པ་ལ་གྲུབ་དབང་ཐང་སྟོང་རྒྱལ་པོ་དང་མཇལ་ནས་བྱིན་རླབས་ཁྱད་པར་ཅན་ཞུགས་པ་སོར་གསུང་རྣམ་འགའ་ཆེ། སྐུ་ཆེའི་སྟོད་དུ་བསྐྲུན་པའི་སྲས་ལྷུན་ལྡིང་དགེ་མས་གསོ་རིག་གི་ཁ་ཤད་སྤྲོལ་བསྐྱངས་ཞིང་གཡས་རྒྱུད་པའི་ཟླ་སྨན་མཛད་དོ།།

གཙའ་རིགས་བསྟན་པ་དར་རྒྱས།

སྐྱུན་ལྷོ་ངོས་དགེ་མིའི་སྲུས་བསྟན་པ་དར་རྒྱས་ཆུང་དུས་ནས་བག་ཆགས་བཟང་པོ་སད་ཅིང་དད་བརྩོན་ཤེས་རབ་དང་སྙིང་རྗེ་ཆེ་བ། འཛིན་ཤེས་ཡངས་པས་གོས་ཚོགས་བྱེད་རིང་ལ་མདའ་ཚད་མིའི་ཤོག་ལོགས་རེ་བློར་འཛིན། བྱང་བདག་པོར་"རྒྱུད་བཞི་འགྲེལ་པ"་བཅས་པ་དང་། "སྙིང་པོ་བསྡུས་པའི"་རྒྱུགས་ཕུལ་ཏེ་བསྟན་པའི་བདག་པོར་གྱུར།།

བཀའ་གཏེར་གྱི་ཆུ་བོ་ཉིས་འདྲེས།

བྱང་སྨན་བཀྲིས་དཔལ་བཟང་གི་སྲས་དྲུང་སྲོང་བསོད་ནམས་ཡེ་ཤེས་རྒྱལ་མཚན་འཇམ་ཐང་དུ་གཤེགས་པར་ཡབ་བྱང་པའི་དཔོན་ཞེན་དང་གདམས་པའི་ཆུ་བོ་ཟུབ་ན་འཕངས་པར་དགོངས་ཏེ་བྱང་བདག་གི་ལྷ་སྨན་དུ་སྦུགས་བློས་འབེལ་ཞིང་ཤེས་རབ་ཆེ་བ་ཞིག་ཆེད་གཏོང་དགོས་པར་མི་ཆེད་གཏད་ཀྱིས་བརྫངས་པར་བྱང་བདག་ནས་བསྟན་པ་དར་རྒྱས་ཉིད་གཞང་རིགས་ལྷ་སྨན་གྱི་བརྒྱུད་པ་དང་ཤེས་རབ་ཆེ་བས་གཏོང་བ་མཛད་པ་བཞིན་དེས་ཀྱང་ཞབས་པད་ཡུན་དུ་བརྟེན་ཏེ་མདོ་སྔགས་རིག་གནས་སྤྱི་དང་། ཁྱད་པར་གསོ་བ་རིག་པའི་གཞུང་མན་ངག་དྲང་སྲོང་ཡིད་ལས་སྐྱེས་ནས་བརྒྱུད་སྨན་བརྒྱུད་ཡི་གེར་འཁྲིར་མ་བཏུབ་པ་རྣམས་ཀྱང་ཞལ་ཤེས་བྱམས་པ་གང་བློ་ བསྐུལ། གཙའ་རིགས་གོང་མ་རྣམས་རིན་ལྡན་སོར་ཀྱི་ཞབས་ལ་བཏུགས་པའི་མཐས་ཕྱག་སྟག་ཡིན་ཀྱང་།

བྱང་ལུགས་བཀའ་གཏེར་ཚིག་བརྒྱུད་ཀྱི་གདམས་པ་ཟབ་མོ་འདི་ཡན་ལམ་བྱུང་བར་གྲགས།

དེའི་སྲས་བདུད་རྩི་འགྱུར་མེད་གསོ་བ་རིག་པ་ལ་མཆོག་ཏུ་མཁས་པས་རྗེ་ཞང་སྨྱོན་སྐུ་ཀུན་དགའ་སྙིང་པོའི་ 1507– ? ལྷ་སྨན་མཛད། རྒྱུད་བཞི་དཔར་དུ་བསྐོ་བའི་ངོ་དམ་དང་ཞུས་ཆེན་མཛད། "གསོ་དཔྱད་ལག་ལེན་དགོས་འདོད་ཀུན་འབྱུང་"བརྩམས་སོ།།

ནམ་རྒྱལ་རྡོ་རྗེ།

རིགས་སྲས་ནམ་རྒྱལ་རྡོ་རྗེ་ནི་རིག་པའི་གནས་སྤྱི་དང་ཁྱད་པར་གསོ་རིག་ལ་རྒྱུད་བཞི་བློར་སྦྱངས། འཁྲུལ་པ་ལག་ལེན་དང་བཅས་པར་གཞིག་པ་རྒྱུག ཡབ་བདུད་རྩི་འགྱུར་མེད་སོགས་མཁས་ནས་མཁས་སུ་བརྒྱུད་པའི་ཚིག་བརྒྱུད་ཀྱི་རིམ་པ་ཉམས་སུ་བླངས། དགུང་ལོ་དྲུག་ཅུ་ཉེ་བའི་བར་ཉིན་ལྟར་ཧཱུྃ་ཀ་རེ་བློ་འཛིན་དང་། འབྲུ་བསྣུན་དང་རྒྱུགས་སོགས་ཐོགས་མེད་མཛད། ཁྱད་པར་དུ་དཔལ་ལྡན་རྒྱུད་བཞིའི་ནང་དོན་རྩ་ཐིག་རྣག་ཐིག་གསང་སོགས་ཀྱི་མཐོང་བརྒྱུད་ལག་ལེན་ཕྲིས་ཆ་ངོ་མཚར་བ་རྣམས་ཕྱག་བཞེས་སུ་མཛད་པ་བོད་གངས་ཅན་ལྗོངས་སུ་དུས་སྐབས་དེར་གསོ་རིག་འཛིན་པ་ཀུན་གྱི་གཙུག་རྒྱན་དུ་གྱུར། བསྟན་བཅོས་"རྡོ་རིང་རྒྱན་མཆོག"མཛད། བརྒྱུད་འཛིན་རིགས་སྲས་དགའ་སྨན་ལྷ་སོགས་བྱུང་ངོ། ཁ་མི་དབང་སྒྱུར་ཆེན་པོས་ཀྱང་ནམ་རྒྱལ་རྡོ་རྗེའི་དྲུང་ནས་སྨན་ངོ་

དང་ཡུལ་ཞིག་སྤོང་འགྲིམས། ཆིག་བརྒྱུད་ཞལ་ཤེས་མན་ངག་སོར་གསན་ཏེ་
ཡོངས་འཛིན་དུ་བསྟེན་པར་མཛད་དོ།།

བྱང་ལུགས་ལ་རྒྱུད་བཞི་པ་ཀའ་གཏེར་གྱི་བརྒྱུད་པ་གཉིས་ལས་
གཏེར་བརྒྱུད་ནི།

སྟོན་པ་སྨན་གྱི་བླ། ཡིད་ལས་སྐྱེས། ཀུན་དགའ་བོ། འཚོ་བྱེད་གཞོན་ནུ། ཨོ་རྒྱན་པདྨ། ཀླུ་སྒྲུབ། དཔའ་བོ། ཁ་ཆེ་ཟླ་དགའ། བཻ་རོ་ཙཱ་ན། ཁྲི་སྲོང་ལྡེའུ་བཙན། གཏེར་སྟོན་གྲྭ་པ་མངོན་ཤེས། དབུས་པ་དར་གྲགས། རོག་སྟོན་དཀོན་མཆོག་སྐྱབས། བི་ཇིའི་སྨན་གཞོན། ཟླ་འོད་གཞོན་ནུ། ཞང་སྨན་ནག སྨན་པའི་རྒྱལ་པོ་གཡུ་ཐོག་ཡོན་ཏན་མགོན་པོ། (འདིས་བི་ཇི་སོགས་ལས་མ་ཡིན་པར་རོག་སྟོན་ལས་གསན་པའི་ལུགས་ཀྱང་སྣང་།) གཡུ་ཐོག་པར་སློབ་བརྒྱུད་དང་སྲས་བརྒྱུད་གཉིས་ལས། སློབ་བརྒྱུད་ནི། སུམ་སྟོན་ཡེ་ཤེས་གཟུངས། སུཾ་སྟོན་ཡེ་ཤེས་ཀུན་དགའ། སུཾ་སྟོན་འབུམ་མེ། ལྷུང་དམར་མགོན་པོ་རིན་ཆེན། སྟག་སྡེ་བ་ཕག་སྟོན་ཤཱཀྱ་མགོན་པོ། སྟག་སྡེ་རྡུག་མ་བ། སྲས་བརྒྱུད་ལ། གཡུ་ཐོག་འབུམ་སེང་། འཇམ་དཔལ། དེ་ནས་བྲང་ཏི་འཇམ་དཔལ་བཟང་པོ། བྲང་ཏི་རྒྱལ་བཟང་། གཙུང་དཔལ་ལྡན་འཚོ་བྱེད། བྱང་སྨན་སངས་རྒྱས་རིན་ཆེན། ལྷེའི་སྨན་པ་(བྱང་བདག་རྣམ་རྒྱལ་གྲགས་པ་བཟང་?) བསོད་ནམས་རྡོ་རྗེ། སྲས་བྱམས་པ་དཀོན་མཆོག་རིན་ཆེན་ནམ་མིའི་ཉི་མ་མཐོང་བ་དོན་ལྡན། བྱང་པ་བཀྲིས་

དཔལ་བཟང་། འདི་ནས་བཀའ་གཏེར་གྱི་གདམས་པ་འདྲེས་པས་འོག་ཏུ་གཉའ་རིགས་བསྟན་པ་དར་རྒྱས་བརྒྱུད་དང་རོ།

བཀའ་མའི་བརྒྱུད་པ་ནི།

ཕྱོན་ཆེན་པོས་འཚོ་བྱེད་གཞོན་ནུ་དང་ཀླུ་སྒྲུབ་གཉིས་ལ་གསན། ཕྱོན་ཆེན་པོས་ལྷ་སྲས་མུ་ནེ་བཙན་པོ་ལ་རང་འགྱུར་མཛད་ནས་གསུངས། (འདི་སྐོར་ཀུན་དགའ་འཕྲིན་ལས་ཀུན་དགའ་དཔལ་ལྡན་གྱི་" གསོ་བ་རིག་པའི་ལག་ལེན་གཅེས་རིགས་ཕྱོགས་གཅིག་ཏུ་བསྡེབས་པ་གནད་དོན་གསལ་བ··· ནོར་བུའི་ཕྲེང་བ" ཞེས་བྱ་བར་གཟིགས།) དེ་ནས་ཁྲི་སྲོང་ལྡེའུ་བཙན། རལ་ཅན་གཙང་མ། རྒྱལ་པོ་རྡོ་རྗེ། ལྷ་རྗེ་ལྷུན་འགྲུབ། རལ་པ་ཅན། ལྷ་ལུང་རྣམ་གཉིས། འོད་སྲུངས། དཔལ་འཁོར་བཙན། སྐྱིད་ལྡེ་ཉི་མ་མགོན། བཀྲིས་བརྩེགས་པའི་དཔལ། བཀྲིས་དཔལ་ལྡེ། ལྷ་གཙུག་ལྡེ། ཡེ་ཤེས་འོད། བྱང་ཆུབ་འོད། རྩེ་ལྡེ། བློ་འོད། ཉི་འོད། གྲགས་ལྡན། བསོད་ནམས་རྡོ་རྗེ།(མིའི་ཉི་མའི་ཡབ་འདི་བར··· ཆོས་རྒྱལ་གདུང་···རྒྱུད།) ཆོས་རྒྱལ་རྣམ་རྒྱལ་གྲགས་བཟང་།(བསོད་ནམས་རྡོ་རྗེའི་སྲས།) མིའི་ཉི་མ་མཐོང་བ་དོན་ལྡན། བཀྲིས་དཔལ་བཟང་པོ། འདིས་སྨན་བརྒྱུད་ཞལ་ཤེས་མན་ངག་ཀུན་གཉའ་རིགས··· བསྟན་པ་དར་རྒྱས་ལ་གནང་། དེས་བསོད་ནམས་ཆོས་འཕེལ། དེ་ནས་བདུད་རྩི་འགྱུར་མེད། དེ་ནས་སྐྱ་བའི་དབང་པོ་རྣམ་རྒྱལ་རྡོ་རྗེ། དེས

སྡེ་སྲིད་སངས་རྒྱས་རྒྱ་མཚོ་ལའོ། （འདི་མན་ལྷུགས་པོ་རི་གདན་རབས་ཕྱར་ལགས།）

དེ་ལྟར་རྒྱུད་བཞི་བཀར་བཞེད་ཅིང་། ལུང་རིགས་ཡན་ལག་བརྒྱད་པ་ལ་སོར་པར་བརྟེན་ཅིང་བཀྲོལ་ཏེ་གངས་ཅན་ལྗོངས་ཀྱི་སའི་ཐིག་ལ་བྱང་དམེ་རང་དུ་སྨན་···རྒྱལ་གཉིས་པ་བགང་ངེས་ཆེ་རིག་འཛིན་པའི་དབང་པོ་རྣམས་ལ་སྤྲུལ་ཞིང་མིའི་ཉི···མ་ལ་སོགས་པ་བགྲུང་ལུགས་རབ་འབྱམས་ལ་བྱུང་རྒྱབ་ཅིང་མཁས་ནས་མཁས་སུ་བརྒྱུད་པ་རྣམས་ཀྱིས་སྤེལ་བ་དང་ཡུལ་གྱི་སྒོ་ནས་བྱང་ལུགས་སམ་སྟོད་ལུར་ཞེས་གསོ་རིག་གི་ཤིང་རྟ་ཆེན་པོ་གཉིས་ཀྱི་ཡ་གྲལ་གཅིག་ཏུ་གྲགས་སོ།།

ཆོས་རྒྱལ་རྣམ་རྒྱལ་གྲགས་བཟང་ནས་བརྒྱུད་པའི་བྱང་ལུར་བླ་བརྒྱུད་ནི།

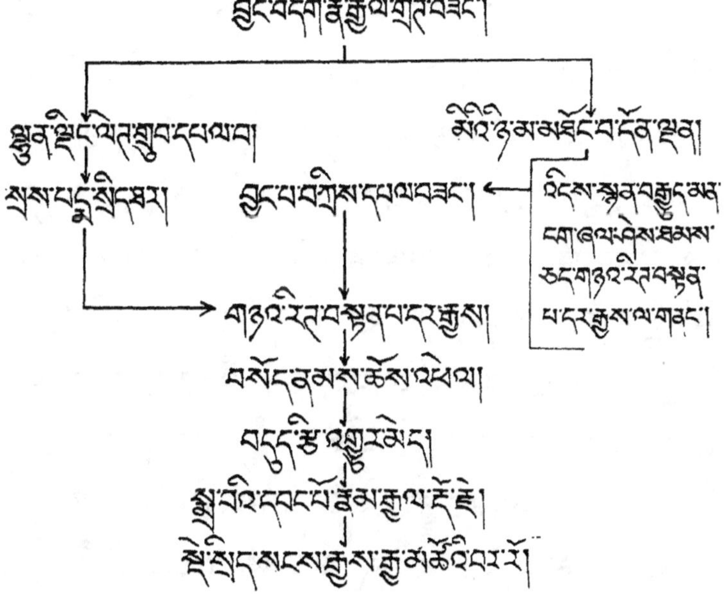

ཟུར་ལུགས།

༡ - ཟུར་མཁར་མཉམ་ཉིད་རྡོ་རྗེ་ལ་བརྟེན་ནས་ཟུར་ལུགས་དར་ཚུལ་ནི།

རྗེ་ཟུར་མཁར་བ་མཉམ་ཉིད་རྡོ་རྗེ་ལ་བརྟེན་ནས་བྱུང་བ་ཞིག་སྟེ། རྗེ་འདི་ཉིད་ཀྱི་མཚན་གྱི་རྣམ་གྲངས་ལ། མཉམ་ཉིད་རྡོ་རྗེ། འཚོ་བྱེད་གྲུབ་པ། དཀོན་མཆོག་རིན་ཆེན། གཡུ་ཐོག་འབངས། དཔའ་བོས་བསྐྱངས། ཀུན་ལ་བྱམས་པའི་བློ་གྲོས། ལྷུན་འགྲུབ་རྒྱལ་མཚན། རྣམ་སྣ་མི་སྐྱེ་ཨ་ཧོ་ཆོས་རྗེ་ཞེས་མཚན་སྙན་པར་གྲགས་པ་དེ་ཉིད་ནི། ཤར་དྭགས་པོ་སའི་ཆ་ལ་ཐོག་ཟུར་མཁར་དུ་ལྷ་ལས་འཕོས་པར་གྲགས་པ་སྒྱིར་དཀར་གྱི་སྨན་པའི་རིགས་ཡབ་རིགས་འཛིན་ཕྱུག་ཚོགས་དང་ཡུམ་ཀུན་མཁྱེན་བཀྲིས་རྣམ་རྒྱལ་བའི་ལྷུམ་གཉིས་ཀྱི་སྲས་སུ་རབ་བྱུང་བདུན་པའི་དོན་གྲུབ་ཅེས་པ་ས་ལུག་ཕྱི་ལོ 1439 ལ་སྐུ་འཁྲུངས། (མཉམ་ཉིད་རྡོ་རྗེ་འཁྲུངས་དུས་བྱུང་བདག་རྣམ་རྒྱལ་གྲགས་བཟང་དགུང་ལོ་ ༤༤ བཞེས་འདུག) དགུང་ལོ་བཅུའི་ཐོག་རྗེ་བཙུན་གཡུ་ཐོག་ཡོན་ཏན་མགོན་པོ་ཞལ་གཟིགས་ཏེ་གསོ་རིག་རྒྱུད་བཞིའི་སྙིང་ཏག་ཤོག་དྲིལ་དང་བཅས་པའི་ཚིག་དོན་དགོངས་གཞི་ཞལ་ཤེས་ཐམས་ཅད་ཀྱི་ལུང་སྦྱལ་ཞིང་། སྙིང་ཐིག་ག་ཆ་ལག་འགའ་ཞིག་དང་། དཔལ་ལྡན་རྒྱུད་བཞི་འདིར་ཆན་རབས་སྨོངས་པས་རྣམ་པར་བསླད་དེ་མ་དག་པའི་ཆ་ཛ་སྐྱིད་ཅིག་ཞུགས་འདུག་པ་བྱ་དོར་གྱི་རྩིས་ཤིག

པའི་གསུང་གི་གནང་བ་ཐོབ། རྗེ་བཙུན་ཀུན་གྲུབ་ཆས་དངོས་དང་རྨི་ལམ་ཅི་རིགས
པར་ཟབ་མོ་སྟོང་པ་ཉིད་ཀྱི་དོན་གསུངས་ཏེ་དོན་ཐུགས་ལ་འཁྲུངས་པ་ལ་འཁྲུལ
པ་ཐམས་ཅད་ཞིག ཡབ་རིགས་འཛིན་ཞུན་མཆོགས (ཞུན་མཆོགས…
བཟང་པོའང་སྣང་།) དང་། ཤ་རབ་རབ་འབྱམས། སྨན་སྟོན་དབང
ཕྱུག་བཟང་པོ་སོགས་དམ་པ་དུ་མ་བསྟེན་ཏེ་རིག་པའི་གནས་སྤྱི་དང་གསོ་བ
རིག་པ་ལ་རྒྱལ་དུ་ཐོན། དགུང་ལོ་བཅུ་བཞི་བཞེས་དུས་བྱང་པ་མིའི་ཉིམ
ལ་དྲི་མེད་མཛད། དགུང་ལོ་བཅུ་དྲུག་སྐོར་ནས་གསོ་བ་རིག་པར་འཆད
རྩོད་རྩོམ་པའི་མཛད་པ་བསྐྱངས། དེ་ཡང་པོ་ཏི་རིང་བསྒྲིལ་ཙམ་ནས…
མན་ངག་ཤྲི་ལྷ་ཧྲུང་བས་བསྟན་བཅོས་བྲི་བ་རང་བཞེལ་ཡི་དུ་གྲགས་པ་དཔེ་ཆེན…
པོའི་བརྒྱ་བཅུ་དྲུག་གི་བཀོད་ཉིད་ཅན་དང་། དཔལ་ལྡན་རྒྱུད་བཞིའི་འགྲེལ
ཆེན་པོ་ཞལ་ཕྲ་མོ། "སྨྲི་དོན་ནམ་རྒྱུད་ཀྱི་དཀའ་གནད་རྣམས་ལ་དྲི་ཆིག…
དཔྱལ་དཀར་མེ་ལོང་དང་ལེགས་བཤད་ཉི་ཟེར།" "ཕྱོགས་ཀྱི་སྨན་པ་རྣམས་ལ
སྤྲིངས་ཡིག" "རང་གཞན་ལ་ཕན་པའི་བསླབ་བྱ།" "ཉམས་ཀྱི་ཧོ་རྗེའི་གླུ་དང
བསྟོད་ཚོགས་སྐོར།" "དཔལ་དུས་ཀྱི་འཁོར་ལོའི་འགྲེལ་བཤད།" "ཕྱག་ཆེན
དང་གཅོད་ཡུལ་གྱི་ཁྲིད་ཡིག རྫོགས་ཆེན་སྐོར་ལ་བོད་རྒྱུད་བཅུ་དྲུག་པ…
"ལེགས་བཤད་གསེར་ཕྱུར་སོགས་མཛད། ཤར་ཕྱོགས་མདོ་དཀར་ཞེས་བྱ
བའི་ཡུལ་དུ་གཉལ། ལོར། བྱ་རུ་གསུམ་གྱི་སྨན་པ་དང་། ཨོ། ཉང་།
ཀོང་གསུམ་གྱི་སྨན་པ་ཐམས་ཅད་བསྡུས་ཏེ་རིན་ཆེན་འཁྲུངས་དཔེའམ…

"སྨན་ངོ་གསལ་བྱེད།" "རོ་སྐོར་ལྡུགས་ཀྱི་ཕྲེང་བ།" (བཙན་པོ་མེས་ཨག་ཚོམ་
གྱི་སྐུ་དུས་སྒྲུལ་པའི་ཕྲས་གསུམ་ཉིས་བསྒྱུར་བའི་སྨན་རྫས་རིག་པའི་བསྟན་བཅོས།)"བདུད་
རྩི་རྡེང་བུ།" "བདུད་རྩི་གཏེར་མཛོད།" "སྨན་གྱི་བྱིང་སེ་ལ་སོགས་པ་རོ་ནུས་
ཞུ་རྗེས་ངོ་བོ་ངེས་ཚིག་བྱེད་ལས་ཀྱི་སྒོ་ནས་གཏན་ལ་འབེབས་པའི་བསྟན་བཅོས་
རྣམས་འཆད་ཅིང་བོད་ཡུལ་གྱི་སྨན་པ་རྣམས་ལ་ཟབ་སྦྱོང་གི་སློབ་སྦྱོང་སྒོ་...
བརྒྱ་ཡང་ས་པོར་ཕྱེ་བར་མཛད། རབ་བྱུང་གི་སྡོམ་པ་མ་བཞེས་ཀྱང་ཕྱི་སྟར་
རྗོ་མོ་སོགས་མེད་ཅིང་དགུང་ལོ་༨༠ ཙུན་ཤར་པ་རབ་འབྱམས་དང་མཇལ་ནས་
སྟོད་རྗེན་སྒོམ་ཐེག་མཛད་པར་གྲགས། གྲུབ་པ་དང་རྟུལ་ཞུགས་ཀྱི་སྤྱོད་པ་
མངོན་པར་ཤེས་པ་མཐའ་བརྙེས། དགུང་ལོ་༦༢ པ་ཤིང་ལུག་གྲོ་བཞིན་ཟླ་
བའི་ཚེས་བཅོ་ལྔ་ 1475 ལ་གནུབ་སྐུའི་བཀོད་པ་ཆོས་དབྱིངས་སུ་...
བསྡུས་སོ། སྐུ་ཕུར་བཞུ་བར་ཉེ་བ་ན་གདུང་ཤིན་ཏུ་ཆུང་བར་... གྲུར་པ་དང་འཇའ་
འོད་ཀྱི་རྟགས་སྣ་ཚོགས་ཤར་བ་སོགས་སྐྱེ་བོ་དམ་པའི་མཚན་མ་མངོན་སུམ་
འགོག་མེད་དུ་འཆར། རྗེ་བདག་ཉིད་ཆེན་པོ་འདི་གཤེགས་པ་དང་དུས་མཚུངས་
བྱུང་བདག་ཆོས་རྒྱལ་རྣམ་རྒྱལ་གྲགས་བཟང་ཡང་ལོ་དེར་གཤེགས་འདུག རྗེ་འདི་
ཉིད་ལ་གསོ་བ་རིག་པ་ལ་མཁས་པའི་མཐར་ཕྱིན་སློབ་མ་བཞི་ཞེས་གྲགས་པ་ལས།
མན་ངག་མཐར་ཕྱིན་མི་འགྱུར་ཚེ་བརྟན། འཕྲིན་ལས་མཐར་ཕྱིན་ཐུག་དཔོན་
བསོད་ནམས་བཀྲིས། ལག་ལེན་མཐར་ཕྱིན་ཚེ་འབུམ་ཧོར་རྗེ། བཤད་པ་མཐར་
ཕྱིན་ལི་རྒྱང་པདྨ་སྐྱབས་དང་བཞི་བྱུང་། གཞན་ཡང་དབྱིན་ལྷ་བས་ཞུགས་པའི་

སློབ་མ་བརྒྱད། ཤེས་རབ་ཅན་གྱི་སློབ་མ་བཅུ་དྲུག གྲགས་པ་ཐོབ་པའི་སློབ་མ་ཉི་ཤུ། ཟླ་དྭགས་ཅན་གྱི་སློབ་མ་བཅུ་དྲུག་སོགས་དུ་མ་ཞིག་བྱུང་ངོ་།

ཟླ་ཏྲ་ཆོས་འཕེལ།

སྐྱེམས་པ་ཆེ་འབུཾ་གྱི་སློབ་མ་ཟླ་ཏྲ་ཆོས་འཕེལ་གྱིས་རྩ་རྒྱུད་ལ་འགྲེལ་པ་"སྙིང་པོ་སྣང་བའི་ཡི་ཊ་བཤད་སྒྲ་བ་མཆོག་ཐོབ།" བཤད་རྒྱུད་ལ་"ཚིག་དོན་ཉི་མ།" མན་རྒྱུད་ལ་"བདེ་བའི་འདོད་འཇོ། ཕྱི་རྒྱུད་ལ་"ལག་ལེན་གསལ་སྒྲོན་"བཅས་··པའི་འགྲེལ་པ་དང་། སྨན་སྦྱོར་ལག་ལེན་"ཆེ་ཕེང་བརྒྱ་རྩ"ཞེས་པ་རྩོམ་པ་བརྩམས་སོ།།

མཚོ་སྣ་ད་མཁན་ཆེན་ཝཾ་ཉ་པ་ཤཱཀྱ་དབང་ཕྱུག

སྐྱེས་མཆོག་འདི་ཉ་པའི་རྒྱུད་སྟོད་ཡུལ་དུ་འཁྲུངས་ཤིང་། མཚོ་སྣ་ད་ལྷ་ཁང་གི་མཁན་པོ་མཛད་པས་མཚོ་སྣ་ད་མཁན་ཆེན་དང་། རང་ཉིད་ཀྱི···བཏགས་མིང་ལ་ཉ་པ་ཤཱཀྱ་དབང་ཕྱུག་ཏུ་གྲགས། ཕྲག་དཔོན་བསོད་ནམས་བཀྲིས་སོགས་བསྟེན་ནས་རིག་གནས་སྤྱི་དང་བྱེ་བྲག་གསོ་བ་རིག་པ་ལ་མཁྱེན་པ་མཆོག་ཏུ་གྱུར་པས་བསྟན་བཅོས་"ལགས་བཤད་དང་ཏུ་ལ་དཀར་མེ་ལོང་།" "ཕྱི་རྒྱུད་འགྲེལ་པ་དཀའ་གནད་གསལ་སྒྲོན།" "རིགས་ལྡིའི་གསལ་བྱེད་མེ་ཏོག་ཕྲེང་བ།" "ལག་ལེན་དམར་ཁྲིད་དུ་བསྡེབས་པ་སྙིང་པོ་བསྡུས་པ"སོགས་མཛད་ནས་གླང་བུ་ཆོས······ཧེ་སོགས་བུ་སློབ་མང་དུ་བསྐྱངས་སོ།

སྒྲུར་པོ་པཊ་ཆེན།

དྭགས་སྨན་རྗེ་རྗེ་རྒྱལ་མཚན་གྱི་སློབ་མ་དྲང་སྲོང་དོན་གྲུབ་དར། དེའི··

མི་རབས་གསུམ་པ། ཀརྨ་ཆོས་གྲགས་རྒྱ་མཚོའི་ (1454–1506) བླ་སྨན་དང་སྨན་གྱི་སློབ་དཔོན་བསྐོ་འཛིན་འགན་སྟེ་འཆད་ཉན་རྒྱུགས་པའི་འཚོ་བྱེད་པདྨ་དཀར་པོ། དེའི་སྲས་ཀརྨ་པས་གཟེངས་བསྟོད་མཛད་ཅིང་རང་མེས་ཀྱི་སྲོལ་དང་ ཁྱད་པར་སྐྱེམས་པ་ཆེ་འབུམ་སོགས་བསྟེན་ཏེ་ཟུར་ལུགས་ལ་མཁས་པར་གྱུར་པས་བྱུར་པོ་པཎ་ཆེན་ཞེས་མཚན་སྙན་པར་གྲགས། རྒྱུད་བཞི་ཀའི་འགྲེལ་པ་དང་། "ཞོག་འབུགས་ལེགས་བཤད་གསེར་གྱི་སྙེ་མ།" "བྱེ་བ་རིང་བསྲེལ་གྱི་དཀར་ཆག་སོགས་མཛད། སློབ་མའི་ཐུ་བོ་ཟླ་བའི་ཁང་པོ་སོགས་བྱུང་ཞིང་བོད་ལྗོངས་བརྒྱུད་དུ་གསོ་རིག་དར་བར་གྱུར་སོ།།

ཟུར་མཁར་བློ་གྲོས་རྒྱལ་པོ།

ཟུར་མཁར་བློ་གྲོས་རྒྱལ་པོ་ནི་རབ་བྱུང་དགུ་པས་མོ་སྦྲུལ། ཕྱི་ལོ་1509 ལ་འཁྲུངས། མཚོ་སྨད་མཁན་ཆེན་གྱི་སློབ་མ་གླང་བུ་ཆོས་རྗེ་སོགས་བསྟེན་ནས་ཆུང་ངུ་ནས་གསོ་དཔྱད་ཀྱི་ཕྱག་ལེན་མཛད། ཀརྨ་འཕྲིན་ལས་པར་རབ་ཏུ་བྱུང་ནས་ཆོས་གྲྭ་ལེགས་བཤད་གླིང་དུ་རྒྱུ་མཚན་ཉིད་ཀྱི་ཐེག་པར་སྦྱངས། སྨན་འགྲོ་ལོ་ཙཱ་བ་ལས་སྨན་ངག་གསན། རྗེ་ཀརྨ་པའི་གསུངས་བཞིན་སླར་གླང་བུ་ཆོས་རྗེའི་དྲུང་དུ་བཅུགས་ནས་"གཡུ་ཐོག་སྙིང་ཏིག་གི་དབང་ལུང་།" "རྒྱུད་བཞི།" "བྱེ་བ་རིང་བསྲེལ་"སོགས་མང་དུ་གསན། གཞན་ཡང་བྱང་པ་སྐུ་མཆེད། (བྱང་སྨན་བཀྲིས་དཔལ་བཟང་?) དཔོན་ཚང་ཕན་དར་བ། མངའ་རིས་ཕྱག་སྨན་རིན་རྒྱལ་གྱི་དབོན་པོ། གུ་གེ

འབའ་ཚེ་རིང་། བེ་བྲིའི་དབོན་པོ། ཞུག་པའི་ཚི་བོ། བྱང་སྟག་རྩེ་འཚོ་བྱེད
རྣམས་དང་། ས་སྐྱ་སྨན་གྲོང་དུ་བྲང་ཏིའི་ཞལ་ངོ་ཡབ་སྲས་ལ་"ཡན་ལག
བརྒྱད་པ།" "དེའི་རང་འགྲེལ།" "ཟླ་ཟེར།" "ཆ་ལག་བཅོ་བརྒྱད།" "གསེར་
བྲེ་དངུལ་བྲེ་"རྣམས་ཀྱི་ལུང་གསན། སྙིང་ཏིག་གི་ཚིག་དོན་ལ་བརྟག་པས
གཡུ་ཐོག་པའི་ཡིག་ཆ་བོ་ན་རྩད་གཅོད་དགོས་པར་གོ་ནས། ས་ཕོ་སྟག
གི་ལོ་ཕྱི་ལོ་ 1542 ལ་མྱང་སྨད་ཕྱོགས་སུ་ལེགས་པར་བཙལ་བས་གཡུ
ཐོག་པའི་ཕྱག་དྲིག་མའི་རྒྱུད་བཞི་གསེར་མཆན་བརྙེད། དེར་ས་སྤྱོད
དབང་རྒྱལ་གྲགས་པས་མཐུན་རྐྱེན་སྦྱར་ཏེ་ལོ་བཞིའི་བར་རྩ་བ་ཤད
འགྲེལ་པ་མེས་པོའི་ཞལ་ལུང་མཛད། དབུས་སུ་བྱོན་ཏེ་གཞི་ལམ་འབྲས
གསུམ་ལས་བརྩམས་པའི་དྲི་ཚིག་གི་ཡི་གེ་ལྷ་སའི་ཇོ་རིང་ལ་ལན་གསུམ
སྦྱར་ནས་མི་འཇིགས་པའི་སེང་གེའི་སྒྲ་སྒྲགས། སུས་ཀྱང་ལན་མ་ཐུབ
པ་ནང་སོ་དོན་ཡོད་སོགས་ཀྱིས་འགྲེལ་པ་དགོས་རྒྱུལ་ལྟར"རང་འགྲེལ
གསེར་གྱི་བྲེ་ཚོམ"མཛད་ཀྱང་ཕལ་ཆེར་གྲིས་མ་གོ་བར་གྲགས། དུས
ཐོག་དེར་གསོ་རིག་འཛིན་པ་དོལ་མདའ་ཞང་ཁང་པ། འཕྱོང་རྒྱས་རོལ
ཁང་པ། སྟེ་པ་ལྷུས་རྫོང་པ། ཡར་ཀླུང་གཅེས་གྲོང་ནང་སོ་དོན་ཡོད།
སྐྱེམས་པ་སྨྲ་རྟ་ཆེ་དབང་། སྐྱིད་ཤོད་ནའོ་འཚོ་བྱེད་བློ་གྲོས་བརྟན་པ།
ཀོ་རབ་གད་ལ་བ་རྣམས་དང་། བྱང་བདག་བཀྲིས་སྟོབས་རྒྱལ་ལམ
གང་ལྟར་བྱང་ལུགས་འཛིན་པ་ཞིག་བཅས་ནས་ལན་ཁ་ཤས་བྱུང་འདུག་པ

ཐུགས་མ་རངས་པས་" རང་ཡན་ཀན་པོའི་ཁ་ཆེམས་སྨུན་ནག་གི་གློག་འོད་ལྷ་བུ་ཞེས་པ་བརྩམས་སོ། རང་ཉིད་ཀྱིས་དཔྱད་པས་དག་པའི་རྒྱུད་བཞི་པར་དུ་བཀོད་པའི་སྨིན་བདག་རིན་སྤུངས་པས་སྤྱོད་ངག་དབང་འཇིགས་རྟེན་གྲགས་པར་ཞུས་པས་ཐོག་མར་ཞལ་གྱིས་བཞེས་ཀྱང་ཕྱིས་ཕྱག་ཏུ་མ་ཐོལ་བས། བློ་གྲོས་རྒྱལ་པོས། རྒྱུད་བཞིའི་མཇུག་བྱང་དུ།

སྔོན་ཆད་འདི་ལྟར་བགྱིད་དོ་ཞེས།
དུམས་ངལ་བརྒྱ་ལྷུར་བླངས་ཀྱང་།
བྱ་རོག་ལྷ་བར་སྒྱུར་པ་བཞིན།
ཀུན་གྱི་དཔལ་དུ་མགྱུར་རོ། ཞེས་དང་། ཡང་།
ཡར་རྒྱ་ཆོས་ཀྱི་རྒྱལ་པོའི་རྒྱལ་རྗེ་དེ།
བློ་གྲོས་རྒྱལ་པོས་དབྱུག་གསུམ་བསྐུལ་བའི་ཚེ།
གསོ་རིག་བསྟན་པའི་ལོ་ཐོག་རྒྱས་བྱེད་པའི།
མི་ཟད་ཆོས་ཀྱི་ཆར་པ་འདི་བབ་བོ།

ཞེས་པའི་ཟུར་ཟ་དང་ཕྱིམ་ལ་ཆེ་སྐྱོད་འདི་ཉིད་མཛད། སྡེ་པ་ཡར་རྒྱབ་པས་སྨིན་བདག་མཛད་དེ་བཞེངས་པའི་གྲྭ་ཐང་རྒྱུད་བཞི་འདི་ཉིད་ཕྱི་ལོ་ 1566 ལ་དབུ་ཙུགས་ཏེ་ཕྱི་ལོ་ 1572 ལ་གྲུབ། བཀའ་རྩོམ་ཡང་"མཉམ་ཉིད་རྡོ་རྗེའི་རྣམ་ཐར་འགོག་པ་མེད་པ་ཡི་གེའི་གཏམ་ཆེན་པོ།" "རྣམ་ཐར་གསོལ་འདེབས་དད་པའི་རོལ་མཚོ་གསར་པ།" "དྲང་སྲོང་ཉི་

གཉིས་ལ་ཐུགས་རྗེ་བསྐུལ་བ་སྨྱུང་ནེ་གདུང་སེལ། ཕྲེ་བ་རིང་བསྲེལ་གྱི་དཀར་ཆག་མཁས་པའི་ཡིད་འཕྲོག ། དེའི་ལྷན་ཐབས་དང་ཕྲན་སྐྱེམ་པའི་མེ་ཏོག ། ཕྱུང་པའི་བཀའ་སྐྲུན་གྱི་ལན་དཀར་མོ་ཅིག་ཐུབ་བམ་དབང་པོའི་ཡག་ཉལ། རྒྱུད་བཞི་བཀའ་དང་བསྟན་བཅོས་རྣམ་པར་ཕྱེ་བ་མུན་སེལ་སྒྲོན་མེ། སྨན་གྱི་ཞུ་རྗེས་ཀྱི་རིའུ་མིག ། གོང་སྨན་དཀོན་མཆོག་ཕན་དར་ལ་དྲི་བ་ཙུ་ཏའི་བྲི་ཤིང་། པ་རྣམ་འཚོ་སྐྱིད་ཀུན་ལེགས་པར་དྲི་བ་བློ་གསལ་འཇུག་ངོགས་དང་། དྲི་ལན་ལེགས་བཤད་སྤྱུགས་པ། ཀླུ་ཕིགས་ཉིན་འབྱེད་འོད་མཆོ། དབྱར་སྐྱེས་ཧ་སངས། གཡུར་གྱི་སྒྲོན་སེལ་སོགས་ཕོར་བུ། རྒྱུད་བཞི་པར་བཀོད་འཇུག་སྡོམ་གྱི་སྒྲོན་སེལ། ཀུ་སྐོལ་གྱི་རྣམ་བཤད། འཕན་ཡུལ་གྱི་སྨན་པ་རྣུ་ཁམས་ཡངས་པའི་དྲིས་ལན། དབྱར་ཉིའི་ཞུན་ཐིགས། མཁྱེའི་དྲིས་ལན། སྨན་ངག་མི་ཡོང་(མིའི་མི་ཡོང་)སོགས་རིག་གནས་དང་འབྲེད་པར་གསོ་དཔྱད་ལ་སྐུ་ཆེ་ཧྲིལ་པོར་བཏང་ནས་བསྟན་དང་སེམས་ཅན་ལ་ཕྲུ་བརྒྱ་ཆེན་པོ་མཛད། གསོ་དཔྱད་འདིར་ཆབ་སྲིད་དང་དཔལ་འབྱོར་སོགས་ཉམས་རྒུད་སྨྲ་ཚོགས་ཀྱིས་རྒྱུན་པས་བསྟན་པ་སྤྱི་དང་བྲེ་བྲག་རིག་པ་འདི་ཡང་ཆེས་ཉག་ཕྲ་གྱུར་པ་ཐུགས་ཀྱི་ཟུར་བཟོད་པར་དམིགས་པ་བཀར་གྲོས་སྟུན་ལ་བཏགས་ནས་བསྟན་བཅོས་ཆེ་ཕྲ་སྣ་ཚོགས་དང་རྒྱུད་བཞི་ལ་དཔྱད་ཅིང་ཞུས་ཆེན་མཛད་དེ་པར་དུ་བསྒྲུབ་པའི་མཛད་པ་དེས་ཀྱང་ཕྱི་རབས་པ་རྣམས་ཀྱིས་བསྙབ་(བགྲིན་)ཏུ་ཅེ་ལ་ཡོད། རང་ཉིད་ཀྱི་དགོངས་བཞེད་བཞིན་གསོ་དཔྱད་འདིར་ཕྱིས་འབྱུང་རྣམས་ནས་རང་འདོད་ཀྱིས་ཚིག

དོན་ལ་ལྷུང་དང་འཁྲུལ་པ་མི་ཞུགས་ཆེད་རྣམ་དག་ལུང་རིགས་ཀྱིས་དཔྱད་དེ་
འགྲེལ་པ་"མེས་པོའི་ཞལ་ལུང་"མཛད་དེ་གསོ་དཔྱད་འདི་ཉིད་རང་རྐང་ཚུགས་
ཐུབ་པ་བྱུང་། དེ་ལྟར་བསྟན་དང་འགྲོ་བར་མཛད་པ་རྒྱ་ཆེར་མཛད་ནས་
"ཕྱི་རྒྱུད་མེས་པོའི་ཞལ་ལུང་"དང་། "ཤེས་བྱ་སྒོའི་ཞོག་འབུགས་དྲང་སྲོང་
ཀུན་ཏུ་དགའ་བའི་ཟློས་གར་གཏན་པ་མེད་པའི་མཆོད་སྤྲིན་གྱི་སྒོ་འཕར་
ཡངས་པོར་ཕྱེ་བ་"གཉིས་མཛད་འཕྲོར་ལུས་པ་ཕྱིས་འབྱུང་འཚོ་བྱེད་གཞོན་
ནུ་རྣམས་ལ་གང་ཉིད་ཀྱི་མཛད་པའི་འཕྲོར་འཇུག་སྐྱེ་ཐུབ་སྐབས་ཆེན་
གྱིས་ཤིག་པའི་བཀའ་དོན་མཛད་དེ་དགུང་ལོ་བཅུ་ཕྲག་བདུན་མིན་ཙམ་
བཞུགས་ཏེ་གཤེགས། གང་ཉིད་ཀྱི་མཛད་འཕྲོར་ལུས་པ་གཉིས་པོ་
རྣམ་གླིང་པཎ་ཆེན་དང་དར་མོ་སྨན་རམས་པ་བློ་བཟང་ཆོས་གྲགས་ཀྱིས་
མཇུག་བསྒྲུབས་སོ། སྡེ་སྲིད་སངས་རྒྱས་རྒྱ་མཚོས་ཟུར་ཟླ་དང་བསྟོད་
ཚིག་འགའ་མཛད་ཡོད་རུང་སྐབས་དེ་དང་དེའི་གནས་ཚུལ་གྱི་འོག་ཏུ་སྒོས་
པ་ཡོད་ཤག་ལས་གསོ་དཔྱད་འདིར་གཞུང་ལུགས་སྤྱི་བྱེ་བྲག་དང་བཅས་
པར་མཁས་པའི་རྟོགས་ལ་འཛེགས་ཤིང་གཞུང་ལུགས་རབ་འབྱམས་
སྨྲ་བའི་སྨན་པ་ཆེན་པོ། དཔལ་ལྡན་རྒྱུད་བཞིའི་ཤིང་རྟ་ཆེན་པོ། དུས་
ཀྱི་མཐར་ཡང་ཉམས་པ་མེད་པར་གནས་པ་འདི་ཡང་ཁོང་གི་དྲིན་ཡིན་
པས་རང་ཅག་ཀུན་གྱིས་དྲིན་དྲན་པར་བྱ་དགོས་པ་ཡིན་ནོ།།

དྲང་སྲོང་བསྟན་འཛིན་རྒྱལ་པོ།

སྟོད་ལུང་སྨོན་གྲུང་གང་གསུམ་ཞེས་བྱ་བའི་གྲུང་ངོས་པའི་མི་ངོ་སྐྲར་པས་བཀག་པོར་ཕྱུང་བ་ལ་བརྟེན། རིན་ལྡིངས་པ་སེམས་དཔའ་ཆེན་པོའི་དྲུང་དུ་ཡིད་འབྱུང་བོས་གསོ་དཔྱད་ལོ་བདུན་གྱི་རིང་བསླབས། དྭགས་པོ་འཚོ་བྱེད་ཀ་རྨ་ཀུན་ཕན་དུ་ཡང་གཙུགས་པར་སང་སྒྲོན་རྒྱུའི་ནུབ་མོ་གཡུའི་མཆོད་རྟེན་ངོ་མཚར་བ་ཞིག་རྩིས་པས། འཚོ་བྱེད་ཀྱིས་དེ་རིང་བྱེད་དང་མཇལ་བའི་རྟེན་འབྲེལ་ཡིན་འདུག་པས་སྐྱིད་ཤོད་ལྷ་སའི་ཕྱོགས་སུ་འགྲོ་དོན་རྒྱ་ཆེ་བ་དང་སྨན་དཔྱད་བསྟན་པའི་རྒྱུན་འཛིན་འབྱུང་བར་ལུང་བསྟན། གྲོས་གནས་བརྟན་ལ་སྙིང་ཕྱུར་མཁའ་ཕྱུར་མིག་ཕྱུར་སོགས་ཕྱུར་མའི་སྐོར་ཕྱག་ཁྲིད་ནོས། པཎ་ཆེན་བློ་བཟང་ཆོས་ཀྱི་རྒྱལ་མཚན་ལ་དགེ་བསྙེན་གྱི་སྡོམ་པ་ཞུས་པའི་མཚན་དྲང་སྲོང་བསྟན་འཛིན་རྒྱལ་པོར་གསོལ། ཐམས་ཅད་མཁྱེན་པ་ཡོན་ཏན་རྒྱ་མཚོ་སྐུ་ལྟེམ་སྐྱུལ་གྱི་འཕྲོད་བསྟེན་ཞུས་དུས་སྨན་གླུས་རྗེས་སུ་བཟུང་བའི་ལུང་བསྟན་བྱུང་། བྱང་པ་ཆོས་རྒྱལ་བཀྲིས་སྟོབས་རྒྱལ་ལ་གཡུ་ཐོག་སྙིང་ཐིག་གི་དབང་ལུང་ཆོས་སྐོར་དང་བཅས་པ་ཞུས། གསོ་བ་རིག་པའི་བསྟན་འཛིན་གྱི་བདག་པོ་ཆེན་པོར་གྱུར། ཆོ་ཧྣ་པ་དུང་ཐོད་ཅན་གྱིས་ཀྱང་བསྔགས། གཤེགས་ཆོས་ཀྱང་རྗེ་གཡུ་ཐོག་པ་དང་མཇུག་རེས་ཤིང་སུམ་སྟོན་ཡེ་ཤེས་གཟུངས་ཀྱི་སྐྱེ་སྤྲུལ་ཡིན་པར་གྲགས། སློབ་མའི་གཙོ་བོ་གླིང་སྨད་རྗེ་བློ་བཟང་རྒྱ་མཚོ་སོགས་བྱུང་ངོ།།

གྲུང་ངོས་ནང་སོ་དར་རྒྱས།

དེ་ལྟར་དྲུང་སྐྱོང་བསྟན་འཛིན་རྒྱལ་པོའི་རིགས་སྲས་གཉིས་ལས་ཆེ་བ་ནང་སོ་དར་རྒྱས་དང་གཅུང་གཞན་ཕན་དབང་པོ་གཉིས་བྱུང་བར་ཆུང་བ་སྐུ་ཚེ་ཐུང་བས་འགྲོ་དོན་ཆེ་བར་མ་བྱུང་། ནང་སོ་དར་རྒྱས་ཀྱིས ༧གོང་ས་ལྔ་པ་ཆེན་པོས (1617–1682) དགུང་མཆོད་ཡོན་གོང་མ་རྣམས་ཀྱི་བླ་སྨན་དང་། ལྷ་ཁང་ལྷོག་ཏུ་སྨན་གྱི་སློབ་གྲྭ་བཙུགས་ཏེ་གསོ་དཔྱད་ཀྱི་འགྲོ་དོན་རྒྱ་ཆེ་བས་རྒྱུད་ཀྱི་སློབ་སྦྱོང་རྒྱུགས་ལེགས་པར་གྲུབ་པ་བྲག་འདྲུག་པ་དང་། ལྷག་བསམ་མ་མཐུ་སྟུ་དགའ། དར་མོ་སྨན་རམས་པ་བློ་བཟང་ཆོས་གྲགས་སོགས་མང་བར་བྱུང་། སྐུ་ཚེ་ཡུན་རིང་བཞུགས་ཏེ་ག་ཤེགས། གཤེགས་རྟགས་ཀུང་སྐུ་ཚོའི་རིང་སྨན་དཔྱད་འཆད་ཅན་དང་འགྲོ་དོན་རྒྱ་ཆེ་བའི་མཐུས་ཨ་དང་དྲུང་རང་གྲོན་སོགས་གྲོན་པ་དང་ ༧ རྒྱལ་མཆོག་ལྔ་པ་ཆེན་པོའི་ཞབས་སྔར་ལ་ཕོད་དབྱིབས་ཤིན་ཏུ་གསལ་བ་འཛུམ་བག་དང་བཅས་ལྷོ་ནུབ་ཕྱོགས་ཀྱི་ནམ་མཁའ་ལ་ཡེ་རེར་བཞུད་པ་གཟིགས་པས་ལྷའི་སྲིད་པ་འཛིན་པར་གསུང་སོ་སོ། དེ་ནི་སྲས་དཔོན་ཚང་བྲུང་ངོས་པ་སྨན་རྒྱལ་ཚེ་ཕེལ་དང་དཔོན་ཚང་དཀྱིལ་ལྷ་བཟུང་བགོ་རིག་རྒྱུན་འཛིན་སུ་མཐུད་གནང་ངོ་།།

དར་མོ་སྨན་རམས་པ་བློ་བཟང་ཆོས་གྲགས།

དར་མོ་སྨན་རམས་པ་བློ་བཟང་ཆོས་གྲགས་ནི། བོད་གངས་ཅན་དུ་བཞིའི་ཆ་ལས་གཡོན་དུ་དར་མོ་ཞེས་པར་རྒྱལ་པོ་གཡུ་ཐོག་སྙིང་པོའི་རིགས་རུས་

རབ་བྱུང་བཅུ་གཅིག་པའི་ནང་འབྱུངས། གླིང་སྟོད་ཉི་ཟང་སྤྲུལ་སྐུ་སྒྲོན་བཟང་རྒྱ···
མཚོ་དང་། དྲང་སྲོང་བསྟན་འཛིན་ (ནང་སོ?) དར་རྒྱས་གཉིས་ལས···
རྒྱུད་བཞི་དཔེ་ཕྱིན་པར་སྦྱངས། ༄ རྒྱལ་དབང་ལྔ་པ་ཆེན་པོ་ལས་གཡུ་
ཐོག་སྙིང་ཐིག་གི་དབང་རྗེས་གནང་ལུང་སོར་ཆོས་བཀའ་མང་དུ་ནོས། རྒྱ་
བོད་ཀྱི་གསོ་དཔྱད་མཁས་པ་བཞི་བཅུ་རྩ་གཉིས་སློབ་དཔོན་དུ་བསྟེན་ནས
གསོ་བ་རིག་པ་ལ་མཁས་པའི་ཕུལ་དུ་གྱུར་པས་སྨན་རམས་པའི་མཚན···
འཛིན་ཅིང་། ༄ རྒྱལ་བ་ལྔ་པ་ཆེན་པོས་དབུས་མཆོད་གནས་ཀྱི་བླ་སྨན་དུ···
དབང་བསྒྱུར་བར་མཛད། ༄ གོང་ས་ལྔ་པ་ཆེན་པོའི་བཀའ་བཞིན་གྲ་ཕྱི···
སྟོད་ལུགས་པ་གནས་ལུར་ནས་མི་ཏྲ་ཛོ་གི་དང་། བོད་ལུགས་མིག་འབྱེད།
གཙང་སྟོད་དར་མ་མགོན་པོའི་བརྒྱུད་པ་དགེ་སློང་གཞོན་ནུ་ལྷུན་གྲུབ་ལས། ཕན
"སྙིང་པོ་བསྡུས་པ།" "ཉེར་དྲིག་གཅེས་བསྡུས།" "གསེར་ཁྲི།" བྱུང་པ་རིང་
ལྷུན་རྣམ་རྒྱལ་གྲགས་བཟང་གི་"ཁ་ཤད་རྒྱུད་འགྲེལ་ཆེན་"སོགས་ལུང་མན···
ངག་དུ་མ། གཉའ་ནང་ནམ་མཁར་ལྷར་གྲུབ་ཐོབ་ཐོན་པ་ཡུར་ཀྱི་དུས་ལ་ཆུ
བཅོ་བརྒྱ་བཅས་གཞུང་མན་ངག་ལག་ལེན་རྣམས་ལེགས་པར་གསན་ཅིང་···
རྩེ་པོ་བྲང་དམར་པོའི་ལྷ་དབང་སློབ་ཡང་ནང་ཤར་ཆེན་སློབ་ཏུ་གྲགས་པར···
གསོ་རིག་གི་སློབ་གྲྭ་བཙུགས་པར་སྐུ་ཚེ་ཧྲིལ་པོར་རྒྱུད་བཞི་འཆད་ཉན···
གནང་། རང་གི་དཔྱད་ལས་དགེ་བར་མཛད་པའི་གསུང་རྩོམ་ཡང་གང་རིའི་
ཁྲོད་ཀྱི་སྨན་གྱི་མན་ངག་རྣམས་གཅིག་ཏུ་བསྡུས་པའི་"མན་ངག་བཀའ་རྒྱ···

སྔོན། མན་ངག་རྒྱུད་ཀྱི་“དཀའ་འགྲེལ་ལེགས་བཤད་གསེར་རྒྱན” ཕྱིས་རྒྱུད་ཀྱི་རྐུ་མདོ་མན་གྱི་“དཀའ་གནད་རྡོ་རྗེའི་མདུད་འགྲོལ” བཤད་རྒྱུད་ཀྱི་“སྟོང་འགྲེམས་ལེགས་བཤད་གསེར་གྱི་ཐུར་མ” སོགས་ལེགས་བཤད་ཀྱི་སྐྱེས་མང་དུ་མཛད། སློབ་མ་མིར་མོ་བ་བློ་བཟང་ཆོས་འཕེལ་དང་། ཡར་པ་བློ་བཟང་དོན་ལྡན་སོགས་མང་དུ་བྱུང་ངོ་། གཞན་ཡང་མཁས་པ་འདིས་མཛད་པར་གྲགས་པ“རྒྱུད་སེལ་གྱི་འགྲེལ་པ” “ལྷན་ཐབས་ཀྱི་གསང་སྨན་ངོས་འཛིན” བྱང་བོག་ལུགས་བཞི་པའི་ལུལ་ཕྱག་དང་ཉེ་ཚེ་ལ་ལྷས་ཀྱི་གནད་དང་རབ་གསང་མདའ་གསང་ཕོ་གསང་དབྱེ་གསང་མེ་གསང་བཅས་ཕྱོགས་གཅིག་ཏུ་བཀོད་མཁས་པ་མི་ཕམ་དགེ་ལེགས་(1618-?) ཀྱིས་བསྒྲིགས་པ། “མན་ངག་བཀའ་རྒྱ་མའི་གསང་སྨན་ཅིག་བརྒྱུད་ཀྱི་ཕྱོགས་སྒྲིལ” རིན་ཆེན་ཚ་གྲང་གི་སྦྱོར་བ་དང་སྤོ་སྨན་རྟ་རེ་མ་སོགས་དང་རིན་པོ་ཆེའི་ངོས་འཛིན་དང་བརྟག་ཐབས་ལ་སོགས་པ་ཉིན་ཏུ་གསལ་བའི“ལེགས་བཤད་བཻ་ཌཱུ་དཀར་པོའི་འཕྲེང་བ” གཡུ་ཐོག་གསར་མ་ཡོན་ཏན་མགོན་པོའི་གསོལ་འདེབས་སོགས་བརྩམས་ནས་གསོ་རིག་གི་བསྟན་པ་ཡར་ལྡན་དུ་བྱས་སོ། དེ་ལྟར་དར་མོ་ཉིད་ཕྱུག་ལན་སོགས་སྟོད་ལུགས་ཤས་ཆེར་བསྟར་བ་ཡིན་རུང་བརྒྱུད་པ་ནང་སོ་དར་རྒྱས་ཀྱི་སློབ་མ་ཡིན་འདུག་པ་བཅས་གཞན་ཡང་ཟུར་ལུགས་འཛིན་པ་སྨ་ཕྱིར་བྱུང་བ་བཀྲིས་དར་རྒྱས་ཀྱིས“བཤད་རྒྱུད་རྒྱུད་སེལ་འགྲེལ་པ་སྨན་གྱི་འབྱུང་གནས་དཔེ་དང་སྨྲ་བའི་སོར་དང་། གྲུ་སང་བའི་མཆན་ནས

བྲག་སྒོང་མཐུ་སྟོབས་རྡོ་རྗེའི་སྨན་ཕྱེད་བདུད་རྩིའི་གཏེར། དཔའ་ཙུག་ལག་ཕྲེང་བས (1504－1566) སྨན་ཉེ་ཉིན་ཁྲིས་སྙིང་པོ་བསྡུས་པ། "རྡོ་ཞུན་གསལ་སྒྲོན།" སྙིང་ཤོག་ནའི་འཚོ་བྱེད་བློ་གྲོས་བརྟན་པའམ་རིན་སྤུངས་པ་སེམས་དཔའ་ཆེན་པོ (དྲང་སྲོང་བསྟན་འཛིན་རྒྱལ་པོའི་ཡོངས་འཛིན།) བློ་བཟང་རྒྱ་མཚོས་ཕྱི་རྒྱུད་ལ་དཀའ་འགྲེལ་གསལ་བའི་མེ་ལོང་། "ཁོག་འབུབས་དྲང་སྲོང་དགོངས་རྒྱན།" དྭགས་པོ་འཚོ་བྱེད་ཀརྨ་ཀུན་ཕན་གྱིས་བྱེ་བ་རིང་བསྲེལ་གྱི་འགྲེལ་པ་ཞལ་ཤེས་དང་བཅས་པ། མན་ངག་གི་སྐོར་ཟབ་གནད་མཐའ་དག་བསྡུས་པའི་སྙིང་པོ་བདུད་རྩི་གསེར་ཕྲེང་། འཕྲིན་བཅོས་སོར་མཛད། གཞན་ཡང་ཉེ་ཐང་ཞབས་དྲུང་དགེ་དབང་གཞོན་ནུས་རྒྱུད་ཆུང་གསུམ་གྱི་འགྲེལ་པ་དང་། ཟོད་མཁས་པ་མི་ཕམ་དགེ་ལེགས་རྣམ་རྒྱལ་གྱིས་བྱང་ཁོག་ཡུལ་ཐིག་ཟླ་བའི་འོད་ཟེར་མེ་ལོང་། "སྨན་གྱི་རོ་ནུས།" ལྷུན་གྲུབ་རྣམ་རྒྱལ་རྡོ་རྗེས་རྡོ་རིང་རྒྱན་མཆོག་སོགས་བསྟན་བཅོས་རྩོམ་མི་ཡང་མང་བར་བྱུང་བར་གྲགས་སོ།།

ཟུར་ལུགས་དཔལ་ལྡན་རྒྱུད་བཞིའི་བཀའ་གཏེར་གྱི་སྣ་བརྒྱུད།

སྟོན་པ་སྨན་གྱི་བླ། དྲང་སྲོང་རིག་པའི་ཡེ་ཤེས། དྲང་སྲོང་ཡིད་ལས་སྐྱེས། འཚོ་བྱེད་གཞོན་ནུ། དཔལ་མགོན་ཀླུ་སྒྲུབ། དཔལ་ལྡན་དཔའ་བོ། ཁ་ཆེ་ཟླ་མདོན། ལོ་ཆེན་བཻ་རོ་ཙ་ན། མངའ་བདག་ཁྲི་སྲོང་ལྡེའུ་བཙན། གཏེར་སྟོན་གྲྭ་པ་མངོན་ཤེས། དབུས་པ་དར་

གྲགས། རོག་སྟོན་དཀོན་མཆོག་སྐྱབས། གཡུ་ཐོག་ཡོན་ཏན་མགོན་པོ་གསར་མ། སུམ་སྟོན་ཡེ་ཤེས་གཟུངས། འཚོ་བྱེད་གཞོན་ནུ་ཡེ་ཤེས། གཡུ་ཐོག་མཁས་པ་འབུམ་སེང་། གཙང་སྟོན་སངས་རྒྱས་རིན་ཆེན། མཁས་པ་དོན་གྲུབ་རིན་ཆེན། བསྟན་འཛིན་དོན་གྲུབ་རྒྱལ་མཚན། བྲང་ཏི་དཀོན་མཆོག་རྒྱལ་མཚན། བྲང་ཏི་དཔལ་ལྡན་འཚོ་བྱེད། (འདི་ཡན་བྱང་······ ལུགས་གཏེར་མ་དང་། ཀུན་དགའ་བོ། སློབ་དཔོན་པདྨ་སོར་འདྲེན་རྩོལ་རྒྱས་བསྡུས་ལས་བྱུང་མེད་པར་ཐེ་སྒྲོ་གསུངས།) དགེ་སློང་ཚོལ་པ་དཔང་གྲགས། མཁས་མཆོག་ཕུན་ཚོགས་བཟང་པོ། ཟུར་མཁར་མཉམ་ཉིད་རྡོ་རྗེ། སྐྱེམ་པ་ཚེ་འབུམ། བྱུར་པོ་པཎ་ཆེན། དངོས་སློབ་ལྷ་བའི་དབང་པོ། རིན་སྤུངས་པའམ་ཀུ་ཕུལ་ན་འི་འཚོ་བྱེད་བློ་གྲོས་བརྟན་པ། དྲང་སྲོང་བསྟན་འཛིན······ རྒྱལ་པོ། རིན་སྤུངས་ནང་སོ་དར་རྒྱས་དང་གཙང་གཞན་ཕན་དབང་པོ། སློབ་མ་གླིང་སྟོད་ཆོས་རྗེ་བློ་བཟང་རྒྱ་མཚོ། དེ་ནས་སྨན་སྒོམ་འབྲང་རྒྱས་པ་གར་དབང་། ཞབ་བདག་བློ་མཆོག་རྡོ་རྗེ། ༧རྒྱལ་བ་ལྔ་པ་ངག་དབང་བློ་བཟང་རྒྱ་མཚོ།།

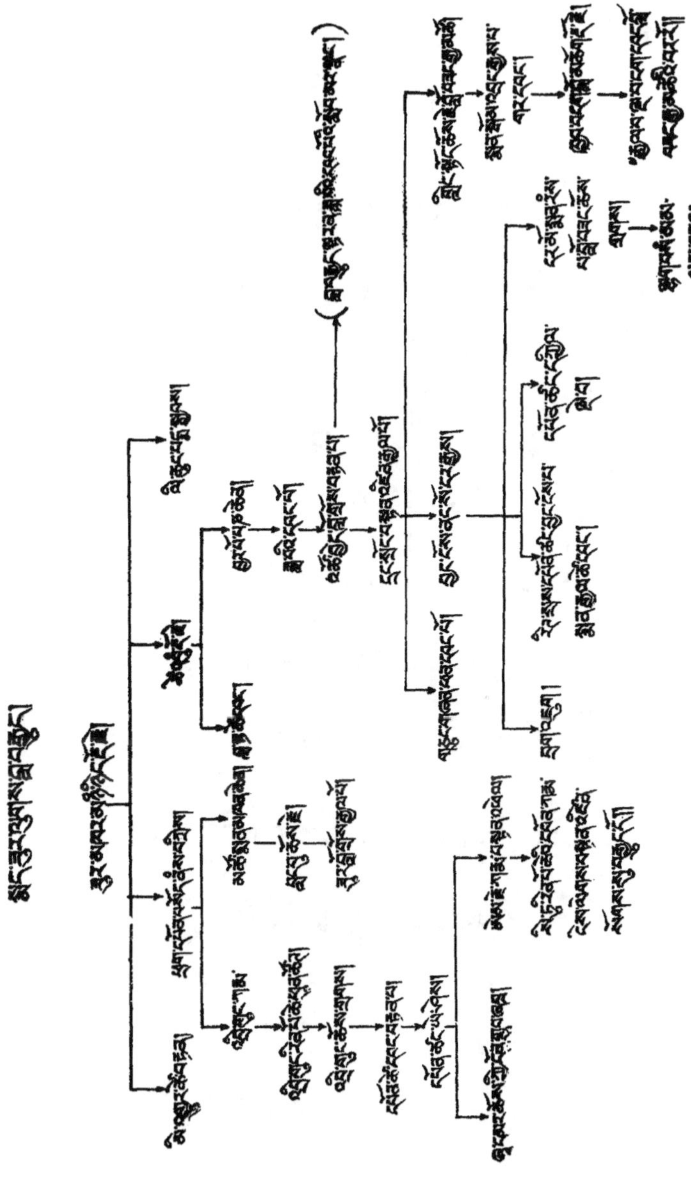

སྡེ་སྲིད་སངས་རྒྱས་རྒྱ་མཚོས་གསན་བཞེས་མཛད་པའི་ཟུར་

ལུགས་ལྷ་རྒྱུད་ནི།

ཟུར་མཁར་མཉམ་ཉིད་རྡོ་རྗེ།

སྐྱེར་རིགས་བཀྲིས་དཔང་ཕྱུག།

བསོད་ནམས་བཟང་པོ།

རྗེ་ཏ་ཆེན་བསོད་ནམས་རིན་ཆེན།

འཕྲིན་ལས་དོན་ཡོད།

སྐྱིང་ཕུབ་རིག་འཛིན་སྐྱིང་པོ།

གསུང་སྒྲུབ་ཚུལ་ཁྲིམས་རྡོ་རྗེ།

རིག་······འཛིན་འཕྲིན་ལས་ལྷུན་གྲུབ།

ཞི་རོའི་ཡང་སྲིད་ཞུབ་བདག་འགྱུར་མེད་རྡོ་རྗེ།

སྡེ་སྲིད་སངས་རྒྱས་རྒྱ་མཚོ།

གོང་སྨན་ལུགས།

དཀོན་ཅོག་བདེ་ལེགས།

གོང་ཁ་བ་ཆོས་ཀྱི་རྡོ་རྗེ་ནས་གསོ་དཔྱད་ཕྱག་ལེན་མཛད་ཡོད་ཀྱང་། བྲང་རྟེ་སོད་དམར་ལས། བྲང་རྟེ་ཆོས་རྒྱལ་བཀྲིས་དངས། ས་སྐྱིད་རི་ཞི་ཐོག་སྨན་གྲོང་དུ། སྨོད་ལྷུན་དཀོན་མཆོག་བདེ་ལེགས་ལ། ཞེས་བྱུང་བས་དཀོན་མཆོག་བདེ་ལེགས་ཀྱིས་བྲང་རྟེ་བ་སྤྱན་ནས་མཁས་པའི་གོ་སར་སྤྱིབས་ཤིང་དུས་ཐོག་ཉུར་མཁར་སྦྱོ་གྲོས་རྒྱལ་པོའི་ཡོངས་འཛིན་བླ་དབུ་ཆོས་རྗེ་དང་ཞབས་ཆེར་མཇལ་ངེས་པར་བྱོན། ཞིང་ཤེས་གདངས་ལྡོང་ཀྱི་གསོ་དཔྱད་ཀུན་གཟིགས་ཤིང་། རྒྱ་བོད་མཁས་པ་དུ་མའི་སྨན་བརྒྱུད་གབ་པ་རྣམས་བརྟེན་ཏེ་རང་གཞན་གྱི་དོན་དུ་བརྩམས་པ་ནི། “མན་ངག་ཕྱུ་རྟེ་དམར་པོ།” “པོད་ནག” “པོད་ཁྲ།” ཕྱི་རྒྱུད་དཀའ་འགྲེལ”གནས་ཐམས་ཅད་གསལ་བའི་སྒྲོན་མེ།” “བརྒྱུད་པའི་རྣམ་ཐར།” “སྨན་མིང་བརྡ་སྤྲོད།” “རྒྱུད་ཀྱི་བཀའ་འཕྲེང་འགྲེལ་བའི་ཤོག་སེར་ཏེ་པོད་བདུན་དང་། “རྩིའི་གཞུང་འགྲེལ་ཞལ་གྱི་གདམས་པ་དམར་འཁྲིད།” “སྨོའི་འཕྲུལ་ཕོ་དྲོན་བསྡུས།” “རོ་ནུས་ཀྱི་སྡེབ་སྦྱོར་”སོར་དང་། ཁྱད་པར་རྒྱུད་ལ་མཆན་ཤིན་ཏུ་རྒྱས་པར་གདབ་པ་ལ“རྒྱུད་ཆེན་ཁྲ་མོ་བ་བུམ་སེང་ལྡེང་དམར”གྲགས་པ་སློབ་དཔོན་བསྟན་མི་དགོས་པར་བ་ལྷུས་པ་ཙམ་གྱིས་གྲོལ་བར་

བཞེད་པ་རྣམས་བཙམས་ཏེ་སྨན་པ་ཕྱོགས་ཀྱི་བློའི་རྣ་བར་མཛེས་པར་བྱས་སོ།། །།

གོང་སྨན་དཀོན་ཅོག་ཕན་དར།

གོང་སྨན་དཀོན་མཆོག་ཕན་དར་ནི། སྤྱི་ལོ་བརྒྱ་ཕྲག་བཅུ་དྲུག་ནང་ཟུར་མཁར་བློ་གྲོས་རྒྱལ་པོ་དང་དུས་མཚུངས་པར་གོང་སྨན་དཀོན་མཆོག་བདེ་ལེགས་ཀྱི་སྲས་སུ་འཁྲུངས། ཡབ་དཀོན་མཆོག་བདེ་ལེགས་བསྟེན་ནས་གསོ་དཔྱད་ཀྱི་གཞུང་ལུགས་ལ་མཁས་པའི་ཕུལ་དུ་ཕྱུར་ཏེ། “ཕྱང་སྦྱོང་བརྒྱུད་པའི་གསོལ་འདེབས་རྫོགས་ལྡན་མ།” “སྨན་བྱིན་རླབས་རབ་གནས་ཀྱི་ཆོག” “སྨན་གྱི་ལྷ་མོའི་སྒྲུབ་སྐོར།” “དངུལ་ཆུ་སྦྱོབ་པའི་བསྟན་བཅོས།” “སྨན་ནག་ཆེན་མོའི་སྦྱོར་བ་རྒྱས་འབྲིང་བསྡུས་གསུམ་གྱི་དཀར་ཆག” “རྩ་རྒྱུད་ཀྱི་འགྲེལ་པ་མེ་ལོང་མཐོང་གསལ།” མན་ངག་གི་སྐོར་ལ་“གསོ་རིག་དགོས་འདོད་འབྱུང་བ་ནོར་བུའི་ཕྲེང་བ”ཞེས་བྱ་བ་པོད་གསུམ། དེ་ལས་བསྡུས་པ“དགོངས་པ་དོན་བསྡུས།” དེས་ལས་ཀྱང་བསྡུས་པ“དགོས་པ་དོན་བསྡུས།” དེ་དག་གི་དགོངས་དོན་སྙིང་པོར་དྲིལ་བ་ལ“ཉམས་ཡིག་བརྒྱ་རྩར”གྲགས་པ་རྣམ་མཛད། དུས་སྐབས་དེར་བོད་གངས་ཅན་གྱི་ལྗོངས་སུ་སྨན་པ་མཁས་པ་དང་ལྡན་པ་ཞིག་དཔོན་ཚང་ཕན་དར་བ་བོ་ནའོ་ཞེས་པའི་སྨན་པའི་སྨྲ་ཕྱོགས་ཀུན་ཏུ་འཕྲོ་བས་ཇེ་ཟུར་མཁར་བ་བློ་གྲོས་རྒྱལ་པོ་ཡང་ཐུགས་འཕྲོགས་ཏེ་དྲི་བ་ཚུ

ཏཱའི་ཁྲི་ཤིང་རབ་ཏུ་རྒྱས་པའི་ནར་ཀླུང་སྐྱིད་ལྡ་པའི་ནང་། ལུས་ཅན་ཚོར་ལམ་མི་འཇིགས་སྒྲུན་མཛད་པའི། སྐྱེས་བུ་དམ་པ་རྣམས་ལ་ཕྱག་འཚལ་ནས། གསོ་རིག་སྨྲ་བའི་སྨན་གྲགས་དབུགས་འབྱིན་པ། དེ་ལ་དྭོགས་པའི་གནས་འགའ་འདྲི་བར་སྨྲ། ཞེས་དང་། ལ་སྟོད་ལྷོའི་སྨན་པ་དཔོན་ཚང་ཕན་དར་བཞེས་སྨན་གྲར་གྱི་དྲིལ་སྒྲ་ཕྱོགས་ཀུན་ཏུ་འཕྲོ་བས་ཡིད་དྲངས་ཏེ། ཞེས་ཀེ་བསྟོད་མཛད། འདི་ལ་སློབ་མ་ཀ་བཞི་གདུང་བརྒྱུད་དུ་བྱུང་བ་ལས། ཀ་པ་བཞི་ནི། སྟོད་དུ་མཁས་པ་མངའ་རིས་ཀྱི་འ་པ་བདེ་ཆེན། སྨད་དུ་མཁས་པ་གོང་དཀར་གསེར་ཏོག་པ། བར་དུ་མཁས་པ་ཟུར་ཆེའི་དྲང་སྲོང་ལྷ་ཕྱུག་པ། སྨན་པ་དང་ལྷན་པ་ཚ་རོང་ཆོས་རྗེ། གདུང་བརྒྱུད་ནི། མང་མཁར་བདེ་གླིང་པ་ཉི་མ་གྲགས། བསམ་གཏན་དཔལ་བཟང་། ཐང་རིངས་པ་ནམ་མཁའ་བཀྲིས། དབོན་པོ་ཀུན་དགའ་བཀྲིས། མངའ་རིས་ཤག་པ་དོན་གྲུབ་རྒྱལ། དཔལ་ལྡན་ལེགས་པ། བློ་གྲོས་འཕེར་པ། བསམ་གྲུབ་བཟང་པོ་ལ་སོགས་པ་རྣམས་ཀྱིས་ཕྱག་བཞེས་སྐྱེལ་ལོ།།

ཚ་རོང་ཆོས་རྗེ་དཔལ་ལྡན་རྒྱལ་མཚན།

སློབ་མའི་གཙོ་བོ་ཚ་རོང་ཆོས་རྗེས་གསོ་རིག་སྤྱི་དོན་ནམ་བཤད་པའི་སྒྲོལ་བྱེད་མུན་སེལ་སྒྲོན་མེ། གཞན་ཡང་མན་ངག་ཟབ་གྱེད་མང་པོ་མཛད་ནས་ཚ་རོང་སྨན་བརྒྱུད་བེའུ་བུམ་དུ་གྲགས་པ་བྱུང་།།

ནམ་མཁའ་བདེ་ལེགས།

དེའི་དབོན་པོ་ནམ་མཁའ་བདེ་ལེགས་ཀྱིས་“རྒྱུད་བཞིའི་སྤྱི་དོན་ལེགས་པར་བཤད་སྣང་བ།” “རྩ་མདོའི་ས་བཅད་བསྡུས་དོན།” “ཕྱི་རྒྱུད་ཀྱི་ནད་དང་གཉེན་པོ་གསོ་ཐབས་གསུམ་གྱི་ངོ་བསྡུ……།” “མན་ངག་ཁོར་ཡུག་སྨན་ཚོགས་བདུད་རྩིའི་ཕྲེང་བ།” “གཙང་སྨེ་བཞིའི་ངོས་འཛིན་མཛུབ་ཀྱུགས་མ་”དང་། “བཅོས་ཐབས་རྡོ་རྗེ་ཕ་ལམ་”སོགས་མཛད།། །།

དྲང་སྲོང་ཆེ་དབང་རིག་འཛིན།

ཚ་རོང་ནམ་མཁའ་བདེ་ལེགས་ཀྱི་སྲས་དྲང་སྲོང་ཆེ་དབང་རིག……འཛིན་ཀུན་གསོ་རིག་ལ་མཁས་པར་གྱུར། སྨེ་པ་ལྷུན་རྩེ་པའི་ཞབ་ཀའ་བཞིན་སྦྱོར་བ་བ་སྐྱོང་ཡུར་ཀྱི (སྒྲུང་ལུགས ?) ལག་ལེན་སློབ་པ་དང་། ཚ་རོང་པ་ཆེ་དབང་རིག……འཛིན་བྱུར་པོ་པ་ཆ་ཆེན་སར་སྨད་ལུགས (ཟུར་ལུགས) སློབ་པར་བརྫངས་ཏེ་སྨད་ལུགས་སུ་གྱུར། འདིས་ཟུར་མཁར་ཆོས་འབྱུང་སྙིང་……བསྡུས་ཁ་དང་བཅས་”བསྐལ་བ་བཟང་བགྲོད་པའི་སྒྱུར་ལམ་”མཛད་ནས་ཁོང་རང་གི་བརྒྱུད་པ་ཚ་རོང་པ་ཆེ་དབང་རྣམ་རྒྱལ་ཡིག་པར་ལྷུན་རྩེ་དང་གཙང་པ་རྣམས་ཀྱི་ཟླ་སྨན་མཛད་དེ་སློབ་གྲྭ་བསྐྲུངས། ཕྱི་ལོ་བརྒྱ་ཕྲག་བཅུ་བདུན་པའི་དཀྱིལ་ཙམ་ལ་གུ་ཤྲི་བསྟན་འཛིན་ཆོས་ཀྱི་རྒྱལ་(1639~1642)པོས་གཙང་པ་བསྐོར་བ་དང་ཆབས་ཅིག་སློབ་གྲྭ་ཡང་ལྷག་རྒྱུ་ཆད་པའི་རྗེ་ཛྷ་བུ་ཧྲ་ར་སྒྱུར་སྤུང་སྐྱོར་ “རྒྱལ་བ་ལྔ་པ་ཆེན་པོས་གཟིགས་གསོས……

བདག་རྐྱེན་སྨྲ་ལ་ཏེ་སློབ་གྲྭ་སུ་མ་ཕུད། དེ་རྗེས་བུ་ཚོ་བཏན་རྫོ་རྗེས་སྨན···
གཞུང་གྲྭ་ཐང་རྒྱུད་བཞི་ཚིག···རྒྱུགས་ཞུ་ལ་ཞིང་ ༧ གོང་ས་མཆོག་ནས···
བཅའ་ཡིག་བཀའ་རྩོམ་དང་བཅས་པའི་བདག་རྐྱེན་རྗེ་མཐོ་གནང་བ་དང་།
སྡེ་སྲིད་སངས་རྒྱས་རྒྱ་མཚོས་ཀྱང་འབེལ་གཏམ་མཛད་ཅིང་ཐུགས་སྐྱེས
པའི་རྩུལ་གྲིས་གཟེར་རྒྱང་རྩེ་ཆེ་གནང་། འོན་ཀྱང་སློབ་གྲྭ་བ་རྣམས་དཔེ
འཛིན་ཙམ་ལས་ངོ་···སྤྲོད་བ་ཤད་པ་སོགས་ཆེར་མེད་འདུག་པ་ལྟར་རྫོང
སྡོད་ཞུགས་པ་ཚོངས་སྦྱིན（སྒྲས）གྱི་དུས་ནས་སློབ་གྲྭ་ཡང་ཆད། གཏོ
དཔེར། ཨོམ་རྗེ་སྨན་པའི་རྒྱལ་པོ་ཚེ་རིང་པ། ཏ་དང་པོད་བུ་འཚོན་ང
རང་ཡུལ་ན་ཡོད། ཅེས་གྲགས་པ་བདེན་ཆེ་སྙམ། གཞན་ཡང་གོང་སྨན་ཐུར
འཛིན་པ་སྐྱང་པ་དཔལ་མགོན་ལྷུན་གྲུབ་ཀྱིས"གསོ་རིག་གི་སྙིང་དོན་ལག་ལེན་ཤད
ཕྲེང་བ" "དུས་བཞིའི་ངོས་འཛིན་ལ་འཕྲུལ་པ་སྤྲོང་ཐབས" དྲུང་འཚོ་དབང
ལྡན་པས་ཉི་ཟླ་གཟའ་འཛིན···ཉེ་མ་ལྷོག་མཉམ་སོར་རྩ་ལ་ཐེངས་རྩོལ
སྒྲ"བ་དྲིབ་ལེར་ཤད་འཚོལ་བའི་ཕོ་ཉ་རིག་པའི་ལྷུགས་རྒྱུ" ཕྱག་རྫོར···
མགོན་པོས་མིའི་ཉི་མའི་གཅེས་བསྡུས་ལས་མེད་ཡང་རྗེ་བཞིན་བྲིས་པ···
"གཅེས་བསྡུས་རིན་ཆེན་ཕྲེང་བ"དང"ཕྱི་རྒྱུད་ཀྱིས་བཅད"མཛད། སྨེ་པ་རོང
ཚོགས་ལྷ་ནམ་ལྷུག་གི་ངོས་འཛིན་བརྒྱུད་པའི་ལོ་རྒྱུས་སོགས་ལ་དྲིས་པའི་ལན
"རིག་པའི་འཁོར་ལོ།" "མན་ངག་ཟབ་བསྡུས་བདུད་རྩི་ཐིགས་ཕྲེང"སོར་མང
དུ་མཛད། འབྲུག···པ་ཀུན་ཁྱེན་པད་དཀར་གྱིས"རྒྱུད་བཞིའི···ནམ···

གཞག་གཞན་ལ་ཕན་པའི་གཏེར། "དཔག་བཅོས་ལེ་ཚན། ཞྭ་དམར་བ་དྲུག་པས་གསོ་རིག་བསྟན་བཅོས་"འཆི་བ་མེད་པའི་བདུད་རྩི"། དཔའ་བོ་གཙུག་ལག་ཕྲེང་བའི་(1504－1566)"ཆོས་འབྱུང་"དང་"འབུམ་བཅོས"། སོགས་བརྒྱབ་པས་"རྒྱུད་བཞིའི་བཀའ་སྒྲུབ་ངེས་དོན་སྙིང་པོ"་བརྩམས་ནས་སྟོད་ལུགས་ལ་རྒྱལ་གོང་སྨན་པའི་མན་ངག་ཡིད་འཛིན་རྣམས་ཕྱོགས་ནས་ཕྱོགས་སུ་དར་བར་བྱས་ཤིང་བཞེད་སྲོལ་འདི་རྣམས་ལ་སྟོད་ལུགས་སམ་གོང་སྨན་གྱི་ལུགས་ཞེས་གྲགས་སོ། དེ་ལྟར་བོད་བསིལ་ལ་བྱུར་རྒྱུར་པ་ནས་བཟུང་ས་སྐྱ་དང་། སྨི་གདོང་། རིན་སྤུངས། གཙང་སྟོད་སྡེ་པ་བཅས་ཀྱི་དུས་ཡུན་ལོ་ངོ་བརྒྱད་བརྒྱ་ཙམ་གྱི་ནང་སྡེ་འཛུགས། བཙན་འཛུལ་སོགས་ཀྱིས་བོད་ཀྱི་བསྟན་པ་ཆབ་སྲིད་དང་བཅས་པར་སྤྱིའི་ཆ་ནས་ཉམས་ཆགས་དང་། འཕྲུས་ཤོར་ཆེན་པོ་བྱུང་ཡོད་ཅིང་། གསོ་བ་རིག་པ་འདི་ཡང་གཡུ་ཐོག་གསར་མའི་གདུང་རབས་ཁ་ཤས་དང་། བྲང་ཏེ། བྱང་ཟུར་གོང་སྨན་བརྒྱུད་འཛིན་ཁ་ཤས་ལས་ཁྱོན་ཡོངས་ཀྱི་ཆ་ནས་བལྟས་ན་གསོ་བ་རིག་པའི་ཡིག་ཆ་དང་། ལག་ལེན། མན་ངག་ལོ་རྒྱུས་སོགས་མང་དག་ཅིག་དང་ལྷག་པར་ལོ་རྒྱུས་སུ་གྲགས་ཆེ་བའི་རིན་ཐང་བྲལ་བའི་སྨན་དཔྱད་ཀྱི་དཔེ་རྣམས་རིམ་གྱིས་མི་མངོན་པའི་དབྱིངས་སུ་བསྡེམས་ཤིང་དང་ལོ་རྒྱུས་ཙམ་དུ་སྣང་བའི་ཕྱིར་རོ།

སེམས་ཅན་ལས་དང་རང་འདོད་ཆར་སྐྱོང་གིས།
བསྟན་དང་རིག་གནས་ཟླ་བའི་འཕེལ་འགྲིབ་བཞིན།།
སེམས་མེད་ལོ་རྒྱུས་མཚན་མོའི་མགོན་པོའང་།
འཕེལ་འགྲིབ་དབང་གིས་ར་རིས་མང་ཞིག་སྣང་།།
ཞེས་བྱ་བ་ནི་བར་སྐབས་ཀྱི་ཚིགས་སུ་བཅད་པའོ།། །།

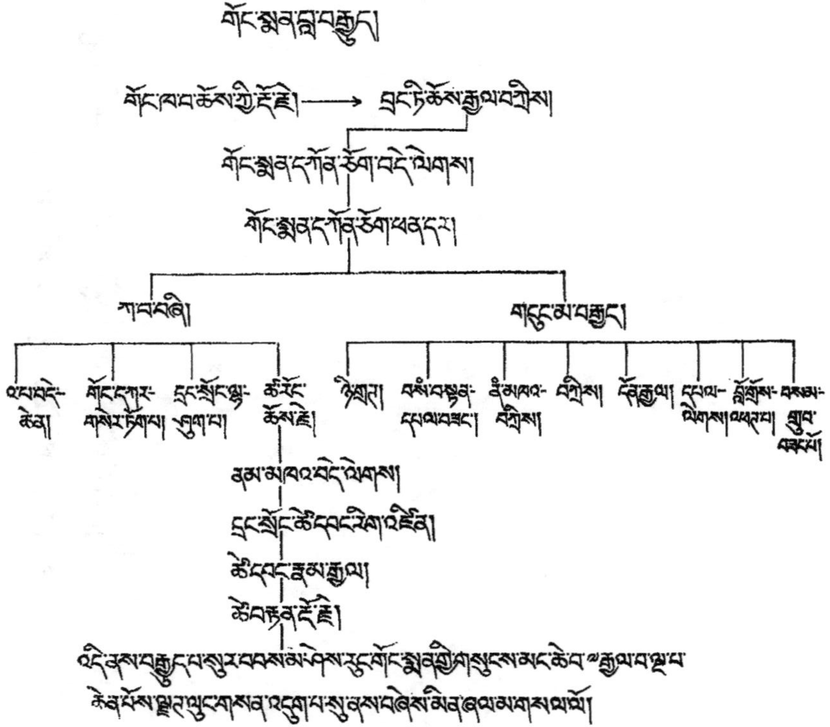

གོང་སྨན་བླ་བརྒྱུད།
གོང་ཁ་བ་ཆོས་ཀྱི་རྡོ་རྗེ།
བྲང་ཏི་ཆོས་རྒྱལ་བགྲེས།
གོང་སྨན་དཀོན་མཆོག་བདེ་ལེགས།
གོང་སྨན་དཀོན་མཆོག་ཕན་དར།
ཀ་བ་བཞི།
གདུང་མ་བརྒྱད།
ལས་བདེ་ཆེན།
གོང་དཀར་གསེར་ཏོག་པ།
དྲུང་སྟོད་ལྷ་ཤུག་པ།
ཚ་རོང་ཆོས་རྗེ།
ཉེ་གྲུ།
བསམ་བསྟན་དཔལ་བཟང་།
ཐིམ་མཁའ་བཀྲིས།
བཀྲིས།
དོན་རྒྱལ།
དཔལ་ལེགས།
བློ་གྲོས་འཕེལ་བ།
བསམ་གྲུབ་བཟང་པོ།
ནམ་མཁའ་བདེ་ལེགས།
དྲུང་སྟོད་ཚེ་དབང་རིག་འཛིན།
ཚེ་དབང་རྣམ་རྒྱལ།
ཚེ་བརྟན་རྡོ་རྗེ།
འདི་ནས་བརྒྱུད་པ་སྲུར་བབས་མི་ཕེབས་ཟུར་གོང་སྨན་གྱི་གསུངས་མང་ཆེ་བ་རྒྱལ་བ་ལྔ་པ
ཆེན་པོས་ལྷ་ཁང་ཡུང་གསན་འདྲོག་པ་སུ་ནས་བཞེས་མིན་ཞལ་མགས་ལགས།

དགའ་ལྡན་ཕོ་བྲང་དབུ་བརྙེས་པ་དང་བོད་སྨན་ཡར་རྒྱས་བྱུང་བ།

༄ རྒྱལ་མཆོག་ལྔ་པ་ཆེན་པོས་སྨན་ཕྱོགས་ལ་རྩོལ་བ།

ཕྱི་ལོ་ 1642 ལོར་གཞིས་ཀ་བསམ་འགྲུབ་རྩེའི་རྫོང་གི་ཚོམས་ཆེན་ནང་ ༄ གོང་ས་ ༄ སྐྱབས་མགོན་ཏཱ་ལའི་བླ་མ་སྐུ་ཕྲེང་ལྔ་པ་ངག་དབང་བློ་བཟང་རྒྱ་མཚོ་ (1617~82) མཆོག་ནས་བོད་རྒྱལ་ཡོངས་ཀྱི་ཆབ་སྲིད་ཀྱི་སྐུ་དབང་ཆ་ཚང་བཞེས་ཏེ་གཞུང་ས་དགའ་ལྡན་ཕོ་བྲང་དབུ་བརྙེས་པ་ནས་བཟུང་བསྟན་པ་ཆབ་སྲིད་རིག་གནས་དང་བཅས་པར་ལེགས་བཅོས་ཆེན་པོ་བྱུང་། གསོ་བ་རིག་པ་འདི་ཉིད་སེམས་ཅན་ལ་ཕན་ཐོགས་ཤིང་ལུས་ཅན་ཀུན་གྱི་སྤྱི་ནོར་དུ་དགོངས་ཏེ་གཞུང་ས་དགའ་ལྡན་ཕོ་བྲང་ནས་མཐུན་རྐྱེན་རོགས་རམ་བསྐུལ་ཏེ་འབྲས་སྤུངས་དགའ་ལྡན་ཕོ་བྲང་ནུབ་མར་ (1643) ལོར་ཉི་ཐང་ཞབས་དྲུང་བློ་བཟང་རྒྱ་མཚོ་དང་། བྱང་ངོས་ནང་སོ་དར་རྒྱས་ནས་ངོ་གཉེར་སྟེ་གསོ་རིག་འགྲོ་ཕན་གླིང་དང་། གཞིས་ཀ་བསམ་འགྲུབ་རྩེར་ཚོ་རོང་པ་ཆོས་བརྟན་རྡོ་རྗེ་ནས་ངོ་འགྲིགས་ཏེ་དྲང་སྲོང་འདུས་པའི་གླིང་། ལྷ་ལྡན་ལྕོག་ཏུ་ནང་སོ་དར་རྒྱས་དང་། དར་མོ་སྨན་རམས་པ་བློ་བཟང་ཆོས་གྲགས་གཉིས་ཀྱི་འགན་ལེན་མཛད་པའི་སྨན་གྱི་སློབ་གྲྭ་བཙུགས་བཞག་གསོ་ལ་མཐུན་རྐྱེན་སྐྱོང་ཏེ་གསོ་བ་རིག་པ་འདི་ཉིད་ཡར་རྒྱས་ཡོང་བའི་ཤུ་ཏ་རེ་ཆེན་པོ་མཛད་རྒྱུ་ཇི་བཞིན་མ་འགྲུབ།[2] ༄ གོང་ས་མཆོག་རང་ཉིད་ནས་ཀྱང་སྨན་གཞུང་རྒྱུད་བཞི། "བདུད་རྩིའི་བུམ་པ།" "བྱེ་བ་རིང་

བསྒྲིལ།" གོང་སྨན་པའི་ཉམས་ཡིག་སོགས་གསོ་དཔྱད་ཀྱི་ཡིག་ཆ་དུམ་
དང་། ཁྱད་པར་གཡུ་ཐོག་སྙིང་ཏིག་གི་གདམས་པ་ཉམས་སུ་བཞེས་
ཤིང་རྣམ་དགེ་དབང་གི་ཀུ་ཀྲུན་གྱི་"གསལ་བྱེད་བདུད་རྩིའི་ཟླ་སྦྲང་"རྩལ་བ་
དང་། རྒྱུད་ཆུང་བག་སུམ་ཐུར་འཛིན་དང་། ས་བཅད་ཇེ་ལ་འཕྲེམས་
ཕྲུག་ལེན་དང་སྨན་གྱི་ཉེར་སྤྱོད་བཅས་ཀུང་གསན་བཞེས་གནང་། སྨན་
གཞུང་"ཆ་ལག་བཅོ་བརྒྱད་"དང་"མེས་པོའི་ཞལ་ལུང་"། "དཔལ་ལྡན་རྒྱུད་
བཞི་"སོགས་པར་བསྐྲུན་མཛད་དེ་འཛད་མེད་ཆོས་སྦྱིན་གྱི་སྒོ་འཕར་ཕྱེས།
རིན་ཆེན་གྲང་སྦྱོར། ཆོ་སྦྱོར། རྡོ་རེམ། དབང་ཕྱུག་ཆེན་པོའི་དུག་
འཇོམས་དབང་རེལ་སོར་མཐོང་བརྒྱུད་ཕྲུག་ལེན་གྱི་རྒྱུན་སྲོལ་མཛད།
འཕར་ཡུལ་རྒྱ་གར་ནུབ་ཕྱོགས་མ་ཐུ་རའི་བྲམ་ཟེ་སབྱི་སི་གོ་ད་ར་ར་ཙྪུ་
རདང་། མ་ཏཱ་ལོ་ཙཱ་བ་འདར་པ་དགེ་དབང་ཕུན་ཚོགས་ལྷུན་གྲུབ།
(1623– ?) གཉིས་ཀྱིས་"ཀཻའི་རིག་བྱེད་མཐའ་དག་གི་སྙིང་
པོ་བསྡུས་པ་"དང་། རྒྱ་གར་པ་ཎྜིའི་སྨན་པ་དྷནྭནད་པའི་སྨན་བཅོས་
"ཕན་བྱེད་ཀྱི་འཁོར་ལོ་རིགས་མི་གཅིག་པ་བདུན་ཅུ་རྩ་གཉིས།" མ་
ཐུ་རའི་ (MATHURA?) རྒྱལ་རིགས་ཀཻའི་རིག་བྱེད་འཛིན་པ་རགུ་ན་
ཐས་ (RAGUNATH) "ཚངས་པ་ཀཻའི་རིག་བྱེད་རྒྱ་མཚོའི་ཡན་ལག་
འཛིན་པ་གཡོ་བ་ཅན་"ཞེས་བྱ་བ་དང་། "ཕན་བྱེད་མན་ངག་ལག་ལེན་
ཐོར་བུ།" ཤ་ཛཧཱན (SHAH JAHAN?) གི་སྨན་པ་མནའ་ཧོ"སི་མིག་འབྱུང་

མཐོང་བ་དོན་ལྡན་ལ་སོགས་པ་རྣམས་འདར་བ་ཡོ་ཅོབར་པོ་བྲང་ཆེན་པོ་པོ་ཏ་ལར་བསྐྱུར་བའི་བཀའ་ལུང་ཕེབས་ཤིང་མཐུན་རྐྱེན་སྐྱལ་བ་ལས་གྲུབ་པ་རྣམས་ད་ལྟའང་བསྟན་འགྱུར་ནང་བཞུགས་སོ། །གཞན་ཡང་མིག་འབྱེད་ཀྱི་ལག་རྩལ་དང་གཉའ་ནང་ནམ་མཁའ་ལྟར་གྲུབ་ཐོབ་ཀྱོན་པ་ལུགས་ཀྱི་དངུལ་ཆུ་བཙོ་བཀྲུ་ཆེ་མོའི་ཕྱག་ལེན་དང་རིན་ཆེན་རིལ་བུའི་ཕྱག་ལེན་བཅས་དར་མོ་སྨན་རམས་པ་དང་ལྷག་བསམ་གཉིས་ལ་སོན་པར་སློབ་ཏུ་འཇུག་གནང་མཛད།

ཡང་གྲ་ཕྱི་སྨད་ལུགས་པ་གནས་ལྟར་ཞེས་པ་ཆེད་འབོད་ཀྱིས་མི་ཏྲ་ཛོ་གི་དང་། ཚོ་སྐྱོང་གཞན་ཕན་ལྷུན་གྲུབ་ (གཙང་སྟོད་ངར་མ་མགོན་པོའི་བརྒྱུད་པ།) ལས་"སྙིང་པོ་བསྡུས་པ།" "ཟེའུ་ཏིག་གཅེས་བསྡུས།" "གསེར་བྲེ།" བྲང་པ་རིགས་ལྡན་རྣམ་རྒྱལ་གྲགས་བཟང་གི་"བཤད་རྒྱུད་འགྲེལ་ཆེན་"སོགས་ཀྱི་ལུང་མན་ངག་དུ་མ་ཡང་དར་མོ་སོན་ནས་ཞུ་བའི་བདག་རྐྱེན་མཛད། རྣམ་གླིང་པཎ་ཆེན་དང་དར་མོ་སྨན་རམས་པ་བློ་བཟང་ཆོས་གྲགས་གཉིས་ནས་"ཕྱི་རྒྱུད་རྡོ་རྗེའི་མདུད་འགྲོལ་" ཡང་དར་མོ་དང་མེར་མོ་བ། ལ་ར་བ་གསུམ་ནས་"དཀའ་འགྲེལ་མན་རྒྱུད་གསེར་རྒྱན།" དར་མོའི་"གཡུ་ཐོག་གསར་རྙིང་གི་རྣམ་ཐར་"སོན་པར་དུ་བསྐོ་བའི་མཐུན་རྐྱེན་རྩལ་བ་སོགས་ལྷ་མདོར་ན་གཞུང་ས་དགའ་ལྡན་ཕོ་བྲང་དབུ་བརྙེས་པ་ནས་བཟུང་གསོ་བ་རིག་པ་འདི་ཉིད་ལ་འགོ་

འདོན་གསར་དུ་བརྙེད་པའམ་གླུ་སྒྲོག་བརྙེད་པ་བཞིན་སྐྱར་ཡང་འཕྲིན་ལས་ཀྱི་འོད་ཟེར་ཕྱོགས་བརྒྱར་འཕྲོ་བར་གྱུར་ཏོ།

སྡེ་སྲིད་སངས་རྒྱས་རྒྱ་མཚོས་སྨན་སྤེལ་ཚུལ།

༧རྒྱལ་བ་ལྔ་པ་ཆེན་པོའི་འཕྲིན་ལས་ཀྱི་ཁ་སྟོགས་དཀར་པོ་དང་དུ་འདེགས་པ་སྡེ་སྲིད་སངས་རྒྱས་རྒྱ་མཚོ་ནི། ཉང་ཧྲང་འཛིན་བཟང་པོའི་བྲན་གྲོང་སྨད་ཅེས་གྲུབ་པར་རྗེ་བཙུན་མར་པ་ལོ་ཙཱ་བའི་བུ་ཆེན་བཞིའི་ནང་གི་མཚུར་སྟོན་དབང་གི་རྡོ་རྗེ་ལས་ཆད་པའི་ཡབ་ཨ་སུག་དང་། ཡུམ་བུ་ཁྲིད་རྒྱལ་མོ་གཉིས་ཀྱི་སྲས་སུ་ཆུ་སྦྲུལ་གྱི་ལོ་ 1653 ཟླ་བ་བདུན་པའི་ནང་སྐུ་འཁྲུངས། དགུང་ལོ་བརྒྱད་པ་ཕྱི་ལོ་ 1660 ལ་ ༧རྒྱལ་བ་ལྔ་པ་ཆེན་པོའི་ཞལ་མཇལ། སྐུ་ཆུང་དུས་ནས་སློ་སྣ་ཚོར་བཅུས་ཏེ་སྨན་སྦྱོར་བྱེད་པ་སོགས་བག་ཆགས་བཟང་པོ་ཡོད། རིམ་བཞིན་མཁས་དབང་དཔལ་ལྡན་ཕུན་ཚོགས་དང་། རང་མེས་ས་སྐྱོང་འཕྲིན་ལས་རྒྱ་མཚོ། འདར་པ་ལོ་ཙཱ་བ་ངག་དབང་ཕུན་ཚོགས་(1623–?) སོགས་ལས་ཕྱག་བྲིས་རྩིས་རིག་དཀར་ནག་སྒྲ་སོགས་གསན། དགུང་ལོ་ ༡༨ ས་སྤྲེལ་ཕྱི་ལོ་ 1668 ཐོག ༧རྒྱལ་བ་ལྔ་པ་ཆེན་པོའི་དགོངས་བཞེད་བཞིན་ཆུ་བ་ཟང་དུ་བཞུད་ཏེ་སྡེ་དགོངས་ཕྱུར་བསྐྱེན་དང་། སྐྱེས་གཞུང་ཕྱུར་འཛིན། གཞན་ཡང་སྐད་ཡིག་དང་། ཉག་སྦྲན་འཕེན་པ། རི་ལ་ཀྱི་ཡང་གཏོང་བ། རྒྱལ་བརྒྱལ་ཁང་བ་སོར་རིག་གནས་དང་སྐྱུ་རྩལ་ལ་སྦྱང་བ་མཛད། ཕྱི་ལོ་ 1670 སྡེ་དགུང་ལོ་བཅོ་བརྒྱད་ཐོག་གྲྭ་ཚང་རྒྱུད་གསུམ

ཕྱུགས་འཛིན་གཞན་སྐབས་གྲྭ་ཚང་གི་རྒྱུད་བཞི་ར་དང་དུ་སྤྱོད་པས་མ་ཚོགས་པ་ཡོད་པའི་དགོངས་རྒྱུ་ཡི་རྣམས་ལྷ་པ་ཆེན་པོར་ཞུས། གཉའ་རིགས་རྣམ་རྒྱལ་རྡོ་རྗེ་ལས་སྨན་དོ། སྤོང་འཕྲིམས། རྩ་ཡུལ་ཐིག་སོགས་དང་། གཞུང་གི་གོ་བ་སོགས་གླིང་སྟོད་ཆོས་རྗེ་བློ་བཟང་རྒྱ་མཚོ། ནང་སོ་དར་རྒྱས་དར་མོ། ཕྱག་བཟས་མ་སོགས་ལས་བཞེས། ༧གོང་ས་ལྔ་པ་ཆེན་པོས་སྙིང་ཐིག་གི་དབང་ལུང་གཞན་སྙེ་སྨན་པའི་རྒྱལ་པོའི་རྒྱལ་ཚབ་ཏུ་དབང་བསྐུར། དགུང་ལོ་༢༢ ཐོག་རྒྱུད་བཞིའི་ལུང་ཁྲིབ་བདག་བྲ་ཚང་པར་བཞེས་པ། "ཐབ་ལམ་གཡུ་ཐོག་སྙིང་ཐིག" དང་། བདུད་རྩི་བུམ་པ་མ་ལག་དང་བཅས་པའི་ལུང་ཟུར་ཆོས་དབྱིངས་རང་འགྲོལ་དང་། ཆོས་རྒྱལ་གཏེར་བདག་གླིང་པ་སོགས་ལས་བཞེས་ཏེ་རིས་མེད་དབང་ལུང་ཁྲིད་གསུམ་གྱིས་ཕྱུར་རྒྱུད་གཏམ་སྤྲ་པར་མཛད།

དགུང་ལོ་༢༧ ས་ལུག་ཕྱི་ལོ 1679 ལ་༧རྒྱལ་བ་ལྔ་པ་ཆེན་པོས་བོད་རྒྱལ་ཁབ་ཆེན་པོའི་སྲིད་སྐྱོང་དུ་བསྐོ་བཞག་སྨྲ་ལ་བ་ལྷ་ར་ཞལ་གྱིས་བཞེས། དེ་ནས་བཟུང་༧རྒྱལ་བ་ལྔ་པ་ཆེན་པོས་ཆོས་སྲིད་ཡོངས་རྫོགས་ཀྱི་རྗེ་བོར་དབང་བསྒྱུར་ཐོག སྡེ་པ་མཆོག་དམན་ཀུན་གྱིས་ལྷ་པ་ཆེན་པོ་དང་དབྱེར་མེད་དུ་འཛིན་དགོས་པའི་བཀའ་རྟགས་ཀྱི་ཕྱག་རྒྱས་ཕྲིས་པའི་བཅའ་ཁྲིམས་ལྷ་པོ་རྒྱ་ཆེར་ཀུན་ཏུ་སྤེལ། དགུང་ལོ་༣༠ ཆ་ཆེན་ཞེས་པ་རྒྱུ་ཁྲི་ཕྱི་ལོ 1682 ཟླ་༢ ཚེས་༢༥ ཉིན་༧རྒྱལ་བ་ལྔ་པ་ཆེན་པོས

སྐུ་འཁོར་རྣམས་ལ་ཡུན་ཐུང་ངེ་བསྒྲལ་བྱ་དུ་མ་དང་། ལྷག་པར་དུ་སྡེ་སྲིད་སངས་རྒྱས་རྒྱ་མཚོར་རྒྱ་བོད་ཧོར་གསུམ་སྐྱོང་ལུགས། རེ་ཞིག་གསང་རྒྱའི་ངོས་བྱུང་བ་ཆེ་ཕྲ་བློས་མཆོད་པ་རྣམས་ལྷ་མོར་བ་རྟག་སྒྲིལ་འགྲེས་ཤིག་སོགས་ཀྱི་ཞལ་ཆེམས་གནང་སྟེ་གཟུགས་སྐུའི་བཀོད་པ་ཆོས་དབྱིངས་སུ་བསྡུས།

དགུང་ལོ་༦༡ ཆུ་ཕག་ཕྱི་ལོ་ 1683 ལ་གཏེར་སྟོན་དྲི་མེད་ཀུན་དགེའི་ལུང་བསྟན་དུ། སངས་རྒྱས་བློ་གྲོས་རིན་ཆེན་མཚན་མངའ་བ། འབྲུག་སྒྲོལ་ཡོ་པ་རྟ་འམ་ལུག་གི་ལོ། བསྟན་བཅོས་རྩོམ་ཞིང་རང་སྐྱིད་ཐོན་པ་འབྱུང་། བར་ཆད་བདུད་ཀྱི་མཚམས་བཟློག་གྲུབ་རན། སྐུ་ཚེ་མཐར་ཕྱིན་འགྲོ་བ་དཔག་མེད་འདྲེན། ཞེས་སོགས་ཀྱི་ལུང་བསྟན་ཐོག་ཏུ་བབས་ཏེ། རྒྱ་དཀར་ནག་བོད་ལ་སོན་པའི་རྩིས་དཀར་ནག་དབྱངས་གསུམ་མཐའ་དག་སྙིང་པོར་སྒྲིལ་བ་སྔོན་མེད་ཀྱི་བསྟན་བཅོས་ བཻཌཱུར་དཀར་པོའི་ཕྲེང་བ་དཔྱོད་ལྡན་སྙིང་ནོར། ཞེས་བྱ་བ་ཤོག་གྲངས་མདའ་ཚད་མ་དྲུག་བརྒྱ་སོ་ལྔ་སྐོར་དང་། དེའི་དཀའ་གནད་ཀྱི་ལྡེ་མིག (ཞུ་ལན) པོད་ཚད་གསུམ་ལྷག་དང་། ལུ་འགོ་ཐྭ་མཐྲེན་གྱི་དྲིས་ལན་བཻཌཱུར་གཡའ་སེལ་ཤོག་བུ་མདའ་ཚད་མ་ལྔ་བརྒྱ་ཉེ་བ་རྣམས་གསར་རྩོམ་མཛད་དེ་རྒྱ་ཁྱབ་ཡོངས་ལ་སྨན་པ་ཕྱོགས་ཀྱི་བུ་མོའི་སྐྱེན་པར་འཁྱུབ་པར་གྱུར།

དགུང་ལོ་༦༥ མེ་ཡོས་ ཕྱི་ལོ་ 1682 ལ་གཞན་རྗེས་སུ་

འཛིན་པ་གསོ་བ་རིག་པའི་གཞུང་ལུགས་ཀུན་གྱི་རྩ་བ་དང་དཔལ་ལྡན་རྒྱུད་བཞིའི་འགྲེལ་པ་ ... གསོ་བ་རིག་པའི་བསྟན་བཅོས་སྨན་བླའི་དགོངས་རྒྱན་རྒྱུད་བཞིའི་གསལ་བྱེད་བཻཌཱུརྱ་སྔོན་པོའི་མལླི་ཀ། ཞེས་བྱ་བ་ཤོག་བུ་སྟོང་ཕྲག་གཅིག་དང་ཉིས་བརྒྱ་སྐོར་ཡོད་པ་རྣམས་བརྩམས་པའི་དབུ་ཙུགས་ཏེ་ས་འབྲུག་ཕྱི་ལོ་ 1688 ཟླ་༡ཚེས་༢ ལ་ཡོངས་སུ་ལེགས་པར་གྲུབ། ཕྱི་ལོ་ 1689 ལ་གཞུང་འགྲེལ་འདི་ཉིད་གདེང་འཕེལ་བ་དང་། རྒྱལ་ཡོངས་སྨན་པས་ཁས་ལེན་གཙང་མ་ཡོང་ ... ཐབས་སུ། གཙུག་མར་གནས་པའི་སྨན་པ་མཐའ་དག་བསྡུ་སྐོང་མཛད་ནས་རང་ཉིད་ཀྱི་བསྟན་བཅོས་ཀྱི་སྟོན ... འགྲེམས་སྤེལ་བགྱིས་པར་དགོངས་སྐྱོང་ཡོད་མེད་དྲིས་པར་སྐབས་དེར་སྨན་པ་རྣམས་ནས་དགོངས་སྐྱོང་བཅུ་ཙམ་དང་། ཡི་གེ་ནོར་བ་སུཾ་ཅུ ... སྐོར་བྱུང་བ་རྣམས་བཅོས། ཅུང་ཟད་དགོས་པ་རྣམས་ལ་སྨན་ངོ ... ཡིན་ན་ལེན་མི་ཆེད་གཏོང་གིས་ཀུན་གྱིས་དབུས་སུ་ཐག་བཅད་མཛད་པ་སོགས་ཡིན་པས་སྨན་པ་ཀུན་གྱིས་པི་སྟོན་འདེམ་ཆོད་ཐུབ་ཏུ་བཟུང་བའི་དོན་རིག་ཡིན་འདུག་རྩ་སྡེ་སྲིད་རིན་པོ་ཆེ་རང་ཉིད་ཀྱིས་དཔྱོད་པ་དེས་ཐུབ་འདོད་མ་ཁེངས་པའི་རྣམ་པ་མཛད།

དགུང་ལོ་ ༣༨ ལྕགས་སྟག་ཕྱི་ལོ་ 1690 ལོར་གསོ་རིག་རྒྱུད་བཞིའི་དུམ་བུ་གསུམ་པ་མན་ངག་ཡོན་ཏན་རྒྱུད་ཀྱི་ལྷན་ཐབས .... ཟུག་རྔུའི་ཚ་གདུང་སེལ་བའི་ཀཔྤུ་ར་དུས་མིན་འཆི་ཞགས

གཅོད་པའི་རལ་གྲི། ཞེས་བྱ་བ་ལེའུ་བརྒྱ་དང་སུམ་ཅུ་སོ་གསུམ། ཤོག་གྲངས་༣༤༥ ཅན་བརྩམས་པའི་དེབ་ཆུང་ངོ། ཕྱི་ལོ་ 1691 དགའ་བཞི་འབྲུག་ལ་སྐྱང་ངེ་གཙུག་ལག་ཁང་དུ་ལེགས་པར་གྲུབ།

དགུང་ལོ་༤༣ ཤིང་ཕག ཕྱི་ལོ་ 1695 ལོར་ལྕགས་པོ་རི་རིག་བྱེད་འགྲོ་ཕན་གླིང་ཞེས་པ་གསར་འཛུགས་གནང་བཞེད་མཛད། དེ་ཡང་ ༧རྒྱལ་བ་ལྔ་པ་ཆེན་པོས་ཕྱི་ལོ་ 1643 ལོར་འབྲས་སྤུངས་ཞུབ་མར་གསོ་རིག་འགྲོ་ཕན་གླིང་ཞེས་འཛུགས་གནང་མཛད་རྒྱུ་འཕྲོར་ཞིག་གི་ལམ་དུ་གྱུར། ལྕགས་པོ་རི་འདི་ཉིད་རིགས་གསུམ་མགོན་པོའི་བླ་རི་ལས་ཕྱག་ན་རྡོ་རྗེའི་བླ་རི་སོ་ལྡན་གནམ་མཆོངས་ལྟ་བུ་ཡོད་པའི་གནས་ཁྱད་པར་ཅན་དང་། སྨན་གྲུབ་ཆེན་ཐང་སྟོང་རྒྱལ་པོས་ཕྱག་བཏབ་པའི་མགོན་པ་སྙིང་ཤོག་ཅན་སྡེ་སྲིད་རིན་པོ་ཆེ་ནས་ཉམས་གསོ་གཞི་ཁྱོན་ཆེ་བ་མཛད། གསོ་རིག་གཙོར་གྱུར་རིག་གནས་ཆེ་ཕྲ་དང་བཅས་པ་སློབ་གཉེར་བྱ་ཡུལ་དང་། དེའི་ནང་གྲྭ་བཙུན། འོན། ཐུང་། བཟངས་རི་སོར་དང་། ཐེ་བཙུན་དང་དང་བཙུན་ངེས་མེད་བཅས་དང་། ཁྲིམས་པའི་རིང་ཀུང་བསྐྱབ་སྐྱོང་བྱེད་ཚོག་པའི་བཅའ་སྒྲིག་བཀོད་གནང་མཛད་དེ། ཕྱི་ལོ་ 1696 དགུང་ལོ་༤༤ མེ་བྱི་ལོར་ལྕགས་ཕྱི་ཐུར་འགྲོ་ཕན་ལྷ་ན་ངོ་མཚར་རིག་བྱེད་གླིང་དངོས་སུ་ཕྱག་བཏབ། དེ་ཡང་སྡེ་སྲིད་རིན་པོ་ཆེ་རང་ཉིད་གཟིགས་སྣང་དུ་ལྕགས་པོ་རི་འདི་ཉིད་རི་ངོས་གསུམ་བཞིའི་ཁྱད་པར་ཙམ་ལས་སྨན་གྲོང་ལྷན་སྟུག

ཀྱང་འདི་ལྟ་ཞིག་ཡོད་པར་གཟིགས་པ་དང་། ལྷག་པར་སྡེ་སྲིད་རིན་པོ་ཆེ་ཉིད་
ནས་སྐྱོན་མེད་ལེགས་བཤད་རྒྱུད་འགྲེལ་པ་བཻ་སྔོན་སོགས་བརྩམས་གནང་མཛད་
པ་དང་། སྨན་ངོ་། སྡོང་འགྲེམས། ཐིག་རྩ་སོགས་ཀྱི་བཞེད་སྲོལ་བཟང་
པོ་རྣམས་འཆད་ཉན་གཏན་འབེབས་མཛད་དེ་གསོ་རིག་གི་བསྟན་པ་འདི་ཉིད་
མི་ནུབ་སྲིད་མཐའི་བར་དུ་གནས་པར་མཛད་བཞེད་ཀྱིས་ཐོག་མར་སྒྲ་བྲལ་སྐྱུ་
ཙུ་སྐོར་བསྡུ་གནང་མཛད་དེ་གསོ་རིག་འཆད་ཉན་གྱི་བསྐྱེ་གནས་སྨན་གྲོང་
ལྕགས་རི་བཻ་ཌཱུར་འགྲོ་ཕན་ལྟ་ན་ངོ་མཚར་རིག་བྱེད་གླིང་ཞེས་འཛམ་གླིང་ན་གྲགས་
པ་གསལ་བར་བསྐྲུན་པ་འདི་ཉིད་བཙུགས།།

དགུང་ལོ་༥༥ ཐོག ༧ མི་ཧྲུ་སངས་རྒྱས་རྒྱ་མཚོ་ཉིད་ལྕགས་པོ་
རིར་སྐུ་དངོས་ཕེབས་ཏེ་རྩ་རྒྱུད་ཀྱི་ལྷུགས་ལུང་གནང་། དེ་དུས་ཉན་མཁན་
གྲས་སུ་དུང་འཚོ་དར་མོ་སྨན་རམས་པ་སློབ་འཁོར་ཡང་ཕེབས། ཆར་ཟིམ་
བུ་འབབས་པ་སོགས་ངོ་མཚར་གྱི་རྟགས་མང་དུ་བྱུང་། སློབ་གཉེར་བའི་ཁོངས་
ནས་ངག་དབང་རྒྱ་མཚོས་རྒྱུད་བཞི་ངག་རྒྱུགས་ཕུལ་བ་དང་། ཡང་གྲྭ་པ
སྒྲགས་རྒྱལ་གྲོང་པ་སངས་རྒྱས་སྲིད་སྐྱབས་ཀྱིས་ཀྱང་རྒྱུད་བཞི་ ༧ རྒྱལ་
བ་ཚངས་དབྱངས་རྒྱ་མཚོར་ཕུལ། སྡེ་སྲིད་སངས་རྒྱས་རྒྱ་མཚོའི་
ཞལ་སློབ་ཆེན་པ་ཆོས་འཕེལ་ནས་ཟླ་བ་ལྔ་ལ་རྒྱུད་བཞི་བློར་བཟུང་ནས་
རྒྱུགས་འབུལ་ཞུས་པ་དང་། ཞལ་སློབ་ངག་དབང་སངས་རྒྱས་དཔལ་
བཟང་སོགས་བསྐྲུན་ནས་གསོ་རིག་བསྟན་པའི་སྲོལ་ཀ་ཚུགས་ཐུབ་པའི་

མཛད་པ་རླབས་ཆེན་མཛད།

དེ་ནས་དགུང་ལོ་༥༡ བཞེས་པ་ཕྱི་ལོ་ 1703 ལ་"དཔལ་ལྡན་གསོ་བ་རིག་པའི་ཁོག་འབུགས་ལེགས་བཤད་བཻཌཱུར་ཡའི་མེ་ལོང་དྲང་སྲོང་དགྱེས་པའི་དགའ་སྟོན་"ཞེས་བྱ་བ་བརྩམས། ལྷག་པར་སྡེ་སྲིད་རིན་པོ་ཆེའི་མཛད་འཕྲིན་ནང་ནས་གལ་ཆེ་བ་གཅིག་ནི་སྨན་ཐང་བྲིས་ཆའི་སྐོར་ཡིན། སྨན་ཐང་བྲིས་ཆའི་སྐོར་ལ་གཙོ་བོ་བྲང་ཏི་ནས་བརྒྱུད་པའི་བྲང་ལུགས་ལ་གཞི་བཅོལ་ཏེ་ལྷུན་སྡིངས་རྣམ་རྒྱལ་རྡོ་རྗེ་ཞེས་འཚོ་བྱེད་གཞོན་ནུ་གི་ཉིས་སུ་ཏྲིའི་དྲུང་ནས་སྨན་མཐོང་སྦྱོང་འབྲམས་རྩ་ཐིག་རྣག་ཐིག་སོགས་ལུས་ཤིག་ཤིག་གི་མཐོང་བརྒྱུད་ཕྱག་ལེན་རྣམས་ཕྱིས་སུ་ཕྱིན་པར་བཞེས་ཏེ་སྨན་ཐང་རྣམས་ཞལ་བཀོད་གནང་བ་ལྟར་ཕྱི་ལོ་ 1703 ལ་སྨན་ཐང་གྲངས་བདུན་ཅུ་དོན་དགུ་ཡོངས་སུ་གྲུབ། དཔལ་ལྡན་རྒྱུད་བཞིར་ཞུ་དག་དང་གསར་དུ་པར་བཞེངས་སོར་ཀྱི་གསུང་རྣམ་ཞིབ་པ་བྱམས་པ་འཕྲིན་ལས་ཀྱིས་བརྩམས་པའི་" སྡེ་སྲིད་སངས་རྒྱས་རྒྱ་མཚོའི་འཁྲུངས་རབས་དང་མཛད་རྗེས་དང་བཀྲིའི་བརྡ་རྣམ་པ་བཞད་པའི་སྒྲོན་བ" ལ་གཟིགས།

ཕྱི་ལོ་ 1705 ལོར་ལོག་སྨོན་གྱི་མཐུ་གྲུབ་པ་ལྷ་བཟང་ཁང་གི་རྒྱལ་མོ་ཚེ་རིང་བཀྲིས་ནས་བགྲོངས། རེ་ཞིག་བོད་ཀྱི་བསྟན་སྲིད་རིག་གནས་དང་བཅས་པ་མུན་ནག་གི་གླིང་དུ་གྱུར་ཀྱང་སྡེ་སྲིད་རིན་པོ་ཆེ་ནས་ནང་དོན་རིག་པ་དང་། ལོ་རྒྱུས་རིག་གནས། སྨན་རྩིས་སོགས་ལ་ཕྱག་རྗེས

པོ་ཏྲི་ཉི་ཤུ་ལྷག་འཇོག་གནང་མཛད་པ་དེས་སྐུ་དངོས་བཞུགས་པ་དང་ཁྱད་པར་མེད་པ་ལྷ་སྦུའི་འཕྲིན་ལས་འཕེལ། དེས་བྱུང་ནུར་གོང་སྨན་སོར་ལུད་སྤྲོལ་མཐའ་དག་གཅིག་ཏུ་བསྒྱུར་པའི་ཐོག་བོད་རྩམ་མིན་པར་འགྱུར་དཀར་ནག་སོག་པོ་ཧྲི་མ་ལ་ཡིའི་རི་བརྒྱུད་སོགས་སུ་དར་རྒྱས་སུ་བསྒྱུར་བ་འདི་ལགས། དུས་ཐོག་དེར་གསོ་རིག་མཁས་ཅེ་ཞི་ཉི་ཕང་ཞབས་དྲུང་དང་སྨྲ་སྨན་དར་མོ་སྨན་རམས་པ་བློ་བཟང་ཆོས་གྲགས། ལྷུན་སྤྱིད་རྣམ་རྒྱལ་རྡོ་རྗེ། ནང་སོ་དར་རྒྱས། རྣམ་གླིང་པཎ་ཆེན། བོད་མཁས་པ་མི་ཕམ་དགེ་ལེགས་རྣམ་རྒྱལ། ཞལ་སློབ་ཚགས་པ་ཆོས་འཕེལ། ལྷག་བསཾ་མམ་སུམ་དགའ། ལ་རབ་སོན་གྱིས་ཀྱང་གསོ་རིག་ལ་མཛད་འགན་རྒྱ་ཆེར་བཞེས་ནས་འཆད་རྩོད་རྩོམ་གསུམ་གྱིས་གསོ་དཔྱད་འདི་ཉིད་དར་རྒྱས་མཛད་དོ།། ༎

ལྕགས་པོ་རི་ ལྷ་ན་ངོ་མཚར་རིག་བྱེད་གླིང་ཕྱག་བཏབ་ཚུལ་
དང་བསླབ་པ་སློབ་གཉེར་བྱ་ཕྱོགས་སྐོར།

ལྕགས་པོ་རི་སྨན་པའི་གྲྭ་ཚང་ཕྱག་བཏབ་ཚུལ། གོང་དུ་༧མི་དབང་སྡེ་སྲིད་སངས་རྒྱས་རྒྱ་མཚོའི་མཛད་པའི་བོངས་བྲིས་ཡོད་པ་ལྟར་འདིར་བཟླིས་པའི་ངལ་བ་མཁྲུས་ལ་འདིར་གྲྭ་ཚང་འདིའི་བསླབ་པ་སློབ་གཉེར་སྐོར་མདོར་བསྡུས་ཙམ་ཞིག་འབྲི་ན།

གྲྭ་རྒྱུན་ཐོག་མར་འཛུགས་གཉེར་སྐོར། གྲྭ་ཚང་འདིའི་འཛིན་བདག་རྩེ་ཡིག་ཚང་ལས་ཁུངས་ཡིན་པས་ཐོག་མའི་བཀའ་རྒྱ་རིན་པོ་ཆེ་གཞིར་བཅས་གྲྭ་རྒྱུན་བཀའ་འཁྱུད་གནང་ནས། (འདིའི་སྐོར་ཞིབ་པ་དེབ་འདིའི་སྡེ་སྲིད་སངས་རྒྱས་རྒྱ་མཚོའི་མཛད་རྗེས་གོང་འཕོད་དང་། མཁས་དབང་ཁྲིམས་པ་འཕྲིན་ལས་ཀྱིས་མཛད་པའི་ "སྡེ་སྲིད་སངས་རྒྱས་རྒྱ་མཚོའི་འཁྲུངས་རབས་དང་མཛད་རྗེས་ངོ་སྤྲོད་དང་བཀྲའི་པདྨ་རྣམ་པར་བཞད་པའི་ཕྲེང་བ།" "བོད་སྨན་ཆེད་རྩོམ་ཕྱོགས་བསྡུས།" 1986 ཤོག་གྲངས་༧༨ ནང་ཞལ་གསལ་འཁོད་པས་དེར་གཟིགས།) གྲྭ་སློབ་ཚོམ་དང་། དེ་གའི་གཞིས་དགོན་སྤྱི་འཐུས་དང་སྤྲགས་ལྷུན་རིའི་དགེ་རྒན་བཅས་ཆབས་ཅིག་རྩེ་ཡིག་ཚང་ལས་ཁུངས་སུ་མི་བབས་སྤྱན་ཞུས་བཀའ་འཁྲོལ་ཕྱོགས་མཆན་ཐོབ་རྗེས་སྤོད་གནས་དང་ཐོབ་ཁུངས་དགེ་རྒན་རྩིས་སྤྲོད་ཀྱིས་སློབ་འཛུགས་བྱེད་སྲོལ་ཡོད་འདུག གྲྭ་ཚང་འདིར་གྲྭ་བཙུན་དང་། འོན་

ཟངས་རི། ཟུང་། ཐོ་བཙུན་དང་དང་བཙུན་ངེས་མེད། ཁྲིམས་པའི་རིགས་ཀྱང་
སློབ་སྦྱོང་བྱེད་ཚོགས་པའི་སྤྱི་སྲིད་རིན་པོ་ཆེ་ནས་བཅའ་ཁྲིམས་གནང་བ་ལྟར་རྒྱུར་
ཀྱི་ཡོད་པ་དང་། གཞིས་དགོན་ནས་སློབ་ཕྲུག་གི་འཚོ་བར་བལྟ་སྐྱོང་དང་།
དོ་བདག་ནས་ཁྲིམས་ལམ་དང་སློབ་སྦྱོང་དགེ་རྒན་གྱི་དགའ་བ་ཀོད་བཞིན་བྱེད་
དགོས་ཡོད་འདུག །

སྨན་གཞུང་རྒྱུགས་འབུལ་མཐོན་བར་དགེ་ཕྲུག་ཚོའི་བྱེད་སྒྲིགས་
སྐོར། སྨན་གཞུང་མཐོན་བར་དགེ་ཕྲུག་རྣམས་དགེ་རྒན་སོ་སོའི་སར་
བསྡད་དེ་དཔེ་ཁྲིད་དང་སྦྱོང་འཛིན་བྱེད་དགོས། དེ་ཡང་རྒྱུད་བཞི་ཆ་ཚང་ཐོན་
ན་དམིར་བས་ལ་གྱི་ཤྭཱ་ཟིགས་བཟོས་གི་ཟངས་བསྐྱོད་གནང་བ་དང་། རྩ་རྒྱུད།
བཤད་རྒྱུད། ཕྱི་མ་རྒྱུད་བཅས་རྒྱུད་གསུམ་པོ་ངེས་པར་དུ་གྲགས་ལ་དགོ་སྐོར་
གསུམ་རྒྱུགས་འབུལ་ཞུ་ཐུབ་པ་དགོས་རྒྱུ་དང་། དེ་ཡང་ལོ་དགུའི་ནང་རྒྱུགས་
འབུལ་ཞུ་མ་ཐུབ་ན་གྲྭ་ཆེད་ནས་ཐོན་དགོས་ཡོད་འདུག སྨན་གཞུང་རྒྱུར་
འབུལ་ཞུ་སྐབས་གྲྭ་སའི་དགེ་བཤེས་མཚན་རྟགས་གཏོང་བའི་ལམ་ལྟར་
ཛ་ཐུག་སོགས་གྲྭ་དམང་ལ་ཉིན་འགྲོས་གཏོང་དགོས་པ་དང་། དེ་ཡང་ཞག
ཅིག་སོ་སོའི་གྲྭ་ཚང་དང་། ཞག་ཅིག་སྨར་གྲི་གཏོང་དགོས་ཡོད། དེ་སྔ་
རྒྱུད་བཞི་རྒྱུགས་འབུལ་གནང་མཁན་བྱུང་ཡོད་ཅིང་། རྒྱུད་བཞི་རྒྱུགས་འབུལ་
ཞུ་ཐུབ་ན་རྒྱུད་བཞི་མཁན་པོའི་གདན་ཐོབ་ཀྱང་གནང་སྲོལ་ཡོད་འདུག དེ་མིན་
སློབ་གཉེར་བ་རྣམས་ཕྲུག་བདེ་གཞོན་འགྲེལ་རྒྱུགས་རྒྱུ་དང་། སྨན་དོན་ལས

འགན་ཆེ་ཕྲ་ཚང་མ་ར་གཅིག་མཚུངས་ཞུ་རྒྱུ་ལས་དམིགས་བསལ་ཡེ་མེད། རེས་མེད་རིག་འདུན་སྤྱི་མཚུངས་བཅའ་ཡིག་རིན་པོ་ཆེ་གཞིར་བཞག་ལམ་བསྒྲུབ་པ་སློབ་གཉེར། འཛིན་སྐྱོང་རྩོད་གསུམ་དང་། འདོན་རྟ་སྦྱངས། གཏོར་བཟོ་དཀར་རྒྱན། དཀྱིལ་འཁོར་བྲིས་ཐིག །གཞན་ཡང་གཡུ་ཐོག་སྙིང་ཐིག་ལས་བྱུང་དཔག་བསམ་ལྗོན་ཤིང་སོགས་ཚང་མ་ར་སློབ་སྦྱོང་གནང་དགོས་པ་དང་། དེ་བཞིན་དུ་སྨན་ཐོག་སྨན་བཤེར་བ་དང་། ཟླ་བ་དགུ་པར་བདུད་རྩི་སྨན་སྒྲུབ་སོགས་ཆོས་ཕྱོགས་ཀྱི་བྱ་སྒོ་མཐའ་དག་ཀྱང་ཉམས་མེད་གནང་སྲོལ་ཡོད་འདུག །

ལྕགས་རི་གྲྭ་ཚང་ཕྱག་བཏབ་ནས་བཟུང་དེ་གའི་འཕེལ་འགྱུར་སྐོར།

ལྕགས་རི་སྨན་པའི་གྲྭ་ཚང་འདི་ཉིད་མི་རྗེ་སྲིད་སྐྱོང་སངས་རྒྱས་རྒྱ་མཚོས་ཕྱག་བཏབ་པ་ (1696) ནས་བཟུང་ ༧ རྒྱལ་མཆོག་སྐུ་ཕྲེང་བདུན་པ་བསྐལ་བཟང་རྒྱ་མཚོ(1708-1757) མཆོག་དང་། སྐུ་ཕྲེང་བརྒྱད་པ་འཇམ་དཔལ་རྒྱ་མཚོ(1758 - 1804) སྐུ་མ་གཤེགས་ཡན་སྨན་པའི་གྲྭ་ཚང་འདི་ཉིད་འདུལ་ཁྲིམས་སྲིད་སྒོ་དང་སློབ་གཉེར་ཡར་རྒྱས་ཆེན་པོ་བྱུང་ཡོད་འདུག །ལྷག་པར་༧རྒྱལ་བ་བསྐལ་བཟང་རྒྱ་མཚོས་བཅའ་ཡིག་བསྟན་འཕྲེང་དང་སློབ་གཉེར་བྱེད་ཕྱོགས་ལེགས་བཅོས་གཏན་འབེབས་ཀྱང་གནང་འདུག ༧རྒྱལ་དབང་སྐུ་ཕྲེང་དགུ་པ་ལུང་རྟོགས་རྒྱ་མཚོ (1805- 1815) ནས་ ༧རྒྱལ་དབང་སྐུ་ཕྲེང་བཅུ་གཉིས་པ་འཕྲིན་ལས་རྒྱ་མཚོ (1856-1875) སྐུ་གཞོན་ནུ་ལས

མ་བཞུགས་པར་རྒྱལ་ཚབ་རེ་མ་བྱུང་ཁྲིན་ཡོངས་མཛད་སྐྱོགས་འཕྲུས་ཕོར་བྱུང་བ་དང་གཅིག མཚུངས་གྲྭ་ཚང་འདི་ཡང་རེ་མ་པས་བསྐྱབ་པ་སྐྱོབ་གཉེར་དང་གཏོང་འཛིན་གྱི་བྱ་བ་རྣམས་ཞུ་རྒྱུར་འདུག །

༧ རྒྱལ་མཆོག་སྐུ་ཕྲེང་བཅུ་གསུམ་པ་ཐུབ་བསྟན་རྒྱ་མཚོ (1876–1933) མཆོག་དང་། རྒྱལ་ཚབ་དེ་མོ་ངོ་དབང་བློ་བཟང་འཕྲིན་ལས་རྣམ་གཉིས་ཀྱི་བཀྲིན་ལ་བརྟེན་ནས་གཞན་ཕན་གསོ་བ་རིག་པའི་བསྟན་པ་འདི་ལུན་ནས་དར་རྒྱས་ཡོང་སྲིད་ལྕགས་རི་འཚོ་བྱེད་མཁས་པ་བསྒྲིགས་ལ་བཟང་པོར་སྨན་སྨན་ཆེ་བ་དང་། (འབྲས་ལྗོངས་སྨན་ ?) ཕྱོན་བསྟན་འཛིན་རྒྱ་མཚོར་སྨན་སྨན་ཆུང་བར་བསྐོ་བཞག་གནང་སྟེ་གསོ་རིག་འཆད་ཉན་ཉམས་པ་སོར་ཆུད་མི་ཉམས་གོང་འཕེལ་དགོས་པའི་བཀའ་ཕེབས། ལྷག་པར་སྨན་སྨན་ཕྱོན་བསྟན་འཛིན་ལ་བདག་རྐྱེན་དང་འགན་ཁུར་ཡོངས་རྫོགས་གནང་སྟེ་སྨན་དཔེ་མང་དུ་པར་བསྐྲུན་བྱེད་དུ་བཅུག །དེ་རྗེས་ནུབ་ཕྱོགས་ཀྱི་བཞེད་པ་འཛིན་པ་འཚོ་བྱེད་མཁས་དབང་དངོས་ཞིབ་བྱམས་པ་ཐུབ་དབང་ལ་སྨན་སྨན་ཆེ་བ་མཁན་ཆུང་གི་གདན་ས་དང་། བྱང་ལུགས་ཀྱི་བཞེད་པ་འཛིན་པ་སྐྱིད་ཤོད་ལ་དཀར་ཆོས་སྤེལ་བྲ་སྒྲུབ་དམ་ཆོས་དཔལ་ལྡན་ལ་སྨན་སྨན་ཆུང་བ་ལས་ཚན་པའི་གདན་ཐོབ་སྦྱལ་ཏེ་ལྕགས་རི་སྨན་པའི་གྲྭ་ཚང་གི་གསོ་རིག་འཆད་སྤེལ་གྱི་འགན་དང་རྣམས་གནང་། དེ་རྗེས་སྨན་སྨན་མཁྱེན་རབ་ནོར་བུ་མཆོག་ལས་རྟ་ཡོར་ལྕང་རི་སྨན་པ་ གྲྭ་ཚང་གི་ཕྱི་ནང་སྐྱོང་བཙུད་ཡོངས་ཀྱི་འགན་དང་ཡོངས་རྫོགས་སྦྱལ་ཏེ

བསྒྲུབ་པ་སློབ་གཉེར་གྱི་གྲྭ་ཚོགས་ཡར་རྒྱས་དང་། སྨན་ཁང་། གྲྭ་ཚང་ཉམས་གསོ་སོགས་དར་རྒྱས་གོང་འཕེལ་དུ་གྱུར་འདུག །སྤྱི་ལོ་ 1959 ལོར་རྒྱ་དམར་གཞུང་གིས་ལྷ་ལྡན་སྨན་རྩིས་ཁང་དང་གཅིག་གྱུར་ཟླ་བསྒྲིལ་བཏང་བ་དང་། ’59 ལོར་རྒྱ་བོད་དམག་འཁྲུགས་སྐབས་སྨན་གྲོང་གཉིས་པ་ལྟ་ན་སྡུག་འདི་ཉིད་མེ་སྒྱོགས་དང་དམག་མཚོན་གྱིས་བཙེམས་ཏེ་རི་ཞིག་གནས་ཆེན་འདི་ཉིད་ཉམས་པར་གྱུར་ཏོ། །དེ་ལྟར་གནས་ཆེན་འདིར་སྐུ་གསུང་ཐུགས་རྟེན་བྱིན་ཅན་དང་ལྡེབ་རིས། སྐུ་ཐང་བྱིན་ཅན་སོ་ཏ་ཀྱི་ལོ་རྒྱུས་རྒྱས་པ་ཤད་གཞི་ནམ་པར་འདོད་ན་ལྷ་ལྡན་སྨན་རྩིས་ཁང་གི་དགེ་རྒན་ཆེན་མོ་མཁས་དབང་ཐུབ་བསྟན་ཚེ་རིང་ལགས་ནས་རྩོམ་སྒྲིག་གནང་བའི་ "གངས་ལྗོངས་སྨན་པའི་གྲོང་ཁྱེར་ལྕགས་རི་འགྲོ་ཕན་རིག་བྱེད་གླིང་གི་བྱུང་རབས་བརྗོད་པ་གསལ་བའི་སྒྲོན་མེ།" ལ་གཟིགས་སོ།། །།

བོད་ཤར་ཕྱོགས་མདོ་སྟོད་སྨད་ཕྱོགས་སུ་གསོ་དཔྱད་དར་ཚུལ།

༧ རྒྱལ་བ་ལྔ་པ་ཆེན་པོས། དེ་ཡང་སྟོད་མངའ་རིས་གཡའ་དང་གངས་རི། བར་བྲག་དང་སྤང་ལྗོངས། སྨད་རྩི་ཤིང་དང་ནགས་ཚལ་གྱི་ཡལ་ག་སྟུག་པོས་དབྱིག་འཛིན་གོས་སུ་བརྒྱན་པ་ལྟ་བུ། ཞེས་གསུངས་པ་ལྟར་བོད་ཀྱི་ལྷ་བཙན་པོ་རྣམས་ཀྱིས་དགྲ་བོ་གཡུལ་ཀྱི་མཛད་པ་གཙོ་བོར་སྤྱོན་སའི་ཡུལ། བོད་ཤར་ཕྱོགས་མདོ་སྟོད་སྨད་ཕྱོགས་སུ་ལུས་སེམས་གདུང་བར་བྱེད་པའི་

ནང་གྱི་གཅེན་མོ་སྨན་དཔྱད་ཀྱི་རིག་པ་ཡང་ཆེས་སྔ་མོ་ནས་དར་བ་མཐོང་ངོ་། བཙན་
པོ་འབྲོང་གཉན་ལྡེ་རུའི་སྲས་སྟག་རི་གཉན་གཟིགས་སྨྱུན་ཡོང་བ་འབྱུང་ཤེས་པ་ཡབ་
ཀྱི་ཞལ་ཆེམས་བཞིན་འ་ཞ་ནས་འ་ཞ་རྗེ་ཞེས་བྱ་བའི་སྨན་པ་མཁས་པ་ཞིག་
གདན་དྲངས་ཏེ་སྨྱུན་ཕྱེ་ཕུས་ཕྱེ་སྟེ་སྤྱིད་ཡོད་སྟག་མོ་རི་ལ་གཉན་འགྲོ་བར་གཟིགས་
པས་སྟག་རི་གཉན་གཟིགས་ཞེས་མཚན་དུ་གསོལ།[༢༣] དུས་ཕྱོགས་དེར་ཡུལ་ཕྱེས་
སུའང་སྨན་དཔྱད་ཀྱི་ལག་རྩལ་མཐོ་བོ་དེ་ལྟ་བུ་ཞིག་མངོན་འདུག་ལ། བཙན་པོ་
མེས་ཨག་རྩོམ་གྱི་སྐུ་ཆེའི་རིང་ལ་ཁྲོམ་གྱི་ཡུལ་ནས་བི་ཛི་ཞེས་བྱ་བ་མིང་དོན་
ཙམ་པ་ཤི་ལ་ཧ་ཞེས་བྱ་བའི་དཔོན་སློབ་མང་པོ་ཕེབས་ཤིང་། རྒྱུད་ཤེལ་གྱི་མེ་
ལོང་སོགས་བསྒྱུར་ནས་སློབ་བརྒྱུད་ཞང་ལྷ་མོ་གཟིགས་དང་། བྲང་ཏི་རྒྱལ་མཉེས་
མཁར་བུ། སྟོང་ཞེར་ལེགས་པོ་གསུམ་ལ་གདམས་པ་མ་ལུས་པ་གནང་། རྒྱལ་
པོས་བརྒྱུད་ནས་བརྒྱུད་ཀྱི་ལྷ་སྨན་དུ་ཁང་བཀུར་ནས་དམག་ནས་ཀྱང་བཏོན།
སྐབས་དེར་བོད་ཀྱི་གཡུལ་གྱི་གཙོ་བོ་ཤར་ཕྱོགས་སུ་ཡོད་ཅིང་། གོང་གི་སྨན་པ་
གསུམ་ཡང་མདོ་ཁམས་སུ་ཡོ་བཞིའི་རིང་སོ་བ་སྐྱོང་བ་པོ་བྱས་པའི་བྱ་དགའ་རྒྱལ་
པོས་སྟོང་ཞེར་ལེགས་པོར་མགོ་དཔྱད། བྲང་ཏི་ལ་བྱང་ཐོག ཞང་ལྷ་མོ་གཟིགས་ལ་
ཡན་ལག་གི་བཅོས་གནང་བར་ཡང་གྲགས། གང་ལྟར་དེ་རྣམས་ཀྱིས་མདོ་
ཁམས་ཀྱི་ཕྱོགས་སུ་སྨན་དཔྱད་མང་དུ་སྤེལ་ཡོད་པར་སྨོས་ཅི་དགོས། བཙན་
པོ་ཁྲི་སྲོང་ལྡེའུ་བཙན་གྱི་སྐུ་དུས་སུ་བོད་སྨན་མཁས་པ་དགུར་གྲགས་པ་ལས།
སྨད་ན་གཅའ་དང་སྟོང་དང་མཐའ་བཞི་གསུམ། ཞེས་པ་སྨད་གྲགས་ཅན་གྱི་

སྨན་པ་རྣམས་ཀྱང་ཕྱོགས་འདི་དག་ཏུ་འཕྲིན་ལས་བྱུང་ཡོད་པ་དང་། ཁྱད་པར་
དུ་རྒྱལ་པོའི་ཞིང་ཁམས་ཤིན་ཏུ་གཅེས་པ་ཞིག་ནས་བར་སྨན་པ་མཁས་པ་ཐན་ཀྲུ་
སྐྱེས་ཤེས་གྲུབ་པ་ཞིག་འབྱོན་ནས་གདན་དྲངས་པ་སོགས་སྔ་རབས་ཕྱོགས་འདི་
རྣམས་སུ་གསོ་སྐྱོང་ལེགས་པར་དར་བར་སྣང་ཞིང་། སྐྱེས་བུ་དམ་པ་དེ་རྣམས་
ཀྱི་མཛད་རྗེས་དྲན་པའི་ཕྱིར་འདིར་དེ་དག་གི་བྱུང་བ་གསལ་བ་ཞིག་འབྲི་རིགས་
ནའང་ལོ་རྒྱུས་ཀྱི་ཡིག་ཆ་དཀོན་པས་འབྲིར་མ་སྤྱོབས། དགའ་ལྡན་ཕོ་བྲང་པ་
ཆེན་པོའི་ཆབ་སྲིད་ཀྱི་གདུགས་དཀར་ཡུག་གཅིག་ཏུ་ཁྱབ་པ་ལས་ཡུལ་
དབུས་ཙམ་མིན་པར་མདོ་སྟོད་སྨད་ཕྱོགས་ཀུན་ཏུ་གསོ་སྐྱོང་གི་འོད་ཟེར་ཕྲོ་
ཀུན་ཏུ་འཕྲོ་བར་གྱུར། དེ་ཡང་ཉེ་བའི་ཆར་ཟླ་བྲོན་ཞིང་ཆེན་ཇ་པ་ཞུལ་མཛད་
དགེ་རྫོང་བོད་སྨན་ཁང་གི་སྨན་པ་མཁས་དབང་དཀོན་མཆོག་རིན་ཆེན་གྱིས་
མཛད་པའི་ “བོད་གངས་ཅན་གྱི་ལྗོངས་སུ་གསོ་རིག་དར་རྒྱུལ་མདོར་ཙམ་
བཀོད་པ་གཞན་ཕན་གཏམ་གྱི་སྨྱུ་གུ།[15] ” ཞེས་པར་བྱུང་རབས་ཀེ་ལོང་ཙམ་
གསལ་བ་འདིར་དྲངས་ན། རྗེ་ཐམས་ཅད་མཁྱེན་པའི་འབྱུངས་ཡུལ་
སྐུ་འབུམ་བྱམས་པ་གླིང་དུ་རབ་བྱུང་བཅུ་གཉིས་པའི་ལྕགས་ཡོས་ལོར་(1711)
བཙུགས་པའི་སྨན་པ་གྲྭ་ཚང་དང་རྒྱུས་གཞན་ཕན་ནོར་བུའི་གླིང་དང་། ཀུན་
མཁྱེན་འཇམ་དབྱངས་བཞད་པ་ཤེས་ཁང་བ་བརྩོན་འགྲུས་ཀྱི་གདན་ས་བླ་
བྲང་བཀྲ་ཤིས་འཁྱིལ་དུ་རབ་བྱུང་བཅུ་གསུམ་པའི་ཤིང་འབྲུག་ལོར་(1784)
བཙུགས་པའི་སྨན་པ་གྲྭ་ཚང་གསོ་རིག་གཞན་ཕན་གླིང་། དགེ་ལྡན་ཆོས་

པའི་རྒྱ་འགོ་ཆོས་རྗེ་དོན་གྲུབ་རིན་ཆེན་གྱི་གདན་ས་དཔལ་ལྡན་བྱ་ཁྱུང་དུ་རབ་
བྱུང་བཅུ་གསུམ་པའི་མེ་སྦྲུལ་ལོར་ (1797) བརྩིགས་པའི་སྨན་པ་གྲྭ་ཚང་
རིག་ལྡན་གཞན་ཕན་གླིང་། རྒྱ་དགོན་དགེ་ལྡན་བཀྲིས་འབྱུང་གནས་
སུ་ཞིང་བཟའ་པཎྜི་ཏ་བློ་བཟང་དར་རྒྱས་ཀྱི་ (1759-1824) སྐུ་རིང་ལ་
བརྩིགས་པའི་སྨན་པ་གྲྭ་ཚང་། དཔལ་སྤྱི་སེར་ཆོས་འཁོར་གླིང་དུ་སི་ཏུ་
ཆོས་ཀྱི་འབྱུང་གནས་ཀྱི་སྐུ་རིང་ (1700-1794) ལ་བརྩིགས་པའི་སྨན་
གྲྭ། ཆབ་མདོ་ཞི་བ་ལྷ་སྐུ་ཕྲེང་རིམ་བྱོན་གྱི་སྐུ་དུས་སུ་ཆབ་མདོ་སོགས་སུ་
རིག་གནས་སྨན་བཅས་དང་ཐབས་རྒྱ་ཆེ་གནང་བ་བཅས་དང་། དེ་དག་གི་སློབ་
གཉེར་གྱི་རིམ་པ་འང་འདི་ར་དཔེ་མཚོན་ཙམ་བཀོད་ན། མདོ་སྨད་བསྟན་པའི་
འབྱུང་གནས་དཔལ་ལྡན་བཀྲིས་འཁྱིལ་གྱི་གསོ་རིག་གཞན་ཕན་གླིང་དུ་རྩ་
བརྟགས་རྒྱུད་ཚིགས་འདོན་དང་། བཤད་རྒྱུད་དང་། ཕྱི་མ་རྒྱུད་དང་།
ལམ་རིམ་གྱི་རྩ་བཞག །གསུང་ཆོས་ལ་ལམ་རིམ་ཆེན་མོ་དང་མེས་པོའི་
ཞལ་ལུང་སོགས་ཀྱི་གཞུང་བཤད། མི་འཁྲུག་པ་ལྷ་དགུའི་སྒྲུབ་མཆོད
ཚོགས་པ་སོགས་ཆོས་དང་གསོ་རིག་གི་གཞུང་ཟུང་འབྲེལ་དུ་འཆད་ཉན་བྱེད་
པ་དང་། ཚེ་བཅུད་གླིང་གསོ་རིག་གྲྭ་ཚང་གི་བཅའ་ཡིག་ཏུ། དཔྱིད་ཆོས་
གསུམ་ལ་ཆོས་གྲྭ་ནས་འཛིན་གྲྭ་ཤམ་མར་རྗེ་ལ་འབྲེམས། རྩ་རྒྱུད་བརྟག
རྩལ། འཛིན་གྲྭ་བར་མར་བཤད་རྒྱུད་ཤོག་ལྷུ་ལ་ཐིག །དཔྱིད་ལྷ་ཡས་ལྷའི་ཡག
ཡིན་སོགས་མཐུན་ངག་ཞལ་ཤེས་དང་བཅས་པ་ཀ་རམས་པའི་སྨན་པ་བཟང་

ཞོགས་གཉིས་གསུམ་ཙམ་གྱིས་ཞིབ་ཁྲིད་གཡོ་ཟོལ་མེད་པ་བྱེད། དཔྱིད་ཆོས་གསྐྱི་པར་སྐབས་སྐབས་སུ་གྲྭ་པ་ཚོ་ཤས་ནས་རི་ཚོགས་བཙུགས་ནས་སྤོ་ངང་ཤིང་རྗེ་སོར་ཀྱི་སྨན་ནགས་ཡོད་བཙལ་ཏེ་ཁྱད་ཐུར་མཐུན་མི་མཐུན་གྱི་ཁྱད་པར་ཞིབ་ཏུ་རྩད་བཅད་ནས་དེ་ངོས་འཛིན་ཡང་པ་ནན་ཏན་བྱེད། ཆོས་གྲྭ་ནས་བླ་མ་དགེ་བསྐོས་སོར་ཀྱིས་སློང་དང་འབྲིའི་ངོ་སྤྲོད་དང་། ཁྱད་པར་ཁྲིད་རྒྱུགས་ལ་ཉེ་བ་ཤས་ཀྱི་རིང་ཞིབ་ཚོགས་བསྡུས་ཏེ་ལེགས་པོ་བྱུང་བ་ལ་གཟེངས་བསྟོད་དང་། གཞན་ལ་ཚར་གཅོད་ལེ་ཤོར་དུ་མ་སོང་བ་དགོས། རྒྱུན་པར་ཡང་སྤྱིར་སྨིའི་རིགས་རྣམས་ཐམས་ཅད་དང་། གཏར་བསྲེག་སྨན་མར་དངུལ་ཆུ་སོགས་ཀྱི་དཔེ་འདོན། བཙུད་རྩི་ཤབ་རྩུལ་གྲིས་མཚོན་ལག་ལེན་གང་ཡོད་ལ་འདྲིས་པར་བྱེད། སྟོན་སྐྱུན་སྐབས་ཆོས་གྲྭ་ནས་འཛིན་གྲྭ་གོང་མའི་མི་རེ་རེ་གཉིས་གཉིས་ཙམ་གྱིས་འཛིན་གྲྭ་བར་མར་དར་མོའི་བ་ཤང་བརྒྱུད་རྗེ་ལ་འཁྲུམས་སོགས་ཀྱི་དཔེ་ཐོག་ནས་ཚིག་དོན་ཞིབ་ཁྲིད་བྱེད་དུ་བཅུག །འདི་དེང་ཀླུ་ཚང་འདིའི་འཁྲིགས་ལམ་གྱི་སྙིང་པོ་ཡིན་པས་ཟུར་ཙམ་ཡང་ཉམས་ཆག་ཏུ་མི་འགྲོ་བའི་ཐབས་ལ་བླ་མ་ལས་སློས་ཟུར་ལེན་གྱིས་ཚར་གཅོད་རྗེས་འཛིན་བྱེད་པ་ཤིན་ཏུ་གལ་ཆེ། ཞེས་དང་།

ལུགས་ནས་ལོ་གསུམ་གྱི་རིང་འདོན་ཆ་དང་། ལོ་བདུན་གྱི་ནང་ཡི་མཚུད། འཛིན་གྲྭ་བར་མར་སྟོན་ནས་ལོ་ལྔ་ཀྱུན་ཡབ་ཤང་བརྒྱུད་ཀྱི་རྒྱུགས་རྫོགས་དགོས། ཞེས་དང་། འཛིན་བཟང་རྣམས་ཀྱི་རྒྱུད་བཞི་ཡོངས་རྫོགས་དང་། ཐམས་ཅད་རྒྱུད་ཆུང་གསུམ་ངེས་པར་འཛིན་དགོས་པའི་ཟུར་ལེན་དགེ་རྒན་གྱིས་བྱེད། ཅེས

དང་། ཆོས་གྲྭའི་ཞིབ་གསུམ་རྒྱུན་གྱི་དགོངས་པ་དགེ་བསྐུལ་དང་། དེ་ཕན་སློབ་དཔོན་ལ་ཞུ་ཞིང་ནད་པའི་ཆེ་དང་དུ་སྨན་པ་ཡས་མས་གང་དུ་འགྲོ་ཡང་བཀག་ཆ་བྱས་མི་ཆོག་པ་མ་ཟད། ལོངས་མེད་བྱུང་ཆེ་སྐད་བསྒྱུར་ཙམ་གྱིས་གནང་བཞུས་ཆོག་པའི་སྐབས་ཀྱང་ཡོད། ཅེས་སྨན་གྲྭའི་སློབ་གཉེར་དང་སྦྲག་སྤྲོལ་གྱི་རིམ་པ་གསལ་པོ་བཀོད་ཡོད་པ་ནི་དང་ཡང་(སྐང)བོད་སྨན་སློབ་གྲྭ་གསར་འཛུགས་དང་སྨན་གཞུང་འཆད་ཉན་བྱེད་རྒྱུའི་ཐད་ལ་དཔྱད་གཞིའི་རིན་ཐང་མཐོན་པོ་ཡོད་པ་དང་། དུས་སྐབས་དེ་དག་ཏུ་བོད་རིགས་དང་སོག་རིགས་ཀྱིས་མཚོན་པའི་དོན་གཉེར་ཅན་རྣམས་ཀྱིས་གསོ་རིག་ལ་སློབ་སྦྱོང་བྱེད་རྒྱུ་དང་སྦྲག་སྤྲོལ་གཏན་འཁེལ་(ལ)བས་རྒྱུ་དང་། སྨན་པ་རྣམས་ཀྱི་ཀུན་སྤྱོད་བཅས་ཀྱི་ཐད་ལའང་དཔྱད་གཞིའི་དོན་སྙིང་གལ་ཆེན་ཡོད། ཅེས་རྩོམ་པ་པོའི་དགོངས་འཆར་དང་བཅས་སྨན་གྲྭ་ཁག་གི་མཚན་བོ་དང་། ཕྱག་བཏབ་པ་པོ། བཏབ་ལོ། བསླབ་པ་སློབ་གཉེར་གྱི་གཞུང་ཚད་སོགས་ཞིབ་བྲབ་བཀོད་གནང་མཛད་འདུག་པ་འདི་དག་གསོ་བ་རིག་པའི་ལོ་རྒྱུས་ཀྱི་ཡིག་ཆ་གལ་ཆེ་ཞིག་ཡིན། གཞན་ཡང་བསྟན་པའི་སྦྱིན་བདག་ཆེན་པོ་སྡེ་དགེ་ས་སྐྱོང་བསྟན་པ་ཚེ་རིང་གིས་“རྒྱུད་བཞི” “སྦྱོར་བ་བརྒྱ་པ” “ཡན་ལག་བརྒྱད་པའི་སྙིང་པོ་བསྡུས་པ” “འགྲེལ་པ་ཟླ་ཟེར” “ཆ་ལག་བཅོ་བརྒྱད” “བྱེ་བ་རིང་བསྲེལ” “བཻཌཱུརྱ་སྔོན་པོ” “མན་ངག་ལྷན་ཐབས” “སྨན་དཔྱད་ཟླ་བའི་རྒྱལ་པོ” “མན་ངག་བཀའ་འགྲུ་མ” “གསོ་དཔྱད་རྒྱལ་པོའི་དཀོར་མཛོད” “ཨ་ཤཾ” མི་ཕམ་...གསུང་...ཀ་བཞག་ཉིས།

ཞེལ་གོང་ཞེལ་ཕྲེང་སོགས་པར་དུ་བསྒྲུབ་ནས་མཛད་དེ་མཆོད་སྒྲོན་དུ་སྤེལ།
ལྷག་པར་དུ་བཅའ་ཡིག་དགོངས་དོན་ནད་པའི་དོན་དང་འཕྲོད་བསྟེན་གྱི་བྱ་གཞག
ཞི་སྒྲ་ཚང་གི་བཅའ་ཁྲིམས་ལས་ཀྱང་གལ་ཆེར་མཛད་པ་འདི་ལྟ་ཅང་གི་འཕྲོད་
བསྟེན་ལོ་རྒྱུས་གལ་ཆེ་བ་ཞིག་ཀྱང་རེད། ལོ་རྒྱུས་འདི་དགག་གིས་མདོ་སྟོད་
སྨད་ཕྱོགས་སུ་སྤེལ་བར་གསུམ་དུ་སྨན་དཔྱད་དང་རྒྱལ་རབས་ཙམ་རྟོགས་
ནུས་སོ།། །།

༄ མདོ་སྟོད་སྨད་ཕྱོགས་སུ་གསོ་དཔྱད་ལ་མཁས་གྲགས་གཉིས
ལྷན་གྱི་སྐྱེས་བུ་དམ་པ་ཞབས་ཤས་ཀྱི་མཛད་རྣམ་རགས་བསྡུས།

བོད་གངས་ཅན་གྱི་ལྗོངས་སུ་གསོ་དཔྱད་ལ་རང་དབང་གི་ རྩལ་རྫོགས་པའི་
མཁས་པ་གཞན་གྱི་སྨྲ་སྐར་བསྐོར་ལ་བསྒྲིགས་པ་བཞིན་བྱུང་བའི་ནང་ནས་དོན་
དམ་གྱི་མཁས་པ་ཆེན་པོ་གཅིག་ནི་ངེས་པར་དུ་དེ་འདུ་དམར་དགེ་བ་ཤེས་བསྟན་
འཛིན་ཕུན་ཚོགས་ཡིན་ཏེ། མཁས་པ་དེ་ནི་སྨད་འབྲུག་ཡོངས་ཀྱི་བདག་པོ་
མདོ་ཁམས་པ་འཚོ་བྱེད་ཀུན་བསྟན་འཕེལ་སྐུ་ཕྲེང་ནི་རིམ་གྱི་གདན་ས་ཕུན་ཚོར་
ཚོས་གླིང་ཞབས་ཤད་སྒྲུབ་ཀྱི་སྡེ་བསྒྲུངས་ཤིང་། སྨད་འབྲུག་ཡོངས་ཀྱི་རྒྱུ་འགོར་
སྐྱུར་པ་དེའི་དངོས་སློབ་གཞང་རིགས་ཀྱི་སྨན་པ་བོད་ཀྱི་ལྷ་བཙུན་པོ་མེས་ཨག་
ཚོམ་ ཀྱི་སྐུ་དུས་སུ་ཁྲོམ་གྱི་ཡུལ་ནས་བྱོན་པ་སྨན་པ་མཁས་པ་ཆེན་པོ་ཙམ་
པ་ཤི་ལ་ཧྲ་དེ་བོད་དུ་སྤྱོད་བསྒྲུབས་པའི་གདུང་ རྒྱུད་དུ་ཕྲེ་ལོ 1672 རབ་བྱུང་
༡༡ རྒྱ་ཁྲི་ལོར་བོད་ཡུལ་གྱི་བྲི་བྲག་གོ་འཛར་སྐུ་འཁྲུངས་སོ། འཚོ་བྱེད་ཀུན་

བསྟན་འཕེལ་དང་ཁམས་པ་ཚང་རིན་པོ་ཆེ་ངག་དབང་ཀུན་དགའ་བསྟན་འཛིན་སོགས་བླ་མ་རབ་བསྟེན་ནས་མདོ་སྔགས་རིག་གནས་མཐའ་དག་ལ་འཆད་རྩོད་རྩོམ་པའི་དབང་ཐོབ། དགུང་ལོ་ ནས་སྨན་དཔྱད་ཀྱི་འགྲོ་དོན་མཛད་པར་ལག་ལེན་གཅེས་བཅུས་ན་ གསུངས། ཡུལ་དབུས་འབྲས་སྤུངས་སུ་དགེ་བཤེས་བཏང་བའི་མཚན་ལ་དགེ་བཤེས་བསྟན་འཛིན་ཕུན་ཚོགས་ཞེས་གྲགས། སྐྱེ་བུ་དམ་པ་འདིའི་མཛད་རྣམ་རྒྱས་པ་མ་མཐལ་ཞིང་། ཉིད་ཀྱིས་མཛད་པའི་བསྟན་བཅོས་རྣམས་ལས་ཀྱང་འབྱུང་ལོ་དང་མཛད་ལོ་སོགས་ཆ་ཚང་བར་མཐོབ་རྒྱུང་། སོ་འཛིན་ཟླ་བ་ཚེ་རིང་གིས་སྒྲོགས་བསྒྲུ་མཛད་པའི་དེའུ་དམར་དགེ་བཤེས་བསྟན་འཛིན་ཕུན་ཚོགས་ཀྱི་མཛད་རྣམ་འཚོལ་བསྡུ་ཞུས་པའི་སྙིང་དོན་ཙམ་འདིར་བཀོད་ན།

(༥༥) སྐྱེས་བུ་དམ་པ་དེའི་སྐུ་ཚེའི་རིང་ལ་བོད་གངས་ཅན་ལྗོངས་སུ་མ་ཕེབས་པའི་ས་མེད་ཅིང་། རྒྱ་ནག་སོར་སུའང་ཞབས་བཅགས་ཏེ་གསོ་བ་རིག་པའི་ལག་ལེན་མན་ངག་ཟབ་མོ་ཅན་ལ་སྒྲོ་འདོགས་ཆོད་པར་མཛད། གསོ་དཔྱད་ལ་མཁྱེན་པའི་རྩལ་རྫོགས་པས་རང་ཉིད་ཀྱིས་བརྩམས་པའི་བསྟན་བཅོས་ཕུལ་དུ་བྱུང་བ་ཡང་བཅུ་ཕྲག་དྲུག་ལྷག་ཡོད་པར་གྲགས། གཞན་ཡང་བཟོ་དང་རྩིས་རིག་ལ་ཡང་མཁས་པའི་སྐོགས་ལ་འཛོམས་ཤིང་། ཡིད་བ་ཤད་པོ་ཉམས་མི་འཇིགས་སེང་གེའི་སྒྲ་བསྒྲགས་པར་མཛད། རྗེ་ཉིད་ཀྱིས་མཛད་པའི་གསོ་རྩིས་སོགས་དཔེ་ཐོ་རགས་ཙམ་བརྗོད་ན།

༡༽ བདུད་ནད་གཞོམ་པའི་གཉེན་པོ་རྩི་སྨན་གྱི་ནུས་པ་རྒྱང་ར་ཤད་གསལ་སྟོན་དྲི་
མེད་ཤེལ་གོང་།

༢༽ བདུད་རྩི་སྨན་གྱི་རྣམ་དབྱེ་ངོ་བོ་ནུས་མིང་རྒྱས་པར་བཤད་པ་དྲི་མེད་ཤེལ···
ཕྲེང་།

༣༽ ལག་ལེན་ གཅེས་རིགས་བསྡུས་པ་སྨན་ཀུན་བཅུད་དུ་སྒྲུབ་པའི་ལས་ཀྱི་ཆོ་
ག་ཀུན་གསལ་སྣང་མཛོད།

༤༽ དཔྱད་མཆོག་གཏར་གའི་གནད་མཐས་པ་ཉེས་འབྲུགས་རྣོན་ལྷུངས་འཁྱེན་འཁྱིད་
ཀརྞྞ་ཏ།

༥༽ མེ་བཙའི་གནད་མཐས་པ་རྒྱས་སྤྲས་གསལ་སྟོན་རབ་དྭངས་ཞལ་དཀར་མེ་ལོང་།

༦༽ རྩ་སྦྱོངས་ཞལ་གདམས་གནད་ཀྱི་གཟེར་བུ།

༧༽ བ་ཤལ་སྐྱུགས་དང་བཅས་རྩ་སྦྱོངས་ཀྱི་ལག་ལེན་རྒྱུད་ཀྱི་དགོངས་པ་གསལ་
བར་བྱེད་པའི་ཞལ་གདམས་ཟིན་བྲིས།

༨༽ དཔལ་ལྡན་རྒྱུད་བཞིའི་མཆན་འགྲེལ།

༩༽ མེ་གཟའ་དང་ཁྲག་གཟའི་སྨན་བཅོས་སྦྱོར་རིགས།

༡༠༽ དཔལ་ལྡན་རྩ་རྒྱུད་ཀྱི་རྩ་ཚིག་དང་དེབ་འགྲེམས།

༡༡༽ བཤད་རྒྱུད་ཀྱི་ལུས་གནད་དང་རོ་ནུས་ཞུ་རྗེས་ཀྱི་སྐོར།

༡༢༽ མན་ངག་རྒྱུད་དུ་རྒྱས་པར་མ་བཤད་པའི་གཉན་ནད་སྐོར།

༡༣༽ ཆང་འབམ་རྟགས་བཅོས།

༧༤ བྱིས་པའི་རྡུ་བཀྲ་འཕེལ་བརྟག་དང་ཞོ་བཀྲ་བརྟག་པ།

༧༥ ཕྱི་རྒྱུད་ལས་མ་བུ་ཟླ་གྲོགས་ཀྱི་སྐོར་འགོ །

༧༦ ཟླུམ་བཙོས་བསྐོམས་པོད་དྲུག་ཙམ་ཡོང་བ་དང་།

༧༧ དུས་ཀྱི་འཁོར་ལོའི་རབ་བྱུང་དགུ་པའི་ལྡེའུ་མིག །

༧༨ ག་ཤིན་རྩེས་མི་ལ་རྣམ་དགུ།

༧༩ རེའུ་མིག་དམར་ནག་འཁོར་མ།

༨༠ ཉེར་ལྔའི་སྦྱོར་སྟེ་ཤེལ་དཀར་ཕྲེང་བ།

༨༡ གསོ་རིག་སྐར་ཀྱི་མིང་ཚིག་གསལ་བར་སྟོན་པ་ཉེར་མཁོའི་དོན་གསལ།

༨༢ བཅུད་ལེན་ཟད་མེད་བདེ་བའི་གཏེར་ཆེན།

༨༣ དབང་རིལ་གྱི་སྦྱོར་བ། ༨༤ ལྷོག་བཅོས་གཞི་ལྕགས་རྡོག་འདེབས།

༨༥ བཅུ་གསུམ་དང་བཅོ་བརྒྱད་ཀྱི་སྦྱོར་སྡེ་སོགས་མང་བ་དང་། གཞན···
ཡང་ཕྱག་ཆེན་ཁྲིད་ཡིག་སོགས་མང་བར་མཛད་ཅིང་དཀར་ཆག་ལྟར་ན་དེ···
ཚན་དྲུག་ཅུ་ལྷག་ཡོད་དོ། མཐར་སྐུའི་བཀོད་པ་བསྒྲུབ་པར་མཛད་ཀྱང་ཆེད་སྒྲུབ
ཀྱི་བསྟན་བཅོས་གྲངས་མང་འཛོག་པར་མཛད་པ་མ་ཟད། སློབ་བརྒྱུད···
འཛིན་པ་གྲངས་མང་འཛོག་གཞུང་མཛད་པའི་ནང་ནས་གྲགས་ཆེ་བ་ཆེ་ཚང་མཆོག
སྤྲུལ་ཀརྨ་རིག་འཛིན། འཚོ་མཛད་དགེ་སློང་དགེ་དབང་ཡོངས་འདུ། པདྨ···
དབང་གི་རྒྱལ་པོ། སྡེ་དགེ་བུ་རིན་པོ་ཆེའི་སྐུ་སྐྱུང་ཆོས་སྐྱོང་བློ་གྲོས། སྡེ་དཔོན
སྒར་དབང་། སྨན་རཏྣ་ཐ་དང་། མན་ངག་བཀའ་རྒྱུའི་སློབ་བརྒྱུད་འཚོ་མཛད

བེ་སླུག་དང་། བླ་མ་དགེ་དགའ་ཉི་མ། ཉིཾ་ཆོས་གསུམ་དང་། ཟབ་བཀྲ་གསང་སྨན་གྱི་སློབ་བརྒྱུད་མི་དབང་ཆོས་ཀྱི་རྒྱལ་པོ་དང་། འཚོར་སྨྱེད་སློབ་གསུམ་བཅས་དང་། པཎྜི་ཏ་ཆེན་པོ་སི་ཏུ་ཆོས་ཀྱི་འབྱུང་གནས[100]་སོགས་མང་པོར་བསྒྲུན་ནས་བསྟན་པ་རིག་གནས་དང་བཅས་པ་ལ་ཕན་པའི་གཞི་བཙུགས་པར་མཛད་དོ།།

༄ བོད་ཀྱི་བསྟན་པ་རིག་གནས་དང་བཅས་པར་ཉེར་འཚོར་མཛད་པ་པོ་གཅིག་ནི་སི་ཏུ་པཎ་ཆེན་ཆོས་ཀྱི་འབྱུང་གནས་ཡིན་ལ། ཁོང་གི་མཛད་པའི་གཞན་དུ་ཕེས་ལ། འདིར་གསོ་བ་རིག་པ་ལ་མཛད་པ་གཙོ་བོར་བཞེས་པ་ཙམ་ཀྱི་སྐོར་འབྲི་བ་ལ། སི་ཏུ་རིན་པོ་ཆེས་ (1700-1794) ༧རྒྱལ་བ་ཞྭ་མ་ཆེན་པོའི་ ༧ བླ་སྨན་དར་མོ་སྨན་རམས་པ་བློ་བཟང་ཆོས་གྲགས་དང་། ལྷ་བྲ་པོ་རིའི་སྨན་པ་ཆོས་མཛད་ལགས་སོགས་བརྟེན་ནས་གསོ་བ་རིག་པའི་གཞུང་བ་ཤད་ལག་ལེན་ཀུན་ལ་སྦྱོ་འདོགས་བཅད། དཔལ་སྤུངས་ཆོས་འཁོར་གླིང་དུ་སྨན་གྲྭ་བཙུགས་ཏེ་གསོ་རིག་འཆད་ཉན་དང་ལག་ལེན་རྒྱུན་སྤེལ་མཛད་པས་ཕྱོགས་དེ་རྣམས་སུ་གསོ་དཔྱད་ཀྱི་འཕྲིན་ལས་ཤིན་ཏུ་ཆེ་བ་བྱུང་། ཁོང་ནི་གསོ་བ་རིག་པ་འདིར་བྱུང་ས་དང་ལོ་རྒྱུས་རྒྱུ་འཁོག་ངས་གཏུགས་ཀྱིས་ཞིབ་དཔྱོད་མཛད་མཁན་མཁས་པ་ཆེན་པོ་ཡིན་ཞིང་། སྐྱེས་བུ་དམ་པ་སྟེ་བོད་གངས་ཅན་གྱི་ལྗོངས་སུ་གྲགས་ཆེ་བ"ཡན་ལག་བརྒྱད་པ"དང་"ཟླ་ཟེར"སོགས་ནས་བསྟན་པའི་སྨན་སྦྱོར་ཚོགས་པའི་དོས་འཛིན་རྣམས་འཕགས་ཡུལ་ནས

འོངས་པའི་མཁས་པ་དགེ་དང་རིན་པོ་ཆེའི་རིགས་སོགས་བལ་ཡུལ་དུ་ཕེབས་ཏེ་སྨན་དང་རྩིས་འཛིན་ལ་བགྲིན་མཛད། "འབྲུམ་བཅོས་ཞབ་བདེ་སྦྱུར་བསྟེར།" གཞན་ཡང་རྒྱ་ནག་གི་རྩིའི་བལྟ་གནས་དངོས་འཛིན་སྨན་དཔྱད་གསར་འགྱུར་སོགས་དང་གྲགས་ཅན་དང་གྲགས་ཅན་མ་ཡིན་པའི་སྨན་ངོ་ཕན་ངེས་རྣམས་ཀྱང་ཕྱོགས་སུ་བཏུ་བར་མཛད་དེ་རྗེས་འཇུག་རྣམས་ལ་སྤེལ། གསོ་བ་རིག་པའི་ཕྱོགས་འདིར་དཀའ་གནད་མང་པོ་གསལ་བ་ཕྱེད་མཛད་པ་དང་། ཁྱད་པར་དུ་བདུད་རྩི་བཅུད་ཀྱི་རྒྱལ་པོ་ཐིག་ལེ་དར་ལ་ཀུན་བཅོས་བགྲུ་ཆེན་མོའི་ཕྱག་ལེན་རྣམ་དག་གི་སྒོ་ནས་སློབ་མ་བསྐྱངས་ཤིང་གསོ་དཔྱད་ཀྱི་འཕྲིན་ལས་ཀྱི་འོད་ཟེར་སྣར་ཡང་དབང་ཕྱོགས་སྤོ་ལས་ཕྱོགས་ཀུན་འཕྲོ་བར་གྱུར། རྒྱུད་བཤད་ལག་ལེན་མན་ངག་གི་བརྒྱུད་འཛིན་ཡང་། སློབ་དཔོན་ཞིབ་ལྷའི་སྐུ་ཞབས། ཚབ་མདོ་ཨེམ་ཆི་འགྱུར་མེད་ཐེག་མཆོག ། རྗེ་དཔོན་ཀརྨ་བསམ་གཏན། ཚེ་སྨུམ་དོན་ལྡན། སྨར་ཁམས་པ་རྒྱལ་ཁྲིམས། འཚོ་བྱེད་སེ་ངེ་དྲུང་ཡིག་གུ་རུ་འཕེལ་ལམ་བཀྲིས། (མཚན་གཞན་སྟག་སྐང་མཁས་མཆོག་དགེ་དབང་བློ་གྲོས།) འཚོ་བྱེད་པདྨ་ཆེ་དབང་འབུམ། ཀརྨ་ངེས་ལེགས་བསྟན་འཛིན། བཀྲིས་འབུམ་སོགས་བརྒྱུད་འཛིན་སློབ་མ་གྲངས་ལམ་འདས་པའི་མཁས་གྲུབ་གཉིས་ལྡན་མང་དུ་བསྐྲུན་པར་མཛད་ནས་བོད་གངས་ཅན་གྱི་གསོ་རིག་ལ་ངལ་གསོ་མཆོག་ཏུ་སྨིན་པར་མཛད་དོ།།

ཆོས་འབྱུང་སློབ་མ་དབོན་ཀརྨ་ངེས་ལེགས་བསྟན་འཛིན་བྲ་བ་རིག

པའི་གནས་མཐའ་དག་ལ་མཁས་ཆེན་དུ་གྱུར་ནས་ ༧གོང་ས་སྐྱབས་མགོན་ཏཱ་ལའི་བླ་མ་བདུན་པའི་ (?) བླ་སྨན་ཆོས་མཛད་ལགས་པ་བསྟེན་ནས་རིན་ཆེན་ཐལ་བཟོ་དང་། མཁྱེན་མིན་པའི་མན་ངག་ཞལ་རྒྱུན་ལ་སྦྱང་པ་མཐར་ཕྱིན་པར་མཛད་ནས་སྨན་བསྡུས་"ཨེ་ཕུཾ་"པོད་གཉིས་མཛད།།

ཡང་ཞལ་སློབ་སྡེ་དགེ་དྲུང་འཚོ་གུ་རུ་འཕེལ་ལམ་གུ་རུ་བཀྲིས་ཀྱང་རྟོང་དང་རྟོང་མིན་པའི་ཤེས་བྱའི་གནས་ལ་མཁས་པར་གྱུར་རྩེ་དཔལ་སི་ཏུ་ཆོས་ཀྱི་འབྱུང་གནས་ཀྱི་དངུལ་ཆུ་བཙོ་བཀྲུའི་ཕྱག་བཞེས་མཛད་སྐབས་ཞབས་ཕྱིར་མཛད་འགན་ཆ་ཚང་བཞེས་ནས་དངུལ་ཆུ་བཙོ་བཀྲུ་ཆེན་མོའི་ཟིན་བྲིས་" སྲིད་གསུམ་རྟོག་རྒྱན་སི་ཏུ་ཆོས་ཀྱི་འབྱུང་གནས་ཀྱི་ཞལ་ལུང་དངུལ་ཆུ་བཙོ་ཆེན་དང་རིན་ཆེན་རིལ་བུའི་སྦྱོར་སྡེ་ཟླ་བ་བདུད་རྩིའི་ཐིག་ལེ་" ཞེས་བྱ་བ་ཕྱོགས་བསྒྲིགས་མཛད། "སྨན་གྱི་བཟང་བསྡུས་དང་གབ་མིང་འགའ་ཞིག་བཀྲོལ་བ་བརྡོགས་ལ་མཁྲིན་པའི་རྒྱན་"སོགས་བརྩམས་ནས་བསྟན་པའི་མིག་རྒྱན་མཛད། ཡང་ཆོས་འབྱུང་སློབ་མ་བཀྲིས་འབུམ་ཡང་བཀྲ་སོ་རིག་ལ་ཤིན་ཏུ་མཁས་པར་གྱུར་ནས་ཆོས་འབྱུང་གསུང་རྒྱུན་སྨན་ངོ་གསལ་ལྡེབ་དང་། ཉམས་ལེན་ལག་ལེན་མང་པོའི་ཡིག་ཆ། ཕྱི་རྒྱུད་ཀྱི་ལྷན་ཐབས་སོགས་མཛད།།

ཆོས་འབྱུང་སློབ་བརྒྱུད་འཇིགས་པ་འཇམ་དབྱངས་མཁྱེན་བརྩེའི་དབང་པོ་ནི། (1820~1892) བོད་གངས་ཅན་ལྗོངས་སུ་དར་རོ་ཅོག་གི

གསོ་དཔྱད་གཞུང་གདམས་ལག་ལེན་མཐའ་དག་ལ་མཁས་པ་ཟླན་མེད་པ་ཞིག་ཡིན་ཞིང་། ཁོང་གིས་མཛད་པའི་སྨན་དཔེ་དང་སྒྲོམ་སྣུ་གི་བཅོས་ཐབས་སོགས་མི་ཉུང་བ་ཞིག་གསུང་འབུམ་ནང་བཞུགས།།

ཡང་འཇམ་མགོན་ཀོང་སྤྲུལ་ཡོན་ཏན་རྒྱ་མཚོ (1813~1899) ནི་ཆོས་བརྒྱུད་ཐད་ལ་རིས་སུ་མ་ཆད་པའི་བཀའ་དྲིན་ཆེ་བའི་སྐྱེས་ཆེན་དམ་པ་ཡིན། ཁོང་ལོ་བཅུ་བཞིའི་ཐོག་འཚོ་བྱེད་ཀརྨ་ཕུན་ཚོགས་དང་འཇི་སྨྲ་ར་མཆོག་སྤྲུལ་སོགས་དང་དཔལ་སྤུངས་འཚོ་མཛད་ཀརྨ་ཚེ་འཕེལ་དང་ཀརྨ་ཚེ་དབང་རབ་བརྟན་སོགས་བསྟེན་ནས་གསོ་དཔྱད་གསན། "རྒྱལ་དབང་བདུན་པའི་བླ་སྨན་ཆོས་མཛད་མདུན་ནས་རིན་ཆེན་ཐལ་སྨན་དང་། དངུལ་ཆུ་བཙོ་བཀྲུའི་ཕྱག་ལེན་སོགས་གསན་ཏེ་གསོ་དཔྱད་ཐད་ལ་མཁས་པའི་ཕུལ་དུ་བྱུར་ཏོ། སྡེ་དགེའི་བོད་གཞུང་གི་སྤྱི་ཞབས་ཆེན་མོ་ཚེ་རིང་དཔལ་ལྡན་གྱིས་རྒྱུ་ཡོན་སྦྱར་ཏེ་རབ་བྱུང་བཅོ་ལྔ་པའི་ཆུ་ཕོ་སྤྲེལ་ཕྱི་ལོ (1872) ལོར་དངུལ་ཆུ་བཙོ་བཀྲུ་ཆེན་མོའི་ཕྱག་བཞེས་མཛད་ཅིང་ཕྱི་རབས་ཀྱི་དོན་དུ "བདུད་རྩི་བཅུད་ཀྱི་རྒྱལ་པོ་དངུལ་ཆུ་བཙོ་བཀྲུ་ཆེན་མོའི་སྦྱོར་བས་གྲུབ་པའི་བཅུད་ལེན་དུ་བསྒྱུར་བའི་ལག་ལེན་རྣམ་པར་གསལ་བ་འཚོ་བྱེད་མཁས་པའི་སྙིང་བཅུད་" ཅེས་བྱ་བ་དང་། "འཚོ་བྱེད་ལས་དང་པོ་པ་ལ་ཉེ་བར་མཁོ་བའི་ཟིན་ཏིག་གཅེས་བཏུས་བདུད་རྩིའི་ཐིགས་པ" ཞེས་བྱ་བ་གཉིས་བཙོ་བཀྲུ་ཕྱག་ལེན་མཛད་ཞོར་དུ་བརྩམས་པར་མཛད།

གཞན་ཡང་"གསེར་ཞུན་བདུད་རྩི་བུམ་པ།" ཤེས་བྱ་སྤྱིར་ "ཤེས་བྱ་ཀུན་ཁྱབ"མཛོད་ནས་ཤེས་བྱ་ཅི་རིགས་པར་འཇུག་པའི་སྐྱོ་བོ་རྣམས་དབུགས་དབྱུང་བར་མཛད། ཟིན་ཏ་ཀ་གི་ལྷུང་ཕྱེ་ཟིན་ཏ་ཀ་མཛེས་རྒྱན་ཞེས་པ་རྫོགས་ཆེན་པ་ཡོན་བསྟན་འཛིན་གྱིས་བརྩམས། བོད་དང་བོད་ཆེན་པོའི་ཁྲིད་ལ་འཇམ་མགོན་མཁྱེན་ཀོང་རྣམ་གཉིས་ཞེས་ལྷུང་སྟར་གྲགས་སོ།།

ཆོས་འབྱུང་གི་ཆོས་བརྒྱུད་འཛིན་པ་འཇུ་མི་ཕམ་རྣམ་རྒྱལ་རྒྱ་མཚོ། (1846-1912) ཤེས་བྱ་རིག་པའི་གནས་མཐའ་དག་ལ་མཁྱེན་པ་རྒྱ་མཚོའི་ཕ་རོལ་དུ་སོན་ཅིང་། འཆད་རྩོད་རྩོམ་པའི་མི་འཇིགས་སེང་གེའི་སྒྲ་ཕྱོགས་ཀུན་ཏུ་བསྒྲགས་པ་ཏ་ཆེ་དགུ་ཀུན་གྱི་རལ་པའི་རྩེར་ཞབས་ཀྱི་པདྨོས་ངལ་གསོར་མཛད། གསོ་སྐྱོང་གྱི་གཞུང་ལ་མཁྱེན་པ་མཆོག་ཏུ་མངའ་བས་རང་ཉིད་ཀྱིས་མཛད་པའི་བསྟན་བཅོས་ཀྱང་"རྒྱུད་བཞིའི་མཆན་འགྲེལ།" "བྱང་ཁོག་ཡུམ་ཐིག་གསལ་བ་བཻཌཱུརྱའི་མེ་ལོང་།" "སོ་སྦྱོར་བདུད་རྩིའི་ཐིགས་པ།" "སྨན་སྦྱོར་ཕན་བདེའི་བང་མཛོད།" ཀོང་སྤྲུལ་རིན་པོ་ཆེས་དངུལ་ཆུའི་ཕྱག་བཞེས་བསྟར་སྐབས་ཀྱི་ཟིན་བྲིས "རིན་ཆེན་དངུལ་ཆུའི་སྦྱོར་བའི་རྟོགས་པ་བརྗོད་པའི་གཏམ།" "ངོ་མཚར་འཆི་མེད་གྲུབ་པའི་གཏམ།" "རྩ་རྒྱུད་རྗེས་བཞག་གི་འགྲེལ་པ།" "ཕྱི་རྒྱུད་རྩ་རྒྱུའི་ཏི་ཀཱ།" "གཡུ

ཐོག་ཕོག་དྲིལ་སྐོར་གསུམ་གྱི་མ་བུ་དོན་སྤེལ་ཏུ་བཀོད་པ། ” “ལུས་ལ་ཉེར་མཁོ་སྐབས་བརྒྱུད། ” “ནད་བརྒྱ་ཐུགས་གཅིག་གི་སྐོར། ” “ནད་ཀྱི་མཐུད་དཔྱད་སྣ་ཚོགས་ཕྱོགས་གཅིག་ཏུ་བཀོད་པ་ཟླུག་རྒྱུ་ཀུན་སེལ། ” “ཕོག་དྲིལ་སྐོར་གསུམ་ལས་ངོས་འཛིན་མན་ངག་གསེར་གྱི་ལྡེ་མིག ” “རང་སྐྱུང་རྫས་རྐྱང་ཟབ་མོ་གནམ་ལྕགས་མེ་འབར། ” “འདོད་པའི་བསྟན་བཅོས་འཛིན་རྟེན་ཀུན་ཏུ་དགའ་བའི་གཏེར་ ” སོ་གླ་ལེ་ཚན་སུཾ་ཅུ་ལྷག་སོགས་མཛད་ཅིང་། གསུང་འབུམ་ཀ་པ་དང་ཁ་པའི་ནང་བཞུགས། གཞན་ཡང་ཀརྨ་ངེས་ལེགས་ཀྱི་ཞལ་སློབ་ནམ་མཁའ་ཤེས་རབ་དང་། སྡེ་རྒྱས་བླ་སྨན་ཆོས་གྲགས་རྒྱ་མཚོ། མི་ཕི་ཞལ་སློབ་འཛཾ་དབྱངས་མཁྱེན་རབ་དང་། གོ་སློབ་བླ་མ་ཨ་སངས་གྲ་མང་སྨན་པ་འཇམ་དབྱངས་བཟང་པོ་སོགས་སྦྱོན་པ་དང་། ཀརྨ་ངེས་ལེགས་ཀྱི་ཡང་སྲིད་ཀརྨ་ངེས་དོན་བསྟན་འཛིན་འཕྲིན་ལས་རབ་རྒྱས་ཀྱིས་མཛད་པའི་ ” ཁང་རིལ་དང་རིན་ཆེན་རྟ་རེ་མའི་སྦྱོར་སྤེལ་བསྒྲིགས་རྒྱུལ་གཞན་ཕན་ཟླ་འོད་འཛུམ་པའི་འཕྲེ་ཤིང་། ” “གཅེས་བསྡུས་འཆི་མེད་ནོར་བུའི་འཕྲེང་བ། ” “བུ་ཡིག་མན་ངག་སྙིང་གི་ནོར་བུ་ ” སོགས་མཛད་ནས་མདོ་སྟོད་སྨད་ཕྱོགས་སུ་གསོ་དཔྱད་ཀྱི་བསྟན་པ་ཉི་མ་འཆར་བ་བཞིན་དུ་མཛེས་པར་མཛད། སྔོན་བྱོན་མཁས་པ་རྣམས་ཀྱི་མཛད་འཕྲིན་རྒྱས་པ་སོ་སོའི་རྣམ་ཐར་ཁག་ཏུ་གསལ་ཞིང་འདིར་རགས་བསྡུས་འདི་ཙམ་དང་

འཕྲོས་བརྒྱ་ཕྲག་བཅོ་བརྒྱད་ནས་བཟུང་སྤྱི་ཕྱིར་བོད་སྨན་མཁས་པས····
བརྩམས་པའི་སྨན་དཔྱད་བསྟན་བཅོས་རགས་བསྡུས་ངོས་གཟིགས།།

ཕྱི་རྒྱལ་ཡུལ་གྲུ་ཁག་ཏུ་བོད་སྨན་དར་ཚུལ།

ཆེན་པོ་ཧོར་གྱི་རྒྱལ་ཁམས་སུ་ཆེ་རིང་གོ་ནམ་གྱི་ཤེ་མོང་གོ་བ་གའི་ལུང··· གིས་ཐང་བསྒྱུར་བའི་དཔའ་མཛངས་པ་ཏུལ་·· ཡོང་ཅན་གྱི་རྒྱལ་པོ་ཆེན་པོ་མང་དུ་གྲོན་ཞིང་། བསོད་ནམས་ཕུན་སུམ་ཚོགས་པའི་དཔལ་ལ་ལ་སྤྱོད་པ་མིའི་དབང་པོ་རྣམས་ཀྱིས་འཛམ་གླིང་ས་སུམ་གཉིས་ལ་མངའ་བསྒྱུར་བ་དང་རྒྱ་ནག་པོ་དབང་བསྐོ་ཏུ་བཙུག་སྟེ་རང་གི་བདག་གིར་བཟུང་། ཕྱོགས་བཞིར་རྒྱལ་ཁམས་བསྐྱེད་དེ་བོད་དུ་འང་སོག་པོའི་དབང་ཤུགས་སླེབས། རྗེ་བཙུན་ས་སྐྱ་པཎྜི་ཏ་ཀུན་དགའ་རྒྱལ་མཚན་དཔལ་བཟང་པོའི་ (1182–1251) ཐུགས་རྗེ་སྨོན་ལམ་གྱིས་སྟོན་པ་ཐུགས་རྗེ་ཅན་གྱི་ས་ཆོས་འཕྲུལ་གྱི···· མཛད་པ་བཞེས་པ་རྗེས་བཞིན་དུ་ངོ་མཚར་བའི་མཛད་པ་དུས་བྲོ་གཙུག་ཆེ·· བའི་སོག་རྒྱལ་པོ་ཁན་ཁང་བཅས་ཆོས་ཀྱི་འདུལ་བར་མཛད་ནས་དཔལ· ཆོས་ཀྱི་ངག་འཕྲོ་སྟོན་གྱིས་སྐྱོ་པོ་བྲང་ས་མེད་སྨིན་གྲོལ་གྱི་ལམ་ལ་འགོད་པར་མཛད། དཔོན་འགྲོ་མགོན་ཆོས་རྒྱལ་འཕགས་པ་བློ་གྲོས་རྒྱལ་མཚན· (1235–1280) གྱིས་དཔལ་ཆོས་ཀྱི་འཁྲིན་ལས་ཀྱིས་བོད་སྨོང་ས་ཡོང

རྫོགས་སྦྱུག་ཏུ་བཞེས། ཧོར་ཡུལ་ཆོས་ཀྱི་ཡུལ་དུ་བསྒྱུར་བར་མཛད་པས···
···ཡོན་རྒྱུ་ནག་དང་ཧོར་ཡུལ་དུ་བོད་ཀྱི་ཆོས་དང་རིག་གནས་རྣམས་ཁྱབ་
ཀུན་འགྲན་པ་བཞིན་དུ་འཕེལ་བ་རྒྱས་སུ་སྒྱུར་ཏོ། དེ་ནས་བརྒྱ་ཕྲག་བཅུ···
དྲུག་པར་གསོ་དཔྱོད་འཕེལ་རྒྱས་བྱུང་ཡོད་མེད་ཡིག་ཆ་ཁུངས་དགོམ···
ཐོབ་པས་འཛིན་རགས་ལ་བར་འགོད་མ་ཐུབ། གོང་མ་བདེ་སྐྱིད་རྒྱལ་པོའི
(1669-1722) སྐུ་རིང་ལ་ཁྲི་ཆེན་ངག་དབང་བློ་གྲོས་རྒྱ་མཚོས་གཙོས
མཁས་གྲུབ་གཉིས་འཛོམས་ཀྱི་སྐྱེ་མཆོག་དུ་མ་སྤྱན་དྲངས་ཏེ་སྐྱེ་འགྲོ···
སྤྱི་དང་ཁྱད་པར་ཧོར་རིགས་ཀྱི་སྐྱེ་བོ་མཐའ་དག་ལ་གཅིག་ཏུ་བརྩེ་བའི་སྒོ་ནས···
འ་རྒྱལ་བའི་བཀའ་འགྱུར་རོ་ཅོག་ཧོར་སྐད་དུ་བསྒྱུར། དེ་རྗེས་གོང་མ་ཆྱན་
ལུང་རྒྱལ་པོའི (1736-1795) སྐུ་རིང་ལ་ལྕང་སྐྱ་རིན་པོ་ཆེ་རོལ་པའི
རྡོ་རྗེ་དང་། ཁྲི་ཆེན་མཆོག་སྤྲུལ་རིན་པོ་ཆེ་བློ་བཟང་བསྟན་པའི་ཉི་མ···
གཉིས་ཀྱིས་ཐུགས་བསྐུར་བཞེས་ཏེ་ག་སྐུང་རབ་ཀྱི་མིང་བརྡ་ཐ་སྙད་གཅིག
སྒྱུར་འགྱུར་ཆེད་ལྕང་སྐྱ་རིན་པོ་ཆེས་དག་ཡིག་མཁས་པའི་འབྱུང་གནས
ཞེས་བྱ་བ་ཐོག་མར་གླིང་གཞི་དང་ཆོས་བསྒྱུར་ཀྱུལ···སྐད་བཅད། དེ
ནས་ཕར་ཕྱིན་དང་དབུ་མ་མངོན་པ་སོགས་ཚིག་འདུལ་བ་གྲུབ་མཐའི་སྐོར།།
སྔགས་ཀྱི་སྐོར། གཏན་ཚིགས་རིག་པ། སྨྲ་རིག་པ། བཟོ་རིག་པ།
གསོ་བ་རིག་པ། བརྡ་གསར་རྙིང་གི་སྐོར་རྣམས་ལ་ཚན་བྲིས་ནས་མིང
གི་རྣམ་གྲངས་ཁྲི་དང་བོད་སོག་གི་སྐད་གཉིས་ཤན་སྦྱར་གསར་དུ་བརྩམས

པར་མཛད་ནས་མཁས་པ་མང་པོ་དང་བཅས་རབ་བྱུང་བཅུ་གཉིས་པའི་ལྕགས་བྱ (1741) ལ་དབུ་བརྩུགས་ཏེ་ལོ་དེ་རང་ལ་ཡོངས་སུ་རྫོགས་པར་གྲུབ། བསྟན་འགྱུར་དུ་བཞུགས་པའི་གསོ་རིག་གི་སྐོར་སོག་ཡིག་ཏུ་བསྒྱུར་ཅིང་། རྒྱུད་བཞི་ནི། མང་དུ་ཐོས་པའི་བཤེས་གཉེན་ཆེན་པོ་མི་འགྱུར་མཚན་ཅན་གྱིས་མཐུན་པའི་རྒྱན་སྦྱོར་ཏ་ཏེར་ཡིག་ཏུ་བསྒྱུར་ཅིང་དཔར་དུ་བཞེངས་ཞེས་ཨ་གྲུ་བློ་བཟང་བསྟན་པའི་རྒྱལ་མཚན་གྱིས་མཛད་པའི་ཏེར་ཡིག་རྒྱུད་བཞིའི་པར་བྱང་སྨོན་ཚིག་ཏུ་གསུངས།[101] དེ་ནས་བཟུང་ཆེན་པོ་ཧོར་དང་རྒྱ་ནག་གི་ཡུལ་དུ་སྨན་དཔྱད་དར་ཁྱབ་ཆ་ཅང་ཆེན་པོ་བྱུང་། རིག་གནས་སྨྲ་དང་ལྡན་པར་གསོ་རིག་ལ་མཁས་པ་སུམ་པ་མཁན་པོ་ཡེ་ཤེས་དཔལ་འབྱོར (1704－1784) གྱིས་ "གསོ་དཔྱད་རྒྱ་མཚོའི་སྙིང་ནོར་མདོར་བསྡུས་བདུད་རྩིའི་ཆུ་རྒྱུན།" "ཆ་ལག་ཅུང་འདུས།" "གསོ་རིག་མན་ངག་ཤིན་ཏུ་ཅུང་འདུས།" "སྨན་དཔྱད་ཤིན་ཏུ་ཅུང་འདུས།" "སྨན་ངོས་འཛིན།" སོག་པོ་བློ་བཟང་ཚེས་འཕེལ་གྱིས་ "སྦྱོར་སྒྲུབ་མན་ངག་ཁ་འཐོར་ཕྱོགས་གཅིག་ཏུ་བཀོད་པ་ཉམས་ཐག་འགྲོ་བའི་སྲོག་གི་ཆད་འཐུད་ཀུན་ཕན་སྨན་རྒྱལ་གསེར་མདོག་གི་ཀུན་པོ།" སྨན་རམས་པ་སོག་པོ་ལུང་རིགས་བསྟན་དར་ནས་ "རྒྱུད་བཞིའི་བརྗོད་དོན་བསྒྲོལ་བ་རྣམ་རྒྱལ་ཨ་རུ་རའི་ཕྲེང་བ།" "མན་ངག་ལྷན་ཐབས་ཀྱི་ལྡེ་མིག་རྣམ་རྒྱལ་གསེར་མདོག་གི་ཕྲེང་བ།" "རྒྱུད་བཞིའི་

མཁའ་དཔྱོད་ལེགས་པར་བཤད་པ་རྣམ་རྒྱལ་ཨ་རུ་རའི་ཕྲེང་བ།" སྨན་རམ་པ་དགེ་བསྙེན་འཇམ་དཔལ་རྡོ་རྗེས་"མན་ངག་རིན་ཆེན་འབྱུང་གནས་"དང་། "གསོ་རིག་བདུད་རྩིའི་འཁྲུལ་མེད་ངོས་འཛིན་བཟོ་རིག་མེ་ལོང་དུ་རྣམ་པར་བཀོད་པ་མཛེས་མཚར་མིག་རྒྱན་"སོགས་སྔ་ཕྱིའི་སྨན་པ་མཁས་པ་མང་པོས་གཞུང་དང་མན་ངག་ལ་བརྟེན་པའི་ཡིག་ཆ་མང་དག་ཅིག་བརྩམས་ནས་གསོ་དཔྱད་འདི་ཉིད་ཕྱོགས་ཀུན་ཏུ་དར་བར་བྱས་སོ།།

རྒྱ་ནག་ཏུ་ནི་དཔལ་ཕག་མོ་གྲུ་པའི་དུས་སུ་རྒྱལ་པོ་ཏུང་ཝེའི་ཏུའི་ཡེའི་ཙོའི་ཡར་གླུང་སེ་ཅིག་སྨན་བྱེས་བསྐུལ་ནས་པོ་བྲང་ཏའི་ཏུ་ངང་དུ་"ཕང་ཐའི་ཡན་ལག་བརྒྱད་པ་"དང་"ཚིག་དོན་འགྲེལ་པ་ཟླ་ཟེར་"ཡང་པར་དུ་བཏབ་སྤེལ། གོང་མ་ཁྲིན་ལུང་རྒྱལ་པོའི་བཀའ་ལྟར་པོ་བྲང་ཆེན་པོ་པ་ཅིང་དུ་ལྕང་སྐྱ་རིན་པོ་ཆེ་དབྱངས་ཅན་སྒྲགས་པའི་བློ་གྲོས་འཇིགས་མེད་རིག་པའི་རྡོ་རྗེས་ཐུགས་ཞུར་བཞེས་ཏེ་ཆོས་རྗེ་ཆེན་པོ་དགའ་ལྡན་བྱིན་ཆགས་གླིང་ཕྱག་བཏབ་པ་(1744)དང་དུས་མཚུངས་སུ་བརྩིགས་པའི་དགོན་པ་དེའི་གསོ་རིག་གྲྭ་ཚང་དང་། གཞན་ཡང་ཏྲེ་ལ་ཧྥུ་ཤོག་དགོན་ཆེ་བརྩུ་གླིང་གི་གསོ་རིག་གྲྭ་ཚང་། པེ་ཅིན་ཆོས་འཁོར་གླིང་གི་སྨན་པ་གྲྭ་ཚང་བཙུགས་ནས་གསོ་རིག་འཕེལ་ལ་རྒྱས་མཛད་པ་སོགས་ལ་དཔྱད་ན་བོད་ཀྱི་ནང་ཆོས་གང་དར་གྱིས་སར་གསོ་དཔྱད་ཀྱང་ཏ་ལས་པ་དར་ཡོང་པར་མངོན་ཞིང་། ལྷག་པར་རྒྱ་ནག་གོང་མའི་དབུ་ཁྲི་བོད་ནས་ཕེབས་པ་རྣམས་ཀྱི་བླ་སྨན་རྣམས

ཀྱང་བོད་པ་ཡིན་འདུག་ཅིང་། དེ་དག་གི་ས་ཕྱོགས་དེ་དག་ཏུ་སྨན་དཔྱད་དང་
བརྒྱུད་སྙམ་མོ། གཞན་ཡང་བོད་སྨན་ཞི་ཡི་ཡུལ་ཕྱོགས་སུ་འང་ཤིན་ཏུ
དར་ཁྱབ་ཆེན་པོ་བྱུང་སྟེ། ཏུན་ཧོང་ཡིག་ཆའི་ནང་གསོ་དཔྱད་ཀྱི་དཔེ་ཡོད་པ
མ་ཟད་སྨན་མི་དང་དཔྱད་ཀྱི་ལག་ལེན་གྱི་རིགས་ཐབས་མང་དུ་བཤད་འདུག 103
པས་ཕྱོགས་དེ་དག་ཏུ་སྲོང་བཙན་སྒམ་པོ་ནས་ཁྲི་རལ་གྱི་སྐུ་དུས་ཙམ་གྱི་
ནང་བོད་སྨན་འདི་ཉིད་དར་བ་བརྗོད་ཐུབ་སྙམ།།

བལ་ཡུལ་ནི་ད་ལྟ་འཛམ་གླིང་སྤྱིའི་ཆ་ནས་སྟོབས་འབྱོར་དམན་ཙམ་གྱི་རྒྱལ་ཁབ་ཅིག་ཡིན་རུང་ཆོས་དང་ཤེས་རིག་ནི་འཛམ་གླིང་ནང་ཕྱུག་ཤོས་དང་ལོ་ངོ་སྟོང་ཕྲག་མང་པོའི་ལོ་རྒྱུས་ཡོད་པ་ཞིག་ཀྱང་རེད། ཡུལ་འདི་ནས་རང་རེ་བོད་དུ་མཁས་པ་དུ་མ་དང་གསོ་རིག་ལ་མཁས་པ་མང་དུ་བྱོན་ཡོད་པ་ནས་དཔེར་ན་བཙན་པོ་ཁྲི་སྲོང་ལྡེའུ་བཙན་གྱི་སྐུ་དུས་སུ་མཁས་པ་ཧཱུཾ་ཤི་ལ་མགྲོན་པ་སོགས་ཆུ་བོའི་རྒྱུན་བཞིན་ཡུལ་འདི་ནས་ཕེབས་པ་ཤ་སྟག་དང་དེས་ན་རང་ཅག་གི་ཤེས་རིག་གི་ཁུངས་གཅིག་ཀྱང་ཡིན་མོད། ད་ལྟ་མཇལ་དུ་ཡོད་པའི་སྨན་དཔྱད་སྦྱོར་བ་བརྒྱ་པ་ཡང་ཐེངས་མང་དུ་བལ་ཡུལ་ནས་བསྒྱུར་ཡོད་ཅིང་། དེ་ཡང་མཛུག་ཐུང་དུ། བལ་པོའི་པཎྜི་ཏ་ཆེན་པོ་ཛེ་ཏ་ཀརྞའི་ཞལ་སྔ་ནས་དང་ལོ་ཙཱ་འགྲེལ་ལྷན་ཅིག་གསུངས་ཤིང་དེས་སྤྱིར་རྒྱ་གར་ཕྱོགས་ཀྱི་པཎྜི་ཏ་བཱ་གྦྷ་ཊ་ཤྲཱི་ཀྵེ་ཏིའི་ཞལ་སྔ་ནས་སྟོང་ཕྲུང་ཟད་གསུངས་ནས་བསྒྲུབ་པའི་ཞིང་སྙིང་དང་འབབ་སྒྲ

པ་འཇིག་རྟེན་དབང་པོའི་གཙུག་ལག་ཁང་མཆུང་ཟད་ལས་མི་རིང་བ་ཆེན་པོའི་ཆེན་པོ་རྣམས་ཀྱི་ཀ་ནས་དཔལ་ཕེར་གྱི་གཙུག་ལག་[103]ཁང་དུ་སྦྱོར་བརྩོན་དམ་པ་སྡེ་སྣོད་གསུམ་དང་རྒྱུད་དང་རྒྱུད་ཀྱི་ཡན་ལག་རྣམས་ལས་ལེགས་པར་འདྲེས་ཤིང་ཁྱད་པར་དུ་ཀྱཻའི་རིམ་ཁྲིད་ཡན་ལག་བརྒྱད་པའི་སྙིང་པོ་བསྡུས་པའི་གཞུང་དོན་ལེགས་པར་རྟོགས་པ་དགེ་སློང་ཨ་མོ་སྐྱིའི་གསུང་གིས་བསྐུལ་ནས་མདང་དུ་ཐོས་པའི་ལོ་ཙཱ་བ་ཕ་ཀྱིའི་དགེ་སློང་དཔལ་ཉི་མ་རྒྱལ་མཚན་བཟང་པོས་འགྲེལ་པ་གསུམ་དང་བསྟུན་ཏེ་བསྒྱུར་ཞིང་ལེགས་པར་གཏན་ལ་ཕབ་པའོ།[106] ཞེས་གསལ་བ་ལྟར་རྒྱ་གར་གྱི་ཀྱཻའི་རིག་བྱེད་ནི་དུས་ད་ལྟ་བར་བལ་ཡུལ་དུ་རྒྱལ་ཁབ་ཀྱི་སྐད་རིས་འཛིན་བྱེད་པ་དང་ཁྱབ་ཧ་ཅང་གི་ཆེན་པོ་ཡོད། བོད་དང་ཉེ་བའི་གངས་བརྒྱུད་ཀྱི་མི་རིགས་ཕལ་ཆེ་བ་བོད་རིགས་དང་ནང་པ་ཡིན་ཞིང་དེ་རྣམས་ཀྱི་ཆོས་ཤེས་ཀྱང་བོད་ནས་མཆེད་པར་བརྟེན་དེ་རྣམས་གང་ཁྱབ་ལ་བོད་སྐད་བསྟན་མཁན་དང་ཆོས་སྐད་བྱུང་འབྲེལ་གྱི་ཐ་མ་དང་སྐད་པ་ཡང་ཧ་ཅང་གི་མང་པོ་ཡོད་པ་རེད།[104] དེང་སང་བལ་རྒྱལ་ཀ་ཐམ་ནྜུ་དང་གྲོང་ཁྱེར་ནང་བོད་སྐད་སྦྱོངས་པའི་སློབ་པ་མང་པོས་ལག་ལེན་བསྟར་བཞིན་པ་ལྟར་བོད་དང་བལ་ཡུལ་ནི་མི་ལོ་སྟོང་ཕྲག་གི་གོང་ནས་འབྲེལ་བ་ཡོད་པའི་ཤེས་རིག་སྔར་ཡང་དབྱར་ཀྱི་མཚོའམ་ཡར་ངོའི་ཟླ་ལྟར་གོང་ནས་གོང་འཕེལ་དུ་འགྱུར་བཞིན་པར་སྣང་ངོ༎

འབྲུག་ཡུལ་ལམ་ལྷོ་མོན་གྱི་ཡུལ་དུ་ཞབྡྲུང་དགེ་དབང་རྣམ་རྒྱལ་སྐུ་ཕྲེང་རིམ་བྱོན་གྱིས་དམ་པ་ཆོས་ཀྱི་དགའ་སྟོན་གྱི་སྐྱེས་ཡོངས་སུ་བལྷམས་པར་མཛད་པ་དང་ཆབས་ཅིག་འཆི་གསོས་ཀྱི་བདུད་རྩི་འདི་ཡང་སྤྲུགས་རེར་འཕེལ་རྒྱས་ཆེན་པོ་བྱུང་ཡོད་པ་གོ་རམ་ཆགས། དེང་གི་ཞུང་བཙུགས་བོད་སྨན་ཁང་དང་སློབ་སྦྱོང་སོགས་དར་རྒྱས་འགྲོ་མུས་ཡིན་འདུག་རུང་ཡིག་ཆ་ཞིབ་པ་མ་ཐོབ་པས་རྒྱས་པར་འབྲིམ་ཐུབ།།

རྒྱ་གར་མངའ་ཁོངས་སྦས་ཡུལ་འབྲས་མོ་ལྗོངས་དང་མོན། སྟོད་ལ་དྭགས་སོགས་སུ་བོད་འབྲེལ་ཡོད་ཧི་མ་ལ་ཡའི་རི་བརྒྱུད་རྣམས་སུ་བོད་སྨན་ད་ཙང་གི་དར་ཁྱབ་ཆེ་ལ། དེ་ཡང་སྦས་ཡུལ་འབྲས་མོ་ལྗོངས་དང་མོན་གཉིས་ལ་ཆོས་ཤེས་དར་ཁྱབ་ཆེ་བས་ནད་གསོ་སྨན་པ་ཡང་མི་ཉུང་བ་ཞིག་གིས་ད་ལྟའི་བར་ལག་ལེན་རྒྱུན་ཆད་མེད་པ་བསྐྱར་བཞིན་པ་རེད། དེ་བཞིན་བལ་ཡུལ་གྱི་ཧི་ཀར་ཞྭ་ཅུང་ཧེ་རྣམས་སུའང་གསོ་དཔྱད་རྒྱུན་འཛིན་པ་དང་། མངའ་སྡེ་གཞུང་གི་གཟིགས་སྐྱོང་འོག་བོད་སྨན་སློབ་གྲྭ་སོགས་གཉེར་བཞིན་པ་རེད།། མར་ཡུལ་ལམ་སྟོད་ལ་དྭགས་ཕྱོགས་སུ་བོད་ཀྱི་ཆོས་རྒྱལ་གྱི་གདུང་ རྒྱུད་ལྷ་བླ་མ་ཡེ་ཤེས་འོད་དང་། བྱང་ཆུབ་འོད་ཀྱི་གདུང་ རྒྱུད་སྐྱོན་མེད་དུ་དགེ་ཐིག་ལེ་འཛིན་པ་སྐྱིད་ལྡེ་ཉི་མ་མགོན་ནས་བཟུང་ལ་དྭགས་མར་ཡུལ་ཕྱོགས་འདིར་ཆོས་སྲིད་ཀྱི་འཁོར་ལོས་དབང་བསྒྱུར། དུས་རབས་དེར་ཕྱི་རབས་ཀྱི་ལོ་རྒྱུས་ཐམས་ཅད་ཀྱི་རྒྱལ་པོ་མཆན་ཉི་ཟླ་ཕུར་གྲགས་པ་ལོ་ཆེན་རིན་

བཟང་པོས་ (གོང་དུ་རྣམ་ཐར་ལ་གཟིགས།)"སྨན་དཔྱད་ཡན་ལག་བརྒྱད་པ"་སོགས་
བསྒྱུར་ཅིང་། ཕྱོགས་འདིར་ལོ་མང་དུ་བཞུགས་ནས་ལྷ་ཁང་བརྒྱ་རྩ་
བརྒྱད། མཆོད་རྟེན་བརྒྱ་རྩ་བརྒྱད་བཞེངས་པ་སོགས་སངས་རྒྱས་ཀྱི་བསྟན་
པའི་རྩ་བཙུགས། མངའ་རིས་སུ་ཕེབས་ནས་གསོ་དཔྱད་སྤེལ་བར་མཛད་
ནས་སློབ་མ་ཕུ་རངས་ཀྱི་སྨན་པ་མི་བཞི་ལ་སོགས་པ་རྣམས་ཀྱིས་ཕྱོགས་
ཀུན་ཏུ་གསོ་དཔྱད་དར་བར་མཛད་པ་ལས་ཕྱོགས་འདིར་ཡང་གསོ་དཔྱད་
ཡོངས་སུ་དར་བ་བྱུང་། ཆོས་ཀྱི་རྒྱལ་པོ་རིམ་བྱོན་གྱིས་བླ་ནས་དབང་བསྐུར་
ཞིང་ཁྲལ་ནས་བཏོན་པ་སོགས་གཟིགས་པ་ཆེ་ཞིང་། དེང་སང་ཡང་ལྷ་རྗེ་
ཞེས་ཆེ་སྲ་ཀུན་གྱིས་ཕྱག་དང་ཞེས་བྱེད། སྨན་པ་དེ་རྣམས་ཀྱང་བོད་དུ་
སློབ་གཉེར་བྱས་པར་ལྷ་རྗེ་དོན་མཐུན་དང་ཀུན་གྱིས་ཆེ་མཐོང་བརྩི་སྲོལ་དང་
སང་བར་འདུག ། དེང་མངའ་ཞི་ཕྱག་ཞུང་གི་གཟིགས་སྐྱོང་འོག་སྨན་པ་མང་
པོར་སྨན་རིན་དང་ཕོགས་ཐོབ། སྨན་པའི་ཚོགས་པ་བཙུགས་ནས་བོད་
སྨན་འདི་ཉིད་སྔར་ལྟར་ཕྱོགས་དེར་མི་ཉམས་གོང་འཕེལ་གཏོང་ཐུབས་དང་།
གཞན་སྐྱེས་མང་པོ་ཞར་རམས་ལ་ཡར་སྨན་རྩིས་ཁང་དུ་སློབ་གཉེར་བཏང་བ
དང་ལ་དྭགས་སུ་ནང་པའི་གཙུག་ལག་སློབ་གྲྭར་བོད་སྨན་གྱི་སློབ་སྦྱོང་
བཙུགས་པ་དང་། དབུས་གཞུང་བོད་སྨན་ཉམས་ཞིབ་ལས་ཁུངས། །
ཨིང་ལན་ཇི་གྱིས་ཚོགས་ནས་ཕྱོགས་འདིའི་བོད་སྨན་དང་། སྨན་པ་དང་ལག་
ལེན། ས་མཐོའི་སྒྲུང་མིན་པའི་གསོ་ཐབས་ཁྲིད་ཆོས་སོགས་ལ་སྦྱར་ཁུར་

གྱིས་མ་ཐུབ་འགྱུར་རོགས་རམ་དང་། བོད་སྨན་བགྲོ་གླེང་ཚོགས་འདུ་ཐེངས་མང་ཚོགས་པ། སྨན་དཔེ་པར་སྐྲུན་སོགས་རིག་པ་འདི་ཉིད་ཡར་རྒྱས་ཀྱི་ཕྱོགས་སུ་འགྲོ་བཞིན་འདུག ལར་ནས་བོད་ཀྱི་ཕྱོགས་སུ་བོད་ཀྱི་སྨན་པ་མང་པོས་ཞིབ་དགོས་ཀྱི་ཡུལ་འདི་བོན་ཡི་ན་ཞིང་རོབ་རྩིས་ཀྱིས་ནམ་སྨན་པ་གྲངས་ཉིས་བརྒྱ་བཅལ་ཀྱི་ཡོད་པ་དང་། དེ་དག་ཀྱང་པ་ཤུལ་བུ་འཛིན་ཤེས་བྱ་མཐོང་མེ་ནས་སྣ་ཚོགས་པའི་སྒོ་ནས་གསོ་དཔྱད་ལག་ལེན་སྤྱོད་བཞིན་འདུག་གོ ༎

རྒྱ་གར་ཡུལ་དབུས་སུ་ནི། ༄གོང་ས་ ༄སྐྱབས་མགོན་སྐུ་ཕྲེང་བཅུ་བཞི་པ་ཆེན་པོའི་མཛད་འཕྲིན་ལས་འཕགས་ཡུལ་རྡ་རམ་ས་ལར་བོད་ཀྱི་སྨན་རྩིས་ཁང་ཆེད་འཛུགས་གནང་སྟེ་སྨན་པ་གཞོན་ནུ་མང་དུ་སྦྱར། དེང་རྒྱ་གར་རྒྱལ་ས་ལྡི་ལི་དང་། རྒྱ་གར་ལྷོ་ཕྱོགས་སུ་བོད་མི་གཞིས་ཁག རྒྱ་གར་བྱང་ཕྱོགས་བོད་མི་འདུས་སྡོད་ཡོད་མེད་ཚང་རིགས་པར་གཞུང་སྒེར་སྨན་པ་མང་པོས་བོད་སྨན་ཁང་བཅུ་ཕྲག་གཉིས་བཀྲལ་བ་དང་། བསྐོར་བསྐྱོད་སྨན་པས་སྨན་འབེབ་དང་། ཀལ་ཀ་ཏ་སོགས་གྲོང་ཁྱེར་ཆེ་ཁག་ནང་བོད་སྨན་བདུན་ཕྲག་ཚུགས་པ་དང་སྨན་བཅོས། །རྒྱུན་མིན་པའི་གསོ་རིག་དྲིལ་བསྒྲགས་མུ་མཐུད་སྤྱོད་བཞིན་པ་སོགས་མདོར་ན་རྒྱ་གར་ཤར་ལྷོ་ནུབ་བྱང་ཆེ་ཆར་བོད་སྨན་གྱིས་ཁྱབ་ཡོད་པ་དང་། དབུས་གཞུང་འཕྲོད་བསྟེན་ལས་ཁུངས་ནས་ཀྱང་དམིགས་བསལ་ལ་དགག་ཆ་མེད

པའི་ཕོག་འཕྲོ་བ་ནད་པ་མང་པོ་ལ་ཕན་པ་དེའི་བྱ་བ་འཕེལ་རྒྱས་འགྲོ་བཞིན་པར་རྒྱ་གར་བ་སོགས་ཕྱི་ནང་མི་རིགས་དུ་མས་སློབ་གཉེར་བྱ་རྒྱུར་འདུན་པ་དང་རེ་འདུན་ཤུགས་ཆེ་ བཏོན་གྱི་ཡོད་པ་རེད། དེ་བཞིན་བྱས་འཕྲོར་སྨན་ཁང་ (བླ་སྨན་ཟུར་པ་) མཁས་དབང་ཡེ་ཤེས་དོན་ལྡན། མཁས་དབང་པཎྜི་ཏ་བར་ཞི་ཕུན་ཚོགས་དབང་རྒྱལ། མཁས་དབང་བླ་སྨན་ཞིང་གཤེགས་མཚོ་སྨ་བ་འཇམ་དབྱངས་བགྲགས། མཁས་དབང་ཁྲོ་དགའ་སྤྲུལ་སྐུ་ཞབས་མ་འཕེལ་ནོར་བུ་རིན་པོ་ཆེ། མཁས་དབང་སྐྱིད་གྲོང་ཁང་དཀར་བློ་བཟང་སྒྲོལ་མ། མཁས་དབང་རས་ཆུང་རིན་པོ་ཆེ་འཇམ་དཔལ་ཀུན་བཟང་། མཁས་དབང་ཨ་འཛོམས་འབྲུག་སྤྲུལ…… ནམ་མཁའི་ནོར་བུ་རིན་པོ་ཆེ། སྲིད་དོན་མཁས་ཅན་ཟླ་བ་ནོར་བུ། ཕྱིས་འབྱོར་བླ་སྨན་བསྟན་འཛིན་ཆོས་གྲགས། བླ་སྨན་བློ་བཟང་དབང་རྒྱལ་ལ་སོགས་པ་རྣམས་ཀྱིས་རྒྱ་གར་དང་ཕྱི་རྒྱལ་ཡུལ་གྲུ་དུ་མར་བོད་སྨན་དྲིལ་བསྒྲགས་ཤུགས་ཆེ་གནང་བ་དང་། བོད་སྨན་གྱི་ཁྱད་ཆོས་ཟབ་མོས་བཅོས་དཀའི་ནད་རིགས་མང་པོར་ཕན་ཐོགས་མངོན་སུམ་དུ་བྱུང་བས་མཚན་བོད་སྨན་དོན་གཉེར་བྱེད་མཁན་མང་དུ་འགྱུར་བཞིན་པ་ཀུན་གྱིས་མཐོང་ཆོས་ལྟར་དང་། སྨན་པ་གཞན་ཞུས་ཀྱིས་བོད་སྨན་སློབ་སྦྱོང་འཛུགས་པ་སོགས་ གང་ཅི་ནས་དར་ཁྱབ་ཡོང་བཞིན་པ་དང་། དེང་འཛམ་གླིང་ཆེན་རིག་གི་དུས་ཚོད་ནང་བོད་སྨན་ནི་ངོས་མཐོ་བསྐྱང་བའི་ཆ་ལག་གལ་ཆེ་ཞིག་ཏུ་འགྱུར་བཞིན་

པ་རེད། དེ་ལྟར་བྲིམ་མཆེས་ཡུལ་སྒྲུང་དུ་མ་རང་དར་བཞིན་པའི་བོད་སྐད་ནི་བོད་སྐད་ལས་གཞན་པའི་སོག་པོའི་སྐད་དང་རྒྱ་ནག་གི་སྐད་འཁྲུག་པ་ལ་དགོས་པའི་སྐད་ཞེས་ཐུར་དུ་ལྟ་བ་དང་ལག་ལེན་གདོང་ཆ་ནས་ཀྱང་དབྱེ་བསྒྱུར་མེད་པས་ནང་དགོ་ཀུན་ཀྱང་བོད་སྐད་བོ་ནལས་མ་འདས་པར་ཀུན་གྱིས་ཤེས་པར་བྱ་དགོས་པ་དང་། ཕྱོང་གི་སྐོར་ནས་ལུགས་སྲོལ་འདི་ཉིད་དར་རྒྱས་སུ་སྤེལ་ཏུ་མཐུན་བདེའི་རྒྱུར་སྒྱུར་བྱ་དགོས།།

སྔོན་ཚེ་གངས་སེང་གཡུ་རལ་རྒྱས་པའི་དུས།
མཐའ་བཞིའི་ཆེ་དགུ་མ་བཞིན་བརྩེ་བས་བསྐྱངས།
སེ་རྒྱ་སྤར་ཆག་གངས་རི་ཉམས་པའི་ཚེ།
ཕ་མེས་མཐོ་མཆོད་སྲིད་པའི་གངས་ལ་བྲས།

ཞེས་བྲིས་པ་ནི་བར་སྐབས་ཀྱི་ཚིགས་སུ་བཅད་པའོ།། །།

དུས་རབས་བཅུ་དགུ་དང་ཉི་ཤུའི་འགོར་བྱུང་བའི་སྨན་གྲྭ་ཅན་གྱི་སྨན་པ་དང་བོད་སྨན་འཕེལ་འགྲིབ

སྔོར།

༧ ལྷ་སྨན་བྱམས་པ་ཐུབ་བསྟན།

དུས་རབས་བཅུ་དགུ་པའི་འགོ་དང་ཉི་ཤུའི་འགོར་བོད་ཀྱི་ཆབ་སྲིད་ཀྱི་ལོ་རྒྱུས་ན་ཅང་འབྲུགས་པོ་ཞིག་བྱུང་བའི་ནང་ ༧ ལྷ་སྨན་བྱམས་པ་ཐུབ་བསྟན་ནི་གསོ་བ་རིག་པ་ལ་མཁས་པ་ཙམ་མིན་པར་མཛད་རྗེས་ཤ་ཅང་ཆེ་བའི་སྐྱེས་བུ་དམ་པ་ཞིག་རེད། བོང་གི་འབྲུག་ལོ་ཆོས་དབར་མ་ཐོབ་བརྡུང་སྐྱིད་ལུང་ཞམ་མཁར་དངོས་གཞི་གཉིས་ཞོལ་བཀྲས་ཁང་གི་སྲས་ཡིན་ཞིང་དེས་བཀྲས་ཁང་སྤྱི་ཁྱབ་མཁན་པོའི་དངོས་གཞི་བྱམས་པ་ཐུབ་བསྟན་ཡང་ཞུ། སྐུ་ཆུང་དུའི་དུས་ནས་ཡིག་རྩིས་ལ་སྦྱངས་པ་གནང་ཞིང་བཀྲས་ཁང་མཚན་ཐོག་ནས་བོད་གཞུང་གི་རྩེ་དྲུང་དབྱུས་མ་དང་དེ་ནས་རྩེ་མགྲོན་གྱི་མཛད་འགན་བཞེས། དེ་རྗེས་ལྷོ་བྲག་ཏུ་རྫོང་དཔོན་གནང་དུས་ལྷོ་བྲག་གི་སྨན་པ་ཞིག (མཚན་མ་རྙེད་)གི་དྲུང་ནས་གསོ་བ་རིག་པ་གསན། ལྷ་སར་ཕེབས་རྗེས་པར་ཁང་རྩེ་དྲུང་རྒྱལ་མཚན་ཕུན་ཚོགས་དང་ལྷན་དུ་ཁམས་ནས་ཕེབས་པའི་བླ་མ་(མཚན་མ་རྙེད་པས་སྐྱོང་)ཞིག་ནས་གསོ་སྐྱོང་གསན་ཏེ་ཕྱི་ལོ 1897 ཟླ 5 ཚེས 5 ཉིན ༧ རྒྱལ་བ་སྐུ་ཕྲེང་བཅུ་གསུམ་པ་ཆེན་པོས་དམིགས་བསལ

བདེ་སྐྱིན་དང་བཅས་མཁན་རྒྱུད་བོ་གནས་དང་ ༧ བླ་སྨན་བསྒྲིམས་པར་
བསྐོ་བཞག་སྩལ། དེ་བཞིན་དུ་སྟོད་ཤེལ་དཀར་ཆོས་སྡེའི་འཚོ་བྱེད་
མཁས་དབང་བྱ་ཕུག་པ་དམ་ཆོས་དཔལ་ལྡན་ལ་ ༧ བླ་སྨན་གཞོན་པར་
བསྐོ་བཞག་གནང་། རིག་གནས་འདི་ཉིད་དར་འཕེལ་ཡོང་སླད་ཐུགས
རི་རིག་སྤྱི་སྒྲིང་ནས་བློ་གསལ་ངོ་གཉེར་ཅན་བདམས་གསེས་ཀྱིས
གསོ་སྐྱོང་སྦྱོང་དགོས་པའི་བཀའ་ཕེབས་པ་ལྟར་ཐེངས་དང་པོར་བཀྲས
བྱམས་པ་ཐུབ་དབང་མཆོག་ལ་སློབ་མ་དཔུས་སྟོད་བྲག་དམར་མགོན
གྱི་སྨན་གྲྭ་དགེ་འདུན་སྐལ་གྲགས་དང་། ཕྱི་ཁ་དར་རྒྱས་གླིང་གི་སྨན
གྲྭ་ལྷུན་གྲུབ་གྲགས་པ། འཕན་པོ་དགའ་ལྡན་ཆོས་འཁོར་གྱི་སྨན
གྲྭ་ངག་དབང་ཆོས་འབྱོར་གསུམ་དང་། ཐེངས་གཉིས་པར་རྩེ་དང་ལྷ
མཆོད་ཀྱི་སྨན་གྲྭ་མཁྱེན་རབ་ནོར་བུ་དང་། བསྟན་པ་ཡར་འཕེལ། །
དཔུས་སྟོད་བྲག་དམར་དགོན་གྱི་སྨན་པ་ཚུལ་ཁྲིམས་བསྟན་གྲགས
བཅས་བྱུང་། དང་ཞབས་འབྲིང་སྨན་སློབ་སེ་རིའུ་གྲུབ་པ་ཕྱེ་སྤུ་མོར
པ་ཞེས་པ་དང་། ཉག་རོང་ཀར་ཨེ་མ་ཧོ་རིག་འཛིན་ལྷུན་གྲུབ་དཔལ
འབྱོར་ (1898-1979) ལ་སོགས་པ་བྱུང་སྟེ་གསོ་བ་རིག་པ་འདི་ཉིད་
དར་རྒྱས་བྱེད་པའི་རྩ་ལག་མང་དུ་བསྐྲུན། ཤིང་འབྲུག ཕྱི་ལོ-1904
ལ་སྐུ་ཕྲེང་ ༡༣ པ་ཆེན་པོ་ཡི་རྩེ་དང་དུ་ཕེབས་སྐབས་ ༧ བླ་སྨན་ཞབས
བཅར་དང་བོད་སྨན་གྱི་མཛད་འཕྲིན་འཕེལ་རྒྱས་ཆེན་པོ་བྱུང་། ཕྱི་ལོ 1912

སྤྱི་ལོར་“རྒྱལ་བ་སྐུ་ཕྲེང་བཅུ་གསུམ་པ་ཆེན་པོ་རྒྱ་གར་དུ་ཆིབས་བསྒྱུར་སྐབས་སྐར་ཡང་སྐུ་བཅར་“ལྷ་སྨན་གྱི་ཕྱག་ལས་འགན་བཞེས་ཏེ་རྒྱ་གར་དུ་ཕེབས་པ་དང་། ཕྱི་ལོ 1913 ཡང་ན་ཕྱི་ལོ 1914 གང་རུང་ལ་སྐུ་བཅར་ལྷ་སྨན་གྱི་ཐབ་མཁན་པོའི་དབུ་གནས་བཀའ་དྲིན་སྐྱོལ། མེ་འབྲུག་ཕྱི་ལོ་(1916) ལོར་ལྷ་ལྡན་སྨན་རྩིས་ཁང་གསར་འཛུགས་ཞུ་རྒྱུའི་སྐབས་ཞུར་“གོང་ས་སྐྱབས་མགོན་ཆེན་པོས་ཕྱག་རྟགས་གནང་སྟེ་སྨན་རྩིས་ཁང་གི་བརྒྱུད་འཛིན་གསོ་སྐྱོང་དང་འཛིན་སྐྱོང་ལས་དོན་ཆེ་ཕྲ་ཀུན་དངོས་གཞི་ཐམས་པ་སྒྲུབ་དབང་གོས་གནང་ཞིང་། དངོས་སློབ་འབྲས་སྨན་སྤྱིན་པ་མཁྱེན་རབ་ནོར་བུར་སློབ་གྲྭའི་འགོ་འཛིན་དང་ལས་ཚན་པའི་སྐབས་ཞུ་ཡང་“གོང་ས་མཆོག་ནས་ཕྱག་རྟགས་ཕེབས་ཏེ་འགོ་འཛིན་དུ་སྐུལ། སྨན་རྩིས་ཁང་འཛུགས་བསྐྲུན་ལེགས་པར་གྲུབ་རྗེས་བོད་རྒྱལ་ཡོངས་ཀྱི་ཕྱིས་པའི་བདེ་རྩའི་ཆེད་“གྲུས་པ་ཉེར་སྤྱོད་འཁྲུལ་མེད་སྨན་ངོར་” ཞེས་བྱ་བ་མཛད་ནས་ཕྱིས་པའི་སྨན་ཁག་བརྒྱད་རྫོང་གཞིས ༡༨ ཙམ་ལ་ཁྱབ་སྤེལ་དང་ཕྲིས་པ་བ་ཙམ་ཕོ་དང་འཕྲོད་བསྟེན་གྱི་སྨན་སྤེལ་དགོས་པའི་དྲིལ་བསྒྲགས་ཤུགས་ཆེ་གནང་། ། སྨན་རྩིས་སློབ་གྲྭའི་སྨན་རྩིས་ཀྱི་རྒྱུགས་ཚོམས་བཞེས་པ་དང་། སྤོ་ཕྲུག་གི་སྨན་དགེ་རབ་བརྒྱུས་ཀྱི་ངོ་སྤྲོད་མཛད། ཕྱི་ལོ 1921 ལྕགས་བྱ་ལོར་ནོར་བུ་གླིང་ཁར་བཀས་ཁང་སྨྱི་ཐབ་མཁན་པོ་སྐུང་མཐེབས

བཞུགས་ཀྱིས་དངུལ་ཆུ་བཙོ་ཐལ་བཟོ་གནང་མཛད་ཅིང་། དེ་དུས་དངོས་སློབ་བླ་སྨན་མཁྱེན་རབ་ནོར་བུ་དང་། ཚུལ་ཁྲིམས་སྐལ་གྲགས། ། རྣམ་རྒྱལ། ཚོགས་གཉིས་ལགས། ལྷ་སྨྱུ་སྐྱོར་པ། རིག་འཛིན་ལྷུན་གྲུབ་ དཔལ་འབྱོར་བཅས་ལ་མཐོང་བརྒྱུད་ལག་ལེན་ཆ་ཚང་གནང་བ་སོགས་རིག་གནས་འདི་ལ་མཛད་པ་རྒྱ་ཆེར་བཞེས་དེ་ཕྱི་ལོ་ 1922 ཆུ་ཁྱི་ལོར་ནོར་བུ་གླིང་ཁར་སྐུ་གཤེགས། སྐྱེས་བུ་དམ་པ་འདི་ནི་གསོ་རྩིས་ཀྱི་རིག་གནས་དང་ལྷག་པར་སྨན་རྩིས་ཁང་བཙུགས་བཏབ་གནང་བའི་འབྲེལ་བ་བརྟེན་ནས་སྨན་རྩིས་ཀྱི་རིག་གནས་ཁྱབ་གདལ་འགྲོ་བའི་བསྟི་གནས་གཅིག་ཏུ་གྱུར་པ་དང་ལྷག་པར་བྲིས་པའི་བདུད་རྩིའི་མཛད་རྗེས་ནི་ཆེས་ཡར་ཐོན་ཅན་ཞིག་ཡིན། ད་ཚམ་དུས་རབ་ ”རྒྱལ་བ་སྐུ་ཕྲེང་བཅུ་གསུམ་པའི་ཆབ་སྲིད་ཀྱི་འཕྲིན་ལས་ཞབས་འདེགས་ཀྱང་རླབས་ཆེན་ཞུ་གནང་མཛད་ཡོད་པས་ཕྱིས་འབྱུང་གི་སྐྱེ་བོ་ཚོགས་བཀའ་དྲིན་རྗེས་དྲན་ཞུ་དགོས་པ་ཞིག་ཡིན་ནོ། རྣམ་ཐར་རྒྱས་པ་མཁས་དབང་བྱམས་པ་འཕྲིན་ལས་ཀྱིས་བརྩམས་པའི་ “སྨན་རྒྱལ་མི་ཡི་གར་རོལ་བཀྲས་ཁང་སྐྱོ་ཁྱབ་མཁན་པོ་བྱམས་པ་ཐུབ་དབང་གི་མཛད་རྗེས་ངོ་སྤྲོད་”[༡༠༨] ལ་གཟིགས།།

༄ ལྷ་སྨན་མཁྱེན་རབ་ནོར་བུ།

སྐྱེས་བུ་དམ་པ་འདི་ནི་རབ་བྱུང་བཅོ་ལྔ་པའི་ཆུ་ལུག་ཕྱི་ལོ་ 1883 ལོར་སྟོད་ཁ་སྟེང་ཕར་འབྲས་ལྷ་ཁང་ཉེ་འདབས་སུ་སྐུ་འཁྲུངས། སྐུ་ནར་སོན་རྗེས་སྟོད་ཁ་སྟེང་ཕར་ལྷ་མཆོད་གྲྭ་ཚང་དུ་ཆོས་ཞུགས་སློབ་གཉེར་གནང་། ལྕགས་རི་རིག་བྱེད་འགྲོ་ཕན་གླིང་དུ་གསོ་རིག་གསན་སྦྱོང་གནང་རྒྱུར་གྲྭ་གཞོན་མང་པོའི་དབུས་ནས་བདམས་ཐོན་བྱུང་སྟེ་ཐོག་མར་སེ་རའི་སྨན་སྦྱིན་པ་དགེ་བཤེས་ཆོས་ལྡན་ཞེས་པའི་ཞབས་ལ་གཏུགས་ནས་སྨན་གཞུང་གསན་སྦྱོང་གནང་། གསན་སྦྱོང་དཀའ་སྤྱད་དྲག་པོ་གནང་བ་ལ་བརྟེན་ནས་སྨན་གཞུང་རྒྱུགས་སྤྲོད་བདེ་བླག་ཏུ་གྲུབ། དེ་རྗེས་ཕྱི་ལོ་ 1897 ལོར་ ༄ རྒྱལ་དབང་སྐུ་ཕྲེང་བཅུ་གསུམ་པ་ཆེན་པོའི་བཀའ་དགོངས་བཞིན་ ༄ ལྷ་སྨན་བྱམས་པ་ཐུབ་དབང་གི་སྨན་སློབ་ཡིད་གཉིས་པའི་ཁོངས་ལྷ་སྨན་མཁྱེན་རབ་ནོར་བུ་དང་། བསྟན་པ་ཡར་འཕེལ། སྨན་པ་ཚུལ་ཁྲིམས་སྐལ་གྲགས་གསུམ་བདམས་གསེས་བྱུང་བ་ལྟར་སྤྱི་ཁྱབ་མཁན་པོ་དངོས་གཞི་བྱམས་པ་ཐུབ་དབང་གི་སྐུ་མདུན་ནས་ཐེམ་ཕྲན་རྒྱུད་བཞི་དང་འགྲེལ་པ་བཻ་སྔོན་སོགས་སྨན་གཞུང་མང་པོའི་ཁྲིད་ལུང་མན་ངག་ལག་ལེན་དང་བཅས་པ་གསན་སྦྱོང་དང་། དེ་དུས་ལྷ་རིག་དབང་པོ་འཆི་མེད་རྡོ་རྗེ་རྒྱལ་མཚན། འབྲས་ལྗོངས་བླ་མ་ཨོ་རྒྱན་བསྟན་འཛིན་རྒྱ་མཚོ། ཞུ་ནུ་བླ་མ་བསྟན་འཛིན་རྒྱལ་མཚན། རྫི་རི་ཅེ་ཅར་

གདུང་འཛིན། གཞན་ཡང་སྐུ་ཚེའི་སྨད་བར་ཕྱི་གསུམ་མདུ་འགོ་ལོག་བླ་མ་འཇམ་
དཔལ་རོལ་པའི་བློ་གྲོས། མཚན་ཉིད་སློབ་མ་སྐུ་འཇམ་དཔལ་ནོར་བུ། འབྲས་
སྤུངས་ཁང་གསར་རིན་པོ་ཆེ། ཕ་བོང་ཁ་བདེ་ཆེན་སྙིང་པོ། ལྷ་བཙུན་རིན་
པོ་ཆེ། སྐྱབས་རྗེ་ཧྲ་ཨཱ་སཱི་ཧྥའི་ཞབས་སློབ་བླ་མ་འཛིགས་མེད་འཕྲིན་ལས།
དགེ་འཕེལ་སྤྲུལ་སྐུ། འཇམ་དབྱངས་མཁྱེན་རྩེ། རྫོགས་ཆེན་དཔལ་
སྤྲུལ་ལ་སོགས་པའི་དགེ་བའི་བཤེས་གཉེན་དུ་མ་བསྟེན་ཏེ་སྨན་རྩིས་ཀྱིས་
གཙོས་རིག་གནས་མཐའ་དག་དང་། དཔལ་དུས་ཀྱི་འཁོར་ལོ། གཡུ་
ཐོག་སྙིང་ཐིག་གཞན་ཡང་ནང་དོན་རིག་པ་ལ་སོགས་པ་གསན་བསམ་
རྒྱ་ཆེར་གནང་སྟེ་གནས་ལྔ་རིག་པའི་པཎྜི་ཏ་ཆེན་པོར་གྱུར། དགུང་ལོ་
ཉེར་དགུ་ཐུགས་ཁྱི་ཕྱི་ལོ 1912 ལོར་འབྲས་སྤུངས་སྨན་སྦྱིན་གྱི་
ཐུགས་འགན་བཞེས་ཏེ་སྨན་དཔེ་རྩོམ་སྒྲིག་གཞུག་ལས་དང་སྨན་
གཞུང་ཞིབ་འཇུག་གི་འགོ་ཚུགས། ལུས་ཐིག་བླ་བཙོར་ཁུར་མཆན་བུ་
དང་། རྩ་རྒྱུད་ཀྱི་སྡོང་འགྲེམས "གསོ་རིག་རྒྱ་མཚོའི་སྙིང་པོ།" "སྡེ་
སྨན་འབྱུང་དཔེ་བསྡུས་པ་ངོ་མཚར་གསེར་གྱི་སྙེམ" "ཕྲེས་པ་
བཅའ་ཐབས་ཀུན་ཕན་བླ་བའི་མེ་ལོང་" སོགས་བརྩམས་པར་མཛད། །
རབ་ཆོས་ཆུ་གླང་ ཕྱི་ལོ 1913 ལོར་བཀའ་བློན་བ་ཤད་སྨན་བློན་ཆེན་སེང་
ལའི་ཆེ་ངེས་ཡིག་དོན་རྒྱུག་ར་དུ་ཕེབས་པའི་བླ་སྨན་དབྱིན་ཞིང་དབྱིན་
ཇི་དང་རྒྱ་གར་བ་སོགས་བཅས་དགེའི་ནད་རིགས་སྨན་བཅོས་མཛད་པས་

མཚན་སྙན་ཁྱབ་གདལ་དུ་གྲགས། བོད་དུ་ཕྱིར་ཕེབས་རྗེས་ ༴ གོང་ས་སྐུ་
ཕྲེང་བཅུ་གསུམ་པ་ཆེན་པོས་མངའ་འབངས་ཀྱི་བདེ་ཐར་དགོངས་ཏེ་
སྨན་རྩིས་སློབ་གྲྭ་གསར་འཛུགས་ཀྱི་འགོ་འཛིན་དང་ལས་ཆེན་པོའི་
ཕྱག་རྟགས་ཕེབས་ནས་བཟུང་མཁས་དབང་མཁྱེན་རབ་ནོར་བུའི་མཚན་
སྙན་དང་མཛད་འཕྲིན་བཟང་པོ་ལ་བརྟེན་ནས་དགོན་སྡེ་ཁག་དང་། །
དམག་སྒར་སོགས་བོད་མི་རིགས་དང་། འབྲས་ལྗོངས་པ། ལ་དྭགས།
ཁུ་ནུ་སོགས་ཧི་མ་ལ་ཡའི་རི་བརྒྱུད་ཀྱི་སློབ་མ་འང་མང་དུ་འདུས་ཏེ་སྤྱི
ཕྱིར་བསྙོམས་ནས་སློབ་མ་ཆིག་སྟོང་བཀལ་བར་གསོ་རིག་བརྒྱུད་འཛིན་
རྩ་ལག་མང་དུ་བསྐྲུན་གནང་མཛད་དེ་སྨན་རྩིས་རིག་གནས་འདི་ཉིད་
མི་ནུབ་སྲིད་མཐའི་མཐར་ཡང་བརྒྱུས་པར་མཛད། རབ་ཆེས་ས་རྟ་ཕྱི་
ལོ་ 1918 ལོར་སྐུ་བཅར་ལྷ་སྨན་ཆུང་བ་དམ་ཆོས་དཔལ་འབྱོར་སྐུ་ཞིའི་
བབས་ཀྱིས་ལྷ་སྨན་དགོངས་འབྲེལ་བྱུང་བའི་ཚབ་ཏུ་མཁས་དབང་
མཁྱེན་རབ་ནོར་བུ་མཆོག་ལ་ ༴ ལྷ་སྨན་ཆུང་ངར་བསྐོ་བཞག་སྩལ། དེ་
རྗེས་ཆུ་སྤྲེལ་ ཕྱི་ལོ་ 1932 ལོར་ ༴ རྒྱལ་བ་སྐུ་ཕྲེང་བཅུ་གསུམ་
པ་ཆེན་པོ་དགོངས་པ་གཞན་དོན་དུ་གཤེགས་ཁར་མ་འོངས་མངོན་
གཟིགས་ཀྱིས་སྨན་རྩིས་འདུས་སྡེ་ཆེན་པོར་སྐྱོན་ཆ་མི་འོང་བའི་དགོངས་
པས་རྒྱུན་མེད་པར་ ༴ ལྷ་སྨན་མཁྱེན་རབ་ནོར་བུ་མཆོག ༴ ལྷ་སྨན་ནས་
དགོངས་འབྲེལ་གནང་། དམ་པ་དེས་སྔ་བར་ཕྱག་གསུམ་དུ་བསྟན་

བཅོས་མཛད་པ་འང་ "རྒྱུད་ཀྱིས་བཅད་སྤྲག་མོའི་ཛམ་ཐབས" སོགས་
སྨན་རྩིས་ཆོས་སྤྱོད་ལེ་ཚན་བཅོ་བརྒྱད་ཙམ་ཡོད་པ་དང་། "སྨན་སྦྱོར་
ནུས་པ་ཕྱོགས་བསྡུས།" "སྨན་སྦྱོར་བདུད་རྩི་བུམ་བཟང་།" སོགས་
མཛད་ནས་བོད་ཀྱི་སྨན་གཞུང་ལ་སྦྱང་བརྩོན་གནང་མཁན་དགེ་གི་མིག་
ལམ་ཕྱེ་བར་མཛད། རྩིས་རིག་སྐོར་ལས་རྫ་རིགས་ལྷན་སྐྱིད་ཐིག་གི་
རྩིས་འགོ་བསྟུན་བ་དང་། རྒྱ་རྩིས་རིགས་ལྷན་མཆོད་པའི་འོད་སྣང་གི
རྩིས་འགོ་བསྟུན་གནང་བ་སོགས་ཀྱིས་མཚོན་སློབ་མ་རྣམས་ལ་སློབ་
འཁྲིད་འཆད་ཉན་ཀ་འདྲེན་བསྐྱངས་པ་བཞིན་ད་སྐད་ལྷུའི་པར་སྒྲོལ་ཀ
མ་ཉམས་པ་བསྐྱངས་བཞིན་པ་རེད། དེ་ཙམ་མ་ཟད་སྔོ་སྦྲིང་སྡུས་
རྒྱ་མཚོས་བཞེངས་གནང་མཛད་པའི་དཔལ་ལྡན་རྒྱུད་བཞིའི་ནང་དོན་
སྨན་རིས་བྲིས་ཆ་བདུན་ཅུ་དོན་དགུ་ཡོད་པ་རྣམས་ཉམས་ཆག་ཏུ་གྱུར་
པ་རྣམས་གསོ་དང་། སྨན་ཁང་དུ་སྨན་རྩིས་ཀྱི་མཚོན་དོན་ལྡེབས་རིས་
བྲིས། ལྷུགས་པ་རི་དང་སྨན་རྩིས་ཁང་གཉིས་མཉམ་དུ་སྨན་སྔོ་སུམ་
བརྒྱ་ཙམ་གྱི་སྨན་ངོ་ཚ་ཕར་ཏེ་མཐོང་བརྒྱུད་སྔོ་སྦྱིང་རིན་པོ་ཆེ་ནས་མཉམས་
པ་རྣམས་ཕྱེས་ཏེ་སྒྲོལ་བ་བཟང་རྒྱུན་འཛིན་དང་། ལྷག་པར་དུ་སུམ་རྩ
ཀྱིས་མཚོན་རིག་གནས་མཐའ་དག་ཀྱང་སློབ་སྦྱོང་གནང་སྐྱེ་དགུང་ལོ་
བདུན་ཅུའི་ཐོག "ཐ་ཕབ་རྒྱུད་གསོ་རིག་ཡིག་གྱི་སྙིང་འགྲེམས་རྒྱས་པ"
བརྩམས་གནང་མཛད། དགུ་ཡོ་བདུན་ཅུ་དོན་བདུན་ རབ་རྒྱལ་ས་ཕག

ཕྱི་ལོ་ 1959 ལོར་དམངས་གཙོའི་བཅོས་བསྒྱུར་སྐབས་རྒྱ་ནག་མི་དམངས་སྲིད་གཞུང་གིས་ ༄ བླ་སྨན་མཁྱེན་རབ་ནོར་བུ་མཆོག་ལ་ཡོན་ཀྲང་གི་མཚན་གནས་ཕུལ་བ་བཞེས་ཏེ་སྨན་རྩིས་ཀྱི་རིག་གནས་འདི་ཉིད་དུས་འགྱུར་གཅན་ཟན་སྤྲང་གི་རིམ་པ་མང་པོ་བརྒྱུད་ནས་ཉམས་གསོ་དང་ཡར་རྒྱས་མཐར་ཕྱིན་གནང་སྟེ་མཐར་དགུང་ལོ་བརྒྱད་ཅུར་ཕེབས་པ་རབ་རྒྱལ་ ཆུ་སྟག་ཕྱི་ལོ་ 1962 ཟླ་བ་ 12 ཚེས་ 24 བོད་ཟླ་ ༡༠ ཚེས་ 28 ཉིན་སྐུ་གཤེགས་སོ། སྐྱེས་བུ་དམ་པ་འདི་འདྲའི་རྣམ་ཐར་རྒྱས་པ་གཟིགས་ན་མཁས་དབང་ཁྱམས་པ་འཕྲིན་ལས་ཀྱིས་བརྩམས་པའི་ "སྨན་རྩིས་བསྟན་པའི་གཙུག་རྒྱན་གནས་ལྔ་རིག་པའི་དབང་ཕྱུག་མཁས་དབང་མཁྱེན་རབ་ནོར་བུའི་རྟོགས་བརྗོད་བསྡུས་པ་སྐལ་ལྡན་ཡིད་དབང་འཕྲོག་པའི་ཕོ་ཉ"[༡༠༢] ཞེས་པ་ལ་གཟིགས་འཚལ། བོད་ལ་ཐུགས་སྒྲུས་ཤིན་ཏུ་མང་ཡང་སྨན་རྩིས་དགེ་རྒན་གནང་མཁན་རིམ་བྱོན་ཕྲ་རན། ཟུར་མཁར་མདོ་སྔགས་གླིང་གི་སྨན་དགེ་བློ་བཟང་ཐབས་མཁས། ལྷོ་ཁ་བདེ་ཆེན་ཆོས་འཁོར་གྱི་རྩིས་དགེ་འཇམ་དཔལ་མཐུ་སྟོབས། རྩེད་ཐང་དགའ་ལྡན་ཆོས་འཁོར་གྱི་སྨན་རྩིས་གཉིས་ལྡན་དགེ་རྒན་དཔལ་ལྡན། ལྷོ་ཁ་སྨིན་གྲོལ་གླིང་གི་སྨན་དགེ་ཐུབ་བསྟན་དཔལ་འབར། འཇམ་དཔལ། ལྷོ་ཁ་བདོལ་གསུང་རབ་གླིང་གི་སྨན་དགེ་ཐུབ་བསྟན། ཡར་འབྲོག་བསཾ་སྡིང་དགོན་གྱི་སྨན་དགེ་ནམ་གྲོལ་ཆོས་དབང་། རྗེ་བྲག་ཤེ་ཕུ་སྟོག་ཤར

གྱི་རྩིས་དཔེ་ཁྲམས་པ། སྐྱེ་མོ་རྒྱལ་བྱེད་དགོན་གྱི་རྩིས་དཔེ་བློ་བཟང་
མཁས་མཆོག། དྭགས་པོ་བམ་རིམ་ཆོས་སྡེའི་སྨན་དཔེ་བསྟན་འཛིན།
ལྷོ་ཁ་དར་རྒྱས་གླིང་གི་རྩིས་དཔེ་ཁྲམས་པ་ཆོས་གྲགས། ཡངས་ཅན་
དགོན་གྱི་སྨན་དཔེ་དཔལ་ལྡན་རྒྱལ་མཚན། སྐྱེ་མོ་རྒྱལ་བྱེད་དགོན་
གྱི་རྩིས་དཔེ་ཡེ་ཤེས་ཆོས་འཕེལ། འཕྱོས་དཔལ་རི་དགོན་གྱི་སྨན་
དཔེ་དབང་ཕྱུག་རྡོ་རྗེ། འབྲི་གུང་ ཡངས་རི་སྒར་གྱི་སྨན་དཔེ་དགོན་
མཆོག་ལྷུན་གྲུབ། འཕྱོངས་རྒྱས་རི་བོ་ཆོས་གླིང་གི་སྨན་དཔེ་བློ་
བཟང་བསྟན་པ། ཐོབ་རྒྱལ་དགེར་ལྡན་རབ་རྒྱས་ཀྱི་སྨན་དཔེ་དཔལ་
ལྡན་བསྟན་འཛིན། ལྷ་རྩེ་ཆོས་སྡེའི་སྨན་དཔེ་ཡེ་ཤེས་རྒྱལ་
མཚན། གོང་དཀར་ཆོས་སྡེའི་རྩིས་དཔེ་ཚུལ་ཁྲིམས་ཆོས་འབྱོར་
བཅས་དང་། གཞན་ཡང་ཐུགས་སྲས་སྐུ་མཆེད་བླ་སྨན་མཁན་རྒྱུད་
ཐུབ་བསྟན་ལྷུན་གྲུབ་དང་། བླ་སྨན་མཁན་རྒྱུད་བློ་ལྡན་ཆོས་གྲགས།
བླ་སྨན་ལས་ཚན་དགེ་དབང་ཆོས་གྲགས། བླ་སྨན་ལས་ཚན་ཡོན་
ཏན་ཚུལ་ཁྲིམས། བླ་སྨན་ལས་ཚན་བསྟན་འཛིན་ཆོས་གྲགས། །
བླ་སྨན་ལས་ཚན་མཚོ་སྐྱབ་འཇཾས་དབྱངས་བཀྲིས། བླ་སྨན་ལས་
ཚན་བློ་བཟང་དབང་རྒྱལ། ལྷ་ས་སྨན་རྩིས་ཁང་གི་ཡོན་ཀྲང་སྐུ་གཞོན་
ཀུན་དགའ་ཕུན་ཚོགས། ལྷ་ས་སྨན་རྩིས་ཁང་གི་ཡོན་ཀྲང་བྱམས་པ་
འཕྲིན་ལས་ལ་སོགས་པ་རྣམས་བསྐྱུན་ཏ་སྨན་རྩིས་ཀྱི་བསྟན་པ་དང་

འཛམ་གླིང་ཀུན་ཏུ་འཕྲིན་ལས་ཀྱི་འོད་སྣང་འཕྲོ་བཞིན་པའོ།།

གཞན་ཡང་དུས་སྐབས་དེ་དག་གི་སྟ་ཕྱིར་མཁས་དབང་བློ་སྨན་བྱ་ཕྱུག་པ་དམ་ཆོས་དཔལ་ལྡན་（སྟོང་ཞེ་ལ་དཀར་ཆོས་སྡེའི་སྤྲུལ་པ）། མཁས་དབང་རྡོ་རྗེ་རྒྱལ་མཚན། མདོ་ཁམས་པ་ཆོས་ཀྱི་སེངྒེ། ཚུལ་ཁྲིམས་སྙན་གྲགས། ལྷ་སྨྲ་སློབ་རབ། ཉག་རོང་ཤ་ར་ཆན་འཆི་མེད་རིག་……འཛིན་སྨན་གྲུབ་དཔལ་འབྱོར་（1894–1979）ཞུ་བ་གསོ་སྟེ་ས་རབ་གནས་ལ་མཁས་པས་སྨེ་པ་གཞུང་གེ་སྨྲས་སྒྲོས་ཡོངས་སློབ་སྦྱོང་བྱ་ཡུལ་དུ་བསྐྱུར། སློབ་ཕྲུག་ཀྱང་འབྲེན་བསྐོམས་ཉིས་བརྒྱ་བརྒྱལ་བ་ཡོད་ཅིང་གསོ་རིག་དང་རིག་གནས་འཆད་ཉན་གྱི་སློབ་མ་མང་བས་དུས་སྐབ་དེར་དབུས་གཙང་དུ་རིག་གནས་སློབ་སྦྱོང་བྱེ་ཡུལ་གསུམ་ནས་གཅིག……ཡིན་ཞིང་། བོད་ཀྱི་མཚན་སྙན་ཆ་ཅང་ཆེ་བའམ་ཟད། ང་ལྷ་འཕང་གང་གི་བརྒྱུད་འཛིན་འཆི་མེད་ཀུན་དགའ་འགྱུར་མེད་སྐྱུ་མཆེད་བཅས་གསོ་རིག་ཐུག་ལས་མཛད་མུས་ཡིན། དེ་དུས་མཁས་དབང་〃སྨྱི་འབྲུ་སྨན་ཡོན་བསྟན་འཛིན་རྒྱ་མཚོས་དང་ཡུལ་རྒྱུ་བཅོམ་གྱི་ཞེན་བྲིས་བ་ཏབ་པ་[卍]སོགས་མཁས་པ་མང་ཙམ་བྱུང་འདུག་རུང་འདིར་དེ་ཙམ་མོ།།

[卍] དང་མཁའ་འགྲོ་ཉུང་དགའ་ལགས……

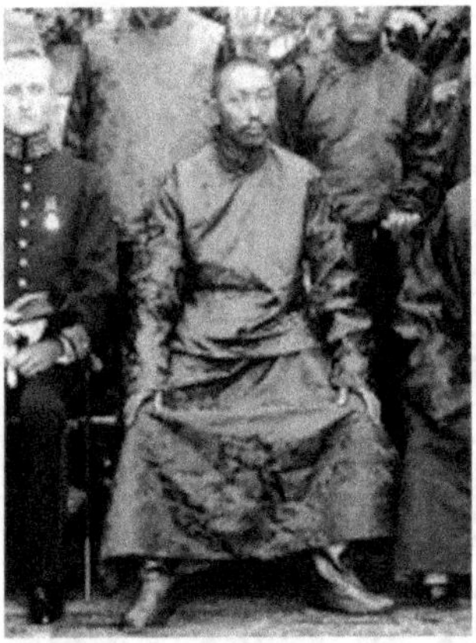

དབུས་ན་ ༄གོང་ས་སྐུ་ཕྲེང་བཅུ་གསུམ་པ་ཆེན་པོ། གཡས་ན་ལྷ་སྨན་ཆོས་པ་
ཐུབ་དབང་། གཡོན་དུ་ཚ་རོང་ཟླ་བཟང་དགྲ་འདུལ། ༡༩༡༠ ཀ་ལི་ཀ་ཏར་ཧེ་སི་ཏིང་
ཧའུ་སི་ (Hasting House) ན་བསྒྲོན་པའི་སྐུ་པར།

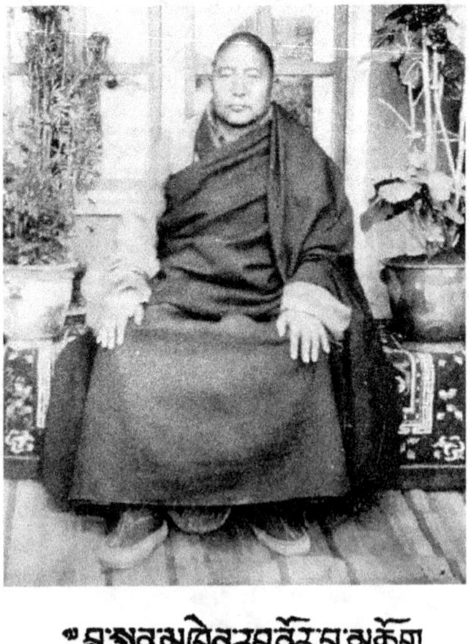

༄ ལྷ་སྨན་མཁྱེན་རབ་ནོར་བུ་མཆོག

ལྷ་ས་སྨན་རྩིས་ཁང་ཕྱག་བཏབ་བརྒྱུ་ལ་དང་
བསླབ་པ་སློབ་གཉེར་གྱི་རིམ་པའི་སྐོར།

སྨན་རྩིས་ཀྱི་སློབ་གྲྭ་ཆེན་མོ་འདིའི་ཆགས་རབས་དང་བསླབ་པ་སློབ་གཉེར་བྱ་ཕྱོགས་སྐོར་ལྷ་ས་སྨན་རྩིས་ཁང་གི་མཁས་དབང་ཡོན་གྲུང་བྱམས་པ་འཕྲིན་ལས་ཀྱིས་མཛད་པའི་ “བོད་ལྗོངས་སྨན་རྩིས་ཁང་གི་གདན་རབས་བསྡུས་པ་སྐལ་བཟང་སྐྱེ་བོའི་འཇུག་ངོགས་དམ་པ” ཞེས་བྱ་བ་ནས་བཏུས་ཏེ་འཁྲིད་བར། འགྲོ་ཕན་སྨན་རྩིས་ཁང་འདི་ནི་རབ་བྱུང་ ༡༥ པའི་ནང་ཚན་མེ་འབྲུག “སྤྱི་ལོ་ 1916 ལོར” རྒྱལ་དབང་སྐུ་ཕྲེང་བཅུ་གསུམ་པ་ཆེན་པོས་བོད་ཀྱི་རིག་གནས་སྤྱི་དང་ཁྱད་པར་སྨན་རྩིས་གཉིས་པོ་ཉམས་པ་སོར་ཆུད་དང་མི་ཉམས་གོང་འཕེལ་གྱི་སྐྱེ་འགྲོ་ཀུན་ལ་ཚེ་རིང་ནད་མེད་ཀྱི་དཔལ་ཡོན་ཕོབ་ཕྱིར་ལྷ་སར་དང་ཐོག་གཞི་རྒྱ་ཆུང་ཙམ་གྱི་སྨན་རྩིས་སློབ་གྲྭ་འཛུགས་རྒྱུར་ཕྱག་རྟགས་ཕེབས་པ་དང་། སྐུ་བཅར་བླ་སྨན་བྱམས་པ་ཐུབ་དབང་གིས་དམིགས་འཛུགས་གནང་བ་ལྟར་དངོས་སློབ་མཁྱེན་རབ་ནོར་བུར་སྨན་རྩིས་ཁང་དང་ལྕགས་པོ་རི་གཉིས་ཀའི་འགོ་འཛིན་བསྐོ་བཞག་དང་སྦྲགས་སྨན་རྩིས་ཁང་བཙུགས།

སློབ་ཕྲུག་ཡོང་ཁུངས་སྐོར།

ཕྱག་རྟགས་དགོངས་དོན་ལྟར་བཀའ་ཤག་བརྒྱུད་བཀའ་རྒྱ་བཏང་སྟེ

ལྷ་ས་དང་། ཧྲོབ། གཞིས་རྩེ་བཅས་ཀྱི་དགོན་སྡེ་ཆེ་གྲས་ནས་བློ་གསལ་གཞོན་ནུ་ཡི་གེ་འབྲི་ཀློག་ཤེས་པ་དང་། ལྷ་ས་དང་གཞིས་རྩེ་ནས་རྩིས་པ་རིག་གནས་དང་རྩིས་རིག་སྐར་ནག་གི་ཆ་ང་གཞི་ངེས་ཅན་ཡོད་རིགས་འགྲ་རྫ་ལས། གཞན་ཡང་སྔགས་པ་སྐྱ་པ་དང་། སྐར་ཁག་སློབ་མ་བཅས་ཁྲིད་བསྡོམས་དང་ཐོག་སློབ་མ་སུམ་ཅུ་ཙམ་འཛུགས་སྐད།།

སློབ་གྲྭའི་ལས་འགན།

གཙོ་བོ་དགོན་སྡེ་ཁག་ལ་སྨན་རྩིས་མི་སྣ་གསོ་སྐྱོང་བྱ་རྒྱུ་དང་མང་ཚོར་ལ་སྨན་བཅོས། བོད་ཀྱི་ལོ་ཐོ་འདོན་རྒྱུ། རྫོང་གཞིས་ཁག ༡༨ ལ་བྲིས་པ་བཙོ་འཐབ་ནས། བྲིས་པའི་སྐྱེས་སྐར་ཚེ་རྩིས་རྒྱག་རྒྱུ་བཅས་ཡིན།།

སློབ་གྲྭའི་འཚོ་བའི་སྐོར།

སློབ་དཔོན་མཁྱེན་རབ་ནོར་བུ་མཆོག་བོད་གཞུང་དགའ་ལྡན་ཕོ་བྲང་གི་རྩེ་དྲུང་ལས་ཚན་གནས་ལྔ་པའི་ཐོབ་ཐང་བཞེས་རྒྱུ་ཡོད་པ་ལས། ། དེ་མིན་དགོན་སྡེ་ཁག་དང་སྔགས་པ་རི་ནས་ཡིན་པ་རྣམས་དགོན་པའི་འགྲོ་ཕོགས་ལ་བརྟེན་རྒྱུ། ཕྱུགས་འཚང་རྩིས་པ་དང་སྐར་སློབ་རྣམས་རྒྱུན་རང་འབུར་ཁྱེར་དགོས་ཀྱི་ཡོད་འདུག འོན་ཀྱང་མཁས་མཛངས་ལྡན་པ་མཁྱེན་རབ་ནོར་བུ་སྐུ་ངོས་སློབ་ཁྲིད་གནང་བ་དང་ཐེངས་དང་པོའི་སློབ་ཕྲུག་རྣམས་ཀྱི་སྦྱང་བརྡར་ཅ་ཅང་ལེགས་པོ་བྱུང་བར་བརྟེན། དེ་རྗེས

སྨན་པ་སྦྱོང་ས་ན་ལོ་གསུམ་དང་། རྩིས་སྐར་ནག་སྦྱོང་ས་ན་སློབ་ཡུན་ལོ་གཉིས། སྨན་རྩིས་གཉིས་ལྷན་བསྡེབ་ན་ལོ་ལྔ་ཡིན་པའི་གཏན་འབེབས་ལྟར་དུས་ཐོག་ལ་སློབ་གྲྭ་ཐོན་པ་མང་དག་བྱུང་། རྗེས་སུ་སློབ་ཁྲིད་ནང་དོན་རྒྱ་ཆེར་ཕྱིན་པ་དང་སློབ་མའི་ཤེས་ཚད་སྣ་ཚོགས་ལ་བརྟེན་ལོ་ཚད་ཅུང་ཟད་རིང་དུ་ཕྱིན།།

སློབ་ཚན་ནང་དོན་ནི་སྨན་པ་ཡིན་ན་སྨན་གཞུང་"རྒྱུད་བཞི་"གཙོ་བོ་དང་ཆབས་ཅིག་འགྲེལ་པ་"བཻཌཱུར་སྔོན་པོ་"དང་། དེ་མིན་སྨན་དཔེ་གཞན་དག་ལ་སློབ་སྦྱོང་བྱེད་དགོས། རྩིས་རིག་སྐར་ནག་སྦྱོང་མཁན་ཚོས་"འབྱུང་རྩིས་མན་ངག་ཟླ་བའི་འོད་ཟེར་"དང་། །"སྐར་རྩིས་སྔོན་འགྲོ་" "རིགས་ལྡན་སྙིང་ཐིག་" ལྷག་པར་རྩིས་ཀྱི་བསྟན་བཅོས་"བཻ་དཀར་"བཅས་ལ་སྦྱོང་བརྩོན་བྱེད་དགོས། དེ་མིན་སྨན་རྩིས་གང་ཞིག་སྦྱོང་རུང་གཞུང་དོན་གོ་བ་ལེན་རྒྱུར་ཕན་ཆེད་རིག་གནས་སྐོར་ལ་དག་ཡིག་དང་། སུམ་རྟགས། སྙན་ངག མངོན་བརྗོད། ཐེབ་སྦྱོར། སྒྲ་བཅས་དང་། དབྱུང་འགའ་ཤས་ཀྱིས་ལཉྫ་དང་ཝརྟུ་སོགས་ཀྱང་སློབ་སྦྱོང་ཡོད་འདུག །

སློབ་ཐོན་ལམ་ལུགས་དང་། རྒྱུགས་འབུལ་གཞུང་ཚད་ནི་སྨན་པ་རང་གིས་སྨན་གཞུང་'རྒྱུད་བཞི་'དང་། འཁྲིད་སོགས་'རྒྱུད་གསུམ་ཆ་ཚང་ཐོག 'མན་རྒྱུད་'ནས་ཚིག་བྲང་གཡལ་མང་དང་། རི་ཐང་

མཚམས་ཀྱི་ལེའུ་གཉིས་པ་བཅས་བློ་འཛིན་གྱིས་ངག་སྒྱུར་རྒྱུགས་འཕུལ་ཐེངས་དང་པོ་ནི་རྒྱུ་དང་། དེ་ནས་ཟླ་མཐུད་གསོ་རིག་'རྒྱུད་བཞི་'དང་། །འགྲེལ་པ་'བཻ་སྔོན་' སོགས་ལ་འབད་བརྩོན་ཆེར་བསྐྱེད་ཀྱིས་སློབ་སྦྱོང་བྱེད་རྒྱུའི་སྟེང་སྨྲར་ཡང་ "སྨན་རྩིས་ཆོས་སྐྱོང་" ཅེས་པ་བློ་འཛིན་གྱིས་རྒྱུགས་འབུལ་ཐེངས་གཉིས་པ་ཞུ་དགོས། ཐེངས་གསུམ་པར་རྒྱུགས་འབུལ་ནི་རྒྱུའི་སྐབས་ནི་སློབ་དཔོན་མཁྱེན་རབ་ནོར་བུར་ཕུལ་ནས་ཆོག་མཆན་ཐོབ་པ་དང་། རྒྱུགས་འབུལ་ཞུས་ཏེ་སློབ་གྲྭ་ཐོན་པ་དང་ལག་ཁྱེར་གསོལ་ཕྱུལ་གྱིས་རང་བྱུང་ས་སུ་ཡོག་དགོས། དེ་བཞིན་དུ་རྩིས་པ་རྣམས་ "འབྱུང་རྩིས་མན་ངག་ཟླ་བའི་འོད་ཟེར་ཀྱི་ཤེར་འགོ་སྦྱོར་རྣམ་གཞག" དང་། "ཤར་རྩིས་སྔོན་འགྲོ་" "ལྷ་པ་འཕྲེད་" "ཇུ་སྦྱོར་" "ཀང་བརྒྱ་" དང་དུང་གསུམ་རྟགས་རྩ་བ་དང་སྨན་ངག་ལེའུ་བར་པ། །ཞེས་སྦྱིང་། ལམ་སྒྲོན་བཅས་བློ་འཛིན་གྱིས་རྒྱུགས་འབུལ་ཞུས་ནི་རྩིས་ཀྱི་དཔེ་ཆ་ཐོན་པར་བསྟེ། དེ་རྗེས་ནག་རྩིས་སྦྱོང་མཁན་ཡིན་ན་ "འབྱུང་རྩིས་མན་ངག་ཟླ་བའི་འོད་ཟེར་" ནང་གི་ཤེར་འགོ་དང་། བྱེ་བྲག་ཤིག་རྩིས་དང་། བག་རྩིས། ག་ཤེན་རྩིས་གསུམ་གཙོ་བོར་བཟུང་ནས་དེ་དག་རྗེ་ལ་བྲང་ངེ་རྩིས་འབྲས་ཞིབ་རྒྱས་འཁོད་པའི་རྩོམ་ཡིག་རྒྱུགས་འབུལ་ཞུས་རྗེས་སློབ་གྲྭ་ཐོན་ཆོག་པའི་མཚམས་ཡིན།།

སློབ་འབྲིང་ཐབས་ཤེས་དང་སྒྲིག་འཛུགས་སྒྲིག་ལོ་སྐོར།

མང་ཆེ་བ་སྤྱི་སྒྲིང་ས་ཧྲུས་རྒྱ་མཚོ་བ་ཀ་འདྲིན་ཅན་དེས་གཏན་འཁེལ་བས་གནང་བའི་ལྕགས་རི་འགྲོ་ཕན་རིག་བྱེད་གླིང་གི་ལོ་ལུགས་གཞིར་བཞག་སྨད་སྨན་རྩིས་ནག་རྩིས་དང་རིག་གནས་བཅས་སློབ་དཔོན་མཁྱེན་རབ་ནོར་བུ་མཆོག་ནས་ལེགས་པར་བཅོས་འཕེལ་རྒྱས་གཏོང་གནང་མཛད། དེ་ཡང་སྔ་དགོང་གཉིས་ཀ་སྦྱོར་རག་ཙོ་བོ་དང་། ཉིན་མོར་སློབ་ཁྲིད། ཡི་གེ་སྦྱོང་བ། རང་སྦྱོང་བཅས་ཀྱི་སྲོལ་ཆོད་ཀྱང་ཡོད་འདུག དང་པོ་ལག་ལེན་དངོས་ཀྱི་སྦྱོང་བདར་ཆེད་དུ་དཔེ་ཐོན་པ་རྣམས་རེ་མོས་ཀྱིས་སྨེ་བསྐྱེན་ནང་པར་དགེ་རྒན་མཁྱེན་རབ་ནོར་བུའི་ཕྱུང་དུ་ཉམས་སྦྱོང་གསག་པ་དང་། དབྱར་ཁ་ཟླ་བ་བདུན་པའི་ཚེས་ ༡ ནས་ ༡༥ བར་རི་ལ་སྨན་འཐོག་ཏུ་འགྲོ་བ་དང་སྨན་ངོ་ཤར་སྤྲོ་ལ་ཀྱི་ཐོག་ནས་སྨན་རྫས་རིག་པའི་སློབ་ཁྲིད་ཆ་ཚང་ལེགས་པོ་ཡོད་པ་དང་སྦྱོང་འབྲས་ཨང་ཀ་ལ་བརྟེན་ནས་གཟིགས་གསོལ་གནང་སྤྲོ་ལ་ཡང་ཡོད་འདུག ནམ་རྒྱུན་སྨན་སློབ་རེ་མོས་ཀྱིས་སྨན་བརྡུངས་ལས་ཀར་ཞུགས་པ་དང་སྨན་སྦྱོར་བསོགས་ཀྱི་ལག་ལེན་སྦྱོང་བདར་བཅས་ཡོད་པ་དང་། ཟླ་བ་གཅིག་ལ་དགུང་གསེང་ཉིན་གཉིས་དང་སྒྲིག་ལམ་ཧ་ཅང་གེ་དམ་པོ་ཡོད་འདུག ར་སྒྲེང་རྒྱལ་ཐོག་སྐབས་སློབ་དཔོན་མཁྱེན་རབ་ནོར་བུར་མཁན་ཆུང་ངེ་གོ་གནས་སྩལ་བ་ཞིང་། སྤྱི་ལོ་ ༡༩༣༩ ས་ལྷག་ལོར་སྨན་རྩིས་ཁང་ཡར་རྒྱས་ཀྱི་ཆེད་དམག་སྐར་ཁག་དང་དགོན་

སྤེ་ཁག་གི་སློབ་མ་དང་བཅས་པར་གཞུང་ནས་གསོལ་ཕོགས་བདག་རྐྱེན་ཆད་མེད་གནང་བས་སློབ་ཕྲུག་མང་དུ་འདུས་ནས་དགེ་སློབ་རྣམས་ཀྱི་འཚོ་བར་ལེགས་བཅོས་ཆེན་པོ་བྱུང་། སློབ་ཁང་དང་ལས་ཤག། སློབ་དཔོན་མཁྱེན་རབ་ནོར་བུའི་བཞུགས་ཤག་སོགས་གསར་རྒྱག་གནང་སྟེ་ཡར་རྒྱས་ཆེ་བར་གྱུར། སླར་ཡང་ཕྱི་ལོ་ 1940 ལྕགས་སྟག་ལོར་བོད་གཞུང་ནས་སྨན་ཁང་དང་། སྨན་སྦྱོར་ཁང་། དཔེ་མཛོད་ཁང་། རྩིས་ཁང་། སློབ་ཁང་། ཚོགས་ཁང་། དགེ་རྒན་དང་དགེ་ཕྲུག་གི་བཞུགས་ཁང་དང་སྤྱོད་ཁང་བཅས་གསར་བསྐྲུན་མཛད། ཕྱི་ལོ་ 1959 ས་ཕག་ལོར་བོད་རྒྱ་དམར་གྱིས་བཙན་བཟིས་རྗེས་དམངས་གཙོའི་བཅོས་བསྒྱུར་གྱི་འཕྲོག་ཏུ་སྨན་རྩིས་ཁང་དང་ལྕགས་རི་གྲྭ་ཚང་གཉིས་སྦྲེལ་བསྒྲིལ་བཏང་སྟེ་ལྷ་ས་དམངས་དོན་བཀག ཤོམ་ཨུ་ཡོན་ལྷན་ཁང་གི་སྒོ་བསྟེན་སྨན་ཁང་ཨང་གཉིས་པར་བསྒྱུར། ཕྱི་ལོ་ 1961 ལྕགས་གླང་ལོར་མི་དམངས་སྲིད་གཞུང་གིས་མཁས་དབང་མཁྱེན་རབ་ནོར་བུའི་ཕྱག་རོགས་སུ་དགོས་སློབ་མཁས་དབང་བྱམས་པ་འཕྲིན་ལས་གཏོང་གནང་བ་དང་། ཕྱི་ལོ་-1963 ཆུ་ཡོས་ལོར་བྱམས་པ་འཕྲིན་ལས་ཡོན་ཀྲང་ཆེན་པ་དང་། མཁས་དབང་ཀུན་དགའ་ཕུན་ཚོགས་ལ་ཡོན་ཀྲང་གཞོན་པར་བསྐོ་བཞག་གནང་བ་བཅས་ཀྱི་སྔ་ཕྱི་བར་གསུམ་དུ་བོད་སྨན་གྱི་གནས་སྟངས་ལ་མཐོ་སྨན་པར་གསུམ་བྱུང་ཡོད་པ་འོག་ཏུ་བྲིས་པ་ལས་མཁྱེན་རྒྱུ་དང་། གཞན་

ཡང་ལྷོ་ལྷན་སྨན་རྩིས་ཁང་ཕྱུག་བཀྲ་བཀྱུལ་སོགས་བླ་སྨན་བྱམས་པ་ཐུབ་དབང་དང་བློ་སྨན་མཁྱེན་རབ་ནོར་བུའི་རྣམ་ཐར་ལས་མཁྱེན་ཐུབ་རྒྱུ་དང་དེ་རྗེས་ཀྱི་ལོ་རྒྱུས་མཁས་དབང་བྱམས་པ་འཕྲིན་ལས་ཀྱིས་བརྩམས་པའི་ "བོད་ལྗོངས་སྨན་རྩིས་ཁང་གི་གདན་རབས་བསྡུས་པ་སྐལ་བཟང་སྐྱེ་བོའི་འཇུག་ངོགས་ཞེས་པ་" ཞེས་བྱ་བར་རྒྱས་པར་གསལ་བས་དེར་གཟིགས་འཚལ་ལོ།།[105]

བརྒྱ་ཕྲག་བཅོ་བརྒྱད་ནས་བཟུང་ཕྱི་ཕྱིར་བོད་སྨན་མཁས་པས
བརྩམས་པའི་སྨན་དཔྱད་བསྟན་བཅོས་རགས་བསྡུས་ནི།[106]

སི་ཏུ་གཙུག་ལག་ཆོས་ཀྱི་སྣང་བས་མཛད་པའི་འབྲུམ་བཅོས་སོགས་ "རྒྱ་བོད་ཀྱི་སྨན་བཅོས་ཕན་བདེའི་འབྱུང་གནས་" "འབྲུམ་བཅོས་ཕན་བདེ་ཉེར་སྟེར་" དང་། "རྩ་བལྟ་གནས་ཀྱི་དོན་འཛིན།" དབོན་དགོས་སློབ་ཀུན་ངེས་ལེགས་བསྟན་འཛིན་གྱིས "སྨན་བསྡུས་ཨེ་ཐཾ" པོད་གཉིས། དེའི་ཡང་སྲིད་ཀུན་ངེས་དོན་བསྟན་འཛིན་འཕྲིན་ལས་རབ་རྒྱས་ཀྱིས་ 'རིན་ཆེན་དཔང་རིལ་དང་རིན་ཆེན་རྡོ་རེ་མའི་སྦྱོར་སྡེ་པགྲུས་ཀྱུ་ལག་གཞན་ཕན་ཟླ་འོད་འཛུམ་པའི་འཁྲི་ཤིང་།' སྨན་གྱི་ 'གཅེས་བསྡུས་འཆི་མེད་ནོར་བུའི་འཕྲེང་བ་' དེའི་བུ་ཡིག "མན་ངག་སྙིང་གི་ནོར་བུ།" སྡེ་དགེའི་དྲུང་ཡིག ག་རུ་འཕེལ་ལ་གྲུས་ཟིན་བྲིས་བཀབ་པ་སི་ཏུ་ཆོས་ཀྱི་འབྱུང་གནས་ཀྱི་ཞལ་ལུང་

“དངུལ་ཆུ་བཙོ་བཀྲུ་དང་རིན་ཆེན་རིལ་བུའི་སྦྱོར་སྡེ་ཟླ་བ་བདུད་རྩིའི་ཐིག་ལེ།” དེའུ་དམར་དགེ་ཞེས་བསྟན་འཛིན་གྱིས་མཛད་པ་རང་རྣམ་གོང་དུ་འཁོད་པར་གཟིགས། ཇེ་ཤེས་རབ་རྒྱ་མཚོའི་ཐོ་ཡིག་ལས་སྨན་དཔེ་ལ་ཆེན་བཅོ་བརྒྱད་ཡོད་པར་གསལ་བ་དང་། སྡེ་དགེའི་ཟླ་སྨན་རིན་ཆེན་འོད་ཟེར་གྱིས་མཛད་པའི་ “མན་ངག་བདུད་རྩིའི་རོལ་མཚོ།” འབྲི་གུང་ཆོས་གྲགས་རྒྱ་མཚོའི་ ‘ནད་སྨན་སྦྱོར་བའི་ཉམས་ཡིག’ མཁས་མཆོག་འཇམ་མགོན་ཉམ་གསུམ་གྱིས་མཛད་པའི་སྨན་དཔེ་རྣམས་གོང་དུ་འཁོད་པས་འདིར་འབྲི་བའི་དགོས་བ་དོར་ཞིང་། ཨོཾ་ནྲི་ཡཀྵ་ཤཱ་ན་ཛ་རས་(ཨོ་རྒྱན་བསྟན་འཛིན)མཛད་པའི་ “ཞིན་ཏིག་མཛེས་རྒྱན་བདུད་རྩིའི་སྨན་མཛོད།” ཀརྨ་ཧྲཱི་རྗེས་མཛད་པའི་ ‘ཞིན་ཏིག་གཅེས་བསྡུས་ཁ་སྐོང་ཡང་ཏིག་སྨན་གྱི་སྦྱོར་སྡེ་འཆི་མེད་བདུད་རྩིའི་བཅུད་ལེན།’ རྫོགས་ཆེན་པ་ཆོས་དབྱིངས་སྟོབས་ལྡན་རྡོ་རྗེས་ཞིབ་ཏུ་བསྡུས་པའི་སྨན་ཡིག ‘ཨ་རུ་རྣམ་རྒྱལ’། ཨོ་རྒྱན་བློ་འཕེལ་གྱིས་མཛད་པའི་ “ཕུས་ནད་གསལ་བའི་སྟོང་ཐུན་དེས་གསང་སྒོ་འབྱེད།” དགེ་རྩེ་འགྱུར་མེད་བསྟན་པ་རྣམ་རྒྱལ་གྱིས་མཛད་པའི་ ‘གསོ་རིག་རྒྱུད་ཀྱི་ཟབ་དོན་རྣམ་པར་འབྱེད་པའི་ལེགས་བཤད་པདྨ་རཱ་གའི་ཕྲེང་བ’ དང་ ‘དཔྱད་སྨན་ཚོགས་ཀྱི་བེའུ་བུམ’། ཇེ་དཔོན་ལེགས་ཚོགས་ལྷུན་གྲུབ་ཀྱི་སྤྲུལ་སྐུ་བློ་བཟང་བསྟན་འཛིན་རྒྱལ་མཚན་གྱིས་མཛད་པའི་ “གསོ་རིག་རྩ་རྒྱུད་འགྲེལ་པ་གསལ་བའི་སྒྲོན་མེ།” “བདུད་རྩི་བཅུད་

སྦྱོར་གྱི་སྦྱོར་བ་ནུས་ཧྲུ་དྭངས་འཕྲེང་།" "མན་ངག་བདུད་རྩིའི་ཉེ་གསམ།" "མན་ངག་ཉེར་ལྔའི་སྤྱི་ཆེན།" ཚན་སྒྲོག་པདྨ་བཛྲཾ་འཇམ་དཔལ་བསྟན་པ་རབ་རྒྱས་ཀྱི"གསོ་རིག་སྐྱེ་ཁ་ཡོད།" "སྨན་ངོས་འཛིན།" "ཉེར་མཁོ་ཨུཏྤལ་རྒྱན་པོ།" "རིམས་སྲུང་དགུ་སྦྱོར།" སྨིན་གྲོལ་ལོ་ཆེན་འཇམ་དཔལ་ཆོས་ཀྱི་བསྟན་འཛིན་འཕྲིན་ལས་ཀྱིས་མཛད་པའི་"གསོ་རིག་མཐའ་དག་ཕྱོགས་གཅིག་ཏུ་བསྡུས་པ་མན་ངག་རིན་ཆེན་འབྱུང་གནས།" གཙང་སྨན་ཡེ་ཤེས་བཟང་པོའི་"སྨན་རིགས་ཀུན་གྱི་ཡང་ཞུན་ནོར་བུའི་དོ་ཤལ་མཛེས་རྒྱན།" "རྩ་རྒྱུད་དེ་ལ་འགྲེམས་ཉི་ཟླ་མུན་སེལ་གསལ་བའི་མེ་ལོང་།" "ཞལ་གདམས་མན་ངག.....གནད་འགག་དོ་ཤལ་མཛེས་རྒྱན།" "ཐིག་ཚད་གསལ་བའི་མེ་ལོང་ནོར་བུའི་དོ་ཤལ་མཛེས་རྒྱན་རྩ་འགྲེལ་"སོགས་དང་། ཆ་ཧ་ར་དགེ་ཤེས་བློ་བཟང་ཚུལ་ཁྲིམས་ཀྱིས་མཛད་པའི་"རིན་པོ་ཆེ་དང་ས་རྡོ་ངོ་ཤེས་བྱེད།" "ཐང་ཤིང་རྩ་གསུམ་གྱི་སྨན་ངོ་ཤེས་བྱེད།" "སྔོ་ཡི་སྨན་ངོ་ཤེས་བྱེད།" "རྩ་བརྟག་ཚུལ་དང་གཏར་ཐབ་བཅོས་འཛིན།" "སྨན་མར་སྦྱོར་ཚུལ། སུམ་པ་པཎྜི་ཏ་ཡེ་ཤེས་དཔལ་འབྱོར་(1704–1788)གྱིས་མཛད་པའི་"གསོ་དཔྱད.......རྒྱ་མཚོའི་སྙིང་ནོར་མདོར་བསྡུས་བདུད་རྩིའི་ཆུ་རྒྱུན།" དེའི་ཆ་ལག་ཉུང་འདུས།’ "སྨན་ངོས་འཛིན།" "གསོ་རིག་མན་ངག་ཤིན་ཏུ་ཉུང་འདུས།’ "སྨན་དཔྱད་ཤིན་ཏུ་ཉུང་འདུས།"

ཕྱུང་ལུང་པཎྜི་ཏ་དགེ་ལྡན་བློ་བཟང་བསྟན་པའི་རྒྱལ་མཚན་གྱིས་མཛད་པའི་ "བདུད་རྩི་སྙིང་པོ་ཡན་ལག་བརྒྱད་པ་གསང་བ་མན་ངག་ཡོན་ཏན་རྒྱུད་ཀྱི་ལྷན་ཐབས།" "མན་ངག་ལྷན་ཐབས་ཀྱི་གསང་སྨན་གབ་སྤྲས།" "ཚེ་རིག་འཛིན་པ་རྣམས་ཀྱི་བསྙེལ་བྱང།" ཧ་རྐོང་ནམ་མཁའ་སེང་གེས (1712–1780) མཛད་པའི་ "མན་ངག་ལྷན་ཐབས་ལྷུར་གྱི་ནང་ཏགས་ངོས་འཛིན་གསལ་བར་སྟོན་པ་ཧཱུ་མཐུའི་རོལ་རྩེད།" མཁན་པོ་འཇིགས་མེད་བསྟན་འཛིན་རྒྱ་མཚོས་མཛད་པའི་ "སྤྱོད་སྦྱར་མན་ངག་མཛུབ་ཚུགས་ངེར་ཕྲེང་གྱི་ཆ་ལག་གཏར་མེ་ཐུར་གསུམ་དང་སྨུགས་བཙོས་ཐོར་བུའི་རྣམ་གཞག་གསེར་གྱི་ཡང་ཞུན།" རོང་པོ་སྨུག་གེ་ཚང་ (ཆོས་འབྱུང་སློབ་མ་སྨུག་སྨང་དགེ་ལྡན་གྲོགས་སམ་ཤུ་ཉུ་འཕེལ་ལ་ཡིན་ནམ་བརྟགས) གིས་མཛད་པའི་ "ཉེར་མཁོ་ཐལ་སྨན་དང་བཟོ་སྨན་འདུལ་ཐབས་གསུམ་གྱི་རྣམ་གཞག་གསལ་བར་སྟོན་པ་ཀླུ་གཞོན་བྱི་བའི་ཆར་བའི་རྒྱུ་གཏེར།" "ཤིང་སྨན་ཐོར་བུ་དང་ཐང་སྨན་སྤོ་སྨན་གྱི་གཟུར་བརྙན་གསལ་བར་སྟོན་པ་སྨུག་གེའི་སྤོ་འབུམ" དྲགས་པ་མཛད། ཡེ་ཤེས་བསྟན་འཛིན་དབང་རྒྱལ་གྱིས་བརྩམས་པའི་ 'གསོ་དཔྱད་རྒྱ་མཚོ་ལས་དྲངས་པའི་ཐུན་མོང་བསྡུས་སྦྱོར་གྱི་དོན་ཤལ།' སྨལ་བཟང་ཡེ་ཤེས་ཀྱིས་མཛད་པའི་ "སྦྱོར་སྡེ་ཕྱོགས་བསྡུས་གཞན་ཕན་བདུད་རྩི།" ཆོས་རྗེ་བློ་བཟང་བསྟན་འཛིན་གྱིས་མཛད་པ་ "ལྷན་ཐབ

དུས་མིན་འཆི་ཞགས་གཅོད་པའི་རལ་གྲི། ” གཏེར་བསྟན་པའི་རྒྱལ་མཚན་གྱིས་མཛད་པ་ “སྨན་གྱི་སྡེབ་སྦྱོར་ཉུང་ངུ་ཉམས་གསལ་འཆི་མེད་བདུད་རྩིའི་ཐིགས་པ། ” མཁན་ཆེན་ཀུན་དགའ་རྒྱལ་མཚན་གྱི་ “མན་ངག་སྙིང་པོའི་བཅུད་བསྡུས། ” སོག་པོ་བློ་བཟང་ཆོས་འཕེལ་གྱི་ “གཅེས་བསྡུས་སྙིང་ནོར། ” ཧོར་རིགས་དགེ་དབང་བློ་བཟང་བསྟན་པའི་རྒྱལ་མཚན་གྱི་སྦྱོང་གྲུབ་ “མན་ངག་ཁ་འཐོར་ཕྱོགས་གཅིག་ཏུ་བཀོད་པ་ཉམས་ཐག་འགྲོ་བའི་སྲོག་གི་ཆད་འཕྱུང་ཀུན་ཕན་སྨན་རྒྱལ་གསེར་མདོག་གི་ཀྱུ་ན་པོ། ” སོག་པོ་ ལུང་རིགས་བསྟན་དར་གྱི་ “རྒྱུད་བཞིའི་བརྡ་དོན་བཀྲོལ་བ་ཨ་རུ་རའི་ཕྲེང་མཛེས། ” “མན་ངག་ལྷན་ཐབས་ཀྱི་ཧི་ཤིག་ཉམས་རྒྱལ་གསེར་མདོག་གི་ཕྲེང་བ། ” “རྒྱུད་བཞིའི་མཐའ་དཔྱོད་ལེགས་པར་བཤད་པ་ཉམས་རྒྱལ་ཨ་རུ་རའི་ཕྲེང་བ། ” རྗེ་འཇིགས་མེད་དམ་ཆོས་རྒྱ་མཚོས་མཛད་པའི་ “སྨན་གྱི་སྦྱོར་འཕྲེང་ས་ཧ་ལྷུར་བྱེད་ཀྱི་ཡི་ངང་། ‘རྒྱུད་བཞིའི་བསྡུས་དོན་བདུད་རྩིའི་ཐལ་བ། ’ བློ་སྨན་བྱམས་པ་ཐུབ་དབང་གི་ “ཕྲིས་པ་བཅོའ་ཐབས་ཀུན་ཕན་ཟླ་བའི་མེ་ལོང་། ” གཉིས་རྩེ་སྐྱིད་སྐྱིད་ནགའི་དགེ་སློང་ཟླ་བས་བརྩམས་པའི་ “སྨན་གྱི་སྦྱོར་ཡོན་བདུད་རྩིའི་ཐིགས་མ། ” ལྷ་ལྡན་སྨན་རྩིས་ཁང་གི་འགོ་འཛིན་ཟླ་སྨིན་མཁྱེན་རབ་ནོར་བུས་མཛད་པའི་ “རྩ་རྒྱུད་ཀྱི་སྡོང་འགྲེམས་གསོ་རིག་རྒྱ་མཚོའི་སྙིང་པོ། ” “བཤད་རྒྱུད་ཀྱི་སྡོང་འགྲེམས་ཟླ་ཤེལ་ནོར་བུའི་

མེ་ལོང་།" "བཤད་རྒྱུད་གསོ་ཚུལ་གྱི་སྦྱོང་འཕྲེམས་ནོར་བུ་བཻཌཱུརྱའི་

འཕྲེང་བ།" "ཕྱི་རྒྱུད་སྤྱི་དོན་སྡོམ་ཚིག" "བྱིས་ནད་བཅོས་ཐབས་ཉམས་

ཡིག" "གངས་ལྗོངས་སྨན་གྱི་གྲོང་ཁྱེར་ལྕགས་རི་བཻཌཱུརྱ་གླིང་གི་སྔོའི་

འབྱུངས་དཔེ་བསྡུས་པ་དོ་མཚར་གསར་གྱི་སྙེམ།" "ལག་ལེན་ཉེར་མཁོ

སྨན་སྦྱོར་འཆི་མེད་བདུད་རྩི་བུམ་བཟང་།" "སྨན་ནུས་ཕྱོགས་སྡེབ"

སོགས་མང་དག་ཡོད་པ་དང་། གཙང་དབྲ་གློ་བཟང་ཡུང་རིགས་རྒྱ་མཚོས

མཛད་པ"སྨན་སྦྱོར་བདུད་རྩིའི་ཐིག་ལེ།" འཇམ་དབྱངས་སྨན་ཕྲུག་ཏུ་

གྲགས་པས "རྩ་རྒྱུའི་མཆན་འགྲེལ" སོགས་དང་། དེང་རབས་བོད་ནས

གསར་རྩོམ་གྲགས་ལ "གསོ་རིག་ནོར་བུ་གཅེས་བསྡུས།" "རྒྱུན་སྤྱོད་

སྨན་གྱིས་ཤེས་བྱ།" "སྨན་པ་རང་རྐྱེན་མའི་སྦྱོར་སྡེ་ཕྱོགས་བསྒྲིགས།"

"མདོ་དབུས་མཐོ་སྨད་སྨན་རིས་གསལ་བའི་མེ་ལོང་།" "བོད་སྨན་གྱི་

ཚད་གཞི།" "གསོ་རིག་སྙིང་བསྡུས་སྐྱ་རེངས་གསར་པ།" "གསོ་

རིག་ཀུན་འདུས་ལས་བོད་ཀྱི་གསོ་བ་རིག་པའི་སྐོར།" མཁས་དབང་

ཚེ་དབང་ཞབས་དྲུང་རིན་པོ་ཆེས་མཛད་པའི "གངས་ཅན་བོད་ཀྱི་ལྗོངས

སུ་གསོ་དཔྱད་སྨན་གྱི་རིག་པ་ཇི་ལྟར་དར་བའི་ཚུལ་གསལ་བར་བཀོད་པ"

ཞེས་བྱ་བ་དང་། དམུ་དགེ་བསམ་གཏན་རྒྱ་མཚོའི "བོད་ཀྱི་གསོ་རིག

བྱུང་ཚུལ་མདོར་བསྡུས།" "གཡུ་ཐོག་གསར་རྙིང་གི་རྣམ་ཐར།" "སྨན

པའི་རྒྱལ་པོ་འཚོ་བྱེད་གཞོན་ནུའི་རྣམ་ཐར།" ཀཿ ཐོག་སྤེལ་པ་ཚེ་རིང་རྡོ་

རྒྱལ་གྱིས་མཛད་པའི་ "དཔྱལ་ཀུ་བཙོང་བགྲུ་ཆེ་མོ" དང་། "ཕྱུགས···
ཁམས་ཐལ་བ་བཟོ།" "རིན་ཆེན་རིལ་བུའི་སྦྱོར་བ་བཅས་ཀྱི་ལག་ལེན···
ཞག་འགྲོས་བསྡུ་བ་ཀོང་པ་ཟླ་བའི་འོད་ཟེར།" ནོར་སྤེལ་བསྒྲུབས་པའི···
"རིན་པོ་ཆེ་ཆག་འཞིབ་གི་དོན་འཛིན་བ་ཤད་པ་དཔྱོད་ལྡན་ཡིད་ཀྱི་ངོར
སྟོན།" མཁས་དབང་བློ་སྐྱབས་པ་འཕྲིན་ལས་ཀྱིས་མཛད་པ "མན་རྒྱུད
སྐོང་འགྲེམས་གཞོན་ནུའི་མགུལ་རྒྱན།" "བོད་ཀྱི་སྨན་རྫས་རིག་པའི
ལོ་རྒྱུས་མདོར་བསྡུས་གཞོན་ནུའི་ཡིད་འཕྲོག་ཨུཏྤལ་གྱི་དོ་ཤལ།" །
"སློབ་དཔོན་དང་སློབ་མའི་ཟླ་མ་གཞག" "བོད་ཀྱི་གསོ་རིག་འབྱུང་ཚུལ···
འཕེལ་རྒྱས་རགས་རིམ" སོགས་དང་། རྗེ་རྗེ་མཁར་གྱི "གངས་ལྗོངས
སྨུག་སོ་རིག་དར་རྒྱལ་ཆེ་ལོང་ཚིམ་བརྗོད་པ།" "བོད་ཀྱི་གསོ་བ་རིག···
པའི་ཐོག་མའི་འབྱུང་ཁུངས་རགས་ཙམ་གླེང་བ།" སྨན་རམས་པ་ག་འཇི
བ་དབང་འདུས་ཀྱི "གསོ་རིག་ཆིག་མཛོད་གཡུ་ཐོག་དགོངས་རྒྱན།" །
གཞན་ཡང་ཆེ་རིག་འཛིན་པ་འདུས་རྩོམ་ཡིག་སྐོར་མང་དག་ཡོད་འདུག །
ཁྱིས་འགྱུར་གྱི་རྒྱལ་ད་རྩོམ་གྲས་ཁོངས་ཇ་རམ་ས་ལ་སྨན་རྩིས་ཁང···
ནས "སྨན་གྱི་ཕན་ཡོན་ངོ་མཚར་འབྲུལ་གྱི་ལྡེ་ཙུ་མིག" བོད་སྨན་ —
"FUNDAMENTALS OF TIBETAN MEDICINE"- ཞེས་པ་བསྒྲིགས།
ཨེ་ཏ་ལེ་རུ་བཞུགས་པ་མཁས་དབང་ནམ་མཁའི་ནོར་བུ་རིན་པོ་ཆེས "བོད
སྨན་སྐབས་བདེར་སྤྱོད་རྒྱུད་ལྟོ་དཀར་མེ་ལོང་" ཞེས་བྱ་བ་བརྩམས···

གཞུང་མཛོད།" སྨན་པ་པ་སངས་ཡོན་ཏན་ཨ་རྱ་ནས "བོད་ཀྱི་གསོ་བ་རིག་པའི་བྱུང་རབས་བསྡུས་པ་དཔྱོད་ལྡན་ཡིད་གསོས"ཞེས་བྱ་བ་དང་། "བོད་ཀྱི་གསོ་རིག་ལས་ཆུའི་དཀར་ཆག་མཐོང་བ་དོན་ལྡན་དང་སྨན་པའི་དཀར་ཆག་ཁྲིན་རྡུལ་ནས་ཀྱི་ཞིབ་གསལ་ཁ་སྐོང་དང་བཅས་པ" བསྒྲམས། གཞན་ཡང་མཁས་དབང་རས་ཆུང་རིན་པོ་ཆེས་དབྱིན་སྐད་དུ'བོད་སྨན'ཞེས་པའི་དེབ་དང་། ཆོའི་རིག་བྱེད་ཀྱི་གཞུང་ལ་མཁས་པ BHAGWAN DASH VAIDYA ནས་སྔུ་སྤྱུབ་ཀྱི་སྒྱུར་བ་བརྒྱ་པ་བོད་དེབ་དབྱིན་གསུམ་དུ་བསྒྱུར་སྤེལ་བ་དང་། ཡན་ལག་བརྒྱད་པ་ནས་བསྟན་པའི་སྨན་གྱི་མིང་ཚིག་རྣམ་གྲངས་དབྱིན་སྐད་དུ་རྒྱས་བསྒྱུར་གནང་བ་དང་། སྤྱིང་དོན་མཁས་ཅན་ཟླ་བ་ཚེ་རིང་ནས་བོད་སྨན་སྐོར་ངོ་སྤྲོད་གཅིག་ཕྱོགས་བསྡུ - "AN INTRODUCTION TO TIBETAN MEDICINE" (བོད་སྨན་ངོ་སྤྲོད།) ཅེས་པ་པར་སྐྲུན་འགྲེམས་སྤེལ་བ་དང་། གཞན་ཡང་བོད་སྨན་མཁས་པ་ཞིག་མང་གིས་གསུང་བཤད་དང་དཔྱད་གཏམ་གྱི་དེབ་དེབ་འདྲ་མིན་མང་ཞིང་རྗེས་མས་ལ་བོད་ཀྱི་དཔེ་མཛོད་ཁང་ནས "གསོ་རིག"ཅེས་པའི་དུས་དེབ་འགྲེམས་སྤེལ། མཁས་དབང་ JEFFRI HOPKINS ནས "Health Through Balance" ཞེས་རྩ་རྒྱུད་ཀྱི་ནང་དོན་བསྒྱུར་རྩོམ། མཁས་དབང་ Miss. TERRY CLIFFORD ནས "Tibetan Buddhist Medicine & Psychiatry THE -

DIAMOND HEALING" ཞེས་པ་བརྩམས་ནས་གནང་མཛད། གཞན་ཕྱི་མི་
མི་ཉུང་བ་ཞིག་གིས་རྒྱུད་བཞི་མཚོན་བསྒྱུར་རྩོམ་གནང་ཡོད་རྒྱུ་འདི་རེ་དེ་ཙིཾ་
མོ། གཞན་ཡང་སྨན་ཆོས་འབྲེལ་བའི་གསོ་རིག་ཡིག་ཆ་ནི། རྒྱལ་ཡ་ཁང་
ལྷ་པའི་ "གཡུ་ཐོག་སྙིང་ཐིག་གི་ལས་བྱང་དཔག་བསམ་ལྗོན་ཤིང་།" སྣ་ཚོགས་
བསྟན་པའི་མགོན་པོས་མཛད་པ "སྨན་གྱི་བྱིན་རླབས་བྲུ་ཚུལ།" ཀློང་རྡོལ་
བླ་མ་ངག་དབང་བློ་བཟང་གིས་མཛད་པའི་ "བཟོ་དང་གསོ་བ་རིག་པ་སྐར་
རྩིས་ལས་བྱུང་བའི་མིང་གི་རྣམ་གྲངས།" སེང་ཆེན་བློ་བཟང་བསྟན་འཛིན་
གྱིས་མཛད་པའི་ "གཡུ་ཐོག་སྙིང་ཐིག་གི་བཀའ་སྲུང་ཆེན་པོ་ཤེ་དགུའི་
གསོལ་མཆོད་འདོད་དགུའི་མཆོག་སྟེར།" ཤུང་ཐང་བསྟན་པའི་སྒྲོན་
མེས་མཛད་པའི་ "སྨན་གྱི་བྱིན་རླབས་བྲུ་ཚུལ་བདུད་རྩིའི་ཐིགས་པ།" །
ཚྭ་མང་བློ་བཟང་ཚུལ་ཁྲིམས་རྒྱ་མཚོས་མཛད་པ་ཐང་ཀར་རྟ་ལ་རྟ་ཕོག
གི་དགོན་པའི་གསོ་རིག་གླུ་ཚིང་གི་བཅའ་ཡིག ཆེ་ཕོས་དགེ་དབང་བསྟན་
པའི་ཉི་མའི་གསོ་རིག་གི་སྐོར་དང་། གསེར་ཏོག་བློ་བཟང་ཚུལ་ཁྲིམས་
ཀྱིས་མཛད་པ་བསྟན་པའི་རྒྱལ་མཚན་འཛིན་པ་གསོ་རིག་དར་རྒྱས་གླིང་གི་
བཅའ་ཡིག སྐུ་འབུམ་བྱམས་པ་གླིང་གི་སྨན་པ་གྲྭ་ཚང་གསོ་རིག་དར་
རྒྱས་གླིང་གི་ལྷ་བརྒྱུད་གསོལ་འདེབས། གཙོས་བསྟན་པ་རྒྱལ་མཚན་
གྱིས་མཛད་པ 'ཡང་གསང་དང་ཕྱག་རྡོར་གྱི་བྱིན་རླབས་བྱེད་ཚུལ།' ཀཱིརྟི་
བློ་བཟང་འཕྲིན་ལས་ཀྱིས་མཛད་པ "སྨན་བསྒྲུབ་ཚང་གི་ཁྲིམ་བཤད།" "གཡུ་

ཐོག་སྨྲེང་ཐིག་གི་རྒྱན་ཞེས། "སྨན་བྱིན་རླབས་གྲུ་ཆུ་ཡི་"དང་། "རྩོམ་སྒྲོང……འཆར་བའི་བདེན་ཚིག" ཏ་ལ་དྷ་ར་མེ་ཅོག་རྗེ་རྗེས་མཛད་པའི་ "གཡུ་ཐོག……སྙིང་ཐིག་སྒྲུབ……ཐབས་དཔག་བསམ་ལྗོན་འཕྲས།" "དེའི་ཞི་བའི་སྦྱིན……སྲེག་གི་ཆོག" "དེའི་ཚེ་དབང་འཆི་བདག་བདུད་འཇོམས།" "སྨན་བླ……སྤྲུལ་སྐུའི་རྗེས་གནང་།" བཀའ་འགྱུར་བ་བློ་བཟང་རྒྱལ་ཁྲིམས་ཀྱིས……མཛད་པའི་ "ཀླུང་ལྷ་རིལ་བུའི་སྒྲུབ་ཐབས།" རྗེ་འཇིགས་མེད་དམ་ཆོས་རྒྱ་མཚོས་མཛད་པའི་ "རྒྱ་བོད་གཉིས་ཀྱི་ཤགས་འབྱེད།" རྗེ་ཤེས་རབ་རྒྱ་མཚོའི་ "སྨན་པའི་ཁྲིབ་ཤད།" ཕྱག་ས་རམས་པ་བསྟན་པ་དར་རྒྱས……ཀྱིས་མཛད་པའི་ "སྨན་ཐབས་ཀྱི་སྐད་ཀྱི་སྐད་གཉིས་ཤན་སྦྱར་གྱི་མཚམས་སྦྱོར་རྒྱུ་ལེགས་པར་ཤད་མེ་ལོང་དང་།" "སྨན་རམས་པའི་གཞུང་ཁ་ཤད།" ཕོ་བྲ་འཛམ་གླིང་སྒྲུབ་བསྟན་ཉི་མའི་ "ཞང་བློན་འཁོར་བཅས་ཀྱི་གསོལ་མཆོད།" པཎ་ཆེན་བློ་བཟང་ཆོས་ཀྱི་རྒྱལ་མཚན་གྱིས་མཛད་པ་ "ཞང་བློན་གྱི་ཞལ་ལགས་པ།" གུང་པོ་ཆེན་མགོན་པོ་སྐྱབས་ཀྱིས་མཛད་པའི……"སྨན་མིང་སྐད་གསུམ་ཤན་སྦྱར།" ཚེ་འཕེལ་དབང་ཕྱུག་རྗེ་རྗེས་མཛད་པའི་ལུག་ནད། རྟ་ནད། བཤང་། གཡག་ནད། ར་མོང་གི་ནད་བཅས་ཀྱི་བཅོས་སྒོར། འཚོ་བྱེད་ཡེ་ཤེས་དོན་གྲུབ་བསྟན་པའི་རྒྱལ་མཚན་གྱིས་བསྒྲིགས་པའི་ "དྲི་མེད་ཤེལ་ཕྲེང་ནས་བཤད་པ་ལྷ་རྫས་འབྱུང་དཔེ་མཛེས་མཚར་མིག་རྒྱན།" སྨན་དང་ཆབ་ཀྱི་དཔེ་རིས་སྐོར། གཞན་ཡང་དུས

རབས་དེ་དག་གི་ནང་དུ་སྨན་ཆོས་བྱུང་འབྲེལ་སོགས་བསྟན་བཅོས་ཆེ་ཆུང་བགྲང་གིས་མི་ལང་བ་ཙམ་མཛད་ཡོད་རུང་མཐར་དགེ་མིག་ལམ་དུ་ལ······འཁྱེར་ཞིང་། པར་དུ་འགོད་པ་དང་མ་འགོད་པ་བྲིས་མ་སོགས་ཅི་རིགས་པར་བཞུགས་པ་རབ་རྟེན་ཕྱིས་རྒྱ་དམར་གྱིས་མཐོང་ཚད་མེར་བསྲེགས་གི་ལག··ལེན་བསྟར་བས་སྨན་དཔེ་རིན་ཐང་བྲལ་བ་མང་པོ་ཞིག་མི་མངོན་ནམ་མཁའི་དབྱིངས་སུ་དུ་བའི་རྗེས་བོར་བསྒྱུར་ཏེ་རྒྱས་བཤད་པོ།། །།

སྤྱི་ལོ་ 1959 ལོ་ནས་བཟུང་རྒྱ་དམར་གྱིས་བོད་སྨན་ཉམས་དམས་བཏང་ཚུལ།

བརྒྱ་ཕྲག་བཅུ་བདུན་དབྱི་ལོ་ཙམ་ནས་བརྒྱ་ཕྲག་ཉི་ཤུ་པ་འདིའི་བར་······བོད་སྨན་ཡར་རྒྱས་ཚད་མེད་བྱུང་ཞིང་། གཞུང་བཙུགས་སྨན་གྱི་སློབ་··གྲྭ་དང་བོད་རྒྱལ་ཁབ་ཡོངས་སུ་གྲྭ་ཚང་ཁག་མང་ནང་སྨན་གྲྭ་བཙུགས་··པ། སྨིར་འཛིན་སྨན་པ་མང་པོར་གཉེན་ས་སྦྱོང་སོགས་ཀྱིས་མཚོན་རིག་གནས་འདིའི་གཞུང་འབྲེལ་མན་ངག་ལག་ལེན་ཀུན་གོང་ནས་གོང་···འཕེལ་དུ་གྱུར་པ་དང་། ལག་ལེན་ཉམས་ཞིབ་རིགས་རྣམས་གཞུང་བོས་ནས་ཉམས་གསོའི་མཛད་འགན་བཞེས་པ་སོགས་འགྲན་བྲལ་དུ་སྒྱུར་···བ་དེས་སྨན་པ་དང་སྟེས་པ་འཕེལ་རྒྱས་དང་ལག་ལེན་གྱི་ཆུ་ཚད་མཐོན་···པོ་ཕུ་ཐུག་བྱུང་། འོན་ཀྱང་སྤྱི་ལོ་ 1959 ལོར་རྒྱ་དམར་གྱིས་བཙན་པ···

ཕྲལ་ཞིང་གཞན་དབང་བདག་གཤོབ་ཀྱི་དམིགས་ཡུལ་ཡོན་རྒྱལ་རབས་ཉམས

བཟུང་འདོད་ཧམ་དགོ་ཀུས་མཛོས་ཏེ། དངོས་སུ་ཆོས་ལྡན་ཞི་བར་དགའ་

བའི་བོད་ཡུལ་དུ་བཅིངས་བཀྲོལ་གྱི་གདོང་འབག་སྐྱོན་ཏེ་བོད་ས་བཙན་

བཟུང་བྱས་པས་མཚོན། ཆོས་རིག་བསྟི་གནས་དང་བཅས་པ་རྩ་ཤིགས་

མེད་བཟོ་བའི་ཡོ་ལངས་ཆེན་པོའི་ལོང་བ་ཡང་ མཆེད་ངས་རིག་གནས་

གསར་བརྗེ་ཞེས་པས་མ་ཐག་ཕྱུང་བའི་རྒྱ་རགས་ཀླ་ཀློ་ཁག་གིས་ལེགས་ཉེས་

ཀྱི་རྣམ་དཔྱོད་མེད་པར་འཛམ་གླིང་ནང་རྙེད་དཀའི་རིན་ཐང་བྲལ་ཞིང་།

འགྲོ་བ་མིའི་རིགས་ལ་མེད་ཐབས་མེད་པའི་ཆོས་དང་རིག་གཞུང་། མཁས་

གྲུབ་ཀྱི་སྐྱེས་བུ་ཚད་མ་པ། ཆོས་རིག་གི་རྟེན་གཞི་དང་བཅས་པ་རྩ་མེད་དུ་

གཏང་སྟེ་སྤྱི་ཚོགས་གསར་པ་ཞིག་འཛུགས་པ་བསྐྱུན་བྱ་རྒྱུ་སེམས་རྡུང་

ངེ་ཞེ་འཇིག་རྟེན་འདིར་འགྲོ་བ་མིའི་ལོ་རྒྱུས་ཐོག་ཚད་གཞི་མ་ཡིན་པའི་ཟླ་

ངན་ཐལ་ཡུས་ཚད་མེད་དུ་སྒྱུར། དེ་ཡང་རིན་ཐང་བྲལ་བའི་སྨན་དཔེ་མང་པོ་

མེར་བསྲེགས་པ་དང་། རིན་པོ་ཆེ་རིགས་དུམ་ལས་སྒྲུབ་པའི་སྦྱོར་བ་རྙེད་པར་

དཀའ་བའི་སྨན་རིགས་དུམ་ཀྱང་གསང་གཅོད་དུ་བསྒྱུར་བ། སྨན་པ་དང་

སྨན་བསྟེན་པ་པོ་ལ་ཚོངས་དང་དུ་བཙ་བ། བོད་སྨན་དོན་གཉེར་ཅན་དང་

སྨན་པ་ལ་འཚོ་བའི་མདུན་ལམ་བཀག་པ། སྨན་དང་སྨན་དཔྱད་ལུགས་རྒྱབ་ཏུ་

བསྐྱུར་ཏེ་ཁྲིམ་སོར་དུ་ ཁྲིད་པ། འཕབ་འཛིངས་དང་ངལ་རྩོལ་གྱི་དོང་དུ་

བསྐྱུར་བ། སྨན་པའི་ལས་ཚན་ཏུ་ཕག་རྫི་དང་ཕྱུགས་རྫི་རང་བཙོལ་བསོད་

མདོར་ན་ལེགས་ཉེས་ཀྱི་རྣམ་དབྱེ་བྲལ་བས་ལོང་བ་འདྲེ་མཐོང་ལྟར་དུས
རབས་འདི་ཤུལ་འདིར་བོད་གངས་ཅན་གྱི་ལྗོངས་སུ་རྗེ་བཙུན་གཡུ་ཐོག་པ
ཆེན་པོའི་བཞེད་སྲོལ་འདི་ལ་ཉམས་ཆག་ཤིན་ཏུ་ཆེན་པོ་བྱུང་། དེང་
སང་སྨྱུར་འགྲུས་ནོངས་པ་ཁས་ལེན་གྱིས་འཛམ་གླིང་ནང་གསོ་བ་རིག་པ
འདི་རིག་གཞུང་དོན་ལག་ལེན་ལ་དཔྱད་ལས་ཤིང་། ཕར་སྒྲུགས་ནས་ཉམས
ཕྱོགས་སུ་འཕེལ་རྒྱས་འགྲོ་བ་ངེས་མེད་ངེས་གཉིད་སང་དེ་ཡར་རྒྱས་པ་དང་
ཁུལ་གྱིས་བོད་སྨན་བགྲོ་གླེང་ཚོགས་འདུ་ཚོགས་པ་དང་། བོད་སྨན
ཚད་གཞི་བཟོ་བ། སྨན་དཔེ་པར་སྐྲུན་དང་རྩོམ་བསྒྱུར་ལས་ཁུངས་ཞིབ
འཇུག་ལས་ཁུངས་ཀྱི་མཚན་སྨན་ཁང་གྲོང་མང་ཞིག་འཛུགས་བསྐྲུན
བྱས་ཡོད་རུང་། བོད་སྨན་གྱི་ནང་དོན་ཆོས་དང་འབྲེལ་ཞིང་ཁ་བྲལ་ཐབས
མེད་པའི་རིག་གཞུང་གཏིང་ཟབ་མོ་འདི་ལ་འགོའི······ མཆོད་བརྗོད
དང་། ནང་དོན་ཆོས་དང་འབྲེལ་བ་སོགས་ཁ་བྲལ་ཞིང་། སྨན་རྩིས
རིག་པ་དང་གསོ་དཔྱད་ཁེར་རྐྱང་ཞིག་བཟོ་ཐབས་ཀྱིས་བོད་སྨན་ལ་ཤིན
ཏུ་ཀུན་···སློང་ངན་པའི་ཀླད་བརྟུགས་ཏེ་སྨན་དཔེ་བརྩམས་བསྒྲིགས་པར
བསྐྲུན་བྱས་ཡོད། ད་དུང་ཡར་རྒྱས་དང་གསར་བརྗེའི་གོམ་གང་མཐུད
ཕྱོགས་ཀྱི་མིང་བཏགས་ཏེ་མྱོ་མྱོ་བྱེད་ཀྱི་ཡོད་ཀྱང་། དེང་འཛམ་གླིང་
ནང་ཤེས་བྱའི་ནང་གི་སློབ་སྦྱོང་ཚད་མཐོའི་གྲས་ནི་ཆོས་དང་ལུགས་སོལ
འབྲེལ་བའི་ནང་དོན་རིག་པ་འདི་ཉིད་ཡིན་པས་དེ་ནས་ཀུང་བྲེའི་དེ་ངོ་ཞི···

རྗེས་ལུས་རང་ཞིག་མ་ཡིན་ནམ། བོད་ཀྱི་སྔོན་བྱོན་མེས་པོ་རྣམས་ཀྱིས་ལོ་སྟོང་ཕྲག་གི་ནང་བསྐྲུན་པའི་མཛད་རྗེས་བཟང་པོ་དེ་རྣམས་རྨེགས་མེད་དུ་བཏོས་པླ་འདིད་ངོ་གི་ཆ་ཤས་ཙམ་ཡང་བསྐྲུན་དུ་གལ་ཡོད། འདི་ནི་སྐབས་འདིའི་དྲན་……སྐུལ་ཙམ་དུ་ཡིན་ནོ།། ༎

འཕགས་ཡུལ་ཧ་རམ་ས་ལ་སྨན་རྩིས་ཁང་།

༡ – "བོད་ཀྱི་རིག་གཞུང་སྨན་སྦྱོར་སློབ་ཁང་།"

ཕྱི་ལོ་ 1959 ལོར་བོད་ཀྱི་བདེན་པའི་གནས་ཚུལ་འཛམ་གླིང་ཀུན་ཏུ་ཁྱབ་པ་དང་འཛམ་གླིང་འདིར་ཞི་བདེས་ལ་ཆོས་ཀྱི་བདུད་རྩིས་སྐྱེ་བོ་འབུམ་ཕྲག་མང་པོར་ཕན་བདེ་སྤེལ་བར་སྤྱི་ནོར་ ༧གོང་ས་སྐུ་ཕྲེང་བཅུ་བཞི་པ་ཆེན་པོ……རྒྱ་གར་འཕགས་ཡུལ་དུ་ཞབས་ཀྱི་པདྨོའི་རི་ཁ་མངོན་པར་འཕོད་དེ་འཛམ་གླིང་ཀུན་ཏུ་སེང་གེའི་སྒྲ་བསྒྲགས། བོད་དུ་རིག་གནས……གསར་བརྗེའི་ལོད་པ་ག་ཡང་མཆོངས་ཀྱིས་ཆོས་རིག་བསྐྱེ་གནས་དང……བཅས་པ་རྩ་མེད་དུ་བཏང་བར་བརྟེན་རྒྱ་གར་འཕགས་པའི་ཡུལ་དུ་ཆོས་རིག་གཞི་རྒྱ་ཆེ་བའི་ཉམས་གསོ་མཛད་ཅིང་ཤར་ནུབ་རྒྱལ་ཁབ་ཕལ……ཆེར་ལ་ཁྱབ་པ་ཆོས་དང་རིག་གནས་ཀྱི……རྟེན་གཞི་གཏན་པོར་བཙུགས། གསོ་རིག་གི་རིག་པ་འདི་ཡང་སྐྱེ་བོ་གྲངས་མེད་ལ་ཕན་བདེ་སྤྲིན་པའི……

ཛ་ལག་གཅིག་པོར་གཟིགས་པ་སོགས་རྒྱ་མཚོ་ལམ་གཏིང་ཟབ་པ་དང་
ནམ་མཁའ་ལས་ཀྱང་མཐའ་རིང་བའི་ངོ་མཚར་བཞེད་སྒྲ་ན་མེད་པ་ཡོད་ཕྱུར་
ཕྱི་ལོ་ 1960 ལོའི་ནང་ ༸གོང་ས་སྐྱབས་མགོན་ཐམས་ཅད་མཁྱེན་པ
ཀ་ལ་རྡོར་དུ་བྱོན་མི་སྐྱབས་བཅོལ་བའི་གནས་སྟངས་གཟིགས་ཞིབ་ཆེ་ལྡ་
བསྐྱུར་སྐབས་སེ་འབྲས་སྒོར་གསུམ་གྱི་གཙོས་བོད་མི་སེར་སྐྱ་མང་
ཚོགས་ལ་མཇལ་ཁ་གནང་བ་དང་སྨན་པ་ཡེ་ཤེས་དོན་ལྡན་ཡང་ཀ་ལ་རྡོར
གྱི་ཞོར་སུ་ཡོད་པར་ཕྱག་རྗེས་ཞུ་རུ་བཅུག་གནང་མཛད། དེ་རྗེས་བཀའ་
འབྲེལ་ཆོས་དོན་ལྡན་ཁང་ནས་གོང་དཀར་བཤད་སྒྲུབ་གླིང་གི་སྨན་པ་ཡེ
ཤེས་དོན་ལྡན་ཀ་ལ་རྡོར་ནས་རྡ་སར་ཆེད་འབོད་གནང་ སྟེ་ དགེ་ཕྲུག
རྣམ་རྒྱལ་གྲྭ་ཚང་གི་གསུང་ཞབས་བྱམས་པ་བསོད་ནམས་དང་བགྲེས
རྒྱལ་མཚན་ (འདས་) གཉིས་ཆེད་བཙུགས་གནང་བ་སྟར་རྡ་ས་བུ་གསོ
ཁང་ (KISHOR NIWAS) ཞེས་པར་བཞུགས། སྨན་རྩིའི་མ་ར་རྩ
སྐུ་སྐོར་ནས་གསོལ་རྩ་ལ་བསྒྲེས་སྨན་རྫུང་སྔགས་བཅུན་ཆུང་དུ་གཅིག
ལ་བརྟེན་ནས་སྨན་ཐུབ་ཐུབ་པ་བརྡོས། རྒྱ་གར་ས་ཆར་སྐད་དང་སྨན་རིན
སྣ་ཚོགས་ཀྱི་མིང་དང་རྗེས་སོགས་ཆ་མེད་ཡུལ་དུ་རྒྱུས་མེད་སྐྱོབས
པས་དཀའ་ ཚོགས་ཆེན་པོ་བྱུང་། དེ་ནས་རྒྱ་གར་གཞུང་གིས་བོད་
མིའི་ཆེད་གོ་བསྒྲིགས་གནང་བའི་ས་ཆ་ཚོམ་ར་དྷ་ལུ་སི་ཞེས་པར་ཕྱི་ལོ
1961 ལོར་ཕེབས་ཏེ་ ༸ལྷ་སྨན་ཡེ་ཤེས་དོན་ལྡན་ནས་ ༸གོང་ས་མཆོག

ལག་སོལ་སྨན་ལྷུ་ལྒྱུ་དང་། ཕྱག་རྩ་ཞུ་རྒྱུའི་མཚོན་འགན་ཀྱང་
ལེན་ཞུས། སྨན་སློབ་རྣམ་རྒྱལ་གྲྭ་ཚང་ནས་སྦྱར་ཡོད་གཉིས་ཤོག
ཡེ་ཤེས་བསོད་ནམས་དང་། བྱམས་པ་བསྟན་འཛིན། བྱམས་པ་ཕུང་
འདུས། ལྷག་རྒྱུང་། ངག་དབང་འཇིགས་མེད། སེར་སྨད་གྲྭ་བློ་བཟང་
ཆོས་འཕེལ། སྨན་དྲུང་པ་གྲྭ་ནག་སྐལ་བཟང་སོགས་བྱུང་བར་དགེ་རྒན་
ཆེ་བ་“བླ་སྨན་ཡེ་ཤེས་དོན་ལྡན་ནས་གནང་བས་“ཨེམ་ཆིའི་རྒན་པར”
ཞེས་གྲགས། ཕྱི་ལོ་ 1962 ལོར་གནས་འདི་སྨན་པ་ངག་དབང་ཡེ་
ཤེས་འགྱུར་བ་དགེ་རྒན་གཞོན་པ་བསྐོ་བཞག་གིས་སྨ་འཕྲོས་ཚོད་བཀྱིའི
སློབ་ཁང་ཞིག་གཏན་འཕེབས་གནང་། སྨན་སྦྱིན་སློབ་ཁང་དེ་ནི་ས
མཐོ་ཁང་གཙང་ཞིག་ཡིན་རུང་ཁང་ཁྱུང་ཁ་ཤས་ལས་མེད་པ་དང་། ཉད
མཐར་ཐམ་ཐག་ཙ་ར་ལྷུ་ལག་གི་ཆ་རྐྱེན་མེད། སྨན་བཟོའི་སྨན་རྒྱུ་དགོས
པས་རྗེ་བཙུན་མི་ལའི་ཟྭ་བོའི་དཔེར་མ་སོང་ཙམ་དུ་གནང་དགོས་བྱུང་། །
སྨན་ཡོངས་རྫོགས་སྨན་སྦྱིན་དང་དགེ་སློབ་ཡོངས་ཀྱི་འཚོ་རྟེན་སྦྱིབས
གསོ་དང་ཆོས་ལྡན་ནས་ཞོགས་བསྟེན་ཕྲན་བུར་ཡོད། སྨན་སྦྱིན་སློབ
ཁང་གི་འགན་དབང་ཡོངས་རྫོགས་དགེ་རྒན་ཆེ་མོར་ཡོད་པ་དང་། སློབ
ཕྲུག་རྣམས་ལ་སྨན་སྦྱོར་སྨན་བཏུང་ལག་ལེན་དཔེ་ཁྲིད་ནད་བསྐོར་བཅས
བྱེད་ཀྱི་ཡོང་འདུག ཕྱི་ལོ་ 1963 ལོར་མཚོ་སྨ་དགོན་པ་རྩེའི་སྨན་པ
འཇམ་དབྱངས་བཀྲིས་ཆོས་དོན་ལྷུན་ཁང་བ་ཀར་འབྲེལ་པོན་ནི་ལམ་བཞོ

ནས་ཆེད་འགུགས་གནང་སྟེ་སྨན་གཉེར་བསྐོ་འཛར་གནང་བ་དང་སྦྲགས་
སྨན་པ་བྱང་ཆུབ་རྒྱལ་མཚན། ཁྲོ་དགའ་ཚང་བ་འགྱུར་མེད་དགེ་ཡང་ཞེ…
བསམ་འཕེལ་ནོར་བུ་རིན་པོ་ཆེ། གྲོ་མོ་དུང་དཀར་དགོན་པའི་སྨན་པ་བློ་
བཟང་བཀྲིས། ས་སྐྱ་ཀུ་ཧུང་དཔལ་གྱི་ཇོའི་སྨན་པ་ཞུར་ཚོགས་ནོར་ལྷ་སྒྲོ་
འདུལ་སོགས་ཆོས་ལྷན་ཁང་ནས་བསྟུ་སྒོང་གནང་བ་བཅས་གྲེས་འགྱུར་
སྨན་པ་མང་རབ་འཛོམས་ནས་ཁྲོ་དགའ་རིན་པོ་ཆེར་དགེ་རྒན་དང་གཞན་
མ་རྣམས་བརྟག་དཔྱད་པ། སྨན་གཉེར། བསྐོར་བསྐྱོད་སྨན་པ་བཅས་
རི་མོས་ཀྱིས་ཧ་ས་ཞུ་ལ་གྱི་བོད་མིས་གཙོས་ནང་པ་ཐམ་ཐག་ལ་སྨན་…
པས་ཞབས་གང་ཐུབ་བསྒྲུབས། དེ་ལྟར་ལོ་གཉིས་ནང་ཆོད་བ་སྤྱིའི་སློབ་ཁང་…
འདི་ཉིད་ཀྱི་སྒྲུབ་འབྲས་ལེགས་ཐོན་ལ་གཞིགས་ནས་ཆོས་དོན་ལྷན་ཁང་
ནས་ཕྱི་ལོ་ 1963 ལོར་ "བོད་ཀྱི་རིག་གཞུང་སྨན་སྦྱིན་སློབ་ཁང་" ཞེས་
མིང་བཏགས་ནས་དགེ་རྒན། ལས་བྱེད། འཛིན་སྐྱོང་། སྨན་སློབ་བཅས་
ཀྱི་འགྲོ་ལུགས་བཅའ་ཡིག་གསར་དུ་བསྒྲིགས་ནས་ ༧ གོང་ས་མཆོག་… ༡༡༠
ལ་སྙན་བསྟར་ཕྱག་རྟགས་མ་ལ་བརྟེན་ནས་འཛིན་སྐྱོང་དང་བྲེ་སྐོ་ཕྱེལ།
སྨན་སྦྱོར་དགེ་རྒན་འཛམ་དབྱངས་བགྲེས་ལ་བསྐོ་བཞག་གནང་སྟེ་སྟོན་
དཔྱིད་གཉིས་སྨན་བཟོ་ཁལ་ཧ་ཏུ་སེར་གང་ཞེ་གསུམ་དགེ་འདུན་པར་རྒྱ་…
བསྐྱལ་ཞུས་ཏེ་སྨན་སློབ་བྱམས་པ་ནོར་ཞམས་དང་བཅས་སྨན་བཟོའི་…
ཐོན་བསྐྱེད་ཆེ་ཞིང་སྨན་དཔེ་དགོན་རིགས་དགེ་འདུན་པ་ཁག་ལ་ཞབས་ཞུ་…

གནང་བཙུག་པ་སོགས་ཀྱིས་སྨན་དཔེ་ཡང་གང་ལེགས་པ་འཛོམས། གནས་
ནང་ཞིམ་ཅི་ངོ་ངང་ཡི་ཤེས་རྟགས་ཚོས་སྐར་དུ་སྨན་སྦྱིན་པར་བསྒོམས
ཏེ་སྨགས་དང་མིའི་སོར་གཉིས་ལ་ཡན་ལག་སྨན་སྦྱིན་ཁང་རེ་འཛུགས་
འཆར་སྒྲུར་ངོ་ངང་ཡི་ཤེས་རྟགས་སར་ཐེབས་ཏེ་ལོ་གསུམ་གྱི་རྗེས་
སྐུངས་ཏེ་ཇ་སར་ཐེབས་རྗེས་ངོ་ངས་ཞུ་གནང་། ལ་དྭགས་ཞིམ་ཅི་
བཀྲིས་གཡང་འཕེལ་གློས་སྐར་སྨན་སྦྱིན་པ་བསྒོམས། དེའི་བར་རྒྱ་གར་
དབུས་གཞུང་འཕྲོད་བསྟེན་ལས་ཁུངས་ནས་ (Dr. Baghwan Dash)
ཐེབས་ཏེ་བོད་སྨན་ལག་ལེན་བྱེད་མི་ཚོག་པར་བཀག་པ་དང་། ཉམས་
སང་ཚོད་བལྟ་མང་རབ་བྱུས་པ་ཤྲཱི་ཙོ་བོར་ གོང་ས་མཆོག་གི་ཐུགས་རྗེ་
ཁྱོན་དང་ བླ་སྨན་ཡེ་ཤེས་དོན་ལྡན་སོགས་ནས་མཁས་མཛངས་ལྷན་
པའི་ཡན་འདྲེན་གནང་བ་གསུང་བསྒྱུར་རྒྱ་མཚོ་ཚེ་རིང་ལགས། (དེང་སང་
བོད་ཀྱི་དཔེ་མཛོད་ཁང་གི་ལས་འགན་འཛིན་ཡིན།) ནས་བསྒྱུར་གནང་ལྟར་མཐར་
དོན་རིག་གཞུང་འདི་ངོ་ཚད་ལྡན་དུ་ཤེས་ཏེ་ངོས་འཛིན་དང་གནང་ས་བསྟོད་
བཅས་ཀྱིས་བོད་སྨན་ལག་ལེན་བྱེད་ཆོག་པ་བྱུང་། དེ་ལ་བརྟེན་ནས་
རྒྱ་གར་གཞུང་འཕྲོད་བསྟེན་ལས་ཁུངས་ཀྱི་རྒྱུགས་རིམ་དང་བཅས་ནང་
པ་བརྒྱུད་ཉལ་ཁྲི་དང་། ཉལ་ཆས། བཤག་བཅོས་ཡོ་བྱད། ལས་
ཁྲིའི་ཆ་བྱད་སོགས་མང་དག་དང་། ནང་གཡོག་གཅིག མ་བྱུན་
གཅིག་གི ཁྲོན་དངུལ་བྱུང་པ་བརྟེན་ནས་ཉག་ཕྲའི་གནས་སྐབས་ལ་བྱུ

ཟང་ང་ལ་གསོ་ཕོག། གཞན་ཡང་པར་སི་མི་རིགས་རྒྱ་གར་བ་ Nowrojee
ཨ་མ་ནས་སྨན་པ་ཆོས་ཀྱི་དྲིན་དུ་བོད་རང་བཙན་མ་ཤོར་བར་དུ་དང་འབྲུལ
ཞུས་པའི་མིག་ལོར་ཉི་གཉེན་ཧཻ་ར་ས་ཆ་ཆུང་ཙམ་ཞིག་བྱུང་བ་དེར་པ་རྟག
ཁྱོད་ཁང་དང་སྨན་སྦྱོང་ཁང་སོགས་ཆོས་ལྡན་ནས་འགྲོ་གྲོན་བཏང་སྟེ
སྤྲུག། ཆོས་ལྡན་ཁང་ནས་ 'སྨན་ཁང་མ་ལག་གི་ཁྲིད་སྐྱོའི་བཅའ་སྒྲིག།
ཞིབ་བྲིས་དང་ལས་ཁྲིད་གསར་བཟོའི་རིམ་ཤོག་ཕྱག་རྟགས་འཛུགས་སྐྱོང་'
ཅེས་པ་སྨན་ཁང་ལས་ཁྲིད་ཀྱི་ཁྲིམས་ལུགས་བཅའ་ཡིག་གསར་བསྒྲིགས
གནང་། ཕྱི་ལོ་ 1966 ལོར་ཆོས་ལྡན་ནས་སྨན་སློབ་ཁང་དུ་ཡིག་ཚང
ཆེད་འཛུགས་ཀྱིས་འགོ་འཛིན་དགེ་འཕྲུས་བློ་བཟང་མཁྱེན་རབ་དང་རྩིས
དུང་ཕྲེང་ནས་ལྷུན་ཚོགས་ནོར་བུ་ལ་བསྐོ་བཞག་གནང་། དེ་རྗེས་འགན
འཛིན་ལས་ཚབ་ཤུབ་པ་སྟན་ཟླ་བ་ནས་གནང་སྟེ་རྩིས་སྨན་ཁང་སྤྱི
པའི་མ་ཁང་ཆེན་པོས་ཆམ་ལ་བརྩུ་བདུན་ཡོད་པ་ཉེས་དེ་ཡིང་ཁང་སོག
རྟགས་གསུམ་དང་འབྲུལ་འཁོར་སོགས་བཙུགས། ལྷ་རིམ་འདི་དགོ
ཡས་མས་རྣམས་ས་སྒུ་ཀུན་སྤྱོད་དགོ་ཞར་སྐྱི་མ་སྤྲིགས་ དང་དམ་ཅས་གཙའི
ངར་ཆ་རྒྱུད་ཡིག་ཆ་དེ་སར་གཡོབ་ཁས་དགོ་རྒྱན་ཆེ་ཙ་ཉོ་ཡེ་ཤེས་དོན་ལྡན་སྨན
རྩིས་ཁང་ནས་སློབ་སྦྱོང་ནུས་གནང་དགེ་སྣ་ཞིང་ཚོན་ཀྱང་ "སྨ་སྨན
ཞབས་ཞུ་དང་སྨན་ཁང་གསོལ་ཕོགས་བཞེས་མུས་དང་ལས་བཅར་ཞུ
མི་དགོས་པ་གནང་འདུག། གཞན་ཡང་ས་སྐྱིད་པལ་རྩེ་ཨོ་མ་ཆེ། ཕྲ

དགའ་བ་རིན་པོ་ཆེ་སོགས་ཀྱང་རིམ་པ་བཞིན་དགོངས་ཞུ་གནང་།། །།

༢ - བོད་ཀྱི་རྩིས་རིག་སློབ་ཁང་།

སྤྱི་ལོར་ ༧གོང་ས་མཆོག་གི་བཀའ་འཁྲོལ་ཆོས་དོན་ལས་ཁུངས་ནས་རིག་གཞུང་མི་ཉམས་རྒྱུན་འཛིན་ཆེད་རྩིས་རིག་སློབ་ཁང་ཞིག་ཧ་རྨས་ས་ལ་“སྤྱི་ཏི་ལང་ཏོར་”ཞེས་པའི་ཁང་པར་སྤྱི་ལོ་ 1960 ལོར་ཆེད་འཛུགས་གནང་སྟེ་རྩིས་དགེ་མདོ་སྨད་བཀྲིས་འཁྱིལ་འཁྲི་མཛོད་ནུར་དྲུས་འཁོར་བ་བློ་གྲོས་རྒྱ་མཚོ་ (1910–1985) དགེ་རྒན་ཆེན་མོར་བསྐོ་བཞག་གནང་བ་དང་དགེ་ཕྲུག་གྲྭ་ཡབ་བློ་ལྡན་ཤེས་རབ་དང་འབྲས་བློ་གླིང་ཕྱག་འཁོར་མཁན་སྤྲུལ་གཉིས་བཙུགས། (དེ་སྐབས་སློབ་མ་འཛར་མཐུན་དང་ཁྲིམ་ས་ཤུང་སོར་བཞུགས།) ༧གོང་ས་མཆོག་གི་སྐྱིར་འབྱུང་སེ་རྩིས་སོགས་རྩིས་ཀྱི་ཞབས་ཞུ་དང་དགེ་སློབ་ཕྱུང་ནས་རབ་བྱུང་ ༡༦ ཆུ་སྟག་ནས་ས་སྤྲེལ་བར་གྱི་ལོ་ཐོ་དང་པོ་འགྲེམས་སྤེལ་གནང་། དེ་རྗེས་རྣམ་རྒྱལ་གྲྭ་ཚང་ནས་རྩིས་སློབ་དུས་འཁོར་བ་ལ་ཤེས་སྦྱིན་པ། ནག། རྒྱམས་པ་བསོད་ནམས། བསྟན་འཛིན་འཕྲིན་ལས་བཅས་དུས་འཁོར་བ་མི་བཞི་བཙུགས་པ་དང་། '67 ལོར་འབྲུག་ནས་འབྲུག་དོན་ལས་བྱ་རྩིས་པ་བྲག་མཐོན་རྒྱམས་པ་རྒྱལ་མཚན་འབྱོར་པ་བཅས་རྩིས་རིག་རྒྱང་འཛིན་སྲ་བརྟན་དུ་སྒྱུར། སྤྱི་ལོ་ 1968 ལོར་རྩིས་དགེ་བློ་གྲོས་རྒྱ་མཚོ་དགོངས་ཞུ་གནང་། སྨན་རྩིས་སློབ་ཁང་

གཉིས་ཀ་ཆོས་རིག་ལས་ཁུངས་ཀྱི་འཛིན་སྐྱོངས་ཚོགས་ཡོད་པ་དང་བཀའ་
བློན་ལས་ཤོག་ཀུན་བདེ་གླིང་ཇོང་ནེར་རྒྱལ་མཚན་ཡིན། སྐབས་འདིར་ངོ་ཏུ་
ཆོས་རིག་ལས་ཁུངས་ནས་ཆོས་རིག་སྤྱི་མཚུངས་སྨན་རྩིས་ཀྱི་དེ་ཀ་
ཡང་བཀང་ཐུབ་པར་འགྲེམས་གནང་ཡོད།། །།

༣ - འགྲོ་ཕན་དབུས་སྨན་རྩིས་ཁང་།

བོད་གཞུང་ཆོས་དོན་ལས་ཁུངས་ནས་འཆར་འགོད་གནང་བ་ལྟར་ཕྱི་ལོ་ 1967 ཟླ་ 4 ཚེས་ 7 ཉིན་ལྷ་ལྡན་སྨན་རྩིས་ཁང་གི་ཚབ་ཏུ་འཕགས་ཡུལ་རྡ་རམ་ས་ལར་རྩིས་སྨན་རིག་གནས་གཉིས་གཅིག་ཏུ་ཟླ་བསྒྲིལ་བ་གནང་སྟེ་ "འགྲོ་ཕན་དབུས་སྨན་རྩིས་ཁང་" ཞེས་མིང་བསྒྱུར་གནང་། རྩ་བའི་སྨན་རྩིས་ཀྱི་སློབ་ཆེན་སོ་སོ་དང་ནང་གསེས་སློབ་ཁང་བཅས་ཡོད། སྤྱིར་ཚོམས་དབུ་འཛིན་སྐུ་ཞབས་ངོ་དཔང་ནམ་རྒྱལ་པོ་རྡོར་པ་ཁང་ཀུང་དངོར་བའི་ཧེ་ཧྲུ" མཆོག་ལ་བསྐོ་བཞག་རྩལ།

1964 ལོར་ཆོས་བློན་བཀའ་འབྲེལ་མཁས་དབང་བར་ཞི་ཕུན་ཚོགས་དབང་རྒྱལ་ (1914 – 1983) མཆོག་འབྲས་ལྗོངས་ནས་རྡ་སར་ཕེབས། "བོད་ཀྱི་གསོ་དཔྱད་སྨན་དང་གཙུག་ལག་རྩིས་ཀྱི་སློབ་ཚན་ཕྱོགས་བསྒྲིགས་སྙན་ཞུ" གསར་བསྒྲིགས་ཀྱིས་ " གོང་ས་སྐྱབས་མགོན་ཆེན་པོར་སྙན་ཞུས་བཀའ་ཁྲོལ་ཤོག 68 ཟླ་ 11 ཚེས་ 21 ཉིན་བོད་

གཞུང་རྒྱུན་ལམ་ཚོགས་འདུར་སྤྱན་ཞུ་ཞིབ་གཟིགས་ཀྱིས་མོས་མཐུན་གནང་སྟེ་སྨན་རྩིས་གཉིས་ཀྱི་སློབ་ཚན་ལོ་རིམ་དང་པོ་ནས་བདུན་པ་བར་ཡོད་པ་ཞིག་གཏན་འབེབས་གནང་།[༡༡༢]

1969 ཟླ་ 1 ཚེས་ 1 ཉིན་ཕོ་མོ་ཁྱད་མེད་སྨན་སློབ་གྲྭ་ལ་བཅུ་གཉིས་སློབ་གྲྭ་བསྡུ་སྒྲིལ་གནང་བ་དང་སྔགས་སྒོང་ཚེས་ཉིན་མཁས་དབང་བཞི་ཕྱུན་ཚོགས་དབང་རྒྱལ་ལ་སློབ་དགེ་ཆེ་མོ་དང་། སློབ་དགེ་གཞོན་པ་དུང་ལོབ་ཐོན་སྨན་པ་བློ་བཟང་བཀྲིས་ལགས་སུ་བསྐོ་བཞག་གནང་། དུས་སྨན་རྩིས་ཁང་ཆོས་ལྡན་ཁང་ནས་བུ་གསོ་ཁང་གི་འཛིན་སྐྱོང་ས་ཚིག་རྩིས་སྒྲིག་གནང་བ་དང་སྨན་པ་བློ་བཟང་བཀྲིས་དགོངས་ཞུ་གནང་རྗེས་དབུ་འཛིན་དགེ་དབང་རྣམ་རྒྱལ་གཟིགས། དབུ་འཛིན་གོ་བློ་བཟང་བསྟན་འཛིན་ལ་བསྐོ་བཞག་རྩལ། སྨན་རྩིས་ཁང་འདི་ཉིད་སྐོར་ཡང་ཕྱིར་ཕྱོགས་ཀྱི་རི་བོད་འཛིན་པ་བཞིན་ཨ་ར་མིའི་རྒྱལ་ཞུགས་འཆང་བ་དང་མང་ལ་ཚོགས་ཀྱི་བསམ་བློའི་འགྲོས་ལ་བརྟེན་ནས་སྨན་པ་སྐད་གྲགས་ཆེ་བ་ཞིག་དགོས་གནང་ལ་གཞིགས་ནས་གོ་སྐབས་འདི་སྐྱོང་ནས་ལ་ཡ་དྭ་རོ་ནས་ཕྱི་ལོ་ 1972 ལོར་སྤྱི་གྲོང་གྲྭ་ཁང་དང་ཀར་སྨན་པ་བློ་བཟང་སྤྲོ་ལ་མ་མཚན་སྨན་ཆེ་བ་དང་ལ་ར་ནས་བོད་ཀྱི་བྱུང་གི་སྨན་པ་རྩིས་ཆེས་དང་མིགས་སློབ་ཟང་ངས་ནང་མི་དང་བཅས་རྗེ་ཁམས་ལ་ར་ཆེ་དང་འབོད་གནང་སྟེ་སྨན་པ་གཙོ་བོའི་མཚན་གནས་དང་སྐུ་བླ་སྨན་པ་ཆེན་པོ་རྒྱལ

ལ་སྨན་སྦྱོར་འགན་འཛིན་གནང་། ཐབས་ཇུས་འདི་ལ་བརྟེན་ནས་སྨན་ཁང་གི་སྨན་གྲགས་རྗེ་ཆེ་དང་། སློ་བསྟེན་ནད་པ་རྒྱུག་རབ་སོགས་རྗེ་མང་དུ་གྱུར། '72 ཟླ་བ་༤ པ་ནས་རང་རིགས་གཞིས་སྒར་ཁག་བཅུ་ཡན་ལག་སྨན་ཁང་གསར་བཙུགས་ཀྱི་ལས་འགུལ་དང་བོད་དུ་རྩ་སྨན་གྱི་ཕན་ཡོན་ངོ་མཚར་འཕྲུལ་གྱི་གློག་མིག་པར་དུ་བཏབ། ཕྱི་ལོ་ 1973 ལོར་ཆེད་གཉེར་སློབ་གྲྭ་ཐེངས་གསུམ་པ་གྲངས་བཅོ་ལྔ་བསྡུ་སྒྲིག་གནང་སྟེ་སྨན་རྩིས་གཉིས་ཀ་དང་རིག་གནས་སློབ་ཁྲིད་དང་གསོ་སྐྱོང་ས་མཛད། འཇར་མན་ཡུལ་གྱི་ཆོས་ཚོགས་ MISEREOR ནས་རོགས་རམ་གྱིས་སྨན་ཁང་གསར་རྒྱག་གི་ལས་གཞི་ཆེ་བ་ཚུགས། ཕྱི་ལོ་ 1975 ལོར་དབུ་འཛིན་གོ་བོ་ཟླ་བ་བཟང་བསྟན་འཛིན་དགོངས་ཞུས་ཚབ་ཏུ་བོད་ཁྱིམ་དབུ་འཛིན་ལས་རོགས་ངག་ཁང་རྣམ་རྒྱལ་ལ་བསྐོ་བཞག་སྩལ། '76 ལོར་སྨན་རྩིས་དབུ་འཛིན་ཚེ་རིང་བྲུས་སྐུ་འཇིགས་མེད་ལགས་ནས་གནང་ཞིང་པོ་འདིར་སྨན་སློབ་ཐེངས་གཉིས་པ་རྣམས་སློབ་ཐོན་བྱུང་། གུག་སོ་ཁང་གི་འཛིན་སྐྱོང་ཧོག་ནས་སྐུ་སྒར་གྱི་ཐང་ཀའི་འཛིན་སྐྱོང་དུ་གྱུར། རྗེ་རྗེ་གླིང་ནས་སྨན་པ་བློ་བཟང་ཆོས་འཕེལ་འབྱོར་བ་སྨན་སྦྱོར་ཁང་དུ་ཕྱག་ལས་དང་། ངོ་རྗེས་ཉམས་ཞིབ་ཁང་དུ་ཕྱག་ལས་གནང་། སྨན་སྦྱོར་ཁང་དང་སློབ་ཁང་གསར་རྒྱག་ཉམས་ཞིབ་ལས་ཁང་སོགས་ཡར་རྒྱས་ཀྱི་རྨང་ངས་ཀ་གཞི་གཏིང་། ཕྱི་ལོ་ 1977 ལོར་མཚོ་སྣེ་བ་འཇམ་དབྱངས

བགྲེས་པ་ ༸བླ་སྨན་བསྐོ་བཞག་སྟེ་ཡབ་དང་པོ་འདིར་ཐེངས་གསུམ་པའི་
སྨན་སློབ་རྣམས་སློབ་ཐོན་གྱིས་མཇལ་ཁ་ཞུས་ཏེ་སྨན་སྦྱོར། རྩིས་ཁང་།
བརྟག་དཔྱད་སོགས་ཉག་ཕྲའི་གནས་གཞི་ཁག་གསལ་བརྟན་དུ་བསྒྱུར། ཐེངས་
བཞི་པའི་སྨན་སློབ་གྲངས་ལྔ་གསར་བཞེས་གནང་། ཕྱི་ལོ་ 1980
ལོར་དབུ་འཛིན་འཇིགས་མེད་ལགས་དགོངས་ཞུས་ཚབ་དབུ་འཛིན་…
༸སྐུའི་གཅེན་པོ་སྟག་ལྷ་བློ་བཟང་བསམ་གཏན་མཆོག་ནས་མཛད་འགན་
བཞེས་པ་དང་། སྨན་ཁང་འདིའི་མཛད་ཕྱོགས་དང་ཡར་རྒྱས་ཚད་གཞི་ཧ་ཅང་
ཆེན་པོ་བྱུང་། སྨན་ཁང་དང་སློབ་ཁང་ཆེན་མོ་སོགས་སྨན་རྩིས་ཁང་གི་
ཡར་རྒྱས་ཆེ་བ་དང་གཞིས་ཆགས་ཁག་མང་སར་འཕྲོད་བསྟེན་ཡན་ལག་
སྨན་ཁང་རྒྱ་ཆེ་འགྲེམས་འཛུགས་གནང་སྟེ་ཕན་བདེའི་བྱ་བ་རླབས་ཆེན་…
མཛད། ཕྱི་ལོ་ 1980 ཟླ་བ་ 12 པའི་ནང་ ༸སྐུའི་བླ་སྨན་བསྟན་འཛིན་
ཆོས་གྲགས་བོད་ནས་ཕེབས་པ་དང་ ༸བླ་སྨན་བགྲེས་པར་བསྐོ་བཞག་
སྩལ། དེ་རྗེས་སྨན་པ་བསྟན་འཛིན་རྣམ་རྒྱལ་ཡང་ཕེབས། ཕྱི་ལོ་ 1982
ལོར་ ༸བླ་སྨན་བསྟན་ཆོས་དབུ་བཞུགས་རིན་ཆེན་དངུལ་ཆུ་བཙོ་བཀྲུ་ཆེན་
མོའི་ཕྱག་བཞེས་བསྒྱུར་སྐབས་ ༸གོང་ས་སྐྱབས་མགོན་ཆེན་པོ་མཆོག་
ཚོགས་དབུར་ཆིབས་བསྒྱུར་ཐོག ༸བླ་སྨན་ནས་མཇལ་རྟེན་གསུམ་འདྲེན་
འབུལ་གྱི་མཛད་སྒོ་གྲུབ་རྗེས་ ༸གོང་ས་མཆོག་ནས་བཀའ་སློབ་སྩལ།
དེ་ནས་བླ་སྨན་བསྟན་ཆོས་མཆོག་ནས་གོང་སྨྲལ་རིན་པོ་ཆེའི་གསུང……

“བདུད་རྩི་བཅུད་ཀྱི་རྒྱལ་པོ་དང་ཡུལ་ཆུ་བཅོ་བརྒྱ་ཆེ་མོའི་སྦྱོར་ཐབས་གྲུབ་པའི་བཅུད་ཡིན་དུ་བསྒྱུར་བའི་ལག་ལེན་རྣམ་པར་གསལ་བ་འཚོ་བྱེད་མཁས་པའི་སྙིང་བཅུད་ཀྱི་” ཞོག་ནས་ལྷུགས་ལུང་ གནང་། བཀྲ་བསྟར་ཞབས་ཞིའི་བོང་ས་བླ་སྨན་གཞོན་པ་འཇམ་དབྱངས་བཀྲིས། སྨན་པ་བསྟན་འཛིན་རྣམ་རྒྱལ། སྨན་པ་བྲུམ་ས་པ་བསོད་ནམས། སྨན་པ་ཡེ་ཤེས་བསོད་ནམས། སྨན་པ་བློ་བཟང་ཆོས་འཕེལ། སྨན་པ་པདྨ་རྡོ་རྗེ། སྨན་པ་རྟ་མགྲིན་ཚེ་དབང་། སྨན་པ་རྣམ་རྒྱལ་ཚེ་རིང་། སྨན་པ་པ་སངས་ཡོན་ཏན་ (དེབ་འདི་འབྲི་བ་པོ་དང་རྩ་སློབ་སྤྱིའི་ལས་ཐོག)། སྨན་སློབ་བོངས་མཐོ་སྒྲིང་སྤྲུལ་སྐུ་ཐུབ་བསྟན་རྒྱལ་མཚན། གཞན་ཡང་སྨན་ལས་པ་དང་བསྐོང་སྐྱ་སྐྱོང་ཞབས་ཞུ་བ་བཅས་ནས་ལྷག་ཤས་ཀྱི་ནང་བདུད་རྩི་བཅུད་ཀྱི་རྒྱལ་པོ་དང་ཡུལ་ཆུ་དང་རས་ཡ་ཀུན་བདེ་བླག་ཏུ་གྲུབ་སྟེ་རིས་མེད་འགྲོ་བ་ནད་པ་རྣམས་ཀྱི་སྲོག་གི་དཔུང་གཉེན་དུ་མངོན་པར་མཐོ་ཞིང་ཀུན་གྱི་བདེ་བླག་ཏུ་རྙེད་པའི་ཐབས་ཆེན་པོར་འགྱུར་ཏོ། རྩིས་དགེ་ཆེ་མོ་མདོ་སྨད་པ་ཀ་ལ་མཁན་གྲུབ་ནས་སྔར་སྨན་རྩིས་ཁང་དུ་ཕེབས་ཐུབ། ལོ་འདིར་ཕེབས་ལྷ་པའི་ཆེད་གཉེར་སློབ་ཕྲུག་གྲངས་སུམ་ཅུ་སོ་གཅིག་གསར་བཞེས་གནང་སྐབས་གསོ་ (བརྩིགས་) འདི་ཉིད་རྒྱུན་ཆགས་ཏུ་དར་བར་བྱེད་པའི་རྩ་ལག་མང་དུ་གསོ་སྐྱོང་གནང་བ་དང་ སྤྲགས་ “བོད་ཀྱི་གསོ་བ་རིག་པའི་མཐོ་རིམ་སློབ་གཉེར་ཁང་” དང་ “བོད་ཀྱི་སྨན་དཔྱད་རྩིས་རིག་མཐོ་སློབ་ཁང་”

ཞེས་མིང་བསྒྱུར་གནང་། '༤༣ ལོར་མཁས་དབང་པང་མཁར་ཞི་ཕུན་ཚོགས
མཆོག་དགྲོང་ལོ་བདུན་ཅུར་སོན་པར་སྐུ་གཤེགས། རྗེས་དངོས་སློབ་སྨན
རྩིས་པ་སྐྱིད་གྲོང་པ་སངས་ངེས་ཡོན་ཏན་ལ་སློབ་ཕྱིར་བསྐོ་བཞག་རྩལ། སློབ
དགེ་ལས་རིགས་གྲོ་མོ་དུང་དཀར་དགོན་གྱི་སྨན་པ་བློ་བཟང་བགྲེས་བསྐོ
བཞག་གནང་། དེ་རྗེས་སློབ་དགེ་གཞོན་པ་ཁག་རི་བསློབ་བཟང་ཆོས
འཕེལ་ལགས་དང་རིག་གནས་དགེ་རྒན་གྲོ་མོ་བ་རྡོ་རྗེ་རྒྱལ་པོ། རྩིས
སློབ་ནུར་བརྩོན་གས་ཀྱིས་རྩིས་དགེ་ཁྲག་མཐོན་བྱམས་པ་རྒྱལ་མཚན
བཅས་ལ་བསྐོ་བཞག་གནང་བ་དང་། སྤྲུགས་སྨུར་ཡང་སྨན་སློབ་གྲངས
བཅོ་བརྒྱད་དང་། རྩིས་སློབ་བཞི་གསར་དུ་བཞེས་ཏེ་འཆི་མེད་ཚེའི་རིག
བྱེད་འཛིན་པའི་དྲུང་སྐྱོང་གཞོན་ནུ་མང་དུ་བསྒྱུར། དེ་ལྟར་གསོ་བ་རིག་པ
དང་རྩིས་རིག་བཅས་པ་ཡར་རྒྱས་ཚད་མེད་དུ་བསྒྱུར་ཞིང་འཛམ་གླིང་ལ
དྲིལ་བསྒྲགས་ཆེ་བས་ཕྱི་ནང་མི་རིགས་གཉིས་ཀས་དོ་སྣང་དང་དོན་གཉེར
བྱེ་མ་ངང་བས་བོད་སྨན་སློབ་སྦྱོང་བྱ་ཕྱོགས་དང་སྨན་པའི་གནས་ཚད
ཀྱི་ཐོ་རིམ་སོགས་གང་ཅི་ར་ཚོད་ལྟ་ཞིབ་དགོས་གལ་ཆེ་བས་སྐབས
དང་པོའི་སྨན་རྩིས་མཁས་པའི་ཚོགས་ཆུང་ནུར་འཛུགས་ཀྱིས་དེང་འཛམ
གླིང་སྤྱི་སྲོལ་དང་མཐུན་པ་སྨན་རྩིས་པ་རྣམས་ལ་ལག་ཁྱེར་དང་སློབ
ཚན་གྱི་རིམ་པའི་གཞུང་ཚད་གསར་གཏོད་བྱས་ཏེ་༧་གོང་ས་མཆོག་ལ
སྨན་ཞུས་ཕྱིར་ཕེབས་ཕྱག་རྟགས་མར་གཞི་འཛིན་ཏེ་དེང་སྨན་རྩིས

གཉིས་ཀྱི་སློབ་སྦྱོང་སྦྱོང་བཞིན་པ་དང་། ཡིག་ཆ་འདི་དགོམ་འཚོང་སེ་པར་
སྨན་རྩིས་གཉིས་ཀྱི་རིག་གཞུང་གི་རྩ་འཛིན་ཡིག་ཆར་གཏན་འབེབས་
གནང་། ཕྱི་ལོ་ 1984 ལོར་སྨན་པ་མཁས་དབང་བློ་བཟང་དབང་རྒྱལ་
འཕགས་ཡུལ་དུ་ཕེབས་སྐབས་པར་ ࿐ བླ་སྨན་གཞོན་པ་བསྐོ་བཞག་སྩལ།
ཕྱི་ལོ་ 1985 ལོར་རྩིས་རིག་འདི་ཉིད་རྒྱུན་འཛིན་ཨ་ཁྲི་ཞིང་རིག་
གནས་གལ་ཆེ་བས་སླར་ཡང་རྩིས་སློབ་བདུན་གསར་དུ་བཞེས་ཏེ་གཞི་
རྒྱ་ཆེར་བསྒྱུར། ལོ་འདིར་ ࿐ མི་རྗེ་སྐུ་ངོ་ཕྱག་ལྷ་བློ་བཟང་བསམ་གཏན་
མཆོག་སྐུ་གཤེགས་པར་གང་གི་ལྷམ་སྨན་རྩིས་ཁང་གི་དྲུང་ཆེ་རྣམ་རྒྱལ་
ལྷ་མོ་མཆོག་ལ་དབུ་འཛིན་བསྐོ་བཞག་སྩལ། ལོ་འདིར་ ࿐ བླ་སྨན་གཞོན་
པ་འཇམ་དབྱངས་བཀྲིས་དང་རྩིས་དགེ་བློ་གྲོས་རྒྱ་མཚོ་སྐུ་གཤེགས།
'86 ལོར་ཆེད་གཉེར་སློབ་གྲྭ་ས་སུམ་ཅུ་སོ་གཅིག་སྨན་པ་བཀའ་བཅུ་
པའི་ཐོན་རྒྱུགས་ཆེན་མོ་ལེགས་པར་གྲུབ་སྟེ་ ࿐ གོང་ས་མཆོག་ནས་སྐྱེས་
བརྩིའི་ཞལ་མཇལ་དང་གསུང་གི་གནང་བ་སྩལ། ལོ་འདིར་སླར་ཡང་
སྨན་སློབ་གྲྭ་ས་ཉི་ཤུ་རྩ་ལྔ་འཛོམས་པ་བསྐྱུགས་གནང་སྟེ་བོད་རིགས་
དང་། རྒྱ་གར་བ། བལ་པོ་སོགས་ཧི་མ་ལ་ཡའི་རི་བརྒྱུད་ཀྱི་མི་རིགས་
ཀུན་ལ་སློབ་སྦྱོང་གི་སྒོ་འཕར་རྒྱ་ཆེ་ཕྱེ་བར་མཛད། བོད་ནས་རང་རྒྱལ་ལྷ་
ཆེན་གྱི་སྨན་རམས་པ་བློ་བཟང་རྒྱལ་ཕྲིན་དང་། འཚོ་བྱེད་ཀུན་དགའ་འགྱུར་མེད་
ཕེབས་ཐུབ་པ་བཅས། མདོར་ན་རྒྱ་གར་འཕགས་པའི་ཡུལ་དུ་ ࿐ གོང་

ས་མཆོག་གི་མཛད་འཕྲིན་གྱིས་བོད་ཀྱི་གསོ་བ་རིག་པ་འདི་ཉིད་ཡར་རྒྱས་འགྲོ་བཞིན་པ་དང་། བོད་ཕྱི་ཡོངས་སུ་བོད་སྨན་དང་ཨར་ཡུད་རྩིས་རིག་སློབ་སྦྱོང་བྲེ་ཡུལ་གྱི་བསྐྱེད་གནས་གཅིག་ཏུ་གྱུར། ཕྱི་ལོ་ 1947 ལོར་༧གོང་ས་མཆོག་ནས་སྨན་རྩིས་ནང་གི་མཐོ་སློབ་ཁང་ཆེན་མོ་དབུ་འབྱེད་གནང་སྟེ་ཕྱི་ནང་མི་རིགས་དོན་གཉེར་ཅན་དང་བོད་ཀྱི་རིག་གཞུང་ལ་ཉམས་ཞིབ་གནང་འདོད་ཡོད་པ་ཀུན་གྱི་སྦྱོང་ཡུལ་སྨན་གྲོང་ལྷ་ནས་གཉིས་པ་ཞིག་ཏུ་གྱུར་ཏོ། ལོ་འདིར་སྨན་སློབ་གྲྭ་ངོས་ 17 དང་རྩིས་སློབ་བཞི་བཀའ་བཅུ་པའི་རྒྱུགས་ཆེན་ཐོན་ཏེ་རང་རང་གི་ལས་གཞིར་ཞུགས་ལས་བགོ་འགྲེམས་གནང་བ་དང་ཐོན་ཉེའི་སྨན་རྩིས་སློབ་གཉེར་བ་གྲངས་མང་ཡོད་པ་བཅས། དེ་ལྟར་འཕགས་ཡུལ་བོད་ཀྱི་སྨན་རྩིས་ཁང་འདི་ཉིད་ལ་གཙོ་ཆེ་ སྨན་རྩིས་གཉིས་ལ་བརྟེན་ནས་ནང་གསེས་སྡེ་ཚན་མང་དུ་ཡོད་པ་ལས་སྨན་སྦྱོར་ཁང་དང་། སྨན་སློབ་ཁང་། ཉམས་ཞིབ་ཁང་། འགྲེམས་སྟོན། ནད་ཁང་། བརྟག་དཔྱད་ཁང་སོགས་དང་རྩིས་ཁང་། རྩིས་སློབ་ཁང་། རྒྱ་བལ་འབྲས་འབྲུག་ནང་རྒྱལ་ས་ལྡི་ལི་སོགས་སུ་ཡན་ལག་སྨན་ཁང་གྲངས་ཉི་ཤུ་བཅལ་བ་ཡོད་ཅིང་ད་དུང་རྒྱ་ཁྱབ་ཏུ་སྨན་ཁང་དང་ཉམས་ཞིབ་སྨན་སྦྱོར་ཁང་སོགས་ འཛུགས་འཆར་ལ་བརྟེན་ནས་བོད་ཀྱི་སྨན་རྩིས་ཀྱི་རིག་པ་འདི་བཞིན་གོང་ནས་གོང་འཕེལ་དུ་འགྱུར་བཞིན་པ་རེད། གོང་གསལ་བརྒྱུད་རིམ་ནང་ ༧ སྐྱིའ་སྨྲ་སྨན་བསྟན་འཛིན་ཆོས་གྲགས་མཆོག་དང་༧བླ

སྨན་བློ་བཟང་དབང་རྒྱལ་མཆོག་གིས་གཙོས་ཕྱི་རྒྱལ་ཡུལ་གྲུ་དུ་མར་
བོད་སྨན་ཚོགས་འདུ་དང་བགྲོ་གླེང་གཟིགས་བསྐོར་གདན་ཞུ་ལ་སོགས་
པས་བོད་སྨན་དྲིལ་བསྒྲགས་ཆེ་ཞིང་གཞན་ཡང་གསོ་རིག་མཁས་ཅན་
ལྷ་སྨན་ནུར་པ་ཡེ་ཤེས་དོན་ལྡན། ⓖ ཁྲིན་ལོ་འབབ་བསོཾ་འཕེལ་བཙོར་གྲུ་རིན་
པོ་ཆེ། སེ་ངོ་ཨ་འཛོམས་འབྲུག་སྒྲོལ་ནམ་མཁའི་འཚོར་གྲུ་རིན་པོ་ཆེ། །
སྐྱིད་གྲོང་གྲྭ་ཁང་དགའ་རབ་བློ་བཟང་སྒྲོལ་མ། རཿཆུང་རིན་པོ་ཆེ་འཇམ་དཔལ་
ཀུན་བཟང་། སྲིད་དོན་མཁས་ཅན་བློ་བཙོར་གྲུ། སྐུ་གཤེགས་སོག་པོ་
ཨེམ་ཧེ། སྨན་པ་བློ་བཟང་རབ་རྒྱས་ལ་སོགས་པ་རྣམས་ཀྱིས་ཀྱང་ཕྱི་
རྒྱལ་ཡུལ་གྲུ་སྣ་ཚོགས་སུ་བོད་སྨན་ལག་རྩལ་གྱིས་རིག་གཞུང་ལ་ཞུ་
འཛོམས་དང་རྒྱལ་ཁབ་ཀྱི་བྲག་གཞག་དངོས་ཤུགས་བརྒྱུད་གསུམ་ནས་
སྤྲེལ་ཡོད་པ་དང་ནང་བཞུགས་སྨན་པ་ཀུན་གྱིས་ཀྱང་སྨན་རྩིས་ཀྱི་
བསྟན་པའི་གདུང་མ་དཀྲུང་དུ་འཛོམས་བཞིན་པའོ།། །།

ⓖ ཞིང་གཤེགས་དཔལ་ལ་འབར་ཁོ་བ་ཤེས་ཡུང་ཧྡོ་ཉམ་རིན་པོ་ཆེ།

༡- འཕགས་ཡུལ་རྡ་རམ་ས་ལ་སྨན་རྩིས་མཐོ་སློབ་ཁང་གི་སྨན་པའི་གཞུང་ཚད།

སྨྱུར་བཏང་གསོབ་ རིག་པ་འདི་ཉིད་ལ་སྦྱོང་པའི་སྨན་པ་ཞི་ཕན་ཡོན་དང་ཉེས་དམིགས་གཉིས་ཀ་གང་དུ་སྒྱུར་ཀྱང་ཆེ་ཞིང་ཁྱད་པར་དུ་རིག་གནས་གཞན་དང་མི་འདྲ་བར་མི་ལུས་རིན་པོ་ཆེ་ལ་སྦྱོང་པའི་རིག་གནས་ཤིག་ཡིན་པས་སྔོན་བྱུང་སྤུར་རྒྱལ་བོད་ཀྱི་ལྷ་བཙན་པོ་རྣམས་ཀྱིས་ལེགས་བཀྲིའི་སྒྲོ་ཏུམ་ནས་སྤེལ་ཡོད་ལ་འཆལ་བར་མི་སྦྱོང་པའི་བཀའ་ཁྲིམས་གསར་སྒྲིག་གཉའ་ཞིང་གོས་རྒྱུ་ལ་མཐུན་ལམ་པོ་ཆེ་ཡང་ཁྲིམས་གནང་འདུག ད་ཡང་བོད་འདིར་བཀའ་དྲིན་ཅན་གྱི་བཙན་པོ་སྲོང་བཙན་སྒམ་པོས་རྒྱ་གར་རྒྱ་ནག་སྟག་གཟིག་གསུམ་ནས་ཧྲ་སྦྱོང་བྷ་ར་དྷ་ཛ། ཧེན་ཝེན་ཧང་དེ། གལེན་ནོས་གསུམ་ (ཞིབ་པ་གོང་དུ་སྲོང་བཙན་སྒམ་པོས་སྨན་སྤེལ་རྒྱུ་ལ་ལ་གཟིགས་) གདན་དྲངས་ནས་སྨན་གྱི་ལུགས་ཆེན་གསུམ་ལ་སློབ་གཉེར་བྱེད་དགོས་པར་བཀས་བཏགས། ལུགས་ཆེན་གསུམ་ནི། རྒྱ་གར་ རྒྱ་ནག་སྟོད་ཕྱོགས་གསུམ། ལུགས་གསུམ་བྱུང་ཆུབ་ཆེན་པོ་ཡིན། སྨན་ཀུན་བསྡུད་པའི་རིག་འཛིན་ཡང་། དང་པོ་རིགས་གསུམ་མགོན་པོས་མཛད། ཅེས་དང་། ལུགས་ཆེན་གསུམ་པོའི་རྩོལ་ངོམ་རྟོགས་ན། སྨན་པ་ཆེན་པོའི་གྲངས་སུ་མི་འགྲོ་སྟེ། བདག་དང་གཞན་ལ་ཕན་པར་མི་ནུས་པས། ཞར་སྣང་

མཁའ་ལ་ཧི་ཕྱུར་མཐོས་བསྐྱབ་བཞིན། ཀླུ་རཏྣ་ཛཱ་དྲང་སྲོང་ཆེན་པོ་དང་། གཡེས་ནོར་ནི་རྒྱལ་ཚབ་ཟུ་བོ་དང་། ཉེ་སྲིན་དྲང་དེས་བཀྲ་དང་··· བསྐུར་བ། འཁྲུལ་ཆེན་གསུམ་པ་བདུད་རྩི་བྲུམ་པ་བསྣམས། ཞེས་གསོ་དཔྱད་ཐམས་ཅད་ལུགས་སྡེ་གསུམ་དུ་བསྡུས་ཏེ་འཆད་ཉན་བྱེད་སོགས་པར་བཀས་བཅད། བཙན་པོ་ཁྲི་སྲོང་ལྡེའུ་བཙན་གྱི་སྐུ་རིང་ལ་སྐབས་དེའི་འཛམ་བུ་གླིང་ན་གྲགས་ཆེ་བའི་སྨན་དཔྱད་ཀྱི་ལུགས་སྲོལ་མཐར་སོགས་བོད་སྐད་དུ་བསྒྱུར་ཏེ་ཕྱོགས་གཅིག་ཏུ་བཞུགས་པ་ལ་སྨན་དཔྱད་པོ་ཏི་སྨུག་པོར་གྲགས་ཏེ་དེ་ལ་བསླབས་པའི་བོད་སྨན་མཁས་པ་མི་དགུ་བརྒྱུད་བོད་ཕྱོགས་སུ་སྨན་དཔྱད་ཀྱི་གཞུང་ཚད་ཆེན་པོར་གྱུར།

གཞུང་ཚད་དེ་དག་ལ་བྱུང་རྒྱལ་བའི་སྨན་པ་རྣམས་ལ་བཙན་པོས་གཟེངས་སུ་བསྟོད་ཅིང་ཆེས་མཐོའི་མཚན་ལྷ་རྗེ་ཞེས་པ་གནང་། དེ་ནས་ཕྱི་ལས་མས་རྣམས་སུ་བསྒྱུར་བའི་སྨན་དཔྱད་མཐའ་དག་ཕྱི་ཤེས་བྱ་གཞུང་གི་སྐོར། ནང་དམ་··· པ་དོན་གྱི་སྐོར། གསང་བ་ལག་ལེན་དམར་ཁྲིད་ཀྱི་སྐོར། ཡང་གསང་ཉམས་མྱོང་ཐབས་ཀྱི་སྐོར་དང་བཞི་ར་བསྡུས་ཏེ་འཆད་ཉན་གྱི་སྲོལ་དང་། རྗེ་བཙུན་གཡུ་ཐོག་སྙིང་མ་ཡོན་ཏན་མགོན་པོ་སློབ་མ་སུམ་བརྒྱ་ཙམ་དང་བཅས་ཀོང་ཡུལ་དུ་བཞུགས་སྐབས་སྨན་པའི་གཞུང་ཚད་ལ་བརྟེན་པའི་མཚན་དང་པོ་བྱུང་བར་སྨད་དོ། གསུང་རྣམ་ལས། དེ་རྣམས་ལ་རྒྱུད་བཞི་ཆ་ལག་ཁ་སྐོང་དང་བཅས་པ···

གཞན་ངབས། སྨན་པ་འཚྭི་རམས་པ་བྱམ་བ་ལྷ་བརྩེ་ཙོམ། སྨན་པ་རབ་འབྱམས་པ་བྱམ་བ་ཡང་ལྷ་བརྩེ་ཙོམ། སྨན་པ་བཀའ་བརྩེ་པ་བྱམ་བ་བརྒྱ་ཙོམ་བྱུང་ནས་དགུང་ལོ་དྲུག་ཅུ་རེ་ལྷ་མ་ཐུག་བར་ཀོང་པོར་བཞུགས་སོ། སྨན་པ་འབྲུམས་རམས་པ་བྱམ་པའི་གཞུང་ཚིག་དེ་ནི། དཔལ་ལྡན་རྒྱུད་བཞི་རྩ་འགྲེལ་ཆ་ལག་ཁ་སྐོང་མདོ་བྱང་ཕྱོགས་རིགས་ཀྱི་སྨན་པ་དགུས་བསྒྱུར་བའི་གསོ་དཔྱད་ཀྱི་དཔེ་རྣམས་དང་། བོད་ཀྱི་མཁས་པ་མི་དགུས་མཛད་པའི་དཔེ་རྣམས་དང་། འཕགས་པ་ཀླུ་སྒྲུབ་ཀྱིས་མཛད་པའི་བསྟན་བཅོས་སོམ་རཱ་ཛ། ཨྱོན་རིན་པོ་ཆེས་མཛད་པའི་བདུད་རྩི་བུམ་པ། སློབ་དཔོན་དཔའ་བོས་མཛད་པའི་ཡན་ལག་བརྒྱད་པའི་སྙིང་པོ་བསྡུས་པ། དྲང་སྲོང་དཔལ་ལྡན་འཕྲེང་བས་མཛད་པའི་དྲང་སྲོང་སྨན་བརྒྱུད། ཁ་ཆེའི་པཎྜི་ཏ་ཛྙཱ་དགས་མཛད་པའི་ཚིག་དོན་ཟླ་ཟེར་སོགས་ཀྱི་རྩ་འགྲེལ་ཁ་སྐོང་ཆ་ལག་རྣམས་བློ་ལ་ཐོན་ཅིང་། དེ་དག་གི་དོན་ལག་ལེན་དུ་བསྒྲིལ་ཞིས་པ་ལ་བྱོར།།

སྨན་པ་རབ་བྱམས་པའི་གཞུང་ཚིག་དེ་ནི། རྒྱུད་བཞི་རྩ་འགྲེལ། ཆ་ལག་ཁ་སྐོང་མདོ་བྱང་། བོད་ཀྱི་མི་དགུས་མཛད་པའི་གདམས་པ་དང་། བསྟན་བཅོས་སོམ་རཱ་ཛ་དང་། བདུད་རྩི་བུམ་པ་རྩ་འགྲེལ་ཆ་ལག་དང་བཅས་པའོ།།

སྨན་པ་བཀའ་བརྒྱུད་པའི་གཞུང་ཚད་ནི། རྒྱུད་བཞི་རྩ་འགྲེལ་ཆ་ལག་ཁ་སྐོང་མདོ་བྱང་དང་བཅས་པའོ།།

སྨན་པ་བསྐུས་ར་བའི་གཞུང་ཚད་ནི། རྩ་བཤད་ཕྱི་གསུམ་རྩ་འགྲེལ་ཆ་ལག་ཁ་སྐོང་མདོ་བྱང་དང་བཅས་པ་ལ་བྱའོ། རྒྱུད་བཞི་ཆ་ལག་རེ་ཙམ་ཐོན་པ་རྣམས་ཀྱིས་གཡུ་ཐོག་ཆེན་པོའི་གྲུབ་པ་རྣམས་ཀྱི་ཕྱུག་པ་སྐྱོལ་བ་དང་བང་ཆེན་པ་ངོས་པར་གདའོ།[115] ཞེས་གསལ་ལོ།། གཞན་ཡང་རྗེ་བཙུན་གཡུ་ཐོག་གསར་མ་ཡོན་ཏན་མགོན་པོ་དང་བྲང་ཏི་གདུང་རབས་བྱང་ཟུར་གོང་སྨན་ལ་སོགས་པ་རྣམས་ཀྱིས་གསོ་དཔྱད་འཆད་ཉན་གྱི་སློབ་མ་མང་དུ་བསྐྱངས་པ་ལྟར་དེ་དག་གི་འཆད་ཉན་སློལ་ཀ་ཧྲེ་འདྲ་ཞིག་ཡོད་པ་ཤེས་དཀའ་ཞིང་། ཕྱི་ལོ 1696 ལོར་ལྕགས་པོ་རི་བོ་ལྷུན་ལྡན་ངོ་མཚར་འགྲོ་ཕན་རིག་བྱེད་གླིང་ཕྱག་བཏབ་ནས་སྡེ་སྲིད་སངས་རྒྱས་རྒྱ་མཚོས་བསླབ་པ་སློབ་གཉེར་དང་སྨན་དཔེ་ཕྱག་ལེན་གྱི་རིམ་པ་སོགས་བཅའ་ཡིག་རྒྱས་པར་ཡོད་པ་སྤྲོས་མ་དགོས་རུང་བཅའ་ཡིག་རྒྱས་པ་དཔར་མ་མཐོང་ལ་ཞིང་ཕྱི་ལོ 1916 ལོར་ལྷ་ལྡན་སྨན་རྩིས་ཁང་བཙུགས་པ་དང་སློབ་ཚན་རྒྱུད་བཞི་སོགས་སྨན་རྩིས་གཉིས་དང་རིག་གནས་བཅས་ཡོད་འདུག་ཟུར་བཅའ་ཡིག་རྒྱས་པ་དཔར་མ་མཐོང་ལ་ཞིང་གོང་གསལ་གཉིས་ཀྱི་བསླབ་པ་སློབ་གཉེར་བྱ་རྒྱུའི་སྐོར་ཞིག "སྨན་རྩིས་ཆེད་རྩོམ"[116] ནང་གསལ་ཡོད་པས་དེར་གཟིགས། ཕྱི་ལོ

1964 ལོར་འཕགས་ཡུལ་དྲུས་སྨན་རྩིས་སློབ་ཁང་ནས་ "བོད་ཀྱི་གསོ་དཔྱད་སྨན་དང་གཙུག་ལག་རྩིས་ཀྱི་སློབ་ཚན་ཕྱོགས་བསྒྲིགས་སྙན་ཞུ་" གསར་བསྒྲིགས་ཀྱིས་ ༄ གོང་ས་མཆོག་ལ་སྙན་ཞུས་པ་བཀའ་འབྲེལ་ཕེབས། '64 ཟླ་བ་ 11 ཚེས་ 21 ཉིན་བོད་གཞུང་རྒྱུན་ལས་ཚོགས་འདུར་སྤྱན་ཞུ་ཞིབ་གཟིགས་ཀྱིས་མོས་མཐུན་གནང་སྐྱེ་བོ་རིམ་དང་པོ་ནས་བདུན་པ་བར་ཡོད་པ་ཞིག་གཏན་འཁེལ་གནང་།[༡༡༦] དེ་རྗེས་སྨན་རྩིས་ཁང་དུ་སློབ་གཉེར་བ་མི་མང་སྐབས་དེ་དུས་དང་མཐུན་པའི་སློབ་ཚན་གསར་བསྒྲིགས་བྱ་དགོས་པར་བརྟེན་སྨན་རྩིས་ཁང་ནས་ཕྱི་ལོ་1984 ལོར་ སྨན་རྩིས་མཁས་པའི་ཚོགས་ཆུང་གསར་བཙུགས་ཀྱིས་"བོད་གཞུང་དྲུས་སྨན་རྩིས་ཁང་ངོས་གསོ་རིག་མཐོ་རིམ་སློབ་གཉེར་ཁང་གི་ཤེས་ཚད་རྒྱུགས་སྤྲོད་བྱ་གཞིའི་རྩ་འཛིན་གཞུང་ཚད་དང་། དེའི་ཡན་ལག་ཡིག་གཞི་ཁག་གསར་རྩོམ་སྒྲིག་ཞུས་རིགས་རྩ་འཛིན་གཏན་འཁེལ་ཆེད་སྙན་ཞུ་" སྒྲོར་ ༄ གོང་ས་མཆོག་ལ་སྙན་ཞུས་'84 ཟླ་བ་ 11 ཚེས་ 3 ཉིན་བཀའ་འབྲེལ་ཕེབས་པ་གཞིར་བཟུང་འདི་ལྟར།[༡༡༧]

སྨན་པའི་རྩ་འཛིན་གཞུང་ཚད།

ཕྱི་ལོ་ 1984 ཟླ་ཚེས་ནས་བཟུང་བོད་གཞུང་གསོ་རིག་མཐོ་རིམ་སློབ་གཉེར་ཁང་གི་མཁས་པའི་ཚོགས་ཆུང་ནས་འཆར་ཞུ་ཕྱག་རྟགས་བཀོད་

དོན་གཏན་འབེབས་གྲུབ་པའི་གཞུང་ཚད་རྩ་འཛིན་རྣམས་བོད་ཀྱི་གསོ་བ་
རིག་པའི་གཞུང་ལུགས་ལ་སློབ་སྦྱོང་བྱས་ནས་སྨན་དོན་ལས་བྱེད་སྐྱེ་བོ་
སུ་ཞིག་ཡིན་རུང་བ། ཕམ་གསལ་ལ་གྱི་གཞུང་ཚད་ཁག་ལ་རྩ་འཛིན་སློབ་
སྦྱོང་བྱེད་དགོས་པ་ཡིན།

དང་པོ། བོད་ཀྱི་དམའ་རིམ་འཛྲོང་བསྟེན་ལས་བྱེད་པའི་གཞུང་ཚད་
ནས་བཟུང་འབྲིང་རིམ་སྨན་པ་བཀའ་བཅུ་པ། མཐོ་རིམ་
སྨན་པ་སྨན་རམས་པ་ཀྱུང་བ་བཅས་གསུམ་གྱི་རང་ལུགས་
རྩ་འཛིན་གཞུང་ཚད་དམེལ་ལྷན་སྒྲུབ་པ་བཞིན་དང་། འཕྲེལ་པ་
ཞི་སྐྱོན་དགོངས་དོན་གཙོ་བཟུང་ཤོག་ལགས་ཆའི་ཐབ་སྐོང་ཞག
འཕྲེལ་པ་གཞན་ནས་བླངས་ཏེ་སློབ་ཁྲིད་བྱ་རྒྱུ།།

གཉིས་པ། མཐོ་རིམ་སྨན་པ་སྨན་རམས་པ་ཆེ་བ། མཐོ་རིམ་སྨན་པ་
འཚོ་བྱེད་སློབ་དཔོན་ཆེན་མོ་གཉིས་གོང་འཁོད་རྩ་འཛིན་གཞུང་
ཚད་ལ་མཁས་པའི་ཞུ་ལ་བྱིན་ཤོག་རང་རང་གཞུང་ཚད་དུ་འཁོད་
པ་གཞིར་བཟུང་སྨན་དོན་རིག་པ་མཐའ་དགོ་ལ་ཉམས་ཚད་སྤྲོས་
བྱིན་པ་ཞིག་ཡོང་བ་བྱ་རྒྱུ།།

སྨན་པའི་གནས་རིམ་གཞུང་ཚད། (འཕྲོད་བསྟེན་ལས་བྱེད་པ་)

དམའ་རིམ་འཕྲོད་བསྟེན་པའི་གཞུང་ཚད་ནི། སྨན་པ་བཀའ་བཅུ་པའི་གཞུང་ཚད་ལ་མཐར་མའི་ཐོན་རྒྱུགས་མ་འཕྲོད་པ་གང་ཞིག་ལ་དམའ་རིམ་གྱི་གོ་གནས་དང་། འཕྲོད་བསྟེན་ལས་བྱེད་པའི་ཐོབ་ཐང་ཡོད།

ལག་ལེན་དགོས་ཆ།

སྨན་པ་ངོ་མའི་ཁག་འཁུར་བྱེད་མི་ཆོག་པ་ཡིན།

བཀའ་བཅུ་པའི་གཞུང་ཚད།

ཀ༽ གཞུང་ཆ་ཕྱེད། ༡- དཔལ་ལྡན་རྒྱུད་བཞི། ༢- འགྲེལ་པ་བཻ་སྔོན། ༣- སྨོན་འཕྲེང་ཁག་ལྔ། ༤- ཉམས་པ་སྦྱོགས་བསྡུས་ཕན་བདེ་ལེགས་བཤད།

ཁ༽ ནད་ཁམས་རིག་པའི་སྐོར། ༡- སྡེ་སྲིད་སངས་རྒྱས་རྒྱ་མཚོའི་མན་ངག་ལྷན་ཐབས། ༢- ལྷན་ཐབས་ལྡེ་ཧྲུ་མིག ༣- ཀོང་སྤྲུལ་ཡོན་ཏན་རྒྱ་མཚོས་མཛད་པའི་ཟིན་ཏིག་བདུད་རྩི་ཐིག་ལེ།

ག༽ གཟུགས་ཁམས་རིག་པའི་སྐོར། ༡- བྱང་བཤིག་ལུས་ཐིག །

ང༽ སྨན་རྫས་རིག་པའི་སྐོར། ༡- ཤོ་སྨན་འབྱུངས་དཔེ་བསྡུས་པ་ངོ་མཚར་གསེར་གྱི་སྙེ་མ། ༢- ཁྲོག་སྨན་འབྱུངས་དཔེ་མཁྱེན་རབ་ནོར་བུས་མཛད་པ་ཡིད་བཞིན་འདོད་འཇོའི་བང་མཛོད། ༣- ལག་ལེན་སྦྱོང་བདར་ལོ་གཅིག་ཐོན་དགོས་པ་ཡིན།

ལག་ལེན་སྦྱོང་ཕྱོགས་དབང་ཚད།

དཔལ་ལྡན་རྒྱུད་བཞི་གཙོ་བོར་གཞིར་བཟུང་ནས་ཞི་བྱེད་ཀྱི་སྨན་བཅོས་ཡོངས་རྫོགས་དང་། ལས་ལྔའི་བོངས་ནས་བཤལ། སྐྱུགས། སྣ་སྨན། འཇམ་རྩི། ནི་རུ་ཧ་དང་། དཔྱད་ལྔ་ནས་གཏར། བསྲེག དུགས། ལུམས། བྱུགས་པ་བཅས་ལག་ལེན་སྦྱོང་ཚོག །

ལག་ལེན་དགོས་ཆ།

སྨན་སྦྱོར་ཡོངས་རྫོགས་དང་། སྦྱོང་ལས་རྩ་སྦྱོང་། དཔྱད་ལས་ཐུར་དཔྱད། མིག་ཐུར། རྩ་རྒྱུད་སོགས་གཏར་བོངས་ནས་ཉེན་ཆེའི་རིགས་རྣམས་མི་ཚོག །

སྨན་པ་སྨན་རམས་པའི་གཞུང་ཚད།

གོང་གསལ་སྨན་པ་བཀའ་བཅུ་པའི་གཞུང་ཚད་ལ་སྦྱངས་པ་ཐོན་པའི་སྨན་པ་གང་ཞིག་གིས་གཤམ་གསལ་གྱི་གཞུང་ཚད་ཁག་ལ་སྦྱངས་དགོས་པ་ཡིན།

ཀ༽ གཞུང་བཤད། ༡- རྒྱུད་བཞི་ཟབ་སྦྱོང་། ༢- སྡེ་སྲིད་སངས་རྒྱས་རྒྱ་མཚོས་མཛད་པའི་འགྲེལ་པ་བཻ་སྔོན།

ཁ༽ ནད་ཁམས་རིག་པའི་སྐོར། ༡- སྡེ་སྲིད་སངས་རྒྱས་རྒྱ་མཚོས་མཛད་པའི་མན་ངག་ལྷན་ཐབས། ༢- ལྷན་ཐབས་ལྡེའུ་མིག ༣- ཕྱག་རྫོར་མགོན་པོའི་གཅེས་བསྡུས། ༤- སོ་ཏུ་དབོན་ཀ་རྨ་ངེས་

ལེགས་བསྟན་འཛིན་གྱི་ གསུང་ ཨེ་མོད་དང་པོ།

ག༽ གཟུགས་ཞབས་རིགས་པའི་སྐོར། ༥- ཐུགས་ཕྱག་བླ་བཙོར་བུ།

ང༽ ཡོ་རྒྱུས་སྐོར། ༡- སྡེ་སྲིད་ཀྱི་ཤོག་འབྲུགས་དྲང་སྲོང་རྒྱོས་པའི་ངོ་འཕྲོད་སྟོན།

ཅ༽ མན་ངག་ལག་ལེན་སྐོར། ༡- དེའུ་ཨ་ར་དགེ་ཆ་ཞེས་བསྟན་འཛིན་ཕུན་ཚོགས་ཀྱིས་མཛད་པའི་ཞལ་གོང་དང་ཞལ་ཕྲེང་། ༢- གསོ་རིག་སྐོར་གྱི་མིང་ཚིག་ཉེར་མཁོའི་དོན་གསལ། ༣- མན་ངག་གྲུ་བའི་རང་འགྲེལ། ༤- སྨན་སྦྱོར་བཅུད་རྩེ་བུམ་བཟང་། ༥- མི་ཕམ་གསུང་ གཅེས་བཏུས་ཕན་བདེའི་བང་མཛོད། ༦- སི་ཏུ་དཔོན་ཀརྨ་ངེས་ལེགས་བསྟན་འཛིན་གསུང་ཐོ་ཡོང་གཅིག ༧- དཔལ་སྤུངས་དཔོན་ཀརྨ་བསྟན་འཛིན་འཕྲིན་ལས་རབ་རྒྱས་ཀྱིས་མཛད་པའི་རྒྱུད་བཞི་ཀ་རགནད་གསལ་འགྲེལ། ༨- སྡེ་དགེ་བདུད་འཚོ་བཀུ་རུ་འཕེལ་གྱིས་མཛད་པའི་སྨན་གྱི་བརྡ་བཏུས་དང་གབ་མིང་འགའ་ཞིག་བཀྲོལ་བ་ལྡོ་གསལ་མཁྲིན་རྒྱན། ༩- སྨག་ཚང་ལོ་ཙཱ་བ་ཞེས་ཟབ་རིན་ཆེན་གྱིས་མཛད་པའི་གསོ་བ་རིག་པའི་མིང་ཚིག་འགའ་ཞིག་གི་དོན་གྱི་བཞེད་རས་གསལ་བར་སྟོན་པའི་མེ་ལོང་། ༡༠- འཆི་མེད་དཔོར་ཕྲེང་མ་བུ། ༡༡- ལག་ལེན་གཅེས་བཏུས་བཅས་སོ།

ལག་ལེན་བྱེད་ཕྱོགས་ངང་ཚད།

ཞི་སྦྱོང་གི་སྨན་སྦྱོར་ཡོངས་རྫོགས། ཕྱི་རྒྱུད་ལས་ལྔ། གཏར་བསྲེག་དཔྱད་ལུམས་བྱུགས་པ་བཅས་དང་། ཐུར་དཔྱད་ཉེན་ཆེའི་རིགས་ཕུང་ངེ་བྱེས་དཔྱད་ལྔའི་ལག་ལེན་ཡོངས་རྫོགས་ཆོག་པ་ཡིན།

ལག་ལེན་དགག་ཀ།

དངུལ་རྒྱུ་བཙོ་ཐབ་ལ་དང་། ཐུར་དཔྱད། མིག་ཐུར་སོ་ཏ་ལ་དགག་ཀ་ཡོད།

སྨན་རམས་པ་ཆེ་བའི་གཞུང་ཚད།

གོང་གསལ་སྨན་པ་སྨན་རམས་པ་ཆུང་བའི་གཞུང་ཚད་ལ་སྦྱངས་པ་ཐོན་པའི་སྨན་པ་གང་ཞིག་ག་ཤམ་གསལ་ཀྱི་གཞུང་ཚད་ཁག་ལ་སྦྱངས་དགོས་པ་ཡིན།

ཀ༽ གཞུང་བཤད། 1- གཡུ་ཐོག་ཡོན་ཏན་མགོན་པོས་མཛད་པའི་ཆ་ལག་བཅོ་བརྒྱད། 2- ཀརྨ་རང་འབྱུང་རྡོ་རྗེས་མཛད་པའི་ཟབ་མོའི་ནང་གི་དོན་བཤད་པའི་གཞུང་དང་། 3- སྨན་མིང་རྒྱ་མཚོ། 4- ཟུར་མཁར་བ་བློ་གྲོས་རྒྱལ་པོས་མཛད་པའི་མེས་པོའི་ཞལ་ལུང་། 5- དར་མོ་སྨན་རམས་པ་དང་། རྣམ་གླིང་པཎ་ཆེན་གྱིས་ཁ་སྐོང་མཛད་པའི་འགྲེལ་པ་རྡོ་རྗེའི་མདུད་འགྲོལ་བཅས་ཆ་ཚང་། 6- དར་མོ་སྨན་པའི་མན་ངག་གསེར་རྒྱན། 7- སོག་པོ་ལུང་རིགས་བསྟན་

དར་སྒྲིས་མཛད་པའི་རྒྱུད་བཞིའི་བརྡ་བཀྲོལ་རྣམ་རྒྱལ་ཨ་རུ་རའི་འཕྲེང་བ། ༨- མན་རྒྱུད་སྨན་ཐབས་ཀྱི་དཀའ་གནད་བཀྲོལ་བ་རྣམ་རྒྱལ་གསེར་མདོག་གི་འཕྲེང་བ།

ཁ༽ ཐོག་འབུགས། ༡- ཐོག་འབུགས་ཀླུང་ཆེན་ཕྱིང་བ།

ག༽ མན་ངག་ལག་ལེན་སྐོར། ༡- དར་མོ་སྨན་རམས་པའི་དར་མོ་བཀའ་རྒྱམ། ༢- འབྲོང་རྩེ་ལྷ་སྲས་རྒྱ་མཚོའི་བེའུ་བུམ་དཀར་པོ། ༣- སོང་སྨན་དགོན་མཆོག་བདེ་ལེགས་ཀྱིས་མཛད་པའི་མཁས་པའི་མན་ངག་ཀུན་བཏུས་བདུད་རྩི་ཐིགས་པ་གསོ་རིག་དགོས་པ་ཀུན་འབྱུང་། ༤- གཡུ་ཐོག་ཡོན་ཏན་མགོན་པོའི་ཤོག་དྲིལ་སྐོར་གསུམ་དང་། ༥- རྫོང་འཕྲུལ་འཕྲུལ་གྱི་ལྡེའུ་མིག ༦- དངུལ་ཆུ་བཙོ་བཀྲུ་ཆེན་མོའི་ཕྱག་ལེན་སོགས་མཐོང་རྒྱུད་ཀྱི་ལག་རྩལ་དང་། ༧- དཔའ་བོའི་ཡན་ལག་བརྒྱད་པའི་སྙིང་པོ་བསྡུས་པ་དང་། ༨- དེའི་རང་འགྲེལ་སོགས་རྒྱ་བསྒྱུར་གྱི་རིགས་སོགས་ལ་སྦྱང་པ་ཞུགས་ཕྱིན་དགོས་རྒྱུ།

ལག་ལེན་དགག་ཀ།

ནང་སྦྱོང་མ་ཆུབ་པར་སྙིང་ཐུར་སོགས་ཐུར་དཔྱད་ཉེན་ཆེ་རྣམས་མི་ཆོག་པ་ཡིན།

མཁས་དབང་འཚོ་བྱེད་སློབ་དཔོན་ཆེན་མོའི་གཞུང་ཚད།

གོང་གསལ་སྨན་པ་སྨན་རམས་པ་ཆེ་བའི་གཞུང་ཚད་ལ་སྦྱངས་པ་སོན་པ···
གང་ཞིག་གིས་གངས་ཅན་ལྗོངས་སུ་དར་ཁྱབ་མཆིས་སོ་ཚོགས་ཀྱི་གསོ་རིག
གི་གཞུང་ལུགས་མཐར་དག་རང་རང་གི་བཞེད་པའི་དགོངས་པ་རྣམས་མ
འདྲེས་པར་རྟོགས་པས་མི་ཚད་ལྷག་དོན་དུ་དཔལ་ལྡན་རྒྱུད་བཞི་གཞི···
རྩར་བཟུང་བའི་ག་ཤམ་འཁོད་རྣམས་ནས་རིགས་གཅིག་རྐྱང་འཛིན་གྱི···
སློབ་ཚན་དགོས་པ་ཞིག་ཡིན།

ཀ༽ གཞུང་བ་ཤད། ༡- ཡན་ལག་བརྒྱད་པའི་འགྲེལ་པ་ཟླ་ཟེར། །
༢- སྨྲ་སྒྲོར་ངེས་པ། ༣- དཔལ་ལྡན་རྒྱུ་གྲུབ་པའི་བསྟན་བཅོས། ༤- སྨན་
དཔྱད་ཟླ་བའི་རྒྱལ་པོའམ་སོ་མ་རཱ་ཛ། ༥- བྱང་པ་རྣམ་རྒྱལ་གྲགས་
བཟང་གི་བཤད་རྒྱུད་ཀྱི་འགྲེལ་པ་བདུད་རྩིའི་ཆུ་རྒྱུན་དང་། ཕྱི་རྒྱུད་
དཀའ་འགྲེལ་བློ་གསལ་འདོད་འབྱུང་བ། ༦- མི་ཡི་ཉི་མ་མཐོང་བ་དོན···
ལྡན་གྱི་མ་ལ་ཡའི་དཀའ་འགྲེལ། ༧- སྐྱེམས་པ་ཚེ་དབང་གི་རྩ་རྒྱུད་
ཀྱི་འགྲེལ་པ་ལེགས་བཤད་སྨྲ་བ་མཆོག་ཐོབ། ༨- མན་ངག་རྒྱུད་ཀྱི་འགྲེལ་
པ་རྣམ་བཤད་བདེ་བའི་འདོད་འཇོ། ༩- བཤད་རྒྱུད་ཀྱི་འགྲེལ་པ···
ཚིག་དོན་ཉི་མ། ༡༠- ཕྱི་རྒྱུད་ཀྱི་འགྲེལ་པ་ལག་ལེན་གསལ་བྱེད།
༡༡- བྱང་པ་བཀྲིས་དཔལ་བཟང་གི་ཟིན་པ་སྨྱུ་དང་··· མཐོང་གྲོལ་པ་གསོ་
བ་རིག་པའི་སྟོང་སྦྱོང་ཚད་ཁ་བཀའ་སྒྲུབ་དཔག་བསམ་ལྗོན་ཤིང་།

༡༢- གོང་སོང་སྨན་བླ་དོན་སྒྲུབ་ཀྱི་རིག་ཞིག་ཞེ་ཚུ་ལེའི་རྒྱལ་བ་སྐྱིད་དང་། ཁྱེ་བྲག་ཕྱི་རྒྱུད་སྨན་ཐབས། ༡༣- གཙང་སྨན་ཡེ་ཤེས་བཟང་པོས་མཛད་པའི་བྱུང་བ་བོག་ལུས་ཐིག་རྩ་འགྲེལ། ༡༤- འཕེ་ལོ་རྟོ་བ་ཆེ་དབང་ཀུན་ཁྱབ་ཀྱིས་མཛད་པའི་ལས་ཕྱིའི་རྣམ་བཤད་ཉི་འོད་རབ་གསལ།

༡༥- བསྟན་པ་སྔ་དར་གྱི་སྐབས་དང་ཕྱི་དར་གྱི་སྐབས་སྣ་ཚོགས་སུ་བོད་ཀྱི་སྨན་པ་མཁས་པ་དར་བྱུང་ཀུན་ཏུ་གྲགས་པའི་སྨན་པ་ལྷ་བཅུ་རྩ་བརྒྱད་ལ་སོགས་པ་རྣམས་ཀྱིས་མཛད་པའི་གསོ་བ་རིག་པའི་གཞུང་ལུགས་མཐའ་དག ། ༡༦- ཞང་སྦྱོལ་འཇིགས་མེད་ནམ་མཁའི་རྡོ་རྗེས་མཛད་པའི་འཆི་བསླུ་ཞགས་གཅོད་བདེ་བའི་དགུགས་འཛིན། ༡༧་ཆེ་རིག་རྒྱུད་འབུམ་བྱེ་བའི་ཡང་བཅུད་རྒྱུར་བརྒྱན་ཉེར་མཁོ་དཔག་བསམ་སྙིན་ཤིང་བཟང་པོ། ༡༨- གསོ་རིག་སྨན་གྱི་ལག་ལེན་བཟོ་ཐབས་པ་ཏྲིའི་འཕྲུལ་འཁོར་གསལ་འབྱེད་ཉི་མའི་དཀྱིལ་འཁོར། ༡༩- གསོ་རིག་རྒྱུད་འབུམ་བྱེ་བའི་ཡང་སྙིང་འགྲོ་ཀུན་འཚུབ་འབྲུགས་ནད་ཀྱི་ནུབ་རྟེའི་གདུང་བ་ཀུན་སེལ་སྨན་སྦྱོར་སྙིང་རྩ་ཕན་བདེ་མྱེད་ཀྱི་དགའ་སྟོན་སེར་ཕྲེན་གྱི་གསོ་བ་རིག་པའི་ལུགས་སྲོལ་བཅས་མདོར་ན་གངས་ཅན་ལྗོངས་སུ་ཡོངས་ཁྱབ་ཏུ་དར་བའི་བྱང་ལུགས་དང་། ཟུར་ལུགས། སྟོད་ལུགས། བོན་ལུགས་སོགས་རང་རང་གི་ལུགས་བཀའ་མ་འདྲེས་པར་རྟོགས་ཤིང་རིགས་གཅིག་སྐང་འཛིན་གྱིས་སྨན་རྩིས་རིག་པ་དང་། སྨན་སྦྱོར་ལག

རྩལ། གཟུགས་ཁམས་རིག་པ། ནད་ཁམས་རིག་པ། རོ་བཀྲ། ལོ་རྒྱུས་རྩོམ་རིག་སོགས། གཞུང་བཤད་སོགས་རང་ཉིད་གང་ལ་རྩལ་སྦྱོང་ནུས་པའི་མཁྱེན་ཚད་ལྡན་པ་ཞིག་བྱུང་ཚེ་གངས་ཅན་ལྗོངས་ཀྱི་སྨན་པ་ཡོངས་ཀྱི་གཙུག་རྒྱན་འཚོ་བྱེད་སློབ་དཔོན་ཆེན་མོ་ཞེས་སྨན་པ་མཁས་དབང་མཚན་གནས་མཐོ་ཤོས་ཡིན། གསོ་རིག་གི་གཞུང་སྣ་ཚོགས་པར་འཆད་རྩོད་རྩོམ་པའི་དབང་ཚད་དང་ལྡན་པ་ཞིག་ཡིན།།

བཀའ་བཅུ་པའི་གཞུང་ཚད། (རྒྱས་པ)

ལོ་རིམ་དང་པོའི་སློབ་ཚན།

ལོ་རྒྱུས། ༡- དཔལ་ལྡན་གསོ་བ་རིག་པའི་རྒྱུད་བཞིའི་འབྱུང་ཁུངས་སྙིང་གཞིའི་ལེའུ།

གཞུང་བཤད། ༡- བོད་ཀྱི་གསོ་རིག་རྒྱུད་བཞིའི་སྤྱིའི་ཤེས་བྱ་སྙིང་སྙིང་གི་ལེའུ། ༢- རྩ་རྒྱུད་ཀྱི་སྡོང་འགྲེམས་གསོ་རིག་རྒྱ་མཚོའི་སྙིང་པོ།

ནད་ཁམས་རིག་པ། ༡- གནས་ལུགས་ནད་གཞིའི་ལེའུ། ༢- ངོས་འཛིན་བརྟག་ཐབས་ཀྱི་ལེའུ། ༣- གསོ་ཐབས་ཀྱི་ལེའུ། ༤- རྩ་རྒྱུད་ཀྱི་སྡོམས་ཚིག་བསྟན་པའི་ལེའུ།

སྨན་རྫས་རིག་པ། ༡- སོ་སྨན་འབྲུང་ས་དཔེ་བསྡུས་པ་ངོ་མཚར་གསེར་
གྱི་སྙེ་མ།

ལོ་རིམ་གཉིས་པའི་སློབ་ཚན།

གཞུང་བཤད། ༡- བཤད་རྒྱུད་ལེའུ་སུམ་ཅུ་སོ་གཅིག །

གཟུགས་ཁམས་རིག་པའི་སྐོར།

༡- ལུས་ཆགས་ཚུལ་དང་། འདྲ་དཔེ་གནས་ལུགས་
མཚན་ཉིད་སོགས་ལེའུ་དྲུག །

ནད་ཁམས་རིག་པའི་སྐོར།

༡- ནད་ཀྱི་རྒྱུ་རྐྱེན་ཞུགས་ཚུལ་སོགས་ཞེ་བརྒྱས···
བསྟན་པ་ལེའུ་དྲུག །

གསོ་ཐབས་སྐོར།

ཀ༽ དང་པོ་ཟས་སྤྱོད། ༡- སྤྱོད་ལམ་བསྟེན་ཚུལ་དང་། ཟས་ཀྱི་ཚུལ་
ཤེས་པར་བྱ་བ་སོགས་ཞེ་བརྒྱས་བསྟན་པ་ལེའུ་དྲུག །

ཁ༽ སྨན་རྫས་རིག་པ། ༡- རོ་དང་ཞུ་རྗེས·········· བསྟན་པའི་ལེའུ།
༢- ངོ་བོ་རྫས་རིའི་ནུས་པ་བསྟན་པའི་ལེའུ།
༣- སྨན་གྱི་སྦྱོར་ཐབས་བསྟན་པའི་ལེའུ་བཅས···
གསུམ།

ག༽ གསོ་ཚུལ་སྐོར། ༡-མེན་བཀའ་ནས་ཐབས་བྱུ་བའི་སྐོར།

༢-ནད་ངོས་འཛིན་ལྟར་འཛིན་པའི་ཚུལ།

༣-གསོ་ཚུལ་སྤྱི་བྱེ་བྲག་ཕྱེད་པར་གསོ་ཚུལ། གསོ་ཚུལ་ངོས་སོགས་ཞིབ་རྒྱས་བསྟན་པ།

གསོ་བ་པོ་སྨན་པའི་སྐོར།

༡-སྨན་པའི་རྒྱུད་དྲུག་དང་། ངོ་བོ། ངེས་ཚིག་སོགས་བསྟན་པའི་སྐོར་བཅས་སོ།

ལོ་རིམ་གསུམ་པའི་སློབ་ཚན།

གཞུང་བཤད། ༡- མན་ངག་རྒྱུད་ལེའུ་ ༨༢ ཆ་ཚོད།

༢- མན་ངག་ལྷན་ཐབས་ལེའུ་ ༡༣༣ ཆ་ཚོད།

༣-མན་རྒྱུད་སྔོང་འགྲེམས་གཞོན་ནུའི་མགུལ་རྒྱན།

ནད་ཁམས་རིག་པའི་སྐོར།

༡- མན་རྒྱུད་ལེའུ་ ༨༢ ཆ་ཚོད།

༢- མན་ངག་ལྷན་ཐབས་ལེའུ་ ༡༣༣ ཆ་ཚོད།

གཟུགས་ཁམས་རིག་པའི་སྐོར།

༡- བྱང་ཁོག་ཕུས་ཐིག །

སྨན་རྫས་རིག་པའི་སྐོར།

༡-ཁྲོག་སྨན་འབྱུངས་དཔེ་ཡིད་བཞིན་འདོད་འཇོའི་བང་མཛོད།

ལོ་རིམ་བཞི་པའི་སློབ་ཚན།

གཞུང་བཤད། ༡-ཕྱི་མ་རྒྱུད་ཀྱི་ལེའུ་གྲངས་ ༢༧ ཆ་ཚང་།

༢-ཕྱི་རྒྱུད་སྔོན་འགྲེམས་ཟླ་འོད་གཞོན་ནུ།

བརྟག་ཐབས་རིག་པ།

༡-རིག་པ་རྩའི་སྒོ་ནས་བརྟག་ཐབས་དང་། མཐོང་བ…
ཆུའི་སྒོ་ནས་བརྟག་ཐབས།

༢-རྩ་ཆུའི་ལྷན་ཐབས།

སྨན་སྦྱོར་རིག་པ།

༡-ཐང་ཕྱེ་མ། རིལ་བུ། ཞོ་གུ། སྨན་མར། ཐལ་སྨན།
ཁནྡ། སྨན་ཆང་། རིན་པོ་ཆེའི་སྦྱོར་སྡེ། སོ་སྦྱོར་བཅུ་ལ…
ལེའུ་བཅུ།

ཕྱི་རྒྱུད་ལས་ལྔ།

༡-སྦྱོར་སྔོན་འགྲོ་སྐྱུ་མ་དང་། (འཆམས) བ་ཤལ་སྐྱུགས། སྣ་སྨན།
འཇམ་རྩི། ནི་རཱུ་ཧ་སྡེ་ལས་ལྔ་ལ་ལེའུ་ ༨ །

དཔྱད་གཞི།

༡- གཅར། སྟེག ཕྲོགས། ཡུམས། ཞུགས་པ། སྒྲུར་སྤྱོད
དེ་དཔྱད་ལྷ་ལ་ཡིད་འཕྲོག་ལྷ། ༢- གཅར་གྱི་སློམ་ཚིག་གཞོན
ནུའི་དགའ་རྒྱན།

མཇུག་དོན། ༡- དཔལ་ལྡན་རྒྱུད་བཞིའི་མཇུག་དོན་དང་། རྒྱུད་ཡོངས
སུ་གཏད་པའི་ལེའུ་གཉིས་སོ།

ལོ་རིམ་ལྔ་པའི་སློབ་ཚན།

གཞུང་བཤད། ༡- རྒྱུད་བཞི་ཐབ་སྦྱོར། ༢- སྨན་རྫས་ཁང་གི་ཚོས
སྦྱོར། ༣- གང་སྐྱུལ་ཡོན་ཏན་རྒྱ་མཚོའི་ཟིན་ཏིག །
༤- རྒྱུད་བཞིའི་སྦོང་འགྲེམས། ༥- སྨན་མིང་བརྡ་སྤྲོད།
༦- ནུས་པ་ཕྲོགས་བསྡུས་ཕན་བདེ་ལེགས་བཤད།

གཟུགས་ཁམས་རིག་པ།

༡- ལུས་ཞིབ་ཟླ་བ་ནོར་བུ།

ལོ་རིམ་མཇུག་པ་དང་། བདུན་པ། ༡- ལོ་རིམ་ལྔའི་ནང་སྦྱོང་བརྩོན་བགྱིས
པ་རྣམས........ ལག་ལེན་དངོས་སུ་བཀའ་ལ་ནས་ཉེས་སྤྱོད་གསོ་རྒྱུ
དང་། རིན་གཅིག་རྐང་འཛིན་གྱིས་སློབ་སྦྱོང་དཔྱིས་ཕྱིན་པ་ཞིག་ཡོང་བར་རྒྱུ།།

ཛ་རམ་ས་ལ་སྨན་རྩིས་ཁང་གི་སྨན་པས་གཙོས་བྱེས་འགྲོར་སྨན་པ་གལ་ཆེ་ཁག་གི་མཚན་ཐོ་དང་མཛད་རྗེས་རགས་བསྡུས།

•(འཕགས་ཡུལ་སྨན་རྩིས་ཁང་གི་སྨན་པ་གཙོ་བོར་བཀོད་ནས་བྲིས་ཡོད།)•

༄ལྷ་སྨན་བྱུར་པ་ཡེ་ཤེས་དོན་ལྡན།

(ཕྱུག་ལས་ 1960~67)

༄ལྷ་སྨན་བྱུར་པ་ཡེ་ཤེས་དོན་ལྡན་ནི་ཕྱི་ལོ་ 1927 ལོར་གོང་དཀར་དུ་འཁྲུངས། ཆུང་ལོ་དྲུག་ལ་གོང་དཀར་བ་ཤད་སྒྲུབ་གླིང་དགོན་པར་ཆོས་ཞུགས་གནང་། ཆུང་ལོ་བཅུ་གཉིས་ཐོག་ལྷ་ལྡན་སྨན་རྩིས་ཁང་དུ་སློབ་གཉེར་གནང་སྟེ་ཆུང་ལོ་ཉི་ཤུར་སློབ་སྦྱོང་ཐོན། ཕྱི་ལོ་ 1959 ལོར་བོད་མི་སྤྱི་མཚུངས་སྐྱབས་བཅོལ་དུ་ཕེབས་ཏེ་༧གོང་ས་སྐྱབས་མགོན་ཆེན་པོའི་དགོངས་བཞེད་ལྷ་མེད་ཀྱིས་ཕྱི་ལོ་ 1960 ལོར་ཌལ་ཧོར་ནས་ཆེད་འབོད་གནང་སྟེ་འཕགས་ཡུལ་ཛ་རམ་ས་ལ་སྨན་སྦྱིན་ཁང་ཞེས་པ་ཆེད་འཛུགས་བཀྲིན་བསྐྱངས་པའི་སྨན་པ་ཆེན་མོ་དང་སློབ་གྲྭའི་འགན་འཛིན་གཅིག་ཆོག་གནང་། སྐབས་དེར་བོད་མི་རྣམས་ས་ཆམ་འཕྲོད་པ་ལ་སོགས་པའི་དཀའ་ངལ་ཇི་སྙེད་ཅིག་ཡོད་པའི་གནས་སྐབས་ཡ་ང་བའི་དུས་གཅིག་ནས་སྨན་པ་དཀོན་པ་དང་གཉིས་ནས་མཐུན་རྐྱེན་ཞན་པའི་དབང་གིས་འཕྲོད་བསྟེན་དཀའ་ངལ་གཉན་ཁ་ཕུང་ཆང་ཆེ་བའི་སྐབས་རྒྱུ་ལོ་གཅིག་ཆོད་ཀྱིས་

སྨན་པའི་བྱ་སྒོ་ལེགས་པར་བསྒྲུབས། སྐབས་དེར་རྒྱ་གར་གཞུང་འཕྲོད་བསྟེན་ལས་ཁུངས་ནས་བོད་ལུགས་གསོ་རིག་ལག་ལེན་འབྱེད་མི་ཆོག་པའི་བསྐུན་བཙེར་ཚད་མེད་བྱུང་བར་གསུང་བསྒྱུར་རྒྱ་མཚོ་ཚེ་རིང་ལགས་(དེང་སང་རྟས་དཔེ་མཛོད་ཁང་གི་འགན་འཛིན།) ནས་ཞན་ཕན་བསྒྱུར་བ་ལ་བརྟེན་ནས་ཉམས་སད་དང་བཀག་འགོག་ཧི་ལྟར་བྱས་ཀྱང་གྲུབ་འབྲས་དང་བོད་ཀྱི་གསོ་རིག་གི་སྙིང་དོན་ལ་ཡིད་ཆེས་དང་དགའ་ཞེན་སྐྱེས་ཏེ་མཐར་ལག་ལེན་བསྟར་ཆོག་པའི་ཆོག་མཆན་དང་ནད་པ་བཅུའི་ཉལ་ཁྲི། འགྲོ་གྲོན་རོགས་དངུལ་བཅས་ཕབ། ཕྱི་ལོ་ 1967 ལོར་སི་པིན་རྒྱལ་ཁབ་ནས་གདན་ཞུགས་ནང་བ་ལྟར་འཛམ་གླིང་རྒྱལ་སྤྱིའི་སྨན་གྱི་ཚོགས་འདུར་ཕེབས་ཏེ་བོད་ཀྱི་རྒྱལ་དར་བསྒྲེངས། བོད་ལུགས་གསོ་རིག་ལོ་རྒྱུས་དང་གསོ་རིག་སྐོར་བཀྲོ་གླེང་གནང་། དེ་དུས་རྒྱ་གར་དང་ཕ་རར་ཚོགས་རྒྱལ་ཁབ་ཁ་ཤས་ཀྱི་སྨན་པ་ཚོར་ཞུགས་གནང་མཁན་དགེ་གིས་ཡིད་མ་རངས་པ་བྱས་ཀྱང་ཚོར་འདུའི་གྲུབ་འབྲས་ཕུན་ཚང་ལེགས་པོ་བྱུང་། ཚོགས་འདུ་དེར་ནད་ཚབ་དང་ནད་མེད་ཉམས་སད་དང་ལྷག་པར་སྙིང་ནད་ཅན་གྱི་ནད་པ་བ་ཤགས་བཅོས་བྱེད་མི་དགོས་པར་ཕན་པ་བྱུང་བ་ལ་བརྟེན་ནས་གྲགས་པ་ཆེན་པོ་ཐོབ་འདུག ཕྱི་ལོ་ 1960 ནས་ ༧བླ་སྨན་ཞབས་ཞུ་གནང་ཞིང་། ཕྱི་ལོ་ 1967 ལོར་སྨན་རྩིས་ཁང་ནས་དགོངས་ཞུ་དང་། ཕྱི་ལོ་ 1980 ལོར་ ༧བླ་སྨན་བཀའ་འཁྲོལ་རྗེས་སྣར་གྱི་

སྨན་ཁང་གཉིས། ཕྱི་རྒྱལ་ཨ་རི་གཙོས་ཡུལ་ཁག་མང་པོར་བོད་སྨན་ཐོག་བགྲོ་གླེང་དང་ནད་པ་གསོ་བཅོས་ཀྱི་མཛད་པ་ཆེ། སྨན་གྱི་དཔེ་རྒྱུན་དཀོན་སྐབས་སྐོར་གྲེས་རྒྱུད་གསུམ་དང་སྨན་རྩིས་ཆོས་བརྗོད་སོགས་དཔེ་སྐྲུན་དང་པོ་གནང་། ལྷག་པར་སྨན་རྩིས་སློབ་ཐེངས་དང་པོའི་སློབ་དཔོན་མཛད་ནས་སློབ་བརྒྱུད་འཛིན་པ་ག་ཤམ་གསལ་ལྟར།

༡༽ ཡེ་ཤེས་བསོད་ནམས། ༢༽ བྱམས་པ་བསོད་ནམས།
༣༽ བཀྲིས་རྒྱལ་མཚན། ༤༽ སྐལ་བཟང་།
༥༽ བྱམས་པ་བསྟན་འཛིན། ༦༽ དགེ་དབང་འཇིགས་མེད།
༧༽ ལྷག་རྒྱང་། ༨༽ ཐུབས་པ་དབང་དུས་བཅས་སོ།། །།

རྩིས་རིག་དགེ་ཆེ་བློ་གྲོས་རྒྱ་མཚོ་མཆོག (སྨན་ལས 1960~68,1982-85) ཕྱི་ལོ 1909 ལོར་བོད་རབ་བྱུང ༡༥ པའི་ས་བྱ་ལོར་མདོ་སྨད་ཆོས་སྡེ་ཆེན་པོ་བཀྲིས་འཁྱིལ་གྱི་ཉེ་འདབས་དཔོན་ཚང་ཡང་དགེ་ཁྱིམ་ཚང་དུ་སྐུ་འཁྲུངས། དགུང་ལོ ༥ ནས་ཆོས་སྡེ་བཀྲིས་འཁྱིལ་དུས་འཁོར་གྲྭ་ཚང་གི་ཆོས་སྤྱོད་རིམ་པ་ཁག་དང་སྨན་སྐུམ་སྒྲ་རྩིས་སློབས་སྦྱོར་སོགས་ལ་གསན་བསམ་མཐར་ཕྱིན་པ་མཛད། དགུང་ལོ ༢༢ ནས་ཀུན་མཁྱེན་འཇམ་དབྱངས་བཞད་པ་སྐུ་འཕྲེང་ལྔ་པའི་མཆོད་དཔོན

མཛད། དེ་ནས་རིམ་བཞིན་གཉེམ་ཆེ་དང་འཇམ་བཞད་རྒྱུ་ཕ་ཤེགས་རྗེས་བླ་བྲང་བཀྲིས་འཁྱིལ་གྱི་ནང་མཛོད་ཐུགས་རགན་བཞེས་མཐར་འཇིག་བཞད་ཕྱུག་པ་ངོས་འཛིན་མངའ་གསོལ་གྲུབ་རྗེས་དགོངས་ཞུ་གནང་ནས་ 1959 ལོར་རྒྱ་གར་དུ་བཙན་བྱོལ་ལ་ཕེབས། 1960 ལོར་བཞུགས་སྒར་དུ་བ་ཀ་ར་འབྲེལ་སྟེས་སྐྱེ་བསྐོ་བཞག་གནང་ནས་ 69 བར་བཞུགས། གོང་ལོར་སྐུ་ཁམས་བདེ་མིན་གྱི་དགོངས་ཞུ་དང་འབྲེལ་སྐྱིད་བཞུགས་མཛད་ཀྱང་སྐར་ཡང་ 82 ལོར་སྟེས་རིགས་སྤྱི་མཚན་གྱི་གཙོ་འཛིན་དུ་གདན་ཞུ་བྱས། མཐར་དགུང་གྲངས་ ༧༨ པ་ 1985 ལོར་འདིག་སྐྱན་སྤྱིས་ཁང་རང་དུ་དགོངས་པ་རྫོགས།། །།

གནས་ནང་ཨེམ་རྗེ་དགོ་དབང་ཡེ་ཤེས། (སྐུ་ཐོག 1962–67 ?)

གནས་ནང་ཨེམ་རྗེ་དགེ་དབང་ཡེ་ཤེས་ནི། བོད་མི་སྤྱི་མཚུངས་རྒྱ་གར་དུ་སྐྱབས་བཅོལ་དུ་ཕེབས་རྗེས་ཕྱི་ལོ་ 1962 ལོར་ཧ་ས་འགྲོ་ཕན་སྨན་སྦྱིན་ཁང་དུ་སློབ་དཔོན་ལས་རོགས་ཞབས་ཞུ་གནང་། དེ་རྗེས་རྒྱ་གར་ཤར་ཕྱོགས་སྟགས་ཆོས་སྒར་དུ་སྐྱབས་བཅོལ་བ་དང་སེ་འབྲས་དགའ་གསུམ་ལ་སོགས་པ་སྒྲུ་སེར་འདུས་སྒར་ཆེ་བས་སྨན་སྦྱིན་དགོས་གལ་ཆེ་བར་དགོངས་ནས་སྟག་ས་ཆོས་སྒར་དུ་ཆོས་དོན་སྨན་ཁང་ནས་ཆེད་གཏོང་མཛད། ཆོས་དོན་གྱི་འཆར་གཞི་ལྟར་ན་སྟག་སར་སྨན་སྦྱིན་གསར་འཛུགས་དང་།

སྨན་རྒྱུགས་རྫས་རིགས་གཅོད་རྒྱུ་སོགས་ཡིན་རུང་ལོ་གསུམ་ཙམ་བཞུགས་
རྗེས་སྨན་པ་བསྟན་ཏེ་ཕྱིར་ཕེབས་དགོས་པ་བྱུང་། རྫས་རང་འཁྱེར་རྗེས་
གནས་སྐྱངས་ཞག་ཁྲ་དང་དཀའ་ངལ་མང་དྲགས། འཕྲད་རྐྱེན་དགོངས་ཞུ་
དགོས་བྱུང་། དེང་སང་སྭུ་ཞི་ཛར་ལེན་ཊེར་བཞུགས་བཞིན་པའོ།། །

༄ལྷ་སྨན་འཇམ་དབྱངས་བཀྲིས། (ཕྱག་ལས་ 1963~86)

༄ལྷ་སྨན་འཇམ་དབྱངས་བཀྲིས་མཆོག་ནི་བོད་སྟོད་ཁ་མཚོ་སྨད་ཞེས་བྱ་བར་
ཡབ་དབང་གྲགས་ཚེས་འཛིལ་ལ་ཡ་ཏ་དང་ཡུམ་བསོད་ནམས་སྒྲོལ་མ་
གཉིས་སུ་ཕྱི་ལོ་ 1914 ལོར་འཁྲུངས། ཆུང་དུ་ནས་མཚོ་སྨད་དགོན་
པ་སྟེར་སྒྲིགས་ཞུགས་གནང་། དགུང་ལོ་བཅུ་དྲུག་ཐོག་མཚོ་སྨད་དགོན་
པ་ནས་མཚོ་སྨད་རིན་པོ་ཆེ་ནས་འདེམས་བསྐྱུགས་གནང་སྟེ་ལྷ་ས་སྨན་རྩིས་
ཁང་དུ་ཕེབས། དེ་གའི་ཕྱག་སྲོལ་བཞིན་རྒྱུགས་སྤྲོད་གཙང་དག་ཟིན་རྗེས་
ལྷ་ས་སྨན་རྩིས་ཁང་གི་སྨན་གཉེར་ལོ་བརྒྱད་གནང་། དེ་རྗེས་ལྷ་སྨན་
མཁྱེན་རབ་ནོར་བུ་མཆོག་ནས་དགོངས་འབྲེལ་དང་སྦྲགས་ལག་ཁྱེར་
ཞུས་ཏེ་མཚོ་སྨད་རིན་པོ་ཆེའི་ལྷ་སྨན་ཞུས། ཕྱི་ལོ་ 1960 ལོར་བོད་
མི་སྤྱི་མཐུན་རྒྱ་གར་དུ་འབྱོར་ཏེ་ལམ་བཟོར་ཞུགས། 1962 ལོར་
རྒྱ་དཀར་ནག་དམག་འཁྲུགས་སྐབས་སྐྱབས་བཅོལ་ཐེངས་གཉིས་པ་
ཕེབས་དགོས་བྱུང་། དེ་ནས་དཔོན་གྲོ་བཟོ་གཞིས་སུ་བཞུགས་སྐབས་

ཧ་རམས་པ་ཆོས་དོན་ལྷུན་ཁང་ནས་བཀའ་རྒྱ་ཕེབས་དགོངས་བཞིན་སྨན་
རྩིས་ཁང་དུ་ ༦༣ ལོར་བཙར་ཏེ་སྨན་སྦྱོར་ཁང་གི་འགན་འཛིན་གནང་།
དེ་ནས་བཟུང་གྲོ་ཕྱུགས་གཞུང་ལ་གཏད་དེ་སྐོར་དོན་རྒྱབ་བསྐྱར་གྱིས་
ཕྱག་ལས་ཞུས་པ་ཡིན་གསུངས། སྐབས་དེར་ ཧ་ས་སྨན་སྦྱིན་
ཁང་གི་སྨན་པ་མང་ཆེ་བ་ཞིག་དགོངས་ཞུ་གནང་ཡོད་རུང་ངོ་པ་འདི་ཉིད་
༄ རྒྱལ་བ་རིན་པོ་ཆེའི་དགོངས་བཞེད་བོད་གཞུང་ཆོས་དོན་ལྷུན་ཁང་གི་བཀའ་
སྐྱོ་བོར་སླངས་ཏེ་སྨན་ཁང་འདིའི་དོན་དུས་ཐོག་རྗེ་ཐོག་གི་སྐུ་ལ་སྐྱོན་ཏེ་
གར་དགོས་གང་འགྲོན་གྱི་སྨན་པ་ཞུས་ཏེ་འབྲིས་པའི་འགན་བསྒྲུབས། ཕྱི་
ལོ་ 1976 ལོར་ ༄ རྒྱལ་བ་རིན་པོ་ཆེའི་བླ་སྨན་བསྐོ་བཞག་སྩལ། ཕྱི་ལོ་
1984 ལོར་སྐུ་ན་ཞིའི་བབས་དང་བཅས་སྨན་ཁང་ནས་བགྲེས་ཡོལ་ཞུས་ཏེ་
ཉེར་བཞུགས་ཐོག ༄ བླ་སྨན་ཞབས་ཞུ་མུ་མཐུད་གནང་། སྨན་སློབ་ཐོན་
པ་ཁག་ལ་སྨན་སྦྱོར་སྔོ་སྨན་སོགས་མཐོང་བརྒྱུད་ཕྱག་ལེན་སློབ་ཁྲིད་
དང་བོད་ཀྱི་གསོ་རིག་མཐོ་སློབ་ཁང་གི་སློབ་ཕྲུ་ལྔ་བཅུ་བརྒྱལ་བར་གསོ་
རིག་དཔལ་ལྡན་རྒྱུད་བཞི་དང་འབྲེལ་ཡོད་བཅས་ལྷུགས་ལུང་གནང་བ་
སོགས་གསོ་རིག་བསྟན་པར་བྱ་བ་དོན་ལྡན་མཛད་དེ་ཕྱི་ལོ་ 1986 ཟླ་བ་གསུམ་
པའི་ཚེས་ 24 བོད་མེ་སྟག་ཟླ་བ་༢ ཚེས་༨ མཆན་ཚོད་ 11/15 ཐོག་
སྐུ་བླུར་དུ་སྐུ་གཤེགས། བརྒྱུད་འཛིན་བུ་སློབ་བཟང་རྩོལ་ཁྲིམས་དང་ སློབ་མ ལོ་རྒྱུས་
ངེ་འདིད་འབྲི་བ་པོ་ལ་སོན་པ་རྣམས་ཀྱང་གསོ་རིག་ལག་ལེན་བྱེད་མུས་བཅས་སོ།།

སྨན་པ་བྱང་ཆུབ་རྒྱལ་མཚན། (ཕྱག་ལས་ 1963–65 ?)

ཕྱི་ལོ་ 1963 ལོར་ལྷ་ས་སྨན་རྩིས་ཁང་ནས་སློབ་ཐོན་སྨན་པ་བྱང་ཆུབ་རྒྱལ་མཚན་སྨན་སྦྱིན་ཁང་དུ་ཕེབས་ནས་ཕྱག་ལས་ཞུས་ཀྱང་རིང་མིན་བསྐྱུན་ཏེ་འདས་གྲོངས་སུ་གྱུར།།

ཁྲི་དགའ་བསམ་འཕེལ་ནོར་བུ་རིན་པོ་ཆེ། (ཕྱག་ལས་ 1964–66)

ཁོང་ནི་བོད་གཙང་རྒྱལ་རྩེ་རྩིས་དཔོན་ཁྲི་དགའ་བ་ཞེས་པའི་སྲས་སུ་ཕྱི་ལོ་ ལ་འཁྲུངས། ཆོས་བརྒྱུད་རྙིང་མ་ཡིན་ཞིང་སྐུ་གཞོན་ནུའི་དུས་ནས་ལྷ་ལྡན་ཉག་རོང་ཤར་ལྷ་རྗེ་རིག་འཛིན་ལྷུན་གྲུབ་བསྟེན་ནས་གསོ་དཔྱད་ལེགས་པར་གསན། བོད་ས་མ་ཤོར་གོང་ནས་རྒྱ་གར་དུ་ཕེབས་ཐུབ། ཕྱི་ལོ་ 1964 ཟླ་བ་ 10 ཚེས་ 8 ཉིན་ཌར་རམ་ས་ལ་འགྲོ་ཕན་སྨན་སྦྱིན་ཁང་དུ་སྨན་པའི་སློབ་དགོན་བསྐོ་འཛུགས་གནང་། སློབ་ཚན་དང་པོ་ "འཚོ་བྱེད་གཞོན་ནུའི་མགུལ་རྒྱན་" ཞེས་པ་རྒྱུད་བཞིའི་གལ་ཆེའི་ལེའུ་ཕྱོགས་བསྡུས་བྲིས་པ་བསྒྲིགས་ནས་ཆོས་དེབ་ལྷན་ཁང་ནས་པར། གཞན་ཡང་སྨན་རིས་སྟོན་འགྲེམས་དང་། བ་ཤད་རྒྱུད་འབུམ་གནས། མན་རྒྱུད་ཕྱི་རྒྱུད་གཅར་སྒྲིག བྱང་ཐོག་ཡུལ་ཡིག་གི་སྨན་ཐང་སོགས་ཞལ་བཀོད་གནང་། (དེང་སང་སྨན་རྩིས་ཁང་གི་འགྲེམས་སྟོན་ཁང་ནང་ཡོད།) སྐུ་གཟུགས་འཁྱོད་བརྟེན་སོ་ནད་ཀྱིས་རྐྱེན་པས

ཕྱི་ལོ་ 1966 ཟླ་བ་ 5 ཚེས་ 27 ཉིན་སྨན་རྩིས་ཁང་ནས་དགོངས་ཞུ་གནང་། ཕྱི་ལོ་ 1983 ལོ་མཇུག་ནས་བཟུང་ཕྱི་རྒྱལ་ཡུལ་གྲུ་སྣ་ཚོར་པར་བོད་ཀྱི་གསོ་བ་རིག་པ་དང་། ཆོས་སོར་ཀྱི་དྲིལ་བསྒྲགས། སྨན་སྦྱིན། དབང་བསྐུར་སོར་མཛད་ནས་མཚན་སྙན་ཕྱོགས་ཀུན་ཏུ་འཕྲོ་ཞིང་། བོད་དུ་རྒྱ་དམར་གྱིས་བོད་ཀྱི་གསོ་བ་རིག་པའི་འདུས་སྡེ་སྨན་གྲོང་ཆེན་པོ་ལྕགས་པོ་རི་སྨན་པའི་གྲྭ་ཚང་དེ་ཞིང་རྩ་བརྫོར་བཏང་བར་བརྟེན་རྒྱ་བལ་གང་རུང་ནས་ལྕགས་པོ་རི་བསྐྱར་གསོ་མཛད་བཞིང་དང་ལྷོ་མཁས་བཙུན་བཟང་གསུམ་དུ་བཞུགས་བཞིན་པའོ།།

ས་སྐྱ་ཨེ་མ་ཧེ་ཤུན་ཚེར་ཙོར་ལྷ་སྒྲོ་འདུལ།

(སྨུག་ཡས་ 1964-67)

ཁོང་ནི་ཕྱི་ལོ་ 1932 ལོར་འཁྲུངས། ཁུངས་ལྡན་ལོ་རྒྱུས་ཆ་ཚང་མ་ཐོབ་རུང་། ཁོང་གི་བརྒྱུད་འཛིན་ནས་བྲིས་པའི་ཡིག་ཆ་ལྟར་ན།[༡༡༨] སྡེ་པ་ཀུ་རུང་དཔལ་རྩེ་བཞེས་པ་གཏིང་སྐྱེས་ཆོས་རྒྱལ་གྱི་བརྒྱུད་པ་དང་ཆོས་ལུགས་ཀུང་རྫོར་པ་ཁང་ཚོགས་རྡེ་ས་སྐྱའི་ཁྲི་དཔོན་གྱི་གྲྭས་ཡིན་འདུག སྡེ་པ་གཙང་པ་དང་རིན་སྤུངས་སོར་ཀྱིས་བོད་དབང་འཛིན་སྐབས་ཁྲི་ དཔོན་ཤོར་རུང་སྨན་པའི་ཕྱག་ལེན་མུ་མཐུད་གནང་། ཁོང་གི་མི་བརྒྱུད་ནི་ས་སྐྱ་སྐྱབས་མགོན་ཁྲི་ཐོག་རྣམ་པའི་བླ་སྨན་པ་ཡིན་པ་དང་། ཨཔས་རེ་སྨན་

སྔགས་བྱུང་འབྲེལ་གྱི་བརྒྱུད་འཛིན་ཡང་བྱུང་ཡོད་འདུག གང་ལྟར་ཨེམ་ཧེ་ཕྱུན་ཚོན་ནོར་ལྷ་དགྲ་འདུལ་ཞི་རྫུ་ཀྲ་ལ་མཁས་པ་དང་། རོ་བ་ཀྱིའི་རྫ་ཐིག་ནག་ཐིག་ལ་སྦྱང་པ་མཐར་སོན་པ་ལྟ་བུ་ཞིག་ཡོད་པ་དང་། ཕྱུག་ལེན་ཡང་གཏར་བསྲེག་ལ་དེ་ཙང་མཁས་པ་ཞིག་ཡོད་པ་རྒྱ་བོད་བོད་མིའི་སྨྲེ་ཚོགས་ནང་ཡོངས་གྲགས་རེད། བོད་ནི་ བོད་མི་སྨྲེ་མཆེད་ཧླ་སྐྱབས་བཅོལ་དུ་ཕེབས། ཧ་རམ་ས་ལ་སྨན་རྩིས་ཁང་གསར་འཛུགས་སྐབས་སྨན་སྦྱིན་པའི་ཞབས་ཞུ་ལོ་ལྔ་གནང་རྗེས 1967 ལོར་དགོན་ཧླ་ཞུ་གནང་སྟེ་མཐུ་རིར་བཞུགས། ཕྱི་ལོ 1973 ལོར་མཐུ་རིར་གཤེགས།།

ཐེངས་དང་པོའི་ཆེད་གཉེར་སློབ་ཐེངས་དང་པོའི་
སྨན་པ།

རྣམ་གྲྭ་གསུང་ཞབས་ལྷ་སབ་འཚོ་བྱེད་བྱམས་སྐྱུ་བསོད་ནམས (ལྷ་དབང་ལགས།)། (ཕྱུག་ལས 1960-) ཕྱི་ལོ 1960 ལོ་ནས་བཟུང་འཕགས་ཡུལ་སྨན་རྩིས་ཁང་གི་ཆེད་གཉེར་སློབ་ཐེངས་དང་པོའི་གྲས་ཡིན་པ་དང་། སྤྱི་ལོ 1972 ཙམ་ནས་བལ་ཡུལ་གློ་སྨྲིག་འཛུགས་ཀྱི་སྨན་པ་གནང་། དེ་རྗེས་བལ་ཡུལ་སྤོག་རའི་སྨན་པ་དང་རྒྱ་གར་ལྡེ་ཕྱོགས་མོན་ལྗོ་ནའི་གཞིས་ཆར་ཀྱི་སྨན་སྦྱིན་པ་གནང་། ཕྱི་ལོ 1982 ལོར་སྨན་རྩིས་ཁང་ནས་བཅོ་བརྒྱ་ཕྱུག་བཞེས་བསྐར་སྐབས་ཀྱི་ཞབས་

ཉིའི་བོངས་སུ་ཞབས་སྐྱོང་བ་དང་། ལྷ་བལ་ཡུལ་ཡན་ལག་སྨན་རྩིས་ཁང་གི་སྨན་སྦྱིན་པ་གནང་བཞིན་པ་རེད།།

རྣམ་གྲྭ་གསུང་ཞབས་སྨན་པ་དགེ་སློང་བགྲེས་རྒྱལ་མཚན།

(སྐུ་ལས་ 1960–82)

ཕྱི་ལོ་ 1960 ལོ་ནས་བཟུང་སྨན་རྩིས་ཁང་གི་ཆེད་གཉེར་སློབ་ཕྲུག་དང་པོའི་གྲས་ཡིན་ཞིང་། དེ་རྗེས་ཉེར་ཏུ་ནང་དུ་ སློབ་ཀྱི་སྨན་སྦྱིན་པ་རྒྱུན་རིང་གནང་རྗེས་རྒྱ་གར་ལྡི་ཕྱོགས་སྤྲི་ལ་ཀོ་བ་པོའི་སྨན་སྦྱིན་པ་གནང་། ཕྱི་ལོ་ 1982 ལོར་ཌྷ་རམ་ས་ལར་གཤེགས།།

རྣམ་གྲྭ་གསུང་ཞབས་ལྷ་ས་བ་སྨན་པ་ཡེ་ཤེས་བསོད་ནམས། (སྐུ་ལས་ 1961–83)

ཕྱི་ལོ་ 1961 ལོ་ནས་བཟུང་སྨན་རྩིས་ཁང་གི་ཆེད་གཉེར་སློབ་ཕྲུག་དང་པོའི་གྲས་ཡིན་ཞིང་། སྨན་སྦྱོར་ཁང་དུ་སྐུ་ལས་རྒྱུན་རིང་གནང་བ་དང་ཕྱི་ལོ་ 1982 ལོར་སྨན་རྩིས་ཁང་ནས་བཙོང་བ་ཀྱིའི་སྐུ་བཞེས་བསྐྱར་སྐབས་ཀྱི་ཞབས་ཞུ་གནང་སྐྱོང་བ་དང་། ཕྱི་ལོ་ 1983 ལོར་ཌྷ་ས་རར་གཤེགས།།

རྩིས་ཞོ་བྲག་མཛོད་གྲུབ་པ་རྒྱལ་མཚན།

(སྐྱེས་ལོ་ 1967~)

ཁོང་ཕྱི་ལོ་ 1939 བོད་ས་ཡོས་ལོར་ལྷ་ལྡན་སྒྲ་ཞོལ་……ཁྱིམ་དུ་འཁྲུངས། དགུང་ལོ་༨ ནས་ཡི་གེ་ ཐོག་མར་བསླབས། དགུང་ལོ་༡༢ ཐོག་སྐྱིད་གྲོང་དུ་དཔལ་འབར་དགེ་བ་ཞེས་ལུང་རྟེན་ཉི་མ་རིན་པོ་ཆེའི་འདྲུང་ནས་བོད་ཀྱི་རིག་གནས་སྐད་སུམ་དང་སྐར་ནག་རྩིས་རིག་ལ་སྦྱངས། ཕྱི་ལོ་ 1960 དགུང་ལོ་ ༢༡ བཙན་བྱོལ་དུ་འབྲུག་ཡུལ་ལ་འབྱོར། 1967 བར་འབྲུག་དོན་གཅོད་ཀྱི་ལས་བྱས་ནས། གོང་ལོའི་ཟླ་བ་ 5 པ་ནང་བཞུགས་སྒར་རྩིས་རིག་སློབ་ཁང་དུ་འབྱོར་རྗེས་ 1967 ཟླ་བ་ 8 པ་ནས་རྩིས་པ་ངོ་མའི་ལས་འཁུར་བཞེས། 1982 ནས་རྩིས་དགོའི་མཆན་འཁུར་གནང་བཞིན་པ་ལགས་སོ།།

མཁས་དབང་བར་ཞི་ཕུན་ཚོགས་དབང་རྒྱལ།

(སྐྱེས་ལོ་ 1968~83)

མཁས་དབང་ཁོང་ནི་བོད་རབ་བྱུང་ ༡༦ ཤིང་ཕོ་སྟག ཕྱི་ལོ་ ༡༩༡༤ ལོར་གཙང་གྲོ་ཡུལ་བྱེ་བྲག་ཤཱཀྱ་ཞེས་བྱ་བར་གྲོང་ཤར་ཞེས་བྱ་བའི་མི་དྲག་ཡབ་ཚེ་བརྟན་དབང་གྲགས་དང་། ཡུམ་ཆོས་ཉིད་དབང་མོ་ཞེས་བྱ་བ་གཉིས་ཀྱི་སྲས་སུ་སྐུ་འཁྲུངས། དགུང་ལོ་༨ ནས་བོད་ཡིག་འབྲི་སློག་དང་བོད་

ལུགས་རྗེ་ལ་རྟེས་ནས་དབྱུ་བརྩམས་ཏེ་རིག་གནས་གསན་འགོ་རྩོད་ར།
བཀྲས་ལྷུན་ཀུན་གཟིགས་སློབ་དགེ་དཀའ་ཆེན་བསོད་ནམས་བཟང་
པོ་མཆོག་དང་། བཀྲས་ལྷུན་དཀའ་ཆེན་འགྱུར་མེད་རིན་པོ་ཆེ་གཙོ་
བོར་བསྟེན་ནས་སུམ་རྟགས་ཀྱི་གཙོས་པའི་རིག་གནས་དབྱངས་ཅན་
སྒྲ་མདོ། སྙེབ་སྦྱོར། སྙན་ངག ཤར་རྩིས། དབྱངས་འཆར་ལ་
སོད་པ་གསན། རྩ་སློབ་གྲྭའི་རིག་གནས་སློབ་དཔོན་སྨིན་གྲོལ་
གླིང་པ་ཆུན་བློ་གྲོས་ཆོས་བཟང་ལགས་དང་། གྲོང་ཤར་ཐུགས་རྩིས་
པགས་ངགླིང་སྐྱིད་ག་ཤོང་ཚེ་རིང་ནོར་བུ་སོགས་བསྟེན་ནས་སྐར་
རྩིས་དང་ནག་རྩིས་རྗེ་ལ་འཕྲམས། དཀའ་འགྱུར་རིན་པོ་ཆེ་ནས་རྩིས་
རིགས་མཐར་ཕྱིན་པར་གསན། ལྷ་སའི་གཟིམས་ཤག་ལ་བར་ཞིར་གྲྭ་
པས་བར་ཞི་བ་ཞེས་མཚན་དུ་འབོད། དེར་སྡེ་པ་རྣམ་རྒྱལ་ནས་བོད་
རྩིས་འདུས་ནུར་རྩིས་ལེའུ་བརྒྱད་ཀྱི་རྗེ་ལ་རྩིས་དབྱེས་ཕྱིན་གསན། ལྷ་
ལྡན་སྨན་རྩིས་ཁང་གི་སྤྱི་ཁྲབ་ཆེན་མོ་ ༧ ཁྲི་སྨན་མཁྱེན་རབ་ནོར་བུ་
མཆོག་དང་རྩིས་དགེ་ཡེ་ཤེས་ཆོས་འཕེལ་བསྟེན་ནས་སྐར་རྩིས་དང་
གོ་ལའི་ཐིག ངོས་སྦྱོར་རྣམ་དག་གྲོང་འཇུག་སོད་དང་། སྨན་དགེ་
དགས་པོ་བསྟན་འཛིན་ལྷུ་ནས་སྨན་གསན། ལྷ་ལྡན་བདེ་སྐྱིད་གླིང་བཀྲ་
རྒྱགར་སྨན་ཁང་དུ་རྒྱ་སྨན་སློབ་སྦྱོང་དང་། ལྷ་རྗེ་ཆུ་དཀར་བ་ལས
བོད་སྨན་འདུལ་སྦྱོང་དང་སྦྱར་ཐབས་གསན། ཞབས་དྲུང་སྐྱལ་སྐུ

དགེ་ལེགས་རིན་པོ་ཆེ་ནས་པར་འབྲུད་དང་རྩིས་སྨན་སྦྱོར་ཐབས་སོར་
ཀྱི་ལག་ལེན། རྩེ གདོང་བདེ་སྐྱོང་བགྲེས་དོན་གྲུབ་ནས་ལྷོ་བྲིས
དང་རས་གཞི་འདུལ་སྦྱོངས་སོགས་མདོར་ན་རིག་གནས་ཆེ་ཕྲ་མཐར
དག་ལ་སྦྱངས་པ་ཕྱིས་ཕྱིན་པར་མཛད། དགུང་ལོ་༣༣ ནས་༤༥ བར
སྨན་སྦྱིན་དང་རིག་གནས་འཆད་ཉན་དེ་རྩོམ་སོར་ཀྱི་བྱ་བས་དུས་འདའ
བར་མཛད། དགུང་ལོ་༤༥ ལ་འཕྲས་ལྷོངས་སུ་སྐྱབས་བཅོལ་དུ
ཕེབས། དེ་ནས་དབེན་ཙན་སློབ་གྲྭའི་དགེ་རྒན་དང་། དེ་རྗེས་ཙང་པ
རི་སློབ་གྲྭ་གསར་པའི་སློབ་དཔོན་མཛད། དགུང་ལོ་༥༩ ཕྱི་ལོ་1968
ལོར་བོད་གཞུང་ཆོས་དོན་བཀའ་འབྲལ་རྩིས་སྨན་རྩིས་ཁང་དུ་ཕེབས་ནས
1969 ཟླ་ 1 ཚེས་ 1 ཉིན་སློབ་སྤྱིའི་ཐུགས་འགན་བཞེས། སྨན་རྩིས
ཁང་དུ་སྨན་རྩིས་དང་རིག་གནས་འཆད་སྤེལ་མཛད་ནས་སྨན་སློབ་ཐེངས
གཉིས་དང་རིག་གནས་དོན་གཉེར་ཅན་ཅི་རིགས་པར་ཆོས་ཀྱི་སྦྱིན་པ་རྒྱ
ཆེར་སྤེལ་བར་མཛད། རྩིས་རིགས་ལོ་སློབ་གྲྭ་དང་། ཐན་བོད་ཀྱི་ཆོས
མཐོའི་སློབ་གྲྭ་གཉིས་སུ་རིག་གནས་སློབ་ཁྲིད་མཛད་པ་སོགས་ཞིས
ཕྱིའི་གནས་ལ་སློབ་ལྡན་པའི་སྐྱེ་བོ་དགེ་གི་རེ་བ་ཡོངས་སུ་བསྐངས།
རྒྱུན་དུ་སྤྱོད་འཇུག་དང་བྱང་ཆུབ་ལམ་རིམ་ཉམས་བཞེས་བོན་གནད་ཞིང
ཐུགས་རྒྱུད་བཟང་ལ་རིག་གནས་འཆད་ཉན་ལ་དད་ཅང [དགོས] པ་ཞིག
ཡིན། ངེད་དགེ་གི་དུས་ལ་སྨ་བྱི་ཡས་མས་སྨ་ཚོགས་སུ་ལྷ་རམས་པ

ཉི་མ་བསྟན་འཛིན་ལགས་དང་། སེར་བྱེས་དགེ་བཤེས་བློ་བཟང་དོན་ལྡན། སྔགས་ཆེན་འདར་པ་རིན་པོ་ཆེ་ལ་སྟོང་རྒྱལ་གྱི་ཀྲི་ཆུ་བཟང་རིན་པོ་ཆེ། གོང་ས་སྐྱབས་མགོན་ཆེན་པོ། དགའ་བྲི་སྒོང་སྤྲུལ་རྡོ་རྗེ་འཆང་སྐུ་གོང་མ་དང་། ༸སྐྱབས་རྗེ་ཁྲི་བྱང་རིན་པོ་ཆེ་སྐུ་གོང་རྣམ་གཉིས་ འབྲས་བློ་གླིང་མཁན་པོ་ཉི་མ་རྒྱལ་མཚན་རིན་པོ་ཆེ། ཁུ་ནུ་བླ་མ་རིན་པོ་ཆེ་བསྟན་འཛིན་རྒྱལ་མཚན། རྣམ་གྲྭ་མཁན་རིན་པོ་ཆེ་བློ་བཟང་དོན་གྲུབ་ལ་སོགས་པ་དགེ་བའི་བཤེས་གཉེན་དུ་མ་བསྟེན་ནས་བསྡུས་གྲྭ། མདོ་རྟགས་རྒྱན། དོན་བདུན་ཅུ། བྱང་ཆུབ་ལམ་རིམ་ཆེན་མོ། སྤྱོད་འཇུག་ཆེན་མོ། དབུ་མ་རིན་ཆེན་ཕྲེང་བ་ཀླུ་བསྒྲུབས། དབུ་མ་འཇུག་པའི་རྒྱས་འགྲེལ་དགོངས་པ་རབ་གསལ། དྲང་ངེས་ལེགས་བཤད་སྙིང་པོ་ལ་སོགས་པ་དང་གཞན་ཡང་དབང་ལུང་མན་ངག་མང་དུ་གསན་ཏེ། སྐུ་མ་ག་ཤུགས་པར་ཐོས་བསམ་སྒོམ་གསུམ་གྱི་འཁོར་ལོར་གཞོལ། ད་ཡང་གཡུ་ཐོག་སྙིང་ཐིག་རྣམ་ཐར་ལས།

མཚན་ཉིད་རྒྱ་ཆེ་མཁས་ན་སྙན་པ་ཡིན།
མན་ངག་དོན་ལ་མཁས་ན་སྙན་པ་ཡིན།
ཆོས་དོན་འགལ་ལ་འཁྲུལ་འབྱེད་ན་སྙན་པ་ཡིན།

ཞེས་དང་། ༸གོང་ས་ལྔ་པ་ཆེན་པོས།

སྒྲ་ཚད་བཟོ་གསོ་ནང་རིག་སྙན་ངག་དང་།

མངོན་བརྗོད་སྡེབ་སྦྱོར་ཟློས་གར་སྐར་རྩིས་སོགས།
བསླབ་བྱ་རིས་མེད་འགའ་ཡང་མ་མཆིས་པས།
ངོམས་མེད་ཐོས་པའི་སྒྲོ་འདོགས་ཆོད་པར་མཛད།

ཅེས་བཀའ་སྩལ་བ་ལྟར་མཁས་པ་རྣམས་འཇུག་པའི་སྒོ་ཐོས་བསམ་བྱ་བའི་ཡུལ་རིག་གནས་ཆེ་ཆུང་བཅུ་པོ་འདི་དག་ཡིན་ལ་བདག་གི་དགེ་བའི་བཤེས་གཉེན་ཆེན་པོ་དེས་རིག་གནས་མཐའ་དག་ལ་རང་དབང་དུ་སྤྱོད་པའི་སྤོབས་པ་དང་ལྡན་ཞིང་རང་ཉིད་ཀྱི་མཁྱེན་དཔྱོད་ལས་གྲུབ་པའི་ལེགས་བཤད་ཀུན་ནང་དོན་རིགས་པར"བྱང་ཆུབ་སེམས་དཔའི་སྤྱོད་པ་ལ་འཇུག་པའི་འགྲེལ་གསར་བློ་བཟང་བླ་མའི་ཞལ་ལུང"པོད་གཅིག སུཾ་རྟགས་རིག་གནས་ལ"བོད་ཀྱི་བརྡ་སྤྲོད་པའི་གཞུང་སུཾ་ཅུ་པ་དང་རྟགས་ཀྱི་འཇུག་པའི་འགྲེལ་གསར་ལེགས་བཤད་བཅོ་སྒྲུང་གསེར་གྱི་ཡང་ཞུན"ཞེས་བྱ་བ་དང་། ལེགས་བཤད་ལྗོན་དབང་ལ"བློ་གསར་འཇུག་བདེའི་ས་བཅད་དཔེར་བརྗོད།"(ཚིགས་སུ་བཅད་པ་)"རྟགས་འཇུག་དཀའ་གནད་གསལ་བའི་མེ་རྟགས་འཇུག་གིས་བཅད་ཚིག་སུ་བཅད་པ།" སུམ་རྟགས་ལེགས་བཤད་ལྗོན་དབང་རེའུ་མིག་གསར་སྒྲུན། "རྟགས་ཀྱི་འཇུག་པའི་དཔེར་བརྗོད་རེའུ་མིག་གསར་བུའི་གཅེས་ནོར།" "རྟགས་སྙིང་དགོངས་དོན་དཀའ་གནད་གསང་མཛོད་འབྱེད་པའི་འགྲེལ་པ་རིགས་ལམ་འཕྲུལ་གྱི་ལྡེ་མིག" གསོ་དཔྱད་ལ"རྩ་རྒྱུད་བརྟག་ཐབས་རབ་གསལ་མེ་ལོང"ཞེས་

བྱབ་མཛད། "སྨྲ་རིག་པའི་དགོས་གཅོད་ངོ་མཚར་རྟོགས་བྱེད་ཀྱི་དཀའ་
གནད་འགྲོལ་བའི་དཔེར་བརྗོད།" སྙན་ངག་ལ་སྙན་ངག་མི་ཡོང་གི་དཔེར་
བརྗོད་"མི་ཕམ་དགོངས་རྒྱན་ལས་སྣ་དང་པོའི་སྐོར།" སྙན་ངག་མི་
ཡོང་གི་དཔེར་བརྗོད་"མི་ཕམ་དགོངས་རྒྱན་ལས་སྣྲ་གསུམ་པའི་སྐོར།"
སྐར་རྩིས་ལ་བསྟན་བཅོས་ཚད་ཡོང་མ་མཛད་རུང་ཉི་གཟའ་བརྟག་པའི་
ཡིག་ཆ་ཕྱོགས་བསྒྲིམས་དང་། ཧྲུ་བ་ཡར་ཡོག སྐོང་འཇུག ཞག་
གསུམ་རྣམ་དབྱེ། གཟའ་སྐྱེའི་ཡུལ་དུས། དབྱངས་འཆར་རྨུག་རྩུ་རྩ་
དཀྱུའི་རྩིས་ཀྱི་རི་མོ་སོ་ཟིན་བྲིས། དབྱངས་ཅན་སྨྲ་མདོ་ དེ་ཕན་ལེའུ
ཡན་གྱི་དགོས་གཅོད་ཤོག་དྲིལ་བརྒྱ་གཉིས་ (བོད་དུ་ལུས་)། གཞན་
ཡང་རིག་གནས་སྣ་ཚོགས་ལ་དམྱང་ཡིག་མང་དག་ཡོད་ཚོད་འདུག
ཅིང་ཁྲིམས་པ་པཎྜི་ཏ་ཞེས་ཀུན་གྲགས་བཀུར་ཞིང་ཆེ་བསྟོད་ཀྱི་མེ་ཏོག
འཐོར། རྒན་དམ་པ་དེའི་མཁྱེན་ཡོན་གྱི་ནང་ནས་སྙན་ངག་དང་། སྒྱུ་
རྟགས། ཨ་སྟེས་དང་དབྱངས་འཆར་བཅས་ནི་ཐུགས་དབྱིངས་ཆེ་ལ
ཁྱད་དུ་འཕོན་པ་ཞིག་མངའ་ཞིང་། རང་ཉིད་ཀྱང་སྙན་རྩིས་སློབ་འབངས
ཞབས་འབངས་སུ་མཆིས་རུང་མཁྱེན་ཡོན་ཆ་ཤས་ཙམ་ཞིག་དང་།
དཀའ་གནད་ཀྱི་ཡིག་ཆ་དང་། དགོས་གཅོད་ཞུ་བའི་བློ་རིམ་ཤར།
ང་ཚེ་རྗེ་བཙུན་མི་ལའི་གསུངས་བཞིན།

དམ་ཆོས་ཡོང་དུས་ཞབས་རྟོག་མེད།

ཞབས་ཏོག་ཡོད་དུས་དམེ་ཆོས་མེད།

ཅེས་གསུངས་པ་ལྟར་སྒྱུར། དེང་སང་རིག་གནས་འདི་ངོ་འཛིན་ཅིང་

སྤེལ་བའི་སྐྱེ་བོ་དམེ་པའི་སློབ་དཔོན་དགྲིག་གཉེན་གྱིས།

སྟོན་པ་འཇིག་རྟེན་མིག་ནི་ནུབ་གྱུར་ཅིང་།

དཔང་གྱུར་སྐྱེ་བོ་ཕལ་ཆེར་ཟད་པ་ན།

ཞེས་པ་ཐོག་ཏུ་བབས་སྐབས། དེ་ལྟར་སྐུ་ཚེ་ཧྲིལ་པོར་ཐོས་བསམ་སྒོམ་གསུམ་དང་དོན་གཉེར་ཅན་ལ་འཆད་ཉན་ཞོན་བསྐྱངས་ཏེ་མཐར་དགུང་ལོ་ ༧༠ ཕྱི་ལོ་ 1983 ཟླ་ 6 ཚེས་ 24 ཉིན་འཕགས་ཡུལ་སྨན་རྩིས་ཁང་དུ་སྐུ་གཤེགས་སོ། མཁས་དབང་འདི་ཉིད་ལ་རིག་གནས་ལ་བརྒྱུད་འཛིན་སློབ་བུ་མང་ཡང་གསོ་བ་རིག་པ་ལ་སློབ་ཐེངས་གཉིས་ཐོན་པ་ག་ཤམ་གསལ།

སྨན་རྩིས་ཁང་གི་སློབ་ཐེངས་གཉིས་པ།

༡- ཟླ་བ་སྒྲོལ་མ། ༢- པདྨ་རྡོ་རྗེ།

༣- དགེ་དབང་མཁྱེན་བརྩེ། ༤- སྐྱིད་འཛོམ་བུ་ཁྲིད།

༥- ཚེ་རིང་རྡོ་རྗེ། ༦- ཚེ་རིང་ཆོས་སྐྱིད།

༧- བསོད་ནམས་ལྷ་མོ། ༨- ཀུན་བཟང་བཅས་སོ།

སློབ་ཐེངས་གསུམ་པ་ཐོན་གྲས། (སྨན་རྩིས་གཉིས་ཟུང་།)

༡- པ་སངས་ཡོན་ཏན། (ལོ་རྒྱུས་འདི་ཉིད་སྒྲིག་པ་པོ།)

༢- རྣམ་རྒྱལ་ཚེ་རིང་། ༣- རྟ་མགྲིན་ཚེ་དབང་།
༤- ཚུལ་ཁྲིམས་རྒྱ་མཚོ། ༥- བསོད་ནམས་ཚེ་རིང་།
༦- བསོད་ནམས་དབང་འདུས། ༧- གཙུང་ལགས།
༨- པདྨ་དབྱངས་འཛོམ། ༩- དགེ་ལེགས་རྒྱ་མཚོ།
༡༠- བཤད་སྒྲུབ་སེནྡྲ། ཀ༽ ༡༡- པ་སངས་རྒྱལ་མོ།
༡༢- སྒྲོལ་དཀར། ཀ༽ འདི་ཡན་གྱི་རིམ་པ་རྣམས་སྨན་རྒྱུགས་ཨང་ཐོབ་བཞིན་
བཞག་བཀོད་པ་ཡིན།

གྲོ་མོ་དྷུང་དཀར་དགོན་གྱི་སྨན་པ་སྐུ་ཞབས་བློ་བཟང་བཀྲིས།

(སློབ་ལས་ 1968~70,
1982~)

ཁོང་ནི་ལྷ་ལྡན་སྨན་རྩིས་ཁང་དུ་སློབ་སྦྱོང་གནང་ཞིང་ཕྱི་ལོ་ 1968 ལོར་ཧ་རམ་ས་ལ་སྨན་རྩིས་ཁང་དུ་ཕེབས་རྗེས་དགེ་རྒན་གཉེན་པ…… དང་བརྟག་དཔྱད་སྨན་པ་སོགས་གནང་། ཕྱི་ལོ་ 1969? ལོར་དགོ་རྡ་ཤུག་ནང་བ་དང་སྐྱར་ཡང་ཕྱི་ལོ་ 1982 ལོར་སྨན་རྩིས་ཁང་གི་དགེ་རྒན་གཉེན་པ་དང་བརྟག་དཔྱད་སྨན་པའི་འགན་བཞེས། ད་ལྟ་ཀ་ལིང་སྤོང་ཡན་ལག་སྨན་ཁང་གི་སྨན་སྦྱིན་པ་གནང་བཞིན་པ་རེད།།

སྐྱིད་གྲོང་སྒྲ་ཁང་དཀར་འཚོ་བྱེད་བློ་བཟང་སྒྲོལ་མ།

(ཕྱག་ལས་ 1972-76)

སྐྱིད་གྲོང་སྒྲ་ཁང་དཀར་སྨན་པ་བློ་བཟང་སྒྲོལ་མ་ནི། སྐྱིད་གྲོང་སྒྲ་ཞེས་པའི་ཡུལ་དུ་ཡབ་ཚེ་རིང་དབང་འདུས་དང་ཡུམ་ཚེ་དབང་བཟང་མོ་གཉིས་ཀྱི་སྲས་མོར་ཕྱི་ལོ་ 1934 ལོར་འཁྲུངས། སྐྱིད་གྲོང་སྒྲ་ཚེས་གླིང་གི་སྟོང་གཡུ་ཐྲག་མཚམས་ཁང་དུ་སྨན་པ་ཞིག་བྱུང་བ་དེ་ནས་བརྒྱུད་པའི་སྨན་བརྒྱུད་མི་ཐོག་བཅུ་གསུམ་པ་ཡིན་ཞིང་། ཆུང་དུས་ནས་ཡབ་ཀྱི་དྲུང་ནས་སྨན་དཔྱད་དང་རྩིས་རིགས་གསན། རྗེས་སུ་མཁས་ཤིང་གྲུབ་པའི་དབང་ཕྱུག་དཔལ་འབར་དགེ་བཤེས་རིན་པོ་ཆེ་ལྷུང་རྟོར་ཉེ་མའི་ཞབས་ལ་གཏུགས་ཏེ་སྨན་རྩིས་གཙོ་རིག་གནས་ལ་ཞིབ་མཐར་བཅད། ཕྱི་ལོ་ 1960 ལོར་བོད་མི་སྐྱོ་མཐུན་བཙན་བྱོལ་དུ་བལ་ཡུལ་བརྒྱུད་ཕེབས་ཏེ་བལ་བོད་ས་མཚམས་ཤབ་རུ་ཞེས་པར་ཕྱི་ལོ་ 1962 བར་སྨན་དཔྱད་ལག་ལེན་གནང་སྟེ་བཞུགས། དེ་ནས་རྒྱ་བོད་ས་མཚམས་ RAXAUL བརྒྱུད་རྒྱ་གར་དུ་འབྱོར་ཏེ་ཧི་མ་ཅལ་ཀང་ར་རྫོང་ཁོངས་པྲ་ལམ་པུར་ལམ་བཟོར་བཞུགས་ཏེ་ཕྱི་ལོ་ 1964 ལོར་སྨན་རྩིས་ཁང་དུ་ཕྱག་ལས་ཞུས་ཀྱང་མ་གནང་བར་ཀང་ར་བོད་ཕྲུག་གསོག་སྨན་ཁྲི་མ་ཆབ་ཏུ་བཏང་། སྐབས་དེར་སྨན་རྩིས་ཀྱི་དེ་ཚོར་སྨན་རྩིས་ཁང་དུ་ཕུལ། ཀང་ར་བོད་ཕྲུག་གསོག་སྨན་ཁྲི་སློབ་གྲྭ

ཉག་རེ་མཁན་སྤྲུལ་ངག་དབང་དགེ་ལེགས་ཡིན་ཞིང་སྤྱི་ལོ་ 1965 ལོར་
ཁལ་རྡོར་གཏན་སློབ་ཁང་དུ་མ་ཚབ་བཏང་བར་ – KAILASH HOUSE
-མ་ཚབ་གནང་། དེ་ནས་ཨམ་གློ་བཟང་སློབ་མ་ཞེས་མཚན་ཡོད་ན
གྲགས་སུ་སྒྱུར། དེ་དུས་སློབ་ཕྲུག་རྣམ་རྒྱལ་ཞེས་པའི་སྨན་པ་ཟླ་ར
རྒྱུས་ཞེས་པ་ཞིག་མཁལ་མ་སྐྱོན་ཤོར་གྱིས་ཕྱི་རྒྱལ་སྨན་བཅོས་...
ཐབས་ཤེས་ཟད་པ་ན་ཨམ་གློ་བཟང་ནས་སྨན་ཁང་ཞིག་བཏང་བར་...
སློབ་ཕྲུག་དེ་ཉིད་དྲག་བསྐྱོད་ཚད་མེད་བྱུང་བར་སློབ་གྲྭའི་ཕྱི་རྒྱལ་སྨན་པ
Dr. FAKIR CHAND ཞེས་པ་ Sadhar Bazaar,
DALHOUSIE ནས་ཞུགས་པ་དེས་རྡྲི་རྩང་དང་རྗེས་སུ་བོད་སྨན་ཕྱུག
ལེན་གནང་དགོས་པ་དང་རིགས་རམ་ཕྲན་ཚོགས་འདྲ་བྲིས་འདུག་པ་དེ...
ནས་བཟུང་སྐད་གྲགས་རིམ་གྱིས་རྒྱས། སྤྱི་ལོ་ 1970 ལོར་མ་ཚབ
དགོངས་ཞུ་དང་ཕྱག་ས་ཡོད་སྒྱུར་ ༄ སྐྱབས་རྗེ་ཁྲི་བྱང་རིན་པོ་ཆེ་སྐུ་གོང
མའི་བཀའ་སློབ་དང་སྨན་ཁང་གི་མར་རྩ་གསོལ་སྤྱུལ་གནང་སྐྱེ་བླ་མའི་
བཀའ་བཞིན་སྨན་ཁང་ཆུང་ངུ་ཞིག་གཉེར། ཁོང་གི་སྐུ་ཞབས་ཆོས་རིང་དབང་
རྒྱལ་མཉམ་པ་དེ་ཡང་སྨན་སྐྱེད་མཁྱེན་ཞིང་གཙོ་བོ་སྨན་སྦྱོར་གནང་གི་...
ཡོད། སྐབས་དེར་ཧ་རམ་ས་ལ་བོད་གཞུང་སྨན་རྩིས་ཁང་དུ་སྨན་པ...
༄ ལྷ་སྨན་འཛམ་གླིང་བགྲེས་ཙམ་ལས་མང་པོ་ཞིག་དགོངས་ཞུས...
རྗེན་དང་། མི་མང་གི་ཐབས་མ་སློབ་འགྲོས་དང་བསྟུན་ཏེ་སྨན་པ་གསར

པ་ཞིག་དགོས་པར་བོད་གཞུང་སྨན་རྩིས་ཁང་གི་འཚོ་འཛིན་སྤྱིའི་
གཙང་མོ་རྗེ་བཙུན་པདྨ་ལགས་དང་སྨན་རྩིས་དབུ་འཛིན་གོ་བོ་བློ་བཟང་
བསྟན་འཛིན་གཉིས་ནས་འཚོ་བྱེད་བློ་བཟང་སྒྲོལ་མ་ནང་མི་དང་བཅས་
པ་ཕྱི་ལོ་ 1972 ལོར་ལྷ་སར་ཆེད་འབོད་གནང་སྟེ་སྨན་པ་གཙོ་བོའི་
མཚན་གནས་དང་སྐུ་བླ་སྨན་པ་ཆེ་རིང་ཁང་རྒྱལ་ལ་སྨན་སྦྱོར་འགན་
འཛིན་བསྐོ་གཞག་གནང་། ཕྱི་ལོ་ 1975 དང་ 1983 ལོར་གཙོས་
ཐེངས་མང་ཨ་རི་དང་ཨོ་སི་ཀྲོ་ལི་ཡ་སོགས་དང་། ཨི་ཏ་ལིའི་རྒྱལ་ས་
ཝེ་ནི་སིར་རྒྱལ་སྤྱིའི་བོད་སྨན་ཚོགས་འདུ་སོགས་ལ་ཕེབས་ཞུགས་
གནང་སྟེ་བོད་སྨན་དྲིལ་བསྒྲགས་དང་ལག་ལེན་གནང་བ་དང་། ཕྱི་ལོ་
1976 ལོར་སྨན་རྩིས་ཁང་ནས་དགོངས་འབྲོལ་བྱུང་བ་ཕྱིར་ལྷ་རམས་
ཡར་གཏན་བཞུགས་ཀྱིས་སྨན་དཔྱད་འགྲོ་དོན་གནང་བཞིན་པ་རེད།
ཁོང་ནི་བོད་ཀྱི་ལྗོངས་མཁས་མཛངས་ཕུན་ཞིང་རྩ་དཔྱད་རིག་པའི་གཙོས་
གསོ་དཔྱད་ལ་ཉམས་མྱོང་ཕུན་སུམ་ཚང་ཚོགས་པ་ཞིག་ཡིན་པ་དང་།
རྒྱ་གར་རྒྱལ་ཡོངས་ཀྱི་བྱུང་སྐད་གྲགས་ཅན་གྱི་ལོ་རྒྱུས་མཚན་ཐོའི་
ནང་དུ་འང་འཁོད་ཡོད་པས་ཟང་སྨན་གྲགས་ཀྱང་འཛམ་གླིང་ནང་ཚོད་ཆ་
ཅང་མཐོ་པོ་ཡོད་པ་རེད། བརྒྱུད་འཛིན་བུ་མོ་པ་སངས་རྒྱལ་མོ་དང་ཆེ་
ཁང་སྒྲོལ་དཀར་གཉིས་ཡོད།།

སྨན་པ་འགྱུར་མེད་ནོར་བུ།

(སྐྱེས་ལས 1973~)

དེ་སྔ་བོད་དུ་སྨན་སྦྱངས་སྦྱོང་བ་དང་། སྔགས་དང་གཏོར་བཅོས···
སོགས་སྨན་སྔགས་ཟུང་འབྲེལ་གནང་མཁན་ཞིག་ཡིན། ཕྱི་ལོ1973
ནས་བཟུང་བལ་ཡུལ་ཤར་ཁུམ་བུའི་སྨན་རྩིས་ཁང་གི་ཡན་ལག་སྨན···
ཁང་གི་སྨན་སྦྱིན་པ་གནང་བཞིན་པ་རེད།།

སྨན་དགེ་བློ་བཟང་ཆོས་འཕེལ།

(སྐྱེས་ལས 1975~)

ཁོང་ནི་ཕག་རི་སྟེང་སྐྱིད་གོ་མི་བརྒྱུད་དུ་ཕྱི་ལོ 1931 ལོར་འཁྲུངས།
དགུང་ལོ ༨ ནས་ཕག་རི་དགོན་གོང་བཀྲིས་ཆོས་གླིང་དུ་ཆོས་ཞུགས་གནང་།
དགུང་ལོ ༢༡ ཐོག་ཕག་རི་སྨན་རྩིས་ཁང་དུ་མཁས་དབང་འཚོ་བྱེད···
དཔལ་ལྡན་རྒྱལ་མཚན་བསྟེན་ནས་སྨན་རྩིས་གཙོས་རིག་གནས···
གསན། 1959 ལོ་རྗེས་འབྲས་ལྗོངས་སུ་ཕེབས་ནས་འཚོ་བྱེད···
མཁས་དབང་དཔལ་ལྡན་རྒྱལ་མཚན་གྱི་ཞབས་ཕྱི་དང་རིག་གནས་མུ
མཐུད་གསན། དེ་རྗེས་ལོ་བཅུས་ཙམ་གྱི་རིང་ལྷ་བྲིས་པ་གནང་བ···
དང་། ཕྱི་ལོ1975 ལོར་ཇས་སྨན་རྩིས་ཁང་དུ་ཕེབས་ཏེ་སྨན་སྦྱོར
ཁང་དུ་རྒྱུན་རིང་ཕྱག་ལས་གནང་། 1981 ལོར་སྨན་རྩིས་ཁང་གི···
རིག་གཞུང་ཉམས་ཞིབ་པ་གནང་མྱོང་ཞིང་ '82 ལོར་སྨན་རྩིས་ཁང···

གེ་བཙོ་བཀྲུ་ཆེ་མོ་ཕྱུག་བསྐུར་ཞབས་ཞུར་འབོད། ཕྱི་ལོ་ 1983 ལོར་ཧ་ས་སྨན་རྩིས་མཐོ་སློབ་ཁང་གི་དགེ་རྒན་བསྐོ་བཞག་དང་འབྲེལ་ཕྱག་ལས་གནང་མུས་བཅས།།

མཁས་དབང་པར་ཞི་ཕུན་ཚོགས་དབང་རྒྱལ་ཆོག་གསོ་རིག་ཆེད་གཉེར་སློབ་ཕྲེང་བ་གཉིས་པ "སྨན་པ་བ་ཀའ་བཙུན་" ཕྱི་ལོ་ 1975 ལོར་ཐོན་གྲགས། (ཡིག་ཚད་སོ་རིམ་ལྷར་བཀོད་པ།)

ཟླ་བ་སྒྲོལ་མ།	ཕྱག་ལས་ 1975~	ཧ་རམ་ས་ལ་སྨན་རྩིས་ཁང་གི་སྨན་པ།
པདྨ་རྡོ་རྗེ།	”	ཨི་ཏ་ནགར་གྱི་སྨན་པ།
ངག་དབང་མཁྱེན་བརྩེ།	”	འབོམ་སྡེ་ལའི་སྨན་པ།
སྐྱིད་འཛོམ་བུ་ཁྲིད།	”	རྡོ་རྗེ་གླིང་སྨན་པ།
ཚེ་རིང་རྡོ་རྗེ།	”	མོན་གྲོ་ཏའི་སྨན་པ།
ཚེ་རིང་ཆོས་སྐྱིད།	”	བལ་ཡུལ་སྨན་པ།
བསོད་ནམས་ལྷ་མོ།	”	སེམ་ལའི་སྨན་པ།

མཁས་དབང་བར་ཞི་ཕུན་ཚོགས་དབང་རྒྱལ་ཏོག་སྨན་རྩིས་ཁང་

གཙེར་སློབ་ཐེངས་གསུམ་པ "སྨན་རྩིས་གཉིས་ལྡན"

སྨན་དང་རྩིས་པ་བཀའ་བཅུ་པ 1977 ལོར་ཐོན་

གྲྭས། (ཡིག་ཚང་སོ་རིམ་སྒྲར་བཀོད་པ།)

པ་སངས་ཡོན་ཏན།	སྐྱག་ལས 1977~	སྨན་རྩིས་མཐོ་སློབ་ཁང་གི་སློབ་སྤྱི།
ཐུ་རྒྱལ་ཚེ་རིང་།	”	སྨན་སྦྱོར་འགན་འཛིན་ལས་རོགས།
ཏ་མགྲིན་ཚེ་དབང་།	”	རྒྱལ་ས་ལྷི་ལོའི་སྨན་པ།
ཚུལ་ཁྲིམས་རྒྱ་མཚོ།	1987~	ལ་དྭགས་སྨན་པ།
བསོད་ནམས་ཚེ་རིང་།	1977~85	རྩིས་ཁང་།
བསོད་ནམས་དབང་འདུས།	1977~87	འབེ་གོབ་སྨན་པ།
གཙུང་ལགས་ཡོན་ཏན།	1977~	ཇས་སྨན་རྩིས་ཁང་གི་སྨན་པ།
པདྨ་དཀྲུངས་འཛོམས།	”	ནལ་རྫོར་སྨན་པ།
དགེ་ལེགས་རྒྱ་མཚོ།	”	བལ་ཡུལ་སྨན་པ།
བ་ཕད་སྐྱབ་སེང་གེ།	”	འབིར་འཁྲོད་བརྟེན་སྨན་པ།

༄ ལྷ་སྨན་སྐུ་བཀྲིས་བསྟན་འཛིན་ཆོས་གྲགས།

(ཕྱག་ལས་ 1980~)

མཁས་དབང་བསྟན་འཛིན་ཆོས་གྲགས་མཆོག་ནི་བོད་དབུས་སྙེ་མོ་གཡག་སྡེ་ཞེས་བྱ་བར་ཡབ་བཀྲིས་ཚེ་རིང་དང་ཡུམ་ ? གཉིས་ཀྱི་སྲས་སུ་ཕྱི་ལོ་ 1923 ལོར་འཁྲུངས། དགུང་ལོ་བཅུ་བདུན་ཐོག་ལྷ་ལྡན་སྨན་རྩིས་ཁང་དུ་ཕེབས་ནས་གསན་བསམ་མཐར་ཕྱིན་གནང་། དགུང་ལོ་ ༣༠ ཐོག་སྨན་པ་ཐོན་ཏེ་ལྷ་ལྡན་སྨན་རྩིས་ཁང་གི་སྨན་གཙོ་རུ་ལོ་བརྒྱད་གནང་། ཕྱི་ལོ་ 1953 ལོར་ཡབ་གཞིས་རྒྱལ་ཡུམ་ཆེན་མོ་དམེ་པའི་ ༄ ལྷ་སྨན་མཛད། 1956~59 བར་ ༄ གོང་ས་སྐྱབས་མགོན་རིན་པོ་ཆེ་སྐུ་ཕྲེང་བཅུ་བཞི་པ་ཆེན་པོའི་ ༄ ལྷ་སྨན་བཀོ་འཛར་གནང་བ་ལྟར་མཛད་འཁུར་བཞེས། ཕྱི་ལོ་ 1959 ལོར་བོད་རྒྱ་མིས་བཙན་འཛུལ་སྐབས་བོད་དུ་ལུས་རྗེས་རྒྱ་དམར་གྱི་བཙོན་ཁང་ནང་ལོ་བཅུ་བདུན་བཞུགས། 1980 ཟླ་ 12 པའི་ནང་རྒྱ་གར་དུ་ཕེབས་ཏེ་མོ་དེ་གར་ ༄ ལྷ་སྨན་བཀྲིས་པ་བཀོ་བཞག་སྩལ། 1982 ལོའི་ནང་འཕགས་ཡུལ་ཧ་རམ་ས་ལ་སྨན་རྩིས་ཁང་དུ་བཙོ་བཀྲུ་ཆེན་མོའི་ཕྱག་བཞེས་བསྐྱར་གནང་མཛད། '43 ཟླ་ 7 པའི་ནང་ཨ་རི་ཡིའི་རྒྱལ་ས་ཤེ་ནེ་སིར་རྒྱལ་སྐྱོར་བོད་སྨན་ཚོགས་འདུར་ཕེབས་པ་སོགས་ཕྱི་རྒྱལ་ཡུལ་གྲང་དུ་མར་བོད་སྨན་དྲིལ་བསྒྲན་དང་གསོ་བཅོས་ཀྱི་

མཛད་པ་ཆེ་ཞིང་ད་ལྟ་ ༧ ཐ་སྨན་བགྲེས་པ་དང་བོད་གཞུང་སྨན་རྩིས་……
ཁང་གི་སྨན་པ་གཙོ་བོའི་མཚན་གནས་བཞེས་བཞིན་པ་བཅས་སོ།།

སྨན་པ་བསྟན་འཛིན་ནོར་རྒྱལ།

(ཕྱག་ལས་ 1981~)

ཁོང་ནི་ལྷ་ལྡན་སྨན་རྩིས་ཁང་དུ་སློབ་སྦྱོང་གནང་ ཞིང་། དེ་རྗེས་ལྷ་ས་སྨན་རྩིས་ཁང་གི་སྨན་སྦྱོར་ཁང་གི་འགན་འཛིན་གནང་བ་དང་། ཕྱི་ལོ་ 1981 ལོར་ཇ་རམ་ས་ལར་ཞབས་འཁྱོར་ཁྲིམས་ཇ་རམ་ས་ལ་…སྨན་རྩིས་ཁང་གི་སྤྱི་ཚན་སྨན་སྦྱོར་ཁང་གི་འགན་འཛིན་གནང་……བཞིན་པ་རེད།

སྨན་པ་རིག་འཛིན་དབང་ཕྱུག །

(ཕྱག་ལས་ 1982~)

སྟོད་མངའ་རིས་ཡག་ར་ནས་ཡིན་ཞིང་བོད་དུ་སྨན་སྦྱངས་རྗེས་ཕྱི་ལོ་ 1982 ལོ་ནས་བཟུང་རྒྱ་གར་ཤར་ཕྱོགས་ཨོ་རི་ས་གཞིས་ཆར་…སྨན་རྩིས་ཁང་གི་ཡན་ལག་སྨན་ཁང་གི་སྨན་སྦྱིན་པ་གནང་བཞིན་ནོ།།

སྨན་པ་ཐུབ་བསྟན་ཆོས་འབྱོར།

(ཕྱག་ལས 1982~88)

སྤྱི་ལོ་ 1982 ནས་བཟུང་ཧྲེན་སུར་གཞིས་ཆགས་སུ་སྨན་རྩིས་ཁང་གི་ཡན་ལག་སྨན་རྩིས་ཁང་གི་སྨན་སྦྱིན་པ་གནང་བཞིན་པ་རེད།།

༄ ལྷ་སྨན་སྐུ་གཞོན་བློ་བཟང་དབང་རྒྱལ།

(ཕྱག་ལས 1983~)

ཁོང་ནི་སྤྱི་ལོ་ 1922 ལོར་ལྷ་སའི་བྱང་ཕྱོགས་འཕྱོངས་རྒྱས་ཞེས་པར་པ་སྤུར་བུ་ཇོ་ཇོ་དང་མ་ཆེ་རིང་དཔལ་མོའི་སྲས་སུ་འཁྲུངས། དགུང་ལོ་ ༡༣ ཐོག་བཀྲིས་བདེ་ཆེན་དགོན་དུ་ཆོས་ཞུགས་གནང་། དགུང་ལོ་ ༢༡ ཐོག་སྨན་རྩིས་ཁང་དུ་ཕེབས་ཏེ་སྨན་རྩིས་སློབ་སྦྱོང་གནང་། སྤྱི་ལོ་ 1947 ལོར་སློབ་སྦྱོང་མཐར་སོན་ཏེ་ 1954 བར་སྨན་རྩིས་ལྷ་སྨན་མཁྱེན་རབ་ནོར་བུའི་ལྷན་དུ་ཉམས་སྦྱོང་དང་ཞབས་ཕྱི་ཞུས། ཕྱི་ལོ་ 1959 ལོ་ནས་ཕྱི་ལོ་ 1973 བར་རྒྱ་དམར་གྱི་བཙོན་ཁང་ནང་དུ་བཞུགས་དགོས་བྱུང་། 1973 ལོར་བཙོན་ནས་མཐར་རྗེས་ 1982 བར་རྒྱ་མིའི་སྨན་ཁང་དུ་སྨན་པའི་ལས་འགན་གནང་བ་དང་། 1983 ལོར་འཕགས་ཡུལ་དུ་ཕེབས་ཐུབ་ཅིང་། ལོ་དེར་ ༄ རྒྱལ་བའི་ལྷ་སྨན་གཞོན་པར་བསྐོ་བཞག་གནང་སྟེ་ད་ལྟ་མཛད་འགན་བཞེས་མུས་ལགས་སོ།།

སྨན་པ་འགྱུར་མེད་རྡོ་རྗེ།

(ཕྱག་ལས་ 1984~)

སྤྱོད་མངའ་རིས་ནས་ཡིན་ཞིང་ཕྱི་ལོ་ 1984 ལོ་ནས་བཟུང་སྨན་རྩིས་ཁང་གི་ཕྱོག་ར་བྲམས་པ་སློང་གི་སྨན་ཆབ་ཀྱི་ལས་འགན་ཞུ་བཞིན་པ་རེད།

སྨན་པ་དགེ་འདུན་ཕུན་ཚོགས།

(ཕྱག་ལས་ 1985~)

བོད་ཨ་མདོ་རྔ་བ་ཁུལ་སྨན་རྩིས་ཁང་དུ་སློབ་སྦྱོང་གནང་རྗེས་ཕྱི་ལོ་ 1985 ལོར་ཧ་རམས་པ་ལར་ཐེབས་ཏེ་ད་ལྟ་སྨན་རྩིས་ཁང་དུ་ཕྱག་ལས་ཞུ་བཞིན་པ་རེད།

འཚོ་བྱེད་ཀུན་དགའ་འགྱུར་མེད།

(ཕྱག་ལས་ 1986~)

མཁས་དབང་འཚོ་བྱེད་རིག་འཛིན་ལྷུན་གྲུབ་དཔལ་འབྱོར་གྱི་སྲས་ཡིན་ཞིང་། ཆུང་དུས་སྨན་རྩིས་ལ་སྦྱངས་ཏེ་ཕྱག་ལེན་གནང་། རིག་གནས་གསར་བརྗེའི་རྗེས་སུའང་སྨན་ཁང་ཕྱག་ལས་མུ་མཐུད་གནང་མུར་ཕྱི་ལོ་ 1986 ལོར་འཕགས་ཡུལ་སྨན་རྩིས་ཁང་དུ་ཐེབས་ཤིང་། ད་ལྟ་རྒྱ་གར་རྒྱལ་ས་ལྡི་ལིར་སྨན་སྦྱིན་པ་གནང་མུས་སོ།།

རོང་བྱམས་ཆེན་སྨན་རྩིས་པ་བློ་བཟང་ཚུལ་ཁྲིམས།

(ཕྱག་ལས 1986~)

རོང་རིན་སྤུངས་སུ་ཡབ་སྨན་པ་མང་ཐོས་དང་ཡུམ་སྒྲོལ་བཟང་ཆོས་སྒྲོན་གྱི་སྲས་སུ་འཁྲུངས། དང་ཐོག་རོང་བྱམས་ཆེན་དུ་ཆོས་ཞུགས་གནང་ཞིང་ལོ་ ༡༨ ཐོག་ལྷུགས་པོ་རིར་སྨན་གསན། དེ་རྗེས་ཞག་རོང་ཤར་འཚོ་བྱེད་རིག་འཛིན་ལྷུན་གྲུབ་དཔལ་འབྱོར་བསྟེན་ནས་སྨན་གསན། སྟོད་མངའ་རིས་སྒར་དགོན་གྱི་བླ་སྨན་སོགས་གནང་། དེ་རྗེས་རིག་གནས་གསར་བརྗེའི་རྗེས་སུ་ལྷས་སྨན་རྩིས་ཁང་དུ་སྨན་སྦྱིན་པའི་ཕྱག་ལས་གནང་། 1986 ལོར་འཕགས་ཡུལ་ཇ་རྩིས་ལ་སྨན་རྩིས་ཁང་དུ་ཕེབས་རྗེས་སྨན་སྦྱིན་པའི་ཕྱག་ལས་གནང་བཞིན་པ་རེད།།

སྨན་པ་མིག་དམར།

(ཕྱག་ལས 1986~)

དེ་སྔ་བོད་དུ་སྨན་རྩིས་ཁང་དུ་སྨན་གསན་རྗེས་རྒྱ་གར་ མ་སུ་རིར་སྒར་གྱི་སྨན་སྦྱིན་པ་གནང་། 1986 ལོ་ནས་བཟུང་ཌེ་ར་ཌུན་སྨན་རྩིས་ཁང་གི་ཡན་ལག་སྨན་ཁང་གི་སྨན་པ་གནང་བཞིན་པ་རེད།།

༄། སྨན་དགེ་པ་སངས་ཡོན་ཏན། སྨན་དགེ་བློ་བཟང་ཆོས་
འཕེལ་སྲི…………………རིག་བོད་སྨན་ཆེད་
གཅེར་སློབ་ཕེབ་ལྷ་པ་ཕྱི་ལོ་ 1986 ལོར་སྨན་པ་
བཀའ་བཅུ་པ་ཐོན་གྲས།
(ཡིག་ཚད་གོ་རིམ་ལྟར་བཀོད་པ།)

མིང་	ཐུགས་ལས་	མིང་	ཐུགས་ལས་
ཉམ་རྒྱལ། °	1987	བསྟན་འཛིན་ཆོས་འཕེལ།	1987
སྤེན་པ། °	”	ཟླ་བ་ཆོས་སྒྲོན།	”
རྡོ་རྗེ་རབ་བརྟན། °	”	ནོར་བུ་རྒྱལ་མཚན།	”
ཐུབ་བསྟན་ཆོས་སྐྱིད། °	”	བྱམས་པ་མཁས་གྲུབ།	”
ཚེ་རིང་བཀྲ་ཤིས། °	”	བློ་བཟང་ཚུལ་ཁྲིམས།	”
ཟླ་བ་ཚེ་རིང་། °	”	བསྟན་འཛིན་སྐྱིད་པ།	”
བློ་བཟང་བཟོད་པ། °	”	ཡེ་ཤེས་རྡོ་རྗེ།	”
དབྱངས་ཅན་མཚོ། °	1987~88	སྐྱིད་འཛོམས།	”
ཐོགས་མེད་དཔལ་འབྱོར།	1987	དབྱངས་ཅན།	”
རྟ་མགྲིན་སྲི་ཐར།	”	ཐུབ་བསྟན་རྒྱལ་མཚན་	
བློ་བཟང་ཆོས་འབྱོར།	”	རིན་པོ་ཆེ།	”

ཕུར་བུ་སྒྲོལ་མ།	1987	ཚེ་དབང་དགྲ་འདུལ།	1987
བསྟན་འཛིན་ནོར་བུ།	”	བསྟན་པ་ཆོས་འཕེལ།	”
པ་སངས་ལྷ་མོ།	”	ཡོན་ཏན་རྒྱ་མཚོ།	”
ཀརྨ་སྒྲོལ་མ།	”	བསྟན་འཛིན་བདེ་སྐྱིད།	”
ཕུན་བསྟན་ཚེ་རིང་།	”	བཀྲིས་དབང་འདུས།	”

◎ རྟགས་ཅན་རྣམས་ནས་སྨན་གཞུང་རྒྱུད་གསུམ་ངོ་རྒྱུགས་ཕུལ།

༄། སྨན་དགེ་པ་སངས་ཡོན་ཏན། སྨན་དགེ་བློ་བཟང་ཆོས་འཕེལ་
------------- གྱི་ འོག་བོད་སྨན་ཆེད་གཉེར་སློབ་ཕྲེངས་
དྲུག་པ་ཕྱི་ལོ་ 1987 ལོར་སྨན་པ་བཀའ་བཅུ་པ་ཐོན་གྲས།
དེབ་འདིར་མཇུག་བསྡོམས་སྐབས་ཡིག་ཚང་གི་ཨང་རིམ་མ་ཐོན་པས་མིང་གཞུང་མ་དེབ་
ཕྱར་བཀོད།

མིང་	ཕྱག་ལས་	མིང་	ཕྱག་ལས་
འཇིཾ་དབྱངས་བཀྲིས།	1988	ཆོས་དབྱིངས་ཕུན་ཚོགས།	1988
བྱང་ཆུབ་སྒྲོལ་མ།	”	ཆོས་སྒྲོན་སྐྱིད་འཛོམས།	”
བློ་བཟང་དོན་གྲུབ།	”	ལྷག་པ་བུ་ཁྲིད།◎	”

རྡོ་རྗེ་ཆོས་བརྟན།◎	1988	བསྟན་འཛིན་གྲགས་པ།◎	1988
བསྟན་འཛིན་དོན་གྲུབ།	”	བསྟན་འཛིན་སྙིང་འཛོམས།◎	”
ཀུན་བཟང་སྒྲོལ་མ།	”	རྡོ་རྗེ་དགྲ་འདུལ།◎	”
ཉི་མ་ཚེ་རིང་།	”	ཚེ་བརྟན་རྣམ་རྒྱལ།	”
བློ་བཟང་བསྟན་པ།	”	བློ་བཟང་ཆོས་དར།	”
ཉི་མ་གཡུ་སྒྲོན།	”	ཡེ་ཤེས་མཁའ་འགྲོ།	”

◎ རྟགས་ཅན་འདི་རྣམས་ནས་སྨན་གཞུང་རྒྱུད་གསུམ་སོགས་དགེ་རྒྱུགས་ཕུལ།

གཞན་ཡང་སྨན་པ་ཕྱིར་བཞུགས་མཁས་པ་ཨེ་ཏི་ཡེ་རུ་ག་ཅན་བཞུར་མཁས་དབང་ནམ་མཁའི་ནོར་བུ་རིན་པོ་ཆེ་ནི། མདོ་ཁམས་སྤོ་བོ་ལྷང་རིའི་ཉེ་འགྲམ་ས་དགེ་འདུག་ཅེས་པའི་གྲོང་གསེབ་རྒྱུད་དུ་ཞིག་གི་ཁྱིམ་ཚང་ནང་ཡབ་སྒྲོལ་མ་ཚེ་རིང་དང་། ཡུམ་ཡེ་ཤེས་ཆོས་སྒྲོན་གཉིས་ཀྱི་སྲས་སུ་ཕྱི་ལོ་ 1938 ས་སྟག་ཟླ་བ་བཅུ་པའི་ཚེས་བརྒྱད་ལ་སྐུ་འཁྲུངས། ཁོང་ནི་ཨ་འཛོམས་འབྲུག་པ་རིན་པོ་ཆེ་འགྲོ་འདུལ་དཔའ་བོ་རྡོ་རྗེའི་ (1842 ~ 1924) སྐུ་སྐྱེར་ངོས་འཛིན་གནང་། སྐུ་ཆུང་དུའི་དུས་ནས་ཞང་པོ་མཁྱེན་བརྩེའི་ཡང་སྲིད་རིན་པོ་ཆེ་འཇམ་དབྱངས་ཆོས་ཀྱི་དབང་ཕྱུག (1910~ 1963) ཡབ་སྲས་དང་ཁྲུ

བོ་རྟོགས་ལྡན་ཨོ་རྒྱན་བསྟན་འཛིན། གནས་རྒྱུ་མཆོག་སྤྲུལ་པ་རིན་པོ་ཆེ་འཇམ་དབྱངས་བློ་གྲོས་རྒྱ་མཚོ (1902 ~ 1952)། མཁན་རིན་པོ་ཆེ་དཔལ་ལྡན་ཚུལ་ཁྲིམས་རིན་པོ་ཆེ (1906 ~)། མཁན་རིན་པོ་ཆེ་མཁྱེན་རབ་ཆོས་ཀྱི་འོད་ཟེར (1901 ~) ལ་སོགས་པ་དགེ་བའི་བཤེས་གཉེན་དུ་མའི་ཞབས་ལ་བསྟེན་ཏེ་གསང་ཆེན་རྙིང་མའི་རྫོགས་པ་ཆེན་པོའི་ཆོས་སྐོར་མཐའ་དག་དང་། དཔལ་ས་སྐྱ་པའི་ཟབ་ཆོས་ལམ་འབྲས་ལ་སོགས་པ་ནང་དོན་རིག་པ་དང་། གསོ་རྩིས་ལ་སོགས་པ་རིག་གནས་མཐའ་དག་ལ་གསན་བསམ་རྒྱ་ཆེར་མཛད། དགུང་ལོ་ཉེ་ཤུ་པར་རྒྱ་གར་འབྲས་ལྗོངས་སུ་ཕེབས་ཤིང་། 1960 ལོར་ཨི་ཏ་ལིར་གདན་ཞུ་གནང་བ་ལྟར་ཕེབས་ནས་མཁས་དབང་ཏུག་ཅི་ལགས་ཀྱི་ཤེས་རིག་གཞུང་། 1963 ནས་ན་པོལ་མཐོ་རིམ་སློབ་གྲྭ་ནས་ཆེད་དུ་གདན་ཞུ་ལྟར་ཕེབས་ཏེ་བོད་ཀྱི་ཤེས་རིག་ཅམས་ཞིབ་གཏང་མང་བ་གནང་བ་དང་། རྫོགས་ཆེན་འདུས་སྡེ[༡༢༠] ཚོགས་ནས་ཆོས་ཀྱི་མཛད་པ་སྐྱོང་བཞིན་པར་བཞུགས། རིན་པོ་ཆེ་ཉིད་ཀྱིས་མཛད་པའི "བོད་སྨན་སྐབས་བདེར་སྤྱོད་ཚོག་པའི་ཉམས་ཡིག་དངུལ་དཀར་མེ་ལོང་།" སོགས་མཛད་དོ།།

བལ་ཡུལ་དུ་འཚོ་གླིང་ཀུན་བཟང་ཕན་ཐོག (ཀ་ཀུ་ཨེམ་རྗེ་ཟེར)

ལགས་ནས་ལྷ་མོ་ནས་བལ་རྒྱལ་ཀ་ཐ་མན་གྲུར་བོད་སྨན་ཁང་·····
བཙུགས་ཏེ་སྨན་སྦྱིན་དང་ཞབས་ཕྱིལ་ཤུགས་ཆེ་གནང་བཞིན་པ་རེད།

འཚོ་བྱེད་སྐུ་ཞབས་དབང་ལགས་ (སྨམ་དབང་ཡར་རྫེར) ནི་རྡོ་རྗེ་གླིང་དུ་གཏན་བཞུགས་ཀྱིས་སྨན་སྨྱུང་འགྲོ་དོན་གནང་བཞིན་པའི་ཐོག་སྐྱིད་ཐོག་ཉམས་ལེན་སོགས་སྤྲས་པའི་མཁས་དབང་འགྲན་བྲལ་བཞུགས།།

གཞན་ཡང་སྨན་པ་བློ་བཟང་རབ་རྒྱས་ (བོད་སྨན་ཐོག Ph.D) ལགས་དང་། འཚོ་བྱེད་བློ་བཟང་སྒྲོལ་མའི་བུ་པ་སངས་རྒྱལ་མོ་དང་ཚེ་དབང་སྒྲོལ་དཀར། ཨ་རིར་བཞུགས་པ་ཁམས་སྨ་པ་བློ་བྲང་ཀུན་བཟང་། འབྲུག་རྟོ་བྲག་མཁར་རྒྱུ་ཨེམ་ཧེ། སྨན་པ་ཆོས་གྲགས་རྒྱ་མཚོ། སྨན་པ་པདྨ་ཤེས་རབ། སྨན་པ་གྲུ་ཆུང་། སྨན་པ་བསོད་ནམས་རིན་ཆེན། སྨན་པ་བསྟན་འཛིན། འབྲུང་གསར་སྨན་པ་ནམ་མཁའ་རྡོ་རྗེ། སྨན་པ་རྒྱལ་མཚན། སྨན་པ་ནོར་རྒྱས་ཚེ་རིང་། གྲོ་ཕུག་རིན་པོ་ཆེ། སྟག་ལྷ་དབང་འདུས། འཆི་མེད་རིག་འཛིན། འབྲུག་རྒྱ་མཁར་དེ་ལ་ཉི་ཨེམ་ཧེ་སོགས་བྱེས་འབྱོར་བོད་མི་འདུས་སྡོད་ནང་མང་བར་བཞུགས།།

རྒྱ་གར་བྱང་ཕྱོགས་ལ་དྭགས་ཀྱི་ལྷ་རྗེ་མཁས་པ་བློ་རེ་ནོ་ནོ་ཚེ་རིང་དཔལ་འབྱོར། རྒྱ་གར་གཞུང་འཕྱོད་བསྟེན་ལྷན་ཁང་གི་སྤྱོད་མིན་པའི་སྨན་གྱི་སྤྱི་ཚོགས་ཀྱི་བོད་སྨན་ཉམས་ཞིབ་པ་ལྷ་རྗེ་འབྱུར་མེད་དྷཾ་རྒྱལ། སྨན་པ་ཧ་རུ་ནམ་རྒྱལ། ལ་དྭགས་ཚེས་རྒྱལ་གྱི་བླ་སྨན་བརྒྱུད་འཛིན་ལྷ་རྗེ་བསོད་ནམས་རྡོ་རྗེ་ལ་སོགས་པ་སྨན་པ་བརྒྱ་ཕྲག་གཅིག་ལྷག་བཞུགས།།

རྒྱ་གར་འབྲས་ལྗོངས་མངའ་སྡེའི་བོད་སྨན་སྤྱི་ཚོགས་ཀྱི་འཚོ་བྱེད་བསྟན་འགྲུས་རྒྱ་མཚོ། དེ་བཞིན་དུ་གངས་ལྗོངས་བོད་ཀྱི་སྨན་ཁང་གི་འཚོ་བྱེད་རྡོ་བྲག་ཨེམ་རྗེ་བཀྲིས་རྣམ་རྒྱལ་ལ་སོགས་པ་མང་དག་བཞུགས་པ་དང་།

རྒྱ་གར་ཧི་མ་ཅལ་མངའ་སྡེའི་ - HIMALAYAN TIBETAN AYURVEDIC SCHOOL - འཚོ་བྱེད་བཀྲིས་མགོན་པོ་དང་། བྱུ་ཝུའི་འཚོ་བྱེད་སངས་རྒྱས་ཚེས་འཕེལ། (ཕག་རི་སྨན་རྩིས་ཁང་གི་སྨན་དགེ་དཔལ་ལྷ་ནུབ་ཀྱི་སློབ་མ་དང་ལྷས་སྨན་རྩིས་ཁང་ནས་རྒྱུགས་ཐོན)
རྒྱལ་མཚན
སོགས་ཕྱི་ནང་མི་རིགས་བོད་སྨན་མཁྱེན་ཚད་ལྡན་པ་མང་བར་བཞུགས་ཀྱང་འདིར་དེ་ཙམ་ལ་གསལ་སོ།། །།

སྨར་སྨྲས་པ།

འདི་ནི་ལུང་···དང་རིགས་པས་རབ་སྦྱོད་ཅིང་།
ཕྱོགས་ཞེན་འཛོག་བློའི་དྲི་མས་མ་གོས་པར།
དྲི་ཅན་ཟླ་མ་རྣམ···གཉིས་པ་གྲིན་གྱིས།
བློ་ལྡན་དགྱེས་པའི་མཆོད་སྤྲིན་འདི་ཉིད་བྲིས།
སྔོན་རབས་ལོ་རྒྱུས་རྐན་མོའི་ལན་བུ་ལ།
གསར་བྱུང་གཏམ་གྱི་ཨུཏྤལ་རྒྱན་བཀོད་པ།
ཆོས་མིན་ཆོས་པར་རེ་བམ་ལགས་ཏེ།
ལམ་འདི་བོ་བོར་གོ···སྐལ་བབས་ཕྱིར་ལན།
བསྐལ་བའི་མི་དང་འབྱོར་པའི་མཐུན་དང་།
བགྲོས་ཀྱི་བདུད་རྩི་ལ་སོགས་དགོན་སྤྱུར་མེད།
བོད་མིའི་རིགས་སུ་སྐྱེས་པའི་ལར་རྒྱ་ཡིས།
རིག་གནས་འདི་ཡི་བྱུང་བ་བཀོད་པ་ཡིན།
འདི་ལ་བརྟེན་པའི་དཀར་པོ་དགེ་བའི་མཐུ།
གངས་མཆིས་གངས་ཅན་སྐྱེ་འགྲོའི་མགོན་གཅིག་པུ།
ཕྱག་ན་པདྨོའི་སྐུ་ཚེ་བརྟན་པ་དང་།
སྨན་རྩིས་བསྟན་པ་ཕྱོགས་བརྒྱར་རྒྱས་པར་སྨོན།
སྨན་བླ་དྲང་སྲོང་རྒྱལ་བའི་བདེན་སྟོབས་དང་།

སྨན་སྲུང་དམ་ཅན་རྒྱ་མཚོའི་འཕྲིན་ལས་ཀྱིས།
ཆོས་ལྡན་ཞིང་དུ་རྫོགས་ལྡན་གཞོན་ནུའི་དཔལ།
སྒྱུར་དུ་འཆར་བའི་གཡར་དམ་མ་གཡེལ་མཛོད།།

སརྦ་མངྒ་ལཾ།

མཆན་འགྲེལ།

༡ སླམ་དམ་པ་བསོད་ནམས་རྒྱལ་མཚན་གྱིས་མཛད་པའི་"རྒྱལ་རབས་རྣམས་ཀྱི་བྱུང་ཚུལ་གསལ་བའི་མེ་ལོང་ཆོས་འབྱུང་" མི་རིགས་དཔེ་སྐྲུན་ཁང་ ༡༩༨༡ ཤོག་གྲངས་ ༢༠ ནང་"ལྷ་དེ་གུང་རྒྱལ་དུ་གྲགས་སོ།། སྔོན་པོ་ནི་རྡུ་ལས་སྐྱེས་ཀྱིས་སོ། རྒྱལ་སྔོན་འདི་གཉིས་ཀྱི་དུས་སུ་གཡུང་དྲུང་བོན་བྱུང་སྟེ། སྟོན་པ་ག་ཞེར་རབ་མི་བོ་བུ་བ་སྟག་གཟིག་འོལ་མོ་ལུང་རིངས་སུ་སྐུ་འཁྲུངས། ཞེས་གསལ་བ་དང་། (འདིའི་བཏུས་མིང་"རྒྱལ་རབས་གསལ་མེ་ཞེས་འགོད་རྒྱུ།)

ཁྱུང་དཀར་སྒྲོན་བཟང་ཕྱུན་ལས་ཀྱིས་མཛད་པའི་" བོད་ཀྱི་ཆོས་སྲིད་ཟུང་འབྲེལ་སྐོར་བཤད་པ་" བོད་ཀྱི་དཔེ་མཛོད་ཁང་ ༡༩༨༡ ཤོག་གྲངས་བ་ ༢༦ ནང་གསལ་བ་མི་དང་ཕྱོགས་བདུ་གསུངས་འདུག

ཡང་སྨན་རི་སློབ་ཟུར་དཔོན་སློབ་བསྟན་འཛིན་རྣམ་དག་གིས་མཛད་པའི་ "སངས་རྒྱས་ཀྱི་བསྟན་རྩིས་ངོ་མཚར་ནོར་བུའི་ཕྲེང་བ་"(ཀཱ་ཤྲཱི་པར་མ་ ༡༩༦༡) (འདི་རྗེས་སུ་བཏུས་མིང་ནོར་བུའི་ཕྲེང་བ་ཞེས་འགོད་རྒྱུ།) ཞེས་པའི་ཤོག་གྲངས་ ༢༩ : ༡༦ ནང་ "འགྲོ་བ་རང་མཐུན་ཆ་ལུགས་སུ།། མངོན་པར་བསྟམས་པ་ཕྱིན་གྱི་ཡོ།། ༡༢/༡༣ ཞེས་གསལ་བ་ལྟར་མི་འདྲ་བ་ཡོད་དོ།།

༢ སྨན་རི་སློབ་ཟུར་དཔོན་སློབ་བསྟན་འཛིན་རྣམ་དག་གིས་མཛད་པའི་ "སྔ་རབས་བོད་ཀྱི་ལྟང་བརྗོད་པའི་འབེལ་གཏམ་ལུང་གི་སྙིང་པོ། " (འདི་རྗེས་སུ་འབེལ་གཏམ་ལུང་གི་སྙིང་པོ་ཞེས་འགོད་རྒྱུ།) ཤོག་གྲངས་ ༡༢༥ : ༡༩ ནང་གསལ།

༣ གོང་གསལ་མཚན་ཡང་གཉིས་པའི་ཤོག་གྲངས་ ༣༩ : ༤ དང་། ནམ་མཁའ་བའི་ནོར་བུ་རིན་པོ་ཆེས་མཛད་པའི་" གཟི་ཡི་ཕྲེང་བ། " བོད་ཀྱི་དཔེ་མཛོད་ཁང་། རྡ་རམ་ས་ལ་ ༡༩༨༡ ཤོག་གྲངས་ ༡༩ : ༤ ནང་གསལ།

༤ དོན་དམ་སྨྲ་བའི་སེང་གེས་མཛད་པའི་" བཤད་མཛོད་ཡིད་བཞིན་ནོར་བུ། "

(འདི་རྩོམ་བསྡུས་མིང་བཤད་མཛོད་ཅེས་འགོད་རྒྱུ་) ཀུན་བཟང་སྟོབས་རྒྱལ་གྱི་སྡེ་ལེ་ཕར་

གསར། ༡༩༨༦ ལོའི་ཤོག་ལྡེབ་ ༥༣ ལེའུ་ ༣ སྐབས་སོ་གཉིས་/ཞི། ཤར་གསལ།

༤ རྗོ་བོ་རྒྱུན་གྲུབ་བཀྲ་ཤིས་ཀྱིས་མཛད་ཅིང་དར་མོ་སྨན་རམ་པ་བློ་བཟང་ཆོས་གྲགས་ཀྱིས་ཞུ་སྒྲིག་མཛད་པའི་"རྗེ་བཙུན་གཡུ་ཐོག་ཡོན་ཏན་མགོན་པོ་སྙིང་མའི་རྣམ་པར་ཐར་པ་བཀའ་རྒྱ་མ་གཟི་བརྗིད་དཔའ་བོ་ཆེའི་གཏེར་མཛོད་"(འདི་རྩོམ་བསྡུས་མིང་གཡུ་སྙིང་གསུང་རྣམ་ཞེས་འགོད་རྒྱུ།) མི་རིགས་དཔེ་སྐྲུན་ཁང་ ༡༩༨༢ ཤོག་གྲངས་ ༥༣:༡༠ ནང་གསལ།

༥ "འཕེལ་གཏམ་ལུང་གི་སྙིང་པོ་" ཤོག་གྲངས་ ༤༧/༤༤ བར་ནང་གསལ།

༦ མཁས་དབང་དགེ་འདུན་ཆོས་འཕེལ་གྱིས་མཛད་པའི་"བོད་ཆེན་པོའི་སྲིད་ལུགས་དང་འབྲེལ་བའི་རྒྱལ་རབས་དེབ་ཐེར་དཀར་པོ་"(རྫ་སར་ཤེས་རིག་པར་ཁང་ ༡༩༩༠)ཤོག་གྲངས་ ༢༡:༡༡ ནས་ ༢༥:༦ བར་ནང་གསལ།

༧ "གཡུ་སྙིང་གསུང་རྣམ་" ཤོག་གྲངས་ ༥༡/༥༣ ནང་གསལ། ཡང་བྱམས་པ་ཕྲིན་ལས་ཀྱིས་མཛད་པའི་"བོད་ཀྱི་གསོ་བ་རིག་པའི་བྱུང་ཚུལ་དང་འཕེལ་རྒྱས་སྐོར་གྱི་ལོ་རྒྱུས་རགས་བསྡུས་"(རྡུམ་པར་ ༡༩༩༦) ཞེས་པའི་ཤོག་གྲངས་ ༣ ནང་། སྨན་པ་གཉིས་བོད་དུ་ལོ་ཉེར་བཞི་བཞུགས་ཞེས་གསལ་བ་ཁས་ལེན་གང་ལ་བརྟེན་མ་གསལ་བས་དཔྱད་དོ།།

༨ སྐྱབས་རྗེ་བདུད་འཇོམས་རིན་པོ་ཆེ་འཇིགས་བྲལ་ཡེ་ཤེས་རྡོ་རྗེས་མཛད་པའི་"གངས་ཅན་བོད་ཆེན་པོའི་རྒྱལ་རབས་བསྡུས་གསལ་དུ་བཀོད་པ་སྔོན་མེད་དུངས་ཤེལ་འཕྲུལ་གྱི་མེ་ལོང་"(རྫ་སར་ཤེས་རིག་དཔར་ཁང་ ༡༩༩༣) ཤོག་གྲངས་ ༣༣:༣ ནང་གསལ། ཡང་རྒྱལ་རབས་"གསལ་བའི་མེ" ཤོག་གྲངས་ ༥༡:༡༠ ནང་གསལ་བ་དང་། ཕོང་ས་ལྷ་ང་ཆེན་པོས་མཛད་པའི་"གངས་ཅན་ཡུལ་གྱིས་ལ་སྤྱོད་པའི་མཐོ་རིས་ཀྱི་རྒྱལ་བློན་གཙོ་བོར་བརྗོད་པའི་དེབ་ཐེར་རྫོགས་ལྡན་གཞོན་ནུའི་དགའ་སྟོན་དཔྱིད་ཀྱི་རྒྱལ་མོའི་གླུ་དབྱངས་"(རྩོམ་སྒྲུབ་བསྡུས་མིང་རྫོགས་ལྡན་གཞོན་ནུའི་དགའ་སྟོན་ཞེས་འགོད་རྒྱུ།) རྫ་སར་ཤེས་རིག་

པར་ཁང་ ༡༩༥༡ ཤོག་གྲངས་ ༡༩ : ༡༩ ནང་གསལ།

༡༠ " རྒྱལ་རབས་གསལ་བའི་མེ་ " ཤོག་གྲངས་ ༨༡ : ༡༢ ནང་གསལ་བ་དང་། ཆོས་པ་གཞུང་དགའ་རྡོ་རྗེས་བརྒྱ་མས་ལེར་དུང་དཀར་བློ་བཟང་ཕྲིན་ལས་ཀྱིས་… མཆན་འགྲེལ་བཀོད་པ " དེབ་ཐེར་དམར་པོ་རྣམས་ཀྱི་དང་པོ་ཧུ་ལན་དེབ་ཐེར་འདི… བཞུགས་སོ། " (མི་རིགས་དཔེ་སྐྲུན་ཁང་ ༡༩༨༡) ཤོག་གྲངས་ ༣༥ : ༣ ནང་གསལ།

༡༡ ཏ་ཟིག་གམ་སྟག་གཟིག་ཅེས་པ་ནི་ " པར་སི་ཡ་ " ཞེས་པའི་ཡུལ་གྱི་སྐད་འགྱུར་ནས་པར་སིག་དང་། དེ་ནས་སྟག་གཟིག་སོགས་སུ་འགྱུར་བ་དང་། ཡང་ཏ་ཟིག་ནི་ཏན་ཞེས་པའི་ལུང་པའི་སྐད་ཟུར་ཉམས་ཏེ་སྟག་གཟིག་ཚེས་གོ་བ་ཡོད་པར་བརྩིས་པར་སེམས། ཡང་སྟག་གཟིག་ཁྲོམ་ཞེས་པའི་ཁྲོམ་ནི་ Dr. Christopher I. Beckwith, <u>The introduction of Greek medicine into Tibet in the Seventh and Eighth Centuries</u>, <u>Journal of the American Oriental Society</u>, Vol. 99 P. 300.

(རྗེས་སུ་བསྡུས་མིང་ C.I. Beckwith རྩོམ་བཀོད་རྒྱུ།) ཁོང་ལྟར་ན་ཁྲོམ་ནི <u>Eastern Roman, Byzantine Empire</u>. ཡིན་པར་གསུངས། ཡང་མཁས་དབང་ཞྭ་སྒབ་པ་དབང་ཕྱུག་བདེ་ལྡན་གྱིས་མཛད་པའི " གངས་ལྗོངས་བོད་ཆོས་སྲིད་གཉིས་ལྡན་གྱི་རྒྱལ་ཁབ་ཆེན་པོའི་སྲིད་དོན་གྱི་རྒྱལ་རབས… གསལ་བར་སྟོན་པ་ཟླ་བ་འཛུམ་ཕྲུག་འཆར་བའི་ཕྱིར་བུ་འཛུམ་བློ་གསར་གཞོན་པ་དགའ་བའི་རོལ་མཚོ " (འདི་བསྡུས་མིང་ བོད་ཀྱི་སྲིད་དོན་རྒྱལ་རབས་ཞེས་འགོད་རྒྱུ།) ཀ་སྦུག་ཞྭ་སྒབ་པའི་པར་མ ༡༩༧༦ དེབ་སྟོད་ཆ་ ཤོག་གྲངས་ ༡༩༣ : ༩ ནང་། ཉི་དམར་ཉལ་བའི་ནོར་ཆས་ཏ་ཟིག་གི་ཁྲོམ་གྱི་དམག་འབུམ་ཕྲག་བརྒྱད་འཁྲུག་པ་སྦྲང་ཆགས་པོ་གདང་ཀྱིས་བའི་འཕྲུལ་ནས་ཁྲོམ་གེ་སར་གྱི

དཔལ་དང་སྤུར་གཅིག་འཇུག་པ་ལ་གྲོས་ཐག་བཅད། ཅེས་དང་། ཡང་ཤོག་གྲངས་༡༩༨ : ༡༡ ནང་བོད་ཀྱི་ཡིག་ཚང་སྙིང་བསྡུས་ཞིབ་འཇུག་གསར་བུ་བ་འདི་བཞིན་རིམ་གྱི་སེལ་བར་ཡིན་པར་ངོས་འཛིན་གནང་འདུག་ཅེས་གསལ།

༡༢ C. I. Beckwith ཤོག་གྲངས་༣༠༠ ནང་། སྔོང་བཙན་སྒམ་པོས་གདན་དྲངས་པའི་སྨན་པ་བྷ་ར་དྷ་ཛ་ནི་རྒྱ་གར་ཚོའི་རིག་ཞེད་ལོ་རྒྱུས་ཀྱི་ནང་གནའ་སྔང་གི་སྨན་གྱི་དོན་པ་ཞིག་སྟེ། ལྷའི་དབང་པོ་བརྒྱ་བྱིན་གྱི་སློབ་མའི་གྲངས་ཤིག་དང་། རྒྱ་ནག་གི་སྨན་པ་ཧན་ཡན་ཏང་དེ་ནི་རྒྱ་ནག་གི་སྨན་སྤྱང་གི་སློབ་པ་ཆེན་པོ་ཞིག་ཡིན་པ་གནའ་སྔང་གི་ལོ་རྒྱུས་དང་། དེ་བཞིན་དུ་ག་ལེན་ནོས་ནི། ཧྲུལ་རབས་གཉིས་པའི་སྐབས་ཨ་རབ་དང་ཡོ་རོབ་ནང་སྨན་པའི་མཚན་སྙན་ཆེ་ཤོས་དང་ལྡན་པའི་རྒྱ་ལ་བཀས་ལོ་རྒྱུས་སུ་གྲགས་པའི་མི་ཞིག་རེད། དེའི་སྐྱེ་འདི་དག་གི་ལུང་ཁྱེརས་ལ་དཔྱད་ན། གསལ་བོར་གསལ་སྨན་པ་རྣམ་པ་གཉིས་ཀ་རྩམས་པར་གྲགས་པའི་བསྟན་བཅོས་རྣམས་དེ་དག་གི་ལུགས་འཛིན་ཕྱིར་ཐུང་ཁག་བོད་དུ་ཡོང་ནས་སྨན་གཞུང་བསྒྱུར་ཕྱེལ་བྱས་པ་ཡིན་ཚུལ་སོགས་བྲིས་གནང་མཛད་འདུག དེ་ཡང་བྷ་ར་དྷ་ཛའི་སྐོར་གཅེས་སྤྱུད་དང་བྲེ་སྨན་གྱིས་བྱང་ངོས་རྣམས་སུ་འང་དེ་ལྟར་བཀའ་ཡར་འདུག་པས་ཞིབ་དཔྱད་པར་སེམས་སོ།

༡༣ སྟེ་སྤྱིད་སངས་རྒྱས་རྒྱ་མཚོས་མཛད་པའི་“གསོ་རིག་ཁོག་འབུབས་ལེགས་བཤད་བཻ་ཌཱུརྻའི་མེ་ལོང་དྲང་སྲོང་དགྱེས་པའི་དགའ་སྟོན”(རྗེས་སུ་བརྟུས་མིང་སྡེ་སྲིད་གསོ་ཁོག་འབུགས་ཞེས་འགོད་རྒྱུ།) གན་སུའི་པར་མ་༡༩༨༢ : ཤོག་གྲངས་༡༥༠ ལྷ་ནང་གསལ།

༡༤ གཡུ་ཐོག་གསར་མ་ཡོན་ཏན་མགོན་པོས་མཛད་པར་གྲགས་པ་“སྨན་གཞུང་ཆ་ལག་བཅོ་བརྒྱད”(རྗེས་མིང་ཆ་ལག་བཅོ་བརྒྱད་ཅེས་འགོད་རྒྱུ།) སོག་ཡུལ་ལྷ་རྡེ་ལ་ཤ་ར་ཏ་ས་པའི་ལྷ་གསར་ ༡༩༦༢ ཤོག་གྲངས་ ༢༠ : ༡༥ ནང་གསལ།

༡༥ Charles Singer, A history of Anatomy and Physiology from the Greeks to Harvey. Dover publication inc. New York 1957 P. 9:19

(འདི་རྗེས་སུ་བསྐྱུས་མིང་ Greeks to Harvey ཞེས་འགོད་རྒྱུ།)

༢༦ "སོར་ཝུའི་ཕྱུར་ཆ་" ཤོག་གྲངས་ ༢༥ : ༡༩ ནང་གསལ།

༢༧ "GREEKS TO HARVEY" PP. 10-27.

༢༨ ཕྱུང་པོ་སྤྱུལ་སྐུ་གྲོ་ཐིན་སྤྱི་ཁུང་པོ་ལ་སྒྲ་རྡ་ཆེན་དཔྱད་ཚོགས་ཀྱི་མིང་གིས་སྒྲན་བསྒྱུར་དུ་སྩལ་བ་ "འདུས་པ་ཟིན་པོའི་རེ་རྒྱུད་ཕྲིམ་མེད་པ་གཉེན་འཇིགས་དཔག་ཏུ་ཡས་པའི་མདོ་" (རྗེས་བསྐྱུས་མིང་གཉེ་བརྗོད་ཅེས་འགོད་རྒྱུ།) སོ་ལན་བོན་དགོན་ ༡༩༦༩ ཤོག་སྡེབ་ནང་གསལ།

༢༩ Alane E. Nurse, The body life science Library New York, 1964. PP. 24-31
(བསྐྱུས་མིང་ THE BODY ཞེས་འགོད་རྒྱུ།)

༣༠ "GREEKS TO HARVEY" PP. 46-62 དང་། གོང་སྨན་དཀོན་མཆོག་བདེ་ལེགས་ཀྱིས་མཛད་པའི་ "མཁས་པའི་མན་ངག་ཀུན་འདུས་བདུད་རྩིའི་ཐིགས་པ་གསོ་རིག་དགོས་པ་ཀུན་འབྱུང་" པོ་དང་པོ། སྨ་རྗེ་བཀྲ་ཤིས་གཡང་འཕེལ་གྱི་ཤེ་ལེ་པར་མ་ ༡༩༧༡ ཤོག་གྲངས་ ༥ : ༨ ནང་། "སྡུག་གཉིས་ལུས་དབྱར་དཔྱད་གཙོ་བོར་གསུངས། " ཞེས་སྡུག་གཉིས་གི་ཐིགས་སུ་ཆ་ཤག་ལས་རིག་པ་ཏ་ཙང་དང་སྤྲོ་ཚོན་པོ་ཁྱུང་པོར་པས་རང་རེའི་བོད་དུ་ཤར་དེ་རི་གྲགས་པ་བཤད་... སྤྲོལ་དབྱུར་པ་ཡིན་སྙམ།

༣༡ Rechung Rinpoche Jampal Kunsang, Tibetan Medicine, wellcome Institute of the History of Medicine, London, 1973 P. 15

༣༢ Dr. O.P. Jaggi, All about allopapathy, Homeopathy, Ayurveda, Unani & Naturopathy cure, Orient paper house, Delhi·110006. P. 94:14 1976

༡༣ "བཤད་མཛོད་" ཤོག་ལྡེབ་ ༡༧༣：༨ ནང་། རྒྱ་ནག་གི
སྨན་པ་ནཱ་ག་ཨརྫ་ཞེས་གསལ་བ་བཞི་ཡིག་མོ་ལས་ནཱ་ག་ཨརྫ་རྒྱ་གར་གྱི་དྲང་སྲོང་ཡིན་པ་
སྡེ་སྲིད་ཁོག་འབུགས་འདིའི་མཆན་ཨང་ ༡༡ ཤོག་གྲངས་ ༡༥༠：༥ ནང་གསལ།

༡༤ མཆན་ཨང་ ༡༠ "རྒྱལ་རབས་གསལ་བའི་མེ་" ཤོག་གྲངས་ ༡༡༨：༡༩ ནང་། བཞི་པ་རྒྱ་རྗེ་བཞེའི་ནང་རྣམས་འཛོམས་པའི་སྨན། །བདུག་སྤྱོད་བརྒྱ་དང་དཔྱད་ལྔ་(དཔྱད་) ཕྲ་སྤྱུག་དང་། །སྐྱེར་སྦྲེ་བཞི་ལ་སོགས་པ་བདག་གིས་བསྒྱུར། ཞེས་གསལ་བ་འདི་ཉིད་རྒྱ་རྗེ་སྨན་དཔྱད་ཆེན་མོར་གྲགས་པ་ཡིན་མིན་དཔྱད་པ་ན་དགོས་ཤིང་། རྣམས་པ་ཕྱིན་ལས་ཀྱིས་བརྩམས་པའི་ "བོད་ཀྱི་གསོ་རིག་གི་བྱུང་རྒྱལ་དང་འཕེལ་རྒྱས་སྐོར་གྱི་སྐྱོང་གསལ་བཤད་" ཀྱི་ཤོག་གྲངས་ ༣：༧ པར། "སྨན་དཔེ་དེ་དག་ཏ་ལང་མཁན་ཡེ་ཤེས་ཉི་མ་དང་བོད་རིགས་ལོ་ཙཱ་བ་མཁས་པ་རྡོ་རྗེ་ཀཱ་ཁྲ་གཉིས་ཀྱིས་བོད་ཡིག་ཏུ…བསྒྱུར་བའི་རྗེས་སུ་མིང་ལ" "སྨན་དཔྱད་ཆེན་མོ་" ཞེས་གྲགས། ཞེས་གསལ་བ་ལྟར་ན། དུ་བསྒྱུར་རྗེས་མིང་ཆགས་པ་ལས་དེའི་སྔོན་དུ་མིང་ཇི་ཡིན་དང་གཞུང་ཚིག་ཇི་ཡིན་མ…གསལ་བས་བརྟག་དགོས་སོ།

༡༥ "བཤད་མཛོད་" ཤོག་ལྡེབ་ ༡༧༢ ནང་དུ…གསལ།

༡༦ མཆན་ཨང་ ༡༡ པར་གཟིགས།

༡༧ "བོད་ཀྱི་སྔོ་སྨན་" དུས་བོད་ཀྱི་དཔེ་མཛོད་ཁང་། ༡༩༥༠ ཤོག་ལྡེབ་ ༩༧ དཔེ་ཨང་ 233:6 ནང་ "རྗེ་སྒྲུབ་ཀྱི་འཁྲུངས་དཔེ་མན་ངག་རིན་ཆེན…བཞུགས།" མདུན་ངོར། "རྒྱ་གར་མཁས་པ་ཆེན་པོ་ཤཱི་ལ་སྐྱབ་དང་གཞན་ནི་སྨན་བདུད་ཀ་བསྒྲུབས་ནས་བསྒྱུར་བའོ།" ཞེས་དང་། སྡེ་སྲིད་ཞིན་པོ་ཆེས་ཀྱི་སྔོན་མདུག་བྱང་ཤོག་ལྡེབ་ ༡༩༤：༨ ནང་ "གསོ་དཔྱད་དང་ལུགས་སུ་འཁྲུངས་དཔེ་བསྟན་པ

ཞེས་བྱ་བ་རྒྱ་གར་གྱི་མཁན་པོ་ཤཱཀྱ་ཤྲཱི་དང་དང་མཁས་པ་པ་མི་ཕུན་ནམ་བཞེས་བསྒྱུར་བའི་ལེའུ་བཅུ་དང་ཉི་ཤུའི་ཞོལ་བཏོན་དང་། ༽༽ ཞེས་གསལ་ལ་བ་ལྷར་ཡོངས་གྲགས་མཐུན་བཞི་རི་མཁས་པ་མི་དཔྱུར་གྲགས་ཀྱང་དོན་དུ་བདུན་ནམ་བཞི་ལས་མ་སྤྱད་པས་རྒྱ་ནག་ནས་སྒྲོང་གསུམ་གང་ནམ་གཏོགས་པ་མ་ཞབས་པ་འདྲ་ཞིང་ ༼༼ གཡུ་སྒྲོན་གསུང་རྣམ་ ༽༽ ཤོག་གྲངས་ ༡༡༠ : ༥ ནང་དུ་འང་གསལ།

༣༨ ༼༼ གཡུ་སྒྲོན་གསུང་རྣམ་ ༽༽ ཤོག་གྲངས་ ༨༨ · ༡༨ ནང་སྤྱན་གྱི་བཀྲ་གླིང་དེ་ཉིད་གཡུ་ཐོག་སྙིང་མ་དགུང་ལོ་ཉི་ཤུ་བཞེས་དུས་ཡིན་འདུག་ཅིང་། དེ་སྐབས་ན་སྤྱི་ལོ་ ༧༣༨ ལ་བབས་སོ།།

༣༩ ༼༼ གཡུ་སྒྲོན་གསུང་རྣམ་ ༽༽ ཤོག་གྲངས་ ༨༨ ནས་ ༡༡༡ བར་དུ་གཟིགས།

༤༠ སྤྱི་ལོ་ ༡༨༧༣ ལོར་པར་བཀོད་ཀྱི་རིན་ཆེན་རྡོ་རྗེ་དྲུང་རིན་པོ་ཆེའི་པར་མ་ཚེ་བརྟན་རྡོ་རྗེའི་ ༼༼ བོད་སྨན་གྱི་ཕྱག་དཔེ་གསུམ་ ༽༽ ཞེས་པ་པར་བསྐྲུན་གནང་བའི་ནང་ ༼༼ གསོ་དཔྱད་སྔོ་ཚོགས་ཀྱི་མན་ངག་རིན་ཆེན་འབྱུངས་དཔེ་བཏྲན་པ་ ༽༽ བྱ་བ་དང་། སྤྱི་ལོ་ ༡༨༧༩ ལོར་སྔ་རྗེ་བཀྲ་ཤིས་གཡང་འཕེལ་གྱི་ ༼༼ གསོ་དཔྱད་སྔོ་ཚོགས་ཀྱི་མན་ངག་རིན་ཆེན་འབྱུངས་དཔེ་བཏྲན་པ་ ༽༽ བྱ་བ་པར་བསྐྲུན་གནང་། སྤྱི་ལོ་ ༡༨༩༠ ལོར་ད་ས་བོད་ཀྱི་དཔེ་མཛོད་ཁང་ནས་ ༼༼ བོད་ཀྱི་སྔོ་སྨན་ཞིབ་བྱ་བའི་དཔེ་ནང་ ༼༼ སྔོ་སྦྱོར་ཀྱི་འབྲུངས་དཔེ་མན་ངག་རིན་ཆེན་ཕྲེང་བ་ཞེས་བྱ་བ་དང་ ༽༽ ༼༼ སྔོ་རིན་ཆེན་འབྲུངས་དཔེ་ ༽༽ ཞེས་པ་ཁག་གཉིས་བསྐྲུན་གནང་བ་བཅས་ནི་གནའ་རབས་ཀྱི་ཡིག་ཆ་རྩ་ཆེན་རྩོད་མེད་ཡིན་པ་ཀུན་གྱི་སྤྱི་ཚོར་དམ་པར་འཛིན་དུ་རུང་བ་ཡིན་ཞིང་། མཇུག་བྱང་དུ། རྒྱ་གར་གྱི་མཁས་པ་ཆེན་པོ་ཤཱཀྱ་ཤྲཱི་དང་། གཞན་ཡང་ནུ་སྨན་བདུད་ཀ་བསྒྲོས་ནས་བསྒྱུར་བའོ། །གནས་ཀྱི་ཁྱད་ཆགས་གླུ་ཐུབ་རྣམ་པར་རྣམ་མ་ཡས་སུ། །ཡོན་བདག་ཁྱད་འཕགས

ཁྲི་སྲོང་ལྡེའུ་བཙན་གྱིས། །ཟླ་སྨན་བདུན་ལ······། །ཁང་ཟམ་གཞན་བཏིང་ཞལ་ཟམ་བདུད་རྩི་དྲངས། །གསེར་དངུལ་ལ་སོགས་གང་དགྱེས་ཕུལ། །ལུས་ངག་ཡིད་གསུམ་གུས་པས་ཕྱག་འཚལ་བ་ནས། །འགྲོ་ཀུན་······སོག །རྫོགས་སྨྲ།" ཞེས་འབྱུང་ལུང་དུ་གསལ།

༣༡ འཕགས་ཡུལ་སྨན་རྩིས་ཁ་བ་ཅན་གྱི་རྒྱ་ཆེའི་སྨན་པའི་གྲས་སུ་བཞུགས།

༣༢ "གཡུ་རྙིང་གསུང་རྣམ" ཤོག་གྲངས་ ༡༠༡:༧ ནས་ ༡༠༢:༣ བར་གསལ།

༣༣ ཀོང་སྤྲུལ་རིན་པོ་ཡོན་ཏན་རྒྱ་མཚོས་མཛད་པའི་ "ཤེས་བྱ་ཀུན་ཁྱབ" ལྡི་ལི་ལོ་ཀེ་ཤ་ཙནྡྲའི་པར་མ་ ༡༩༧༠ སྟོད་ཆའི་ཤོག་ལྡེབ་ ༣༡༦:༡ ནང་གསལ།

༣༤ བོད་སྨན་ཆེད་རྩོམ་ཕྱོགས་བསྡུས། བོད་ལྗོངས་སྨན་རྩིས་ཁང་གིས་བརྩམས། བོད་ལྗོངས་མི་དམངས་དཔེ་སྐྲུན་ཁང་ ༡༩༨༦ (འཛམ་གླིང་བོད་སྨན་ཆེད་རྩོམ་ཞེས་འགོད་རྒྱུ།) ཤོག་གྲངས་ ༧༠:༡ ནང་གསལ།

༣༥ རཏྣ་རི་མིང་ཅན་གྱིས་བརྩམས་པའི་ "བོད་གངས་ཅན་གྱི་ལྗོངས་སུ་གསོ··· རིག་དར་རྒྱུ་ལ་མངོན་ཚམ་བཀོད་པ་གཞན་ཕན་གཏམ་གྱི་མྱུ་གུ། (འདི་རྗེས་སུ་གཞན་ཕན་གཏམ་གྱི་མྱུ་གུ་ཞེས་འགོད་རྒྱུ།) ཟེ་ཁྲོན་ཞིང་ཆེན་རྔ་པ་བོད་རིགས་རང་སྐྱོང་ཁུལ་མཛོ་དགེ་རྫོང་··· བོད་སྨན་ཁང་གི་སྒྲུམ་པར ༡༩༨༣ ཤོག་གྲངས་ ༡༢:༢ པར་གསལ།

༣༦ "གཡུ་རྙིང་གསུང་རྣམ" དང་ "སྡེ་སྲིད་ཁོག་འབུགས" སོགས་སུ་རྒྱུད་བཞི་རྒྱ་གར་ནས་བསྒྱུར་ཟེར་བ་སྣང་བ་དང་། ཀྲང་པ་བཀྲ་ཤིས་དཔལ་བཟང་གིས··· མཛད་པ "རྒྱུད་བཞི་བཀའ་བསྟུན" བོད་སྨན་ཆེད་རྩོམ་ཤོག་གྲངས་ ༩༥:༡༥ ནང་དུ། ཐོག་མར་ཆོས་རྒྱལ་ཁྲི་སྲོང་ལྡེའུ་བཙན་གྱི། །བཀའ་བཞིན་པཎ་ཆེན་ཟླ་དགའ་དང་། །ལོ་ཆེན་པ་བཻ་རོ་ཙ་ན་གཉིས། །ཁམས་ཡུལ་སྒྲ་བསྒྱུར་གླིང་དུ་བསྒྱུར་དུ་བཅུག །ཅེས་སོགས་བསྒྱུར་གཞུང་སོགས་ལ་མི་མཐུན་པ་ཡོད་དོ། །

༣༧ "སྡེ་སྲིད་ཁོག་འབུགས" ཤོག་གྲངས་ ༡༤༠:༧ ནང་། མིང་

དོན་མཐུན་པས་པའི་སློབ་དཔོན་མ་བརྗོད་པས་མཁས་པ་མི་དགུའི་བརྒྱུད་པ་རྣམས་ལ་བཏུགས་ཏེ་ཐེ་ཚོམ་བཅོད་པར་བྱ་བ་དམ་བཅས་ནས་ཐོག་མར་སྐད་ཀྱི་མཁས་པ་གཡོ་རྒྱུའི་གཡར་གཞོང་པོ། སྟོད་ལུང་གི་ལྷ་རྗེ་སུམ་སྐྱར། ཉུང་ངུ་མཐར་བཞི་རྣམས་བརྟེན། ཞེས་པ་ནས། ཟླ་བ… ཆོས་སེང་། ཆར་རྗེ་སྟག་ལ་དགའ་བ་གསུམ་ལ་རིམ་བཞིན་བཏུགས་པས། ཞེས་གསལ་བ་བརྡང་། “ལེགས་བཤད་ཀུན་ཁྱེར” ཤོག་ངོས་ ༣༡༦:༥ ནང་། དུས་དེ་ཙམ་ན་དབུས་གཙང་ན་མཁས་པ་མི་དགུར་གྲགས་པ་བྱུང་སྟེ་ཐམས་ཅད་ཀྱང་ལོ་ཆེན་གྱི་ཞབས་སློབ་ལ་བསྟེན་ཅིང་། ཞེས་དང་། “གཡུ་སྙིང་གསུང་རྣམ” ཤོག་གྲངས་ ༡༠༡:༡༦ ནང་། ཁ་ཆེའི… སྨན་པའི་དྲི་ལྷན་དུ་མཁས་པ་དེ་རྣམས་མི་ཙམ་བྱོན་ཏེ། ཞེས་གསུངས་པ་ལྟར་སྨད…… མཁས་པ་མི་དགུ་དང་དེའི་བྱུང་རབས་སོགས་ལ་མཁས་པ་དགོས་པ་དཔྱད་འཚལ་ལོ།།

༣༧ “རྗེ་སྤྱོད་ཞིག་འཁྲུགས” ༡༢༢:༡༣ ནང་གསལ།

༣༨ “རྗེ་སྤྱོད་ཞིག་འཁྲུགས” ༡༠༩:༡༨ པར་ཡིན་ལྗང་རྒྱལ་བཙོད་ཀྱི་སློབ་མ་ལས་གཉུས་ལ་སྡུག་མིན་ཐེ་ཚོམ་གྱི་གཞི་ཙམ་སྣང་ཡང་” ཞེས་གསུངས་ཏེ་རྟོགས་སྐྱོང་མཛད་ཡོད་ཅིང་། ལོ་རྒྱུས་འདི་ལ་བརྟེན་ནས་གཡུ་ཐོག་གསར་མའི་གདུང་སྒྲུབ་ནང་དཔྱད་མགོ་ཐོན་པ་ཉེར་ཅིག་དང་། ཡོངས་སུ་གྲགས་པའི་སྨན་པའི་མཚན་བརྟན་པའི་ནང་ “དཔྱད་མགོ་སོ་སོར་ཐོན་པ་བཅུ།” ཞེས་པ་ཕུ་རུངས་གཞི་ནི་སྨིན། ལ་སྟོད་འོད་ཟེར་ཡོན་དང་། རྒྱང་མཁར་རྟོག་སྨིན་གྱིང་པོ། ཕྱུང་སྟོད་ལྷོ་ངོ་ཡབ། ཕན་པོ…… རྫོང་དཀར། ཐུམ་སྟོད་གྱི་གཅུང་བཀྲ་ཤིས། དབུས་སྟོད་དར་ཆོད། གཉལ… བ་རྡོལ་སེང་། ཡར་ཀླུང་སེང་ཁ། ཞང་རོ་ཆོས་ཀྱི་རྒྱལ་མཚན་དང་བཅུ། ཞེས་པ་བཞུང་ཡོད་འདུག་པ་ལྟར་དེ་རྣམས་ཀྱི་སྐབས་ཤག་ལས་ཚེ་རྒྱུད་ཅི་རིགས་མཛད་ཡོད་པ་སྨོས་ཅི་དགོས། ཡར་བོད་ཀྱི་གསོ་དཔྱད་ཀྱི་ལག་ལེན་ཡོངས་ནས་ཐུན་དཔྱད་རིགས་སོགས་ལག་ལེན་ཉམས་སུ་ལ་ཕར་དང་དཔྱད་གཞི་མང་ཞིང་གྲུབ་མཐོན་དང་སྨན་འི་ཡུམ་ཀྱི་ལོ་རྒྱུས་ལ་བརྟེན་ནས་ཉམས་ཡོད་མེད་ཐེ་ཚོམ་ཆེའོ། ◎ སྙིང་ཐུར་གྱི་ཡིག་ཡིན་སོ་ཏ་བ་ཤག་བཙོས་ཆེ་ཁག་རིགས་རྣམས་པར་བ་ཤད་གྲོལ་ཡོད་དུང་སྒྲ་མདོན་གྱི་རྗེས…

༩༠ མཁས་པ་ལྡུན་བཟང་པོར་ཉེ་པོ་ཆེས་མཛད་པའི་ " བོད་དུ་སྒྲུབ་བརྒྱུད་
-ལེ་རྟ་ཆེན་པོ་རྒྱུད་(མཆོད) ལས་སྐྲ་འགྱུར་གསང་ཆེན་སྙིང་མའི་སྨྲ་བརྒྱུད་པ་རྗེས་འབྲངས་
དང་བཅས་པའི་རྣམ་ཐར་ངོ་མཚར་རྒྱ་མཚོའི་སྙིང་ཆ " རྣམ་བོད་ཀྱི་དེབ་མཛོད་ཁང་ ༡༡༣
-ཤོག་གྲངས་ ༣༢༥ : ༣ དང་། མཁས་དབང་ནམ་མཁའི་རྣོར་བུ་རིན་པོ་ཆེས་མཛད་པའི་
" བོད་ཀྱི་ལོ་རྒྱུས་ལས་འཕྲོས་པའི་གཏམ་ནོར་བུའི་དོ་ཤལ་ " རྣམ་བོད་ཀྱི་དཔེ་
མཛོད་ཁང་། ༡༤༨༡ -ཤོག་གྲངས་ ༦༠: ༡༣་དང་། སོག་པོ་ལུང་རིག་བསྟན་དར་
གྱིས་མཛད་པ་ " གསོ་བ་རིག་པ་ཐམས་ཅད་ཀྱི་ཡང་སྙིང་དམ་པ་དཔལ་ལྡན་རྒྱུད་
བཞིའི་འགྲེལ་བ་མེས་པོའི་ཞལ་ལུང་ཟླ་བའི་གཉིས་དང་གཡུ་ཐོག་ཡོན་ཏན་མགོན་པོ་རྣམས་ཀྱི་...
མཐའ་དཔྱོད་ལེགས་པར་བཤད་པ་རྣམ་རྒྱལ་ཨ་རུ་རའི་ཕྲེང་བ། (འདིའི་བསྡུས་མིང་
རྒྱུད་བཞིའི་མཐའ་དཔྱོད་ཅེས་འགོད་རྒྱུ།) སོག་པར་ཤོག་ལྷེབ་ ༥༤ པར། "
གཡུ་ཐོག་རྙིང་མ་དགུང་ལོ་ཉེར་ལྔའི་ཐོག་ཆོས་རྒྱལ་དམིགས་སློབ་ཀྱིས་འདོད་སྐྱའི་ཞབས
གསུམ་སྐྱེ་མི་ལོ་བརྒྱད་དང་ལྔ་བཅུའི་བར་དུ་རྒྱུད་གཏེར་དུ་སྦས་པ་དང་། " ཞེས
གསལ་བ་ལྟར་འདི་ལུང་ཆང་ཟང་དཔྱད་ན་རྙིང་ ༼ ཡོན་ཏན་མགོན་པོ་ས་སྐྱེ་ ཕྱི་ལོ
༧༠༤ A.D ལ་འཁྲུངས་པ་ཀུན་གྱིས་བཞེད་ཅིང་། དགུང་ལོ་ཉེར་ལྔའི་ཐོག
གཏེར་དུ་སྦས་ན་ ཕྱི་ལོ ༧༣༣ A.D ལ་བབས། དེའི་ཐོག་འདོད་སྐྱའི...
ཞབས་གསུམ་སྐྱེ་མི་ལོ་བརྒྱད་དང་ལྔ་བཅུ་འཁྱེར་པས་ ཕྱི་ལོ ༤༤༣ A.D ལ་
གཏེར་ནས་བཏོན་དགོས་པ་ལ། གྲྭ་པ་མངོན་ཤེས ཀྱི་ཕྱི་ལོ ༡༠༡༢ A.D.
ལ་འཁྲུངས་ཤིང་ས་སྟག་ཕྱི་ལོ ༡༠༣༨ སྐྱེ་དགུང་ལོ ༢༦ ལ་བབས་ཏེ་
གཏེར་ནས་བཞེས་དགོས་སུ་ལྟར་དེའི་བར་ལྷོང་ཏ་ཅང་ཆེན་པོ་ཞིག་ཐོན་པ་རེད།
གཞན་ཡང་གཡུ་ཐོག་རྙིང་མས་རྒྱུད་གཏེར་ནས་དགུང་ལོ་ཞེ་ལྔ་བཞེས་དུས་སྦྱན་དྲངས
པར་རྙིང་མའི་ལོ་རྒྱུས་ལས་བཤད་པ་སོགས་རིགས་གཞི་མང་དུ་ཡོད་པ་དང་།

ཡང་རྒྱུད་གཏེར་ནས་བཞེངས་དུས། གཏེར་ཐོག་བསྟན་པའི་རྒྱལ་མཚན་གྱིས་མཛད་པའི་"སྔོན་བྱུང་ལོ་ཚིགས་ངེས་བརྗོད་མཁས་པའི་དགའ་བསྐྱེད་" ལས་གཏེར་བཏོན་གྲུབ་པ་མདོན་ལེགས་ཀྱིས་ས་ཕག་ཕྱི་ལོ་ ༡༡༡༩ ལ་གཏེར་ནས་བཏོན་པ… གསལ་ལ་བབ་ལོ་གྲངས ༩༡ གི་ཕྱི་སྐྱོན་ཡོད།

༤༡ མཚན་ཨང་ ༤༠ ནང་གསེས་ཨང་ ༣ པའི་ཤོག་ལྷེབ་ ༦༦ ནང་། རྒྱུད་གཏེར་ནས་བཏོན་རྗེས་སུ་འང་གཡུ་ཐོག་གསར་མ་ཡོན་ཏན་གྱི་སྐར་རྩིས་པ་དང་གྲགས་ཀྱི་སྐུ་རིང་ལ་ལོ་ལས་ཡོང་སྤྱོད་པ་དང་། རྒྱལ་བ་བཙོམ་ཆེན་པོ་འཚོ་བྱེད་དགོན་སྐྱབས་ལས་ཡན་ལག་བརྒྱད་པ་གསན་སྐྱབས་མཛད་ཚུལ་སོགས་ཉམ་ཐར་ལས་ཞལ་གདང་པའི་དཀོན་མཆོག་སྐྱབས་དེ་རིག་སྟོན་ལས་གཞན་མ་བརྙེད་པ་སོགས་ཕན་ཚུན་བསྡུར་ཏེ་བརྟག་ན་དཔྱད་རྒྱུ་མང་དུ་མཆིས་སོ། ཞེས་གསུངས་ཤིང་། ཁོང་གིས་དཔྱད་པ་ལེགས་པར་དགོངས་སྐྱོང་མཛད་འདུག གང་ལགས་ཞེའི་གོང་གི་ཡིག་ཆ་ཨང་ ༤༠ པའི་ནང་བྲིས་པ་ལྟར་གྱི་རྒྱུད་བཞི་གཏེར་ནས་བཞེངས་དང་། གཡུ་ཐོག་གསར་མས་ཕྱི་ལོ་ ༡༡༣༨ ཡས་མས་ཙམ་ལ་རིག་སྟོན་ནས་གསན་འདུག་པས་གོང་གི་ལོ་ཚིགས་རེ་རེའི་མཚམས་སྦྱོར་གྱི་སར་ཁྱད་ལ་དགོས་གཞི་ཆེན་པོ་འདུག་གོ ༔

༤༢ ཚ་ལུང་ཐོག་སྟོན་དཀོན་མཆོག་སྐྱབས། སྟོད་སྟོན་དཀོན་མཆོག་སྐྱབས། སྟོན་ཆེན་དཀོན་མཆོག་སྐྱབས། འཚོ་བྱེད་དཀོན་མཆོག་སྐྱབས་སོགས་མང་དུ་བྱུང་བ་མི་གཅིག་གམ་གཉིས་སོགས་གང་ཡིན་ཁ་ཆོན་གཅོད་དཀའ་བས་གོང་གི་ཨང་ ༤༡ ལ་གཟིགས་འཚལ།

༤༣ སྡེ་སྲིད་སངས་རྒྱས་རྒྱ་མཚོས་མཛད་པའི་ "བཻཌཱུར་དཀར་པོའི་དྲིས་ལན་འཁྲུལ་སྣང་གཡའ་སེལ་དོན་གྱི་གཞི་མ་རས་སྟོན་བྱེད་" བཀྲས་ཁང… ཐུབ་བསྟན་ཚེ་འཕེལ་གྱི་སྡེ་ལེ་པར་གཞུང་ ༡༩༧༡ (བསྐྱར་མཐིང་གཡའ་སེལ་ཞེས་འགོད་རྒྱུ།) ཤོག་གྲངས་ ༣༠༢ : ༢ ནང་ "འཛམ་དཔལ་དབྱངས་ཀྱི

ཁྲུལ་ལ་གླུ་རྒྱལ་གཞས་པས་ཞུ་བ་པོའི་རྩོལ་བ་ནུས་ཅེ་ནའི་ཁམས་སུ་གསུངས་པ་རིམ་པར་རྒྱ་གར་དུ་ཕེབས། དཔལ་ལྡན་འཕགས་པ་ཀླུ་སྒྲུབ་སོགས་ཀྱིས་ཀྱང་དཔྱད་པ་མཛད། གང་ལྟར་ཅན་གྱི་ལྗོངས་སུ་རྒྱ་གར་བརྒྱུད་མཁན་པོ་ཀུན་ཞེས་པའི་པཎྜི་ཏ་དང་། ལོ་ཙཱ་བ་བཟླ་ཆོས་ཀྱི་ཡེ་ཤེས་ཀྱིས་བསྒྱུར། ཅེས་གསལ་བ་ལྟར་རྒྱན་གཏུ་འཇམ་དབྱངས་ཀྱིས་གསུངས་པའི་བསྟན་བཅོས་སུ་བཤད་པ་དང་། "ཚ་ལག་བཅོ་བརྒྱད"ཀྱི་ཤོག་གྲངས ༡༣:༥ ནང་། སློབ་དཔོན་ཀླུ་སྒྲུབ་ཀྱི"སོ་མ་ར་ཛ་སོགས་པ" ཞེས་དང་། ཡང་དེའི་མཆན་ཚན "རྟོག་ལྡན་མཛེས་པའི་འཇུག་ངོགས"ལས "སློབ་དཔོན་ཀླུ་སྒྲུབ་ཀྱིས་སྨན་གྱི་མདོ་ལྟ་མཛད་དེ། རིག་པ་རྩ་འི་མདོ།" ཞེས་སོགས་ཀྱི་འཕྲོས་སུ"སོ་མ་ར་ཛ་ལ་སོགས་པའི་རྒྱུད་དུ་མ་མཛད་པ་ནི་བསྟན་བཅོས་སོ།" ཞེས་ཀླུ་སྒྲུབ་ཀྱིས་མཛད་པའི་བསྟན་བཅོས་ཡིན་པར་ཡིག་ཆ་མང་པོར་གསལ་བས་སྣང་དཔྱོད་ཅིག །

༨༤"ཤེས་བྱ་ཀུན་ཁྱབ" ཤོག་གྲངས ༡༡༥ ནང་གསལ།

༨༥ "གཡུ་ཐོག་གསུང་འབུམ" ཤོག་གྲངས ༣༡༤ : ༡༦ དུ་གསལ།

༨༦ གཡུ་ཐོག་རྙིང་མའི་སྐབས་ཀྱི་དྲི་མེད་གཞུང་འཛིན་ལྷ་སྐྱར་ཡང་གསར... མའི་སྐབས་སུ་སྐྱེ་སྒྲིད་བཞེས་པར་བཤད་པས་ཡབ་མེས་ཀྱི་མཚན་གཅིག་པར་ཡུམ་མཚན་སོ་སོའི་ཁྱད་པར་ཡོད་པ་ཞེས་དགོས་སོ།

༨༧ གཡུ་ཐོག་གསར་མ་སྤུན་ལུ་མོའི་སྐབས་སུ་དགེ་བ་ཞེས་རིག་སྟོན... ཞབས་འབུམ་སྒྲུབ་པའི་འཁོར་བསྟེན་དུ་བཅར་བ་བྱུང་ལས་གྲོལ། ཡང་ལོ་གཉིས་ཀྱི་རྗེས་སུ་རིག་སྟོན་མཁས་ཁྲབ་ཞིག་བྱུང་བ་གྲུབ་མཛེན་ཞེས་ཀྱི་སློབ་མ་འཚོ་བྱེད་དབུས་པ་དང་གྲགས་ཀྱིས་བཅོས། རིག་སྟོན་གྱིས་གཡུ་ཐོག་དམར་ནམ་མཁའ་གསལ་བ་བྱུར་ནས་ཁལ་སྦྱོང་རི་བ་ཞིག་ཡོད་པ་དྲུས་པ་དང་གྲགས་ལ་བྱུལ་ཏེ་རྒྱུད་བཞི་མནངས་དང་བཅས་པ་ཞུས། གཞན་ཡང་རྩ་འི་ལྷ་མོ་དང་ཞང་སྨན་སྒྲུབ་ཐབས་སོགས་ཀྱང་ཞུས།

རིག་སྔོན་ཡར་ལམ་དུ་གཡུ་ཐོག་གི་དྲི་དྲན་ཧེ་རྒྱུད་བཞི་གཡུ་ཐོག་པ་ལ་ཕུལ་བན
ཕན་པ་རྒྱ་ཆེ་བར་དགོངས་ནས་གཡུ་ཐོག་པ་ལ་ཕུལ་བ་རྣམ་ཤར་དུ་རྒྱ་གར་དོ། །

༩༨ དུར་སྒྲོང་ཙ་ར་ཀའི་ཆེས་སྔ་མོའི་རྒྱ་གར་གྱི་དུར་སྒྲོང་ཞིག་ཡིན་པ་དང་། བུད་རབས་གཅིག་ཏུ་ཆེར་མ་ངེས་ཀྱང་ཕལ་ཆེར་སྤྱི་ལོ་མ་རྒྱུགས་གོང་དུ་བྱུང་བ་ཞིག་རེད། དེས་ན་ཇེ་བཙུན་གཡུ་ཐོག་གསར་རྙིང་མཇལ་བའི་དུར་སྒྲོང་ཙ་ར་ཀའི་དེའི་བརྒྱུད་འཛིན་ནམ་ཡང་ན་དུར་སྒྲོང་ཉིད་དག་སྣང་ལ་མཇལ་བ་གང་རུང་ལགས་མ་འདས་སོ། གོང་སྨྲུལ··· གསུང་ "ཤེལ་བུ་ཀུན་ཁྱབ་" ཤོག་གྲངས་ ༢༣༡ ནང་ "ཡང་དུར་སྒྲོང་ཆེན་པོ་དཔལ་ལྡན་དགོད་པ་དང་བཅས་པས་མཚན་པ་དང་། རིག་བྱེད་ཀུན་གྱི་བདག་པོ་དུར་སྒྲོང་ཙ་རའི་ཙ་ནུ་འམ་མཐོ་བཙུན་ཙ་ར་ཀ་ཞེས་བྱུང་བ་དེས་སྨན་དཔྱད་ཀྱི་བསྟན་བཅོས་ཙ་ར་ཀ་ཞེས་པ་བརྩམས་" ཞེས་གསལ་བ་འདི་དག་པར་སེམས། འདི་དང་དོན་མཚུངས་པ་རྒྱ་གར་ཧི་རྡ་ར་བྷད་སྨན་གྱི་ལོ་རྒྱུས་འགྲེམས་སྟོན་ཁང་གི་གནས··· བཀོད་དམ་ལམ་ཡིག (<u>Museum</u> <u>Guide</u>. Part <u>II</u>, <u>Pub.</u> <u>for</u> <u>the</u> <u>Central</u> <u>Council</u> <u>for</u> <u>Research</u> <u>in</u> <u>Indian</u> <u>medicine</u> <u>and</u> <u>Homeopathy</u> <u>1971</u>)

ཤོག ༡༠ ནང་ "ཙ་ར་ཀའི་རྒྱ་གར་གྱི་དུར་སྒྲོང་སྨན་དང་རིག་པ་ལ་མཁས་པ་ཞིག་ཡིན་པ་དང་། ཁོང་གི་བྱུང་རབས་ལ་འཐོར་པ་མི་མཐུན་པ་ཡོད་རུང་རྒྱ་ནག་སྐད་དུ་ཐེ་སྟོང་གསུམ་བསྒྱུར་བའི་ནང་ཙ་ར་ཀའི་རྒྱ་གར་གྱི་རྒྱལ་པོ་ཀ་ནི་ཀའི་སྨྲ་སྨན་ཡིན་པར་མ་ཕར་འདུག་པས་དེའི་ཕྱི་ལོ་བརྒྱ་ཕྲག་དང་པོའི་ནང་རེད། ཅེས་གསལ་འདུག ཡང་ <u>Environmental</u> <u>health</u> <u>and</u> <u>hygiene</u> <u>in</u> <u>ancient</u> <u>India</u> <u>an</u> <u>appraisal</u> <u>Ancient</u> <u>Science</u> <u>of</u> <u>life</u>. July 1987 by P. Pushpangadan, Jyoti Sharma and Jeet kaur. Page. 2. ནང་བཀོད་གསལ། Author of Susrusa Samhita (B.C. 2500) and Caraka samhita (B.C 1500) སྤྱི་སྤྱོད་ལེགས་ཐེམ་ཕྱི་ལོའི་གོང་གི་ལོ་ ༣༥༠༠ དང་། སྤྱི་སྤྱོད་ཙ་ར་ཀ་ཕྱི་ལོའི་གོང་གི་ལོ་ ༡༥༠༠ ལ་བྱུང་བར་བཤད། ཡང་རྒྱ་གར་གྱི་ཚེའི་རིག་བྱེད་ལ་མཁས་པ་སྐུ་ཞབས་ Dr. Baghwan Dash ནས་རྩོམ་འགྲིགས་གནང་བའི་ <u>Tibetan medicine, with special reference to Yoga Sataka</u> བོད་ཀྱི་དཔེ་མཛོད་ཁང་ ༡༩༧༦ (སྦྱོར་མིང་ YOGA SATAKA ཞེས་འགོད་རྒྱུ།) ཤོག་གྲངས་ ༡༢ : ༣༣ ནང་། ཙ་ར་ཀའི་བསྟན་བཅོས་དང་སུ་ཤྲུ་ཏའི་ (ལེགས་སྦྱར་) བསྟན་བཅོས་གཉིས་ཀ་ཕལ་ཆེར་ཕྱི་ལོ་ (༢༠༠ B.C.) ཙམ་ནས་བྱུང་བར་བཤད་འདུག་པས་མི་འདྲ་ཚོམ་དང་། དོན་དུ་རྒྱ་གར་གྱི་ཚེའི་རིག་བྱེད་ལོ་རྒྱུས་རྣམས་སུ་དྲང་སྲོང་ཙ་ར་ཀས··· མཛད་པའི་བསྟན་བཅོས་ (<u>CARAKA SAMHITA</u>) ཟེར་བ་དང་། ཡང་དྲང་སྲོང་ཆེན་པོ་རྒྱུན་ཤེས་ཀྱི་བུའི་སློབ་མ་མེ་བཞིན་འཇུག (Agniuesa) གིས་བརྩམས་པའི་སྨན་གཞུང་ (Agnèvesa Samhita) ཅེས་བྱ་བ་ཙ་ར་ཀས་ཞུ་སྒྲིག་ཞུས་པར་ <u>CARAKA SAMHITA</u>, Translated by P.V. Sharma, 2 Volls., 1981–1983.

ཞེས་གྲགས། དེ་ཉིད་ཕྱིས་སློབ་དཔོན་དཔའ་བོས་ (Vāgbhaṭa) ཕྱོགས་བསྒྲིགས་མཛད་པ་ལ་ "ཡན་ལག་བརྒྱད་པའི་སྙིང་པོ་བསྡུས་པ་" <u>AṢṬĀṄGA-HṚDAYA-SAṂHITĀ NĀMA</u> ཞེས་བྱ་བའི་མཚན་དུ་འགྱུར་ཏེ། ཡན་ལག་བརྒྱད་པ་རྗེ་དགེའི་བསྟན་འགྱུར་ཤོག་ཐེབ་ ༣༡ ཏུ། ཤེ་ཏུ·· འཁོར་བ་རྣམས་ལས། །ཁས་གཅིག་པལ་ཆེར་བྲུན་པའི། །ཤེ་ཏུ་བསྡུས··· མིན་རྒྱས་མིན་པ། །ཡན་ལག་བརྒྱད་པའི་སྙིང་པོ་བྱ། །ཞེས་གསལ་བའི་དོན་ཏོ། ཡང་སྡེ་སྲིད་ "ཁོག་འབུགས་" ཤོག་གྲངས་ ༨༨ : ༨ ནང་། མ་མི་རི་ཐང་མེད་ལ་བརྟེན་ནས་བྱུང་བའི་རྒྱུན་ཤེས་ཀྱི་བུ་དང་། མེ་བཞིན་འཇུག་དང་། ཐང་ལ་

འཕར་དང་། དཀར་གཉིས་སྦྱོང་དང་། མུ་ཁྱུད་འཛིན་དང་། ལྷོ་སྐྱོང་གི་སྦུ་དང་།
ནགས་ལོ་སྐྱེས་དང་། སོགས་ཁམས་ནས་ག་ཁོལ་འགྲོ་སྐྱེས་དང་བརྒྱད་པོ་རེས་བརྒྱ…
བྱིན་ལ་སྲོས་པའི་ཚེ་རི་རབ་ཞེད་ཀྱི་རྒྱུད་ལ……འཇུག་པའི་འཁྲིལ་བ་ཙ་ར་ར་བ་རྒྱ་མས་ས།
དཀོས་སྟོན་པའི་སྡེ། གཞི་བསྐྱབ་པའི་སྡེ། བདུད་རྩི་ཆེན་པོའི་སྡེ། མི་འཇིགས་མཆོན་
ཆའི་སྡེ། བདུད་རྩི་སྐྱབ་པའི་སྡེ། སྲོག་གི་སྒྲོམ་སྲུའི་སྡེ། གསོ་དཔྱད་སྨན་སྦྱོར་གྱི་སྡེ།
སྦྱོར་སྦྱེད་ལས་ལྷའི་སྡེ་སྟེ་ལེའུ་བཞི་བརྒྱད་དང་ཉི་ཤུ་རྩ་ལྔའི་ཕྲག་ཉིད་ཅན་རྩ་ར་ཀ་སྡེ…
བརྒྱད་དུ་གྲགས། ཞེས་གསལ་བ་བཙོར་ཀའི་གཞུང་གི་མཚན་འདོགས་ཕྱུང་ལ་སྦྱོར…
མི་འདྲ་ཞེར། ཤཱཀྱ་ཆོས་དབང་གི་གཏེར་ཕྱུང་ལ་ཡང་ "རྩ་ར་ཀ་རྒྱུད་སྡེ་ཆེན་པོ་བརྒྱད་"
ཅེས་གསལ་བ་བས་རྒྱ་གར་དང་བོད་ཀྱི་མི་གཞུང་ལ་སྒྲུབ་སྡང་ཅན་རྣམས་ཀྱིས་དཔྱད་པར
ཞུ༔ འདི་རིམ་སྐོར་ཟུར་མཁར་བློ་གྲོས་རྒྱལ་པོས་མཛད་པ་ "འཚོ་བྱེད་ཕན་རང་བ་
ལ་དྲི་བ་རྩ་ཏའི་ལ་སྤྲི་ཞེང་རབ་ཏུ་རྒྱས་པའི་ཞགས་ཀྱུང་སྐྱུ" ཞེས་བྱ་བ་དུ་ས་སྨན…
རྩིས་ཁང་ཉམས་ཞིབ་སྡེ་ཚན་ནས་ ༡༩༨༢ ལོར་པར་བཏབ་པའི་ཤོག་གྲངས་ ༩ ནང་
དུ་གསལ་བས་དེར་གཟིགས།

༩ "གཞན་ཕན་གཏམ་གྱི་ཨ་མྲུ" ཤོག་གྲངས་ ༢༥ : ༡༠ ནང་གསལ།
ཡང་མཁས་དབང་ཟུར་མཁར་བློ་གྲོས་རྒྱལ་པོའི་ "བདུད་རྩི་སྙིང་པོ་ཡན་ལག་བརྒྱད་པ་
གསང་བ་མན་ངག་གི་རྒྱུད་ཀྱི་ཚིག་དོན་ཕྱིན་ཅི་མ་ལོག་པར་འགྲེལ་བ་མེས་པོའི་ཞལ་ལུང་
ཞེས་བྱ་བ་དུམ་བུ་དང་པོ་རྩ་བའི་རྒྱུད་ཀྱི་རྣམ་བཤད་" འཚོ་བྱེད་བཀྲ་ཤིས་གཡང་འཕེལ་
གྱི་པར་མ་ (སྤྱི་ལོ་ ༡༩༩༠) ཤོག་གྲངས་ ༢༠ ནང་། དེ་ལྟར་རྒྱུད་ཆུང་ལས་འདི
སྐད་བདག་གིས་ཐོས་པ་དུས་གཅིག་ན། ཞེས་ལུང་འདྲེན་གནང་འདུག་པའི་རྒྱུད་དེ་ཡིན་
ནམ་སྙམ་པས་དཔྱད་འཚལ།

༡༠ "ཆ་ལག་བཅོ་བརྒྱད་" ཤོག་གྲངས་ ༣༣༢ : ༣ ནང་། ཡུམ་སྟོན་
གྱིས་རྒྱུད་བཞིའི་གསང་བ་ཕལ་ཆེར་རབ་སྤྲུང་གསུམ་པའི་མེ་ཏ་ སྤྱི་ལོ་ ༡༡༩༦ གམ།

ཡང་ན་ རབ་བྱུང་གསུམ་པའི་ས་མེ་སྤྲེལ་ལོ་ ༡༡༧༦ ལབ་གྲམ་ཡོད་པ་ལྟར་དེའི་གོང་དུ་ལོ་བཅུ་གསུམ་རིང་གསང་བ་བསྒྲུབས་མཐས་ལས་གཡུ་ཐོག་དགུང་ལོ་ ༩༠ ཡང་ན་ ༧༥ ཡབ་མེས་སྐུ་སུམ་སྟོན་ལ་རྒྱུད་བཞིའི་གདམས་པ་གནང་ཡོད་ཚོད་དང་། སུམ་སྟོན་གྱིས་ཞབས་ཏོག་…ལོ་བཅུ་གཉིས་ཞུས་པའི་ཁ…… རྗེ་རང་སྐྱིད་གྲོང་རྗེ་བོ་རང་བྱུང་ལ་ཏེ་བཟང་པོ་མཇལ་བར་ཕེབས་ཡང་མཆོད་པ་རྒྱ་ཆེར་ཕུལ་མས་ཏེ་སྨོན་ལམ་མཛད།

དེ་རྗེས་རྗེ་བཙུན་གཡུ་ཐོག་གིས་སུམ་སྟོན་ལ་ཞེང་གནང་དུ་ཕེབས་རྒྱུའི་གསུང་བོན་སྣང་བ་ལྟར་སྐུ་གཡུ་ཐོག་དགུང་ལོ་དགུ་ཅུའི་མང་དམ་བརྒྱ་ཅུའི་ནང་སྐྱེ་ཐོག་གི་ཚེས་སྐོར་ཡང་གནང་ཡོད་ཚོད་བརྟག་གོ །

༡ "རྣ་སྤྱོད་ཞིབ་འཇུག" ཞིག་གྲངས་ ༢༥༥ : ༣ དང་། "འཕགས་པ་འཇིག་རྟེན་དབང་ཕྱུག་གི་རྣམ་ཐར་ལ་རིམ་ཅན་གྱི་འབྱུང་ས་རབ་དེབ་ཐེར་བོར་བུའི་ཕྲེང་བ" རྣ་ས་ཤེས་རིག་པར་ཁང་ ༡༩༩༥ (བསྐུས་མེད་དེབ་ཐེར་བོར་བུའི་ཕྲེང་བ་ཞེས་འགོད་རྒྱུ།) པོད་དང་པོ་ཤོག་གྲངས་ ༡༩༡ ནས་ ༡༩༤ ནང་གསལ།

༢ ལྷར་མཁར་བློ་གྲོས་རྒྱལ་པོས་མཛད་པའི" རྒྱུད་བཞི་བཀའ་དང་བསྟན་བཅོས་རྣམ་པར་དབྱེ་བ་མུན་སེལ་སྒྲོན་མེ" བོད་སྨན་ཆེད་རྩོམ་ཤོག་གྲངས་ ༤༩:༥ ནང་གསལ།

༣ བྱང་པ་བཀྲ་ཤིས་དཔལ་བཟང་གིས་མཛད་པའི" རྒྱུད་བཞི་བཀའ་སྒྲུབ" བོད་སྨན་ཆེད་རྩོམ་ཤོག་གྲངས་ ༧༣ པར་གསལ།

༤ མཚན་ཡང་ ༩༣ པའི་ཤོག་ཐེབ་ ༣༥༥:༩ པར། དགུང་ལོ་དོན་ཅིག་པ་ཕྱག་ལས་ཏྲར་སྨན་གྱི་གཞུ་བོད་ཀྱི་རྒྱལ་པོའི་སྐུར་བཞེངས་ཏེ་སྤྲུལ་པའི་གྲོང་ཁྱེར་ལྷན་སྐྱག་དང་། ཏར་ཀྱོང་མཆོད་གཉེན་སོགས་ཏེ་འཚོ་བྱེད་སྨན་པའི་རྒྱལ་པོ་གཞོན་ནུ་དང་། ཕྱི་མང་དུར་ཁྲོད་ཀྱི་འཁོར་ཚོགས་ལ་གསོ་བ་རིག་པའི་རྒྱུད་གསུངས་ཞེས་གསལ།

༥༥ ཟུར་མཁར་བློ་གྲོས་རྒྱལ་པོའི་ "རྒྱུད་བཞི་བཀའ་དང་བསྟན་བཅོས་རྣམ་... པར་དབྱེ་བ་མུན་སེལ་སྒྲོན་མེ་" བོད་སྨན་ཚེད་རྩོམ་ཕྱོགས་བསྒྲིགས་" ཤོག་གྲངས་ ༤༢:༩ པར་གཟིགས།

༥༦ "ཟ་ཝར་མཛོད་" ཤོག་ལྷེབ་ ༡༣༡ ལ་གཟིགས།

༥༧ "གཡུ་ཐོག་གསུང་འབུམ་" ཤོག་གྲངས་ ༡༠༩/༡༡༡ དང་། "ཕྱི་རྒྱུད་མི་སྟོན་" བཀྲ་ཤིས་གཡང་འཕེལ་པར་མ་ ཤོག་གྲངས་ ༡༡༥ པར་གསལ།

༥༨ "གཡུ་ཐོག་གསུང་འབུམ་" ཤོག་གྲངས་ ༡༦༣:༡༥ པར་གཟིགས།

༥༩ མཚན་ཨང་ ༤༠ ནང་གསེས་ "རྒྱུད་བཞིའི་མཐའ་དཔྱོད་" ཤོག་གྲངས་ ༦༦ པར་གཟིགས།

༦༠ ཁྲིམས་པ་ཚེ་དབང་གིས་མཛད་པའི་ "བདུད་རྩི་སྙིང་པོ་ཡན་ལག་བརྒྱད་པ་གསང་བ་མན་ངག་གི་རྒྱུད་ལས་རྩ་རྒྱུད་ཀྱི་འགྲེལ་པ་ལེགས་པར་བཤད་སྒྲ་པ་མཆོག་ཐོབ་" (ཐེམ་སྐུ་ལེགས་པར་བཤད་སྒྲ་པ་མཆོག་ཐོབ་ཅེས་འགོད་རྒྱུ།) པར་བརྒྱབ་ལོ་ ? ཕྱུམ་པར་ཤོག་གྲངས་ ༡༩ པར་གསལ།

༦༡ "ལེགས་པར་བཤད་སྒྲ་པ་མཆོག་ཐོབ་" ཤོག་གྲངས་ ༡༢ བརྒྱད་དང་ ཕྱུམ་སྟོན་ཡེ་ཤེས་ཟུངས་ཀྱིས་མཛད་པའི་ "གཡུ་ཐོག་སྙིང་ཐིག་ལས་ཡིད་བཞིན་ནོར་བུ་བླ་མ་སྒྲུབ་པའི་ཆོས་སྐོར་ཕྱག་བསྟར་མུན་སེལ་ཐུགས་རྗེའི་ཉི་འོད་" ལས་ཐོག་མ་ "ལོ་རྒྱུས་དགེ་བའི་ལྕགས་ཀྱུ་" ལྷགས་རི་འགྲོ་ཕན་རིག་གཞུང་དཔེ་སྐྲུན་ཁང་གི་པར་མ་ ༡༩༩༨ ཤོག་གྲངས་ ༢༧ པར་གསལ།

༦༢ སི་ཏུ་དོན་ཀརྨ་ངེས་ལེགས་བསྟན་འཛིན་གྱིས་མཛད་པའི་ "དཔལ་ལྡན་རྒྱུད་བཞི་ལ་སོགས་གསོ་བ་རིག་པའི་བཀའ་བསྟན་མན་ངག་ཀུན་གྱི་གནད་བསྡུས་པན་བདེའི་ནད་སེལ་ཟེར་སྒྲོ་བའི་ཟླ་བ་གསར་པ།" མཚན་གཞན་ "སྨན་བསྡུས་ ཨ་ཧཱུྃ་" ལ་དྭགས་འཚོ་བྱེད་བཀྲ་ཤིས་གཡང་འཕེལ་གྱི་ཐོ་ལེ་པར་གསར་

ཤོག་ལྷེབ་ ༢ ནང་གསལ།

༤༣ <u>YOGA</u> <u>SATAKA</u> ཛ་ས་བོད་ཀྱི་དཔེ་མཛོད་ཁང་ ༡༩༧༦ ཤོག་གྲངས་ ༤༠ ནང་གསལ། ཡང་ Prof. Alex Wayman, <u>Buddhist</u> <u>Tantric</u> <u>medicine</u> <u>Theory</u> in <u>An</u> <u>Introduction</u> <u>to</u> <u>Tibetan</u> <u>Medicine</u>. Tibetan Review publication. N.Delhi 1976. P.37,38.

༤༤ ཁྲུང་ཁྲུལ་འཇིགས་མེད་ནམ་མཁའི་རྡོ་རྗེའི་གསུང་ "གསོ་རིག་རྒྱུད་འབུམ་ནི་བའི་ཡང་སྙིང་འགྲོ་ཀུན་འཚོ་བའི་འཁྲུལ་ནད་ཀྱི་ནུབ་ཧྲུའི་གདུང་བ་ཀུན་སེལ་སྨན་སྦྱོར་སྙིང་རྟ་དཔྱིད་ཀྱི་དགའ་སྟོན།" (རྗེས་སུ་བཟླས་མིང་གསོ་རིག་རྒྱུད་འབུམ་ཞེས་འགོད་རྒྱུ།) དཔོན་སློབ་བསྟན་འཛིན་རྣམ་དག་གིས་གསལ་དུ་པར། ༡༩༧༦ ཤོག་ལྷེབ་ ༢ པར་གསལ།

༤༥ "གསོ་རིག་རྒྱུད་འབུམ་" ༢ ནང་དང་། མཚན་ཡང་། པའི་ནང་གསེས་ ༣ ཤོག་གྲངས་ ༡༥:༡༥ པར་གསལ་བ་ལྟར་ན། དཔྱད་དུ་ཁྲི་ཤེས་འབྲུངས་ནས་རབ་བྱུང་ ༡༧ པའི་མེ་ཡོས་ནང་ རྒྱ་ལོ་ ༡༨༤༧ ལ་མི་ལོ་རྒྱལ་པོ་ ༡༦༩༤༣ སོང་འདུག།

༤༦ ཚིགས་བཅད་པལ་ཆེར་ཕྱི་མ་རྒྱུད་དང་འདྲ་འདུག་པས་ཁྲུང་ཁྲུལ་རིན་པོ་ཆེས་ཕྱིས་ཕྱེ་བ་སྦྱོར་གནང་བའམ་ད་མིན་ "བོད་ཀྱི་སྨན་འབུམ་" ལས་ཕྱི་རྒྱུད་བྱུང་བར་ཆ་ཤས་ན་ཚིག་སྦྱོར་དང་ནང་དོན་གང་ལྟར་ཡོད་མིན་སྐད་མཁས་པ་རྣམས་གིས་དཔྱད་རྩིས།

༤༧ "བོད་ཀྱི་གསོ་བའི་ནད་འབུམ་ནག་པོ་" ཞེས་དཔེ་ས་མཐོང་ཡང་ བོན་གཞུང་ "ཀླུ་འབུམ་" ཞེས་པའི་ནང་། "གསོ་བའི་ནད་འབུམ་གྱི་གཞན་བཅོས་ཕན་པ་དེའི་འབྱུང་གནས་བཞུགས་སོ།" ཞེས་པ་ཤོག་ལྷེབ་ཁ་ཤས་ཡོད་པའི་མཇུག་བྱང་

༡༧ "གཟའ་གདོན་བཅོས་པའི་ལེའུ་བཅུ་བདུན་པའོ།" ཞེས་གསལ་བས་ནད་གདོན་རིགས་མང་ཙམ་གྱི་གསོ་བཅོས་ཀྱང་གསལ་བ་ནི་རྒྱ་ཆེའི་དཔྱད་ཡིག་ཅིག་ཏུ་སྣང་ངོ་། དབྱིན་ཤོག 599–605 བར་དུ་གསལ།

༡༨ "གཟི་བརྗིད་ཤོག་ལྷེབ་ (E) ༣༠ བར་གསལ།

༡༩ མཁན་པོ་ཉི་མ་བསྟན་འཛིན་གྱིས་མཛད་པའི་ "བཀའ་འགྱུར་བསྟན་འགྱུར་གྱི་སྡེ་ཚན་བསྒྲིགས་ཚུལ་བསྟན་པའི་མེ་ལོ་སྤར་བའི་སྣང་གསལ་བོན་གྱི་པད་མ་རྒྱས་བྱེད་" (བསྡུས་མིང་བོན་གྱི་པདྨ་རྒྱས་བྱེད་) ཤོག་གྲངས་ ༥–༨ བར་གསལ།

༢༠ "འཕེལ་གཏམ་ལུང་གི་སྙིང་པོ་" ཤོག་གྲངས་ ༡༢༥ : ༡༥ བར་གསལ།

༢༡ "གཟི་བརྗིད་ཤོག་གྲངས་ (E) ༣༢ ནང་གསལ།

༢༢ ནམ་མཁའི་ནོར་བུ་ཡི་པོ་ཆེའི་ "བོད་ཀྱི་ལོ་རྒྱུས་ལས་འཕྲོས་པའི་གཏམ་ནོར་བུའི་དོ་ཤལ་" བོད་ཀྱི་དཔེ་མཛོད་ཁང་ ༡༩༨༡ ཤོག་གྲངས་ ༡༥ : ༡༩ ནང་། ག་ཞེ་རབས་མི་བོ་ཆེ་བོད་དུ་བྱོན་དུས་བོད་ལ་བོན་གྱི་ཕ་སྐད་དང་ཆོས་ཡོད་པར་ཞང་ཞུང་འདུག་པ་ལྟར་ན་སྔོན་དཔྱད་ཀྱི་རིག་པ་ཡང་ཡོད་སྲིད་པའི་བྱེད་རོ།

༢༣ ཤར་རྫ་བཀྲ་ཤིས་རྒྱལ་མཚན་གྱིས་མཛད་པའི་ "ལེགས་བཤད་རིན་པོ་ཆེའི་མཛོད་དཔྱོད་ལྡན་དགའ་བའི་ཆར་" མཁས་གྲུབ་རྒྱ་མཚོའི་པར་གསར་ ༡༩༨༥ (བསྡུས་མིང་ལེགས་བཤད་རིན་པོ་ཆེའི་མཛོད་ཅེས་འགོད་རྒྱུ།) ཤོག་ལྷེབ་ ༡༡༦ ལ་གསལ།

༢༤ "ལེགས་བཤད་རིན་པོ་ཆེའི་མཛོད་" ཤོག་ལྷེབ་ ༡༥༣ ནང་གསལ།

༢༥ "བཙན་པོ་ཁྲི་སྲོང་ལྡེ་བཙན་དང་། མཁན་པོ་སློབ་དཔོན་པདྨའི་དུས་མདོ་སྔགས་སོ་སོར་མཛད་པའི་སྒྲ་བཞེད་ཞབས་བཏགས་མ་བཞུགས་སོ།" རྣམས་ཞེས...

རིག་པར་ཁང་ ༡༩༦༨ ཤོག་གྲངས་ ༥༡:༡༥ ནང་གསལ།

༢༦ Dr. Christopher I. Beckwith ནས་མཛད་པའི་རྩོམ་ཡིག *Tibetan Treacle, a note on theriac in Tibet.* The Tibet Society bulletin, Bloomington, Indiana Vol. 5 P. 49 -- ནང་གསལ་ལ་མདོར་བསྡུས་ཙམ་བཀོད་ན། ཁོང་ནུ་ཁྲིམ་ཀྱི་སྨན་པ་ཙམ་པ་ཤི་ལ་ཧའི་འགྱུར་ "སྒྱུ་མ་པའི་ལྡེའུ་རྣམ་མཛད་པ་བཞུད་ཙི་དར་ཡ་ཀན་སྐྱང་བཅེད་ཀྱི་འཕྲུལ་འཁོར་" ཀྱི་ནང་དར་ཡ་ཀན་ཞེས་པའི་སྐད་ལ་དཔྱད་པ་ གནང་བར་ (མཚན་ཤང་ ༡༣ ཤོག་གྲངས་ ༡༥༥ : ༣ ནང་གསལ་ལ་ཡོད།) དར་ཡ་ཀན་ཞེས་པ་བོད་སྐད་མིན་ཅིང་སོག་པོ་འཇམ་དཔལ་རྡོ་རྗེའི་ "མཛེས་མཚར་མིག་རྒྱན་" ནང་ཞང་ཞུང་གི་སྐད་དུ་བཤད་པ་དང་། PERSIA སྟག་གཟིག་གི་སྐད་དུ་ དར་ཡ་ཀན་ལ་ཏར་ཡག (TERYAK) ཡང་ན་ (DERYAK) ཟེར་བ་དང་། ཨ་རབ་ཀྱི་སྐད་དུ་ ཏིར་ཡ་ཀན་ (TIRYAQ) ཡང་ན་ (DIRYAQ(UN) ཞེས་འབོད། ཁ་ཆེའི་ (unani) སྨན་ནི་ཐུག་པ་ཞིག་ལ་ཐེ་རི་ཡག (THERIAC) ཅེས་ཟེར་བ་ཡིན་པར་སྔོན་གྱི་གི་རི་སིའི་སྨན་ནང་ (THERIAKON PHARMAKON OR THERIAKE) ཟེར་བའི་སྨན་སྦྱོར་དུག་ལ་མཆོག་ཏུ་ཕན་པ་ཞིག་ལ་བཤད་ཡོད་པས་དོན་སྙིང་དར་ཡ་ཀན་ཅེས་པ་གི་རི་སིའི་སྐད་ཨ་རབ་དང་པར་སི་ཡ་བརྒྱུད་བོད་དུ་འགྱུར་བ་ཞིག་ཡིན་པར་བཤད་འདུག ཁོང་གིས་དཔྱད་པ་གནང་བའདི་ངོ་སྤྲོད་ནི་ལམ་འདིར་ལེགས་བཤད་བླ་མེད་དུ་འདུག་གོ།

༢༧ "གཡུ་ཐོག་གསུང་འབུམ་" ཤོག་གྲངས་ ༡༠༡ ནས་ ༡༠༨ བར་དུ་གསལ།

༢༨ མཚན་ཤང་དང་པོའི་གསུམ་པ་ "ནོར་བུའི་ཕྲེང་བ་" ཧྲར་ན་ཕྱི་ལོ་ ༡༠༤༠ ཙམ་ལ་གཏེར་ནས་བཞེས་པ་འདྲ།

༢༩ "ལེགས་བཤད་རིན་པོ་ཆེའི་མཛོད་" ཤོག་ཐེབ ༡༥༥་པར་གསལ།

༨༠ "ཐེ་སྤྱོད་ཞིབ་འཇུག" ཤོག་གྲངས་ ༡༨༣：༦ ནང་གསལ།

༨༡ "ལེགས་བཤད་རིན་པོ་ཆེའི་མཛོད" ཤོག་ངོས་ ༢༧༢ པར་ཕྱ་བདུན་རྟ་མགྲིན་གྱི་ལྷ་བ་ནས་རྟ་མགྲིན་སྒྲུབ་སྐོར། རྒྱལ་པོའི་དབྱུག་ཐེམ་ཆེ་ཆུང་། གསོ་དཔྱད་བདུད་རྩི་བུམ་པ་ཆེ་ཆུང་། པདྨ་མཛོད་པའི་གཞུང་བཅོས། ཆུང་དཔྱད་... རྣམས་སུ་བྱུང་བ་གུ་རུ་ཆོས་དབང་ལ་གནང་སྐད། ཅེས་གསལ་བ་གཏེར་སྟོན་དབྱིལ་སྟོན་རྡོ་རྗེ་ཀཿའམ་གསང་མཆེན་ཕྱུང་ཀོང་རྒྱལ་དུ་གྲགས་པ་འདི་ཉིད་གཏེར་སྟོན་དོར་འབུམ་ཆོས་ཀྱི་གྲགས་པ་དང་གཅིག་མིན་བརྟག

༨༢ ཞེ་པར་གཏེར་མ་ཁག་དང་སྔགས་རྒྱུད་མཁས་པས་མཛད་པའི་གཏེར་བཅོས་ཁག་ལ་གཟིགས། ཁུངས་ཟབ་དཔྱད་ཙམ་ཞིག ཐེ་སྤྱོད་ཞིབ་འཇུག་གཏེར་གཞུང་ཤོག་གྲངས་ ༡༨༦：༥ པར་གསལ།

༨༣ "བོན་གྱི་བརྡ་རྒྱལ་བྱེད་ནང་གསལ།

༨༤ ཐེ་སྤྱོད "ཞིབ་འཇུག" ཤོག་གྲངས་ ༣༡༣— ༣༡༨ པར་གསལ་ལ༔

༨༥ ཐེ་སྤྱོད "ཞིབ་འཇུག" ཤོག་གྲངས་ ༣༣༡ པར་གསལ།

༨༦ ལུགས་འགར་སྤྱི་ལོ་ ༡༩༨༢ ལ་གཤེགས་པར་བཀོད།

༨༧ སློ་གྲོས་རྒྱལ་པོའི་གསོ་རིག་གཞི་ལམ་འབྲས་གསུམ་ཐལ་བཀྲམ་པའི་དྲི་ཚིག་ལ་བོད་མཁས་པ་མི་ཕམ་དགེ་ལེགས་རྣམ་རྒྱལ་གྱིས "གསོ་རིག་གཞི་ལམ་འབྲས་བུའི་རྣམ་བཞག་ལ་དཔྱད་པའི་དྲི་ལན་ལེགས་བཤད་རིན་པོ་ཆེའི་སྣང་བ་གསལ་བ་" ཞེས་བྱ་བ་མཛད། བོད་ཀྱི་དཔེ་མཛོད་ཁང་ ༡༩༨༦ ཤོག་ངོས་ ༣༨ པར་གསལ།

༨༨ གླུ་ཐང་པར་མ་འདི་ཉིད་ལུགས་པོ་འཕྲུག་སྟོན་བློ་འཕྲེང་པོའི་དཀར་ཆགས སྤྱི་ལོ་ ༡༦༩༠ པར་བྱུང་ལུགས་འཛིན་པ་རྣམས་ཀྱི་དབང་པོ་ལྷུན་སྟེངས་བདུད་རྩི་འཁྱིལ་མེད་ཀྱིས་ཞུ་དག་གནང་ཞིང་རྟག་བརྟན་དགའ་ལྡན་ཕུན་ཚོགས་གླིང་གི་པར་མ་

གཞིར་བཞག་ཕྱུང་དོས་ནང་སོ་དང་རྒྱས་ཀྱིས་ཞུས་དོར་དགའ་ལྡན་པོ་བྲང་གིས་སྐྱོང་བྱིན་ལས་རྒྱ་མཚོས་འཕྲུལ་སྣང་བཅོས་ལྟད་མེད་པ་དགེ་ལྡེང་ཅེས་པ་ཆུ་པོ་སྟག་གི་ལོ། སྟོན་ཟླ་གཉིས་པ་ སྤྱི་ལོ་ ༡༥༥༢ ལ་པར་དུ་བཏབ་"པའི་གྲུ་ཐང་པར་མ་ (ང) ཤོག་ལྡེབ་ ༢༣ ན: ༣ ནང་གསལ།

༨༩ "དེབ་ཐེར་སྔོན་པོའི་ཕྱེད་བ་" ཤོག་གྲངས་ ༥༡༨: ༥ ནང་གསལ།

༩༠ ཁྲིམས་པ་ཕྲིན་ལས་ཀྱི་ "སྡེ་སྲིད་སངས་རྒྱས་རྒྱ་མཚོའི་འཁྲུངས་རབས་དང་མཛད་རྗེས་དང་བརྒྱའི་བརྗོད་རྣམ་པར་བཤད་པའི་ཕྲེང་བ།" བོད་སྨན་ཆེད་རྩོམ་ཤོག་གྲངས། ༡–༩༡ དུ་གཟིགས།

༩༡ ཁྲིམས་པ་ཕྲིན་ལས་ཀྱི་ "རྒྱུན་སྤྲོལ་བོད་ཀྱི་སྨན་པའི་ཀུན་སྤྱོད་སྐོར་གྱི་རྣམ་པ་ཤད་དཔྱོད་ལྡན་ཡིད་གསོས་" "བོད་སྨན་ཆེད་རྩོམ་" ཤོག་གྲངས་ ༡༠༡–༡༤༡ ནང་ན་གཟིགས།

༩༢ "རྫོགས་ལྡན་གཞོན་ནུའི་དགའ་སྟོན་" ཤོག་གྲངས ༡༢: ༢༢ ནས་ ༡༣: ༡ པར་གསལ།

༩༣ གོང་གི་མཆན་ཨང་ ༩༢ ཤོག་གྲངས་ ༡༨: ༡༥ དང་། སྡེ་སྲིད་ "ཁོག་འབུགས་" ཤོག་གྲངས་ ༡༩༨: ༡༥ པར་གསལ།

༩༤ Dr. Christopher I. Beckwith ལྷས་ན་ཁྲོམ་ནི <u>Eastern</u> <u>Roman</u>, <u>Byzantine</u> <u>empire</u>. ཡིན་པར་གསུངས།

༩༥ "གཞན་ཕན་གཏམ་གྱི་མུ་གུ་" དང་། ཕྱག་རྫོང་པ་དཀོན་མཆོག་བསྟན་པ་རབ་རྒྱས་ཀྱི་ "མདོ་སྨད་ཆོས་འབྱུང་" དེབ་ཐེར་རྒྱ་མཚོ། ཀན་སུའུ་མི་རིགས་དཔེ་སྐྲུན་ཁང་ ༡༩༨༢ ཤོག་གྲངས་ ༥༣༢ པར་གསལ།

༩༦ འབྲི་གུང་རིམ་སྐྱབ་དེབ་ཁ་སྐོར་ "ཆོས་འབྱུང་དང་རྒྱལ་རབས་དོན་བསྡུས་"

འཕགས་ཡུལ་ཧི་མ་ཅལ། ཀང་ར་ རྫ་རམ་ས་ལ། བོད་གཞུང་ཤེས་རིག་པར་ཁང་
༡༩༧༡ ཐེངས་པར། ཤོག་གྲངས་ ༡༦༧—༡༦༨ ནང་གསལ།

༩༧ Dr. C.I. Beckwith ལྟར་ན་བིཧི་ཞེས་པ་རྒྱ་གར་དང་ཨི་རན་
འབྲེལ་བའི་སྐད་ཡིན་སྲིད་དེ་ གང་ལགས་ཞེ་ན་ཙམ་པ་ལ་ཞི་ལ་ཏ་ཏ་ཟེ་གནས་ཕེབས་
ཤིང་། ཡུལ་དེའི་སྨན་པའི་སྐད་དོད་བིཧི་ཟེར་ཏེ། SOGDIAN སྐད་དུ་ Byc'
ཞེས་པ་སྨན་པའི་སྐད་དོད་དུ་བ་ཤད་པར་ལ་མཚན་གང་ཡང་མེད་ཅེས་གསུངས།

༩༨ ཀོ་འཇོར་གྱི་ "ཁྲི་བོ་ཞེས་པ་འབྱུང་བ་བཞི་ལྡན་ཞིང་མོ་སྐྱུང་གི་ལོ་ཐོ་པར་
དཀར་ལང་ཚོ་བཞད་པའི་ཕྲེང་ཞལ་" ཟུ་བའི་ཤོག་གྲངས་ ༡༡ ནང་། "རྒྱ་ཧྲིར་
བསྟན་འཛིན་ཕུན་ཚོགས་ལ་གསུངས། ༣༡༣" ཞེས་གསལ་བར་གཞི་བཞག་པ་ཡིན།

༩༩ ཀོ་འཇོ་བོད་སྨན་ཁང་གི་ཟླ་བཅོ་རིང་གིས་བརྩམས་པའི་ "ཀོ་འཇོ་གསེར་
ཀ་བའི་དེ་ཙུ་དམར་དགེ་བ་ཞེས་བསྟན་འཛིན་ཕུན་ཚོགས་ཀྱི་མཛད་རྣམ་ འཚོལ་བསྡུ་ལུས་
པ་ "བོད་སྨན་ཆེན་རྩམ་ཕྱོགས་བསྡུས་" མི་རིགས་དཔེ་སྐྲུན་ཁང་། ༡༩༨?
ཤོག་གྲངས་ ༥༡—༥༥ པར་གསལ།

༡༠༠ སི་ཏུ་རིན་པོ་ཆེའི་དངོས་སློབ་ལྷ་དབོན་དུང་ཚོ་གཏུ་ར་འཕེལ་ལ་གྱི་ཟིན་བྲིས་
མགོ་མཇུག་མ་ཚང་བ་ཞིག་མིག་ལམ་ཤར་བ་དེའི་ནང་བརྒྱུད་རིམ་བླ་བརྒྱུད་ཅིག···
གསལ་བ་འདི་ལྟར། རིགས་འདུས་སྨན་པའི་རྒྱལ་པོ་གཡུ་ཐོག་ཡོན་ཏན་མགོན་
པོ་ནས་བརྒྱུད་པ་རིམ་མ་ཆད་ཅིང་། གྲུབ་པ་མཆོག་གི་ལམ་བཟང་ལ་ཞུགས་པ་ཟུར་
མཉམ་ཉིད་རྡོ་རྗེ་འམ་ཨ་འུ་ཆོས་རྗེའི་གཡུ་ཐོག་གི་སྤྲུལ་སྐུ་ཉིད་དུ་གྲགས་ཤིང་། དེའི་
དངོས་སློབ་ཕྱག་དབོན་བསོད་ནམས་བཀྲ་ཤིས། དེས་འབྲི་གུང་ཀརྨ་པ། དེས་འབྲི་གུང་
རིན་ཆེན་ཕུན་ཚོགས། དེས་རིམ་པར་འབྲི་གུང་ཆོས་གྲགས། དེས་དཔོན་ཚེ་དབང་
བསྟན་པ། དེས་སློབ་མ་ལྷ་བཙུན་མ་ཀྱི་ཐོག་ལ་བ་ཡང་པ་ལག་ལེན་གཉེ་གའི···
མཆོག་དཔོན་ཚང་ཡེ་ཤེས། ཚེ་བདག་གི་རྒྱལ་འཁོར་པ་པཎྜི་ཏ་པའི་ཆོས་སྐོར་གྱི

གྲུབ་ཐོབ་རྒྱལ་པོ་ཨྰ་བཟང་གི་བླ་སྨན་ཡིན། དེས་ཞྭ་དམར་ཆོས་ཀྱི་དོན་གྲུབ་ཞབས་དང་། ཨེམ་ཇེ་ཀ་རྨ་བསྟན་འཕེལ་དངོས་སློབ་ལ་བརྒྱུད། དེས་འགྲོ་མགོན་སི་ཏུ་རིན་པོ་ཆེའི་དཔོན་བཅས་ལ་གསོ་དཔྱད་བརྒྱུད་པ་བྱུང་བ་ཡིན་ཅེས་ཐོས་སོ། ཞེས་བྲིས་མ་འདི་ཉིད་རྡ་རམ་ས་ལ་སྨན་རྩིས་ཁང་གི་རྩ་ཆེའི་དཔེ་མཛོད་ཁང་དུ་ "གླ་བུ་འཕེལ་གྱི་སི་ཏུ་སྐྱེ་རྒྱུད་" ཅེས་མཚན་འཁོད་ཡོད།

༡༠༡ ཀུ་ཤྲཱི་བཀའ་བཅུ་སུ་རྡི་ཨ་ཡུ་ཥ་ཏཱའམ་མིང་གཞན་དབྱངས་ཅན་སྒེག་པའི་བློ་གྲོས་འཇིགས་མེད་རིག་པའི་རྡོ་རྗེས་མཛད་པའི "ཆེན་པོ་ཧོར་གྱི་ཡུལ་དུ་དམ་པའི་ཆོས་ཇི་ལྟར་བྱུང་བའི་ཚུལ་བཤད་པ་རྒྱལ་བའི་བསྟན་པ་རིན་པོ་ཆེ་གསལ་བར་བྱེད་པའི་སྒྲོན་མེ" ཤོག་གྲངས་ ༡༧༠-༢༣༡ བར་དང་། "གཞན་ཕན་གཏམ་གྱི་སྒྲུ་གུ" ཤོག་གྲངས་ ༧༤-༧༧ ལས་བཏུས་ཏེ་བྲིས།

༡༠༢ ཏྲན་རྫོང་ནས་ཐོན་པའི་ "བོད་ཀྱི་གསོ་རིག་ཡིག་ཆ་བདམས་བསྒྲིགས།" མི་རིགས་དཔེ་སྐྲུན་ཁང་། ༡༩༨༣

༡༠༣ གནས་འདི་ནི་སྐྱིད་གྲོང་གི་ཡུལ་སེ་བྲག ¨དོལ་པོ་དང་གྲོས་ཕུག་ཅེས་པ་ཡུལ་གཉིས་ཀྱི་བར་དུ་བྲག་ཆེན་པོའི་སྐྱེད་དུ་ཆགས་ཡོད། དེ་ཡང་དེར་སར་...ཞིང་ཕྱུག་ཚོགས་དང་ཁང་པའི་གྲོང་རྡོ་ཁག་འཡོད། ཕྱིས་རོལ་གྱི་མི... རྣམས་ལྟར་ན་ཕྱར་དགེ་འདུན་གྱི་སྡེ་ཆེན་པོ་ཚགས་ཆར་བ་སྐྱེར་བ་བརྒྱ་པའི་མཇུག་སྐྱེད་དང་མཐུན། འདི་སྐོར་གནས་ཚུལ་པོ་ཙམ་ཞིག "མི་རྗེ་འབར་ཉག་ལ་ཕྲིང་མཆོག་ནས་ཕྱོགས་བསྡུས་གཅེས་གསོག་གནང་བའི་བོད་དཔེའི་ཁོངས་རིམ་པ་བདུན་པའོ། " ཞེས་པའི་ལེ་ཚན་ ཀཿ ཐོག་རིག་འཛིན་ཚེ་དབང་ནོར་བུས་མཛད་པ "བོད་རྗེ་ལྷ་བཙན་པོའི་གདུང་རབས་མངའ་རིས་སྨད་ཡུལ་གུང་ཐང་དུ་ཇི་ལྟར་བྱུང་བའི་ཚུལ་དེབ་ཐེར་དྭངས་ཤེལ་འཕྲུལ་གྱི་མེ་ལོང་།" བོད་ཀྱི་དཔེ་མཛོད་ཁང་ ༡༩༨༥ ཤོག་གྲངས་ ༤༦༥ ནང་གསལ།

༡༠༤ YOGA SATAKA – 1976

༡༠༥ JEREMY R. GEFFEN, Traditional medicine in the Himalayas of Nepal. P.P.59-67, (Artic le was published to the National Council for International Health, at its annual meeting in washington, DC, in June 1985.

༡༠༦ ཁྲུམས་པ་ཕྲིན་ལས་ཀྱི་" སྨན་རྒྱལ་ཡི་དེ་རྣམ་རོལ་བཀྲ་ཤིས་ཁང་གྱི་ཁྱབ་མཐའ་ན་མོ་ཁྲུམས་པ་ཕུན་དང་གི་མཛད་རྗེས་རྣ་སྨྲོར་ " བོད་སྨན་ཚད་རྩོམ་ ཞེས་གྲངས་ ༨༡ – ༨༩ བར་གསལ།

༡༠༧ ཁྲུམས་པ་ཕྲིན་ལས་ཀྱི་"སྨན་རྩིས་བསྟན་པའི་གཙུག་རྒྱན་གསལ་ཟླ་རིག་པའི་དང་ཕྱུག་མཁས་དང་མཁྱེན་རབ་བཀོད་པའི་རྩོམ་ལ་བརྗོད་བསྡུས་པ་སྐལ་ལྡན... ཡིད་དབང་འཕྲོག་པ་འི་མེ་ཏོག" བོད་སྨན་ཚད་རྩོམ་ ཞེས་གྲངས་ ༥༠ – ༦༣ བར་དུ་གསལ།

༡༠༨ ཁྲུམས་པ་ཕྲིན་ལས་ཀྱི་" བོད་ལྗོངས་སྨན་རྩིས་ཁང་གི་གདན་རབས་བསྡུས་པ་སྐལ་བཟང་སྐྱེ་བོའི་འཇུག་ངོགས་དམ་པ་" བོད་སྨན་ཚད་རྩོམ་ ཞེས་གྲངས་ ༨༡,༥༡. ༢༩༡ – ༡༠༨ དང་། "རིན་ཆེན་དཔལ་ལྡན་རྒྱལ་རྩེའི་སྨྲ་བ་ཕྱོགས་བསྡུས" ཀྱི་ "རིན་ཆེན་སྤྲོ་བའི་གཏམ་བོ་བདུད་རྩི་བཅུད་རྒྱལ་དང་ལྡན་ཆུ་བཙོ་བཀྲ་ཆེན་མོའི་ལག་ལེན་སྙིང་པོར་དྲིལ་བ་ཕན་བདེའི་གཏེར་མཛོད" བོད་ཀྱི་དཔེ་མཛོད་ཁང་ ༡༩༨༦ ཞེས་གྲངས་ ༡༥༦ པར་གསལ།

༡༠༩ དགེ་བཤེས་རྒྱ་མ་པ་ཁ་བརྩོན་བསྒྲགས་པ "བོད་ཀྱི་གསོ་བ་རིག་པའི་ཡིག་... ཆ་འདི་དཀར་ཆག་མཐོང་བ་དོན་ལྡན" དང་། ཕྱི་མིས་བོད་སྨན་ཐོག་གི་རྩོམ་ཡིག་རང་རྒྱུད་རིན་པོ་ཆེས་མཛད་པའི་དཀྱིལ་དེབ། "བོད་སྨན་" ཞེས་གྲངས་ ༩༨ – ༡༠༢ ན་གཟིགས།

༡༡༠ འཕགས་ཡུལ་བོད་ཀྱི་སྨན་རྩིས་མཐོ་སློབ་ཁང་གི་རྒྱ་ཆེའི་ཡིག་མཛོད་ཁང་ནང་ཡོད།

༡༡༡ བཙ༢༨ འདི་ཡང་གོང་འཁོད་ཡིག་ཆའི་ཁོངས་ཡོད།

༡༡༢ སློབ་ཚོགས་ཆར་གཞི་འདི་ཡང་གོང་གསལ་ཁོངས་སུ་ཡོད།

༡༡༣ "ཆ་ལག་བཅོ་བརྒྱད་" ཤོག་གྲངས་ ༡༡ དང་། "སྔོ་སྒྲིད་ཤོག་འཁྲུགས" ཤོག་གྲངས་ ༡༥༠ ནང་གསལ།

༡༡༤ "གཡུ་རྙིང་གསུང་རྩོམ་" ཤོག་གྲངས་ ༢༦༧-༢༦༨ བར་གསལ།

༡༡༥ ཀླུ་གངས་རི་དགེ་རྒན་ཐུབ་བསྟན་ཚེ་རིང་གི "གངས་ལྗོངས་སྨན་པའི་གྲོང་ཁྱེར་ ཀླུ་གངས་རི་འགྲོ་ཕན་རིག་ཤེས་གླིང་གི་སྲུང་ངར་ངས་བརྗོད་པ་གསལ་བའི་སྒྲོན་མེ།" "སྨན་རྩིས་ཆེད་རྩོམ།" ཤོག་གྲངས་ ༡༩༨ དང་། ༡༨༢ སོ་སོར་གསལ།

༡༡༦ གོང་གི་མཆན་ཨང་ ༡༡༢ ལ་གཟིགས།

༡༡༧ སྐབས་དང་པོའི་སྨན་རྩིས་མཁས་པའི་ཚོགས་ཆུང་གི་ཚོགས་མི།

༡. ལྷ་སྨན་ལས་ཚན་བསྟན་འཛིན་ཆོས་གྲགས།

༢. ལྷ་སྨན་ལས་ཚན་འཇམ་དབྱངས་བཀྲ་ཤིས།

༣ ལྷ་སྨན་ལས་ཚན་བློ་བཟང་དཔལ་རྒྱལ།

༤. འཛིན་སྐྱོང་ལས་རོགས་རབ་ཞིབ་ཟླ་དབང་བསྟན་སྐྱོང་།

༥ སྨན་རྩིས་སློབ་གྲྭ་སྨན་པ་པ་སངས་ཡོན་ཏན།

༦ རྩིས་དགེ་ཁྲག་མཐོན་བསམས་པ་རྒྱལ་མཚན།

༧ ཉམས་ཞིབ་རྒྱུན་ལས་པ་སྨན་པ་བསོད་ནམས་ཚེ་རིང་།

༨ སྨན་པ་ཚེ་དབང་རྟ་མགྲིན་བཅས་བརྒྱད་དོ།

༡༡༨ རྟ་ས་བོད་ཀྱི་དཔེ་མཛོད་ཁང་གི་ཉམས་ཞིབ་པ་སྐྱུ་ནས་བཀྲ་ཤིས་ཚེ་རིང་ལགས་ནས་ཕྱོགས་བསྡུས་མཛད་པའི་ཡིག་ཆ་འདྲ་བཤུས་ཁོ་བོའི་ལོ་རྒྱུས་གལ་ཆེའི་ཚན་ཁག་ནང་ཡོད།

༡༡༩ མཁར་ལེགས་གོང་སྤྱི་མི་ཞིག་གིས་ལྷུས་དང་མཛད་པ་གསན་བསམ་གཏོར་

སྔོན་གྱི་མཛད་རྣམ་ཕྱག་བཀྲར་མ་ཞིག་མཐོང་ལ་བ་ལས་བཏུས།

༡༡༠ ཞེས་པར་གཞིའི་ཕྱིར་བ་ཤོག་གྲངས་ ༥༠ མར་ ། བོད་ཀྱི་དཔེ་....

མཛོད་ཁང་གི་ཉམས་ཞིབ་པ་སྐྱ་ཞབས་བཀྲ་ཤིས་ཚེ་རིང་ལགས་ཀྱིས་བཀོད་པའི་ངོ་སྤྲོད་འབྲུ་ཚུལ་རྣམ་ལ་གཟིགས།།

ཁུངས་བཙོལ་དཔྱད་གཞིའི་ཡིག་ཆའི་དཔེ་ཐོ།།

༡ བླ་མ་དམ་པ་བསོད་ནམས་རྒྱལ་མཚན་གྱི་"རྒྱལ་རབས་རྣམས་ཀྱི་བྱུང་ཚུལ་གསལ་བའི་མེ་ལོང་།"

༢ དུང་དཀར་བློ་བཟང་ཕྲིན་ལས་ཀྱི་"བོད་ཀྱི་ཆོས་སྲིད་ཟུང་འབྲེལ་སྐོར་བཤད་པ།"

༣ དགོན་སློབ་བསྟན་འཛིན་རྣམ་དག་གི་"སངས་རྒྱས་ཀྱི་བསྟན་རྩིས་ངོ་མཚར་ནོར་བུའི་ཕྲེང་བ།"

༤ དགོན་སློབ་བསྟན་འཛིན་རྣམ་དག་གི་"ལྷ་རབས་བོད་ཀྱི་བྱུང་བ་བརྗོད་པའི་འཕེལ་གཏམ་ལུང་གི་སྙིང་པོ།"

༥ མཁས་དབང་ནམ་མཁའི་ནོར་བུ་མཆོག་གི་"གཟིའི་ཕྲེང་བ།"

༦ དོན་དམ་སྨྲ་བའི་སེངྒེའི་"བཤད་མཛོད་ཡིད་བཞིན་ནོར་བུ།"

༧ དར་མོ་སྨན་རམ་པ་བློ་བཟང་ཆོས་གྲགས་ཀྱིས་ཞུ་བསྒྲིགས་མཛད་པ་"རྗེ་བཙུན་གཡུ་ཐོག་ཡོན་ཏན་མགོན་པོ་རྙིང་མའི་རྣམ་པར་ཐར་པ་བཀའ་རྒྱ་མ་གཟི་བརྗིད་རིན་པོ་ཆེའི་གཏེར་མཛོད།"

༨ མཁས་དབང་དགེ་འདུན་ཆོས་འཕེལ་གྱིས་མཛད་པའི་"བོད་ཆེན་པོའི་སྲིད་ལུགས་དང་འབྲེལ་བའི་རྒྱལ་རབས་དེབ་ཐེར་དཀར་པོ།"

༩ མཁས་དབང་བྱམས་པ་ཕྲིན་ལས་ཀྱིས་མཛད་པའི་"བོད་ཀྱི་གསོ་བ་རིག་པའི་བྱུང་ཚུལ་དང་འཕེལ་རྒྱས་སྐོར་གྱི་ངོ་སྤྲོད།"

༡༠ ༢ སྐྱབས་རྗེ་བདུད་འཇོམས་རིན་པོ་ཆེ་འཇིགས་བྲལ་ཡེ་ཤེས་རྡོ་རྗེས་མཛད་པའི་"གངས་ཅན་བོད་ཆེན་པོའི་རྒྱལ་རབས་བསྡུས་གསལ་དུ་བཀོད་པ་སྔོན་མེད་དྭངས་ཤེལ་འཕྲུལ་གྱི་མེ་ལོང་།"

༡༡ གོང་ས་ལྔ་པ་ཆེན་པོའི་གསུང་"གངས་ཅན་ཡུལ་གྱི་ས་ལ་སྤྱོད་པའི་མཐོ་རིས་རྒྱལ་བློན་གཙོ་བོར་བརྗོད་པའི་དེབ་ཐེར་རྫོགས་ལྡན་གཞོན་ནུའི་དགའ་སྟོན་དཔྱིད་ཀྱི་རྒྱལ་མོའི་གླུ་དབྱངས།"

༡༢ ཚལ་པ་ཀུན་དགའ་རྡོ་རྗེས་བརྩམས་པ་ཞིང་དུང་དཀར་བློ་བཟང་ཕྲིན་ལས་ཀྱིས་མཆན་འགྲེལ་བཀོད་པ། "དེབ་ཐེར་དམར་པོ་རྣམས་ཀྱི་དང་པོ་ཧུ་ལན་དེབ་ཐེར།"

༡༣ Dr. Christopher I. Beckwith, "_The introduction of Greek medicine into Tibet in the Seventh and Eighth Centuries._"

༡༤ མཁས་དབང་ཞྭ་སྒབ་པ་དབང་ཕྱུག་བདེ་ལྡན་གྱི་"གངས་ལྗོངས་བོད་ཆོས་སྲིད་གཉིས་ལྡན་གྱི་རྒྱལ་ཁབ་ཆེན་པོའི་སྲིད་དོན་གྱི་རྒྱལ་རབས་གསལ་བར་སྟོན་པ་ཟླ་བ་འབུམ་ཕྲག་འཆར་བའི་རྫིང་བུ་འཛམ་གླིང་གསར་བུང་བ་དགའ་བའི་རོལ་མཚོ།"

༡༥ སྡེ་སྲིད་སངས་རྒྱས་རྒྱ་མཚོའི་"གསོ་རིག་ཁོག་འབུགས་ལེགས་བཤད་བཻ་ཌཱུ་རྱའི་མེ་ལོང་དྲང་སྲོང་དགྱེས་པའི་དགའ་སྟོན།"

༡༦ གཡུ་ཐོག་གསར་མ་ཡོན་ཏན་མགོན་པོས་མཛད་པའི་"སྨན་གཞུང་ཆ་ལག་བཅོ་བརྒྱད།"

༡༧ Charles Singer, "_A History of Anatomy and physiology from the Greece to Harvey._"

༡༨ ཁྱུང་པོ་གླུ་ལ་ཀླུ་བློ་ལྡན་སྙིང་པོ་ལ་སྟོང་ཆེན་དཔྱད་ཅོ་སྐྱེར་མེད་ཀྱིས་སྙན་བརྒྱུད་དུ་བྱུང་བ་"འདུས་པ་རིན་པོ་ཆེའི་རྒྱུད་དྲི་མ་མེད་པ་གཟི་བརྗིད་རབ་ཏུ་འབར་བའི་མདོ།"

༡༩ Alane E. Nurse, "_The body_"

༢༠ གོང་སྨན་དཀོན་མཆོག་བདེ་ལེགས་ཀྱིས་མཛད་པའི་"མཁས་པའི་མན་ངག་ཀུན་འདུས་བདུད་རྩིའི་ཐིགས་པ་གསོ་རིག་དགོས་པ་ཀུན་འབྱུང་།"

༢༡ Rechung Rinpoche Jampal Kunsang, "Tibetan medicine."

༢༢ Dr. O.P. Jaggi, "All about Allopathy, Homeopathy, Ayurveda, Unani and Naturopathy cure."

༢༣ ཀྱི་ཀ་ཀྱིམ་ཁས་པ་ཆེན་པོ་ཤེརྡི་གང་བ་དང་། གཞན་ཟླ་སྨན་བདུན་ཀ་བསྒྲུབ་ནས་བསྒྱུར་བ་"གསོ་དཔྱད་རང་ལུགས་སུ་འབྱུངས་དཔེ་བསྟན་པ།" ཞེས་བྱ་བ་དང་། "གསོ་དཔྱད་རྩོ་ཚོགས་ཀྱི་མཐུ་དགའ་རིན་ཆེན་འབྱུང་དཔེ་བསྟན་པ་" ཞེས་དཔེ་ཆེན་མི་འདྲ་བ་གསུམ་དང་། དེ་དག་སྦྱོགས་བསྡེབ་ཟླ་བོད་ཀྱི་དཔེ་མཛོད་ཁང་ནས་པར་དུ་བསྒྲུབ་པའི་བོད་ཀྱི་སྔོ་སྨན།"

༢༤ ཀོང་སྤྲུལ་ཡོན་ཏན་རྒྱ་མཚོའི་"ཤེས་བྱ་ཀུན་ཁྱབ"

༢༥ རྡྭ་འི་མིང་ཅན་གྱིས་མཛད་པ་"བོད་གངས་ཅན་གྱི་ལྗོངས་སུ་གསོ་རིག་དང་རྩིས་ལ་མདོ་ཙམ་བཀོད་པ་ཀ་ཞན་ཕན་གཏམ་གྱི་སྒྲ་གུ།"

༢༦ བྱང་པ་ལྷ་བཙུན་བཀྲ་ཤིས་དཔལ་བཟང་གིས་མཛད་པ་"རྒྱུད་བཞི་བཀའ་སྒྲུབ།"

༢༧ མཁས་བཙུན་བཟང་པོ་རིན་པོ་ཆེའི་"བོད་དུ་སྙིང་རྒྱུད་ཀྱི་ཞིར་རྟ་ཆེན་པོ… མཆེད་བརྒྱུད་ལས་ཕྱུ་འགྱུར་གསང་ཆེན་རྙིང་མའི་བླ་མ་བརྒྱུད་པ་རྗེས་འབྲངས་དང་བཅས་པའི་རྣམ་ཐར་ངོ་མཚར་རྒྱ་མཚོའི་སྙིང་ཀ།"

༢༨ མཁས་དབང་ནམ་མཁའི་ནོར་བུའི་"བོད་ཀྱི་ལོ་རྒྱུས་ལས་འཕྲོས་པའི་གཏམ་ནོར་བུའི་ཕྲེང་བ།"

༢༩ སོག་པོ་ལྷུན་གྲུབ་བསྟན་དར་གྱི་"གསོ་བ་རིག་པ་ཐམས་ཅད་ཀྱི་ཡང་སྙིང་དམ་པ་དཔལ་ལྡན་རྒྱུད་བཞིའི་འགྲེལ་པ་བསམ་པོའི་ཞལ་ལུང་ཕྱི་མ་གཉིས་དང་ཟླ… རྒྱུ་སྨན་པོ་རྣམས་ཀྱི་མཚར་དཔྱད་ལེགས་བཤད་རྣམ་རྒྱལ་ལྷ་དྲུ་དབང་ཕྱུང་བ།"

༣༠ གདོང་ཐོག་བསྟན་པའི་རྒྱལ་མཚན་རིན་པོ་ཆེའི་"སྨན་འབྱུང་ལོ་ཚིགས་ངེས་བརྗོད་མཁས་པའི་ངག་རྒྱན།"

༣༡ སྡེ་སྲིད་སངས་རྒྱས་རྒྱ་མཚོའི་"བཻཌཱུརྱ་དཀར་པོའི་དྲིས་ལན་འཁྲུལ་སྣང་གཡའ་སེལ་དོན་གྱི་བཞིན་རས་སྟོན་བྱེད།"

༣༢ སློབ་དཔོན་ཀླུ་སྒྲུབ་ཀྱི་བསྟན་བཅོས་སོ་མ་རཱ་ཛ།"

༣༣ རྒྱ་གར་ཏེ་ཧྲ་ར་ཨཱ་ཏ་སྨན་གྱི་འགྲེམ་སྟོན་ཁང་གི་ལམ་ཡིག་
"Museum guide," part II

༣༤ Dr Bhagwan Dash, "Tibetan medicine, Special reference to Yoga sataka."

༣༥ ཟུར་མཁར་བློ་གྲོས་རྒྱལ་པོའི་"བདུད་རྩི་སྙིང་པོ་ཡན་ལག་བརྒྱད་པ་གསང་བ་མན་ངག་གི་རྒྱུད་ཀྱི་ཚིག་དོན་ཕྱིན་ཅི་མ་ལོག་པར་འགྲེལ་པ་མེས་པོའི་ཞལ་ལུང་།"

༣༦ "འཕགས་པ་འཇིག་རྟེན་དབང་ཕྱུག་གི་རྣམ་འཕྲུལ་ཡི་མི་མགོན་གྱི་འབྱུང་རབས་དེབ་ཐེར་ནོར་བུའི་ཕྲེང་བ།"

༣༧ ཟུར་མཁར་བློ་གྲོས་རྒྱལ་པོའི་"རྒྱུད་བཞི་བཀའ་དང་བསྟན་བཅོས་རྣམ་པར་དབྱེ་བ་མུན་སེལ་སྒྲོན་མེ།"

༣༨ སྐྱེམ་པ་ཚེ་དབང་གི་"བདུད་རྩི་སྙིང་པོ་ཡན་ལག་བརྒྱད་པ་གསང་བ་མན་ངག་གི་རྒྱུད་ལས་རྩ་རྒྱུད་ཀྱི་འགྲེལ་བ་ལེགས་བཤད་སྨྲ་བ་མཆོག་ཐོབ།"

༣༩ སུམ་སྟོན་ཡེ་ཤེས་གཟུངས་གི་"གཡུ་ཐོག་སྙིང་ཐིག་ལས་བྱིན་རླབས་བླ་མ་སྒྲུབ་པའི་ཆོས་སྐོར་ཕྱག་བཞེས་མུན་སེལ་ཐུགས་རྗེ་ཉི་འོད་"ལས་"ཐོག་མར་ལོ་རྒྱུས་འདྲེན་པ་དགེ་བའི་ལྕགས་ཀྱུ།"

༤༠ སེ་ཏུ་དཔོན་ཀ་རྨ་ངེས་ལེགས་བསྟན་འཛིན་གྱི་"དཔལ་ལ་ལྡན་རྒྱུད་བཞི་ངེས་ཤེས་

སོགས་གསོ་བ་རིག་པའི་བཀའ་བསྟན་མན་ངག་ཀུན་གྱི་གཞུང་བསྡུས་ཕན་བདེའི་
བསིལ་ཟེར་སྒྲོན་པའི་ཟླ་བ་གསར་པ། ”

༤༡ Prof. Alex wayman, "Buddhist tantric medicine Theory."

༤༢ ཁྱུང་སྤྲུལ་འཇིགས་མེད་ནམ་མཁའི་རྡོ་རྗེའི་“གསོ་རིག་རྒྱུད་འབུམ་བྱེ་བའི་ཡང་སྙིང་འགྲོ་ཀུན་འབྱུང་འཇུགས་ནང་གི་ཟླ་ཏྲའི་གདུང་བ་ཀུན་སེལ་… ཕན་སྨན་སྤྱོད་རྩ་དཔྱད་ཀྱི་རྟགས་ཀྱི་སྐོར། །

༤༣ བོན་གཞུང་བྱམས་པ་མ། ”

༤༤ མཁན་པོ་ཉི་མ་བསྟན་འཛིན་གྱི་“བཀའ་འགྱུར་བརྟན་འགྱུར་གྱི་སྣ་ཚན་གྲིག་ཚུལ་བསྟན་པའི་མེ་ལོང་སྨྲ་བའི་སྣང་གཡབ་བོན་གྱི་རྒྱལ་བྱེད། ”

༤༥ ཤར་རྫ་བཀྲ་ཤིས་རྒྱལ་མཚན་གྱི་“ལེགས་བཤད་རིན་པོ་ཆེའི་མཛོད་དཔྱོད་ལྡན་དགའ་བའི་ཆར། ”

༤༦ ཕྱ་གས་ལ་བསྟང་གི་“བཙན་པོ་ཁྲི་སྲོང་ལྡེའུ་བཙན་དང་མཁན་པོ་སློབ་དཔོན་པདྨ་རིག་འཛིན་མདོ་སྔགས་སོ་སོར་མཛད་པའི་སྤྲ་བཤད་ཞབས་བཏགས་མ། ”

༤༧ Dr. Christopher I. Beckwith, "Tibetan treacle a note on theriac in Tibet."

༤༨ བོད་མཁས་པ་མི་ཕམ་དགེ་ལེགས་རྣམ་རྒྱལ་གྱི་“གསོ་རིག་གཞི་ལམ་འབྲས་བུའི་རྣམ་བཞག་ལ་སྤྱད་པའི་དྲི་ལན་ལེགས་བཤད་རིན་པོ་ཆེའི་སྣང་བ་གསལ་པ། ”

༤༩ རྟག་བརྟན་ཕུན་ཚོགས་གླིང་གི་“རྟག་བརྟན་རྒྱུད་བཞི། ”

༥༠ བོད་ཀྱི་ཤེས་རིག་ལས་ཁུངས་ནས་བརྩམས་པའི་“འབྲིང་རིམ་སློབ་དེབ་ཁ་སྐོང་” ཆོས་འབྱུང་དང་རྒྱལ་རབས་དོན་བསྡུས།

༥༡ “བོད་སྨན་ཆེད་རྩོམ་ཕྱོགས་བསྡུས་”

༤༢ སྡེ་དགེ་དྲུང་འཚོ་བྱ་དྲུ་འཕེལ་གྱི་ཟིན་བྲིས་“སྨན་བརྒྱུད་རྒྱུས་མ།”

༤༣ ག་ཁྲི་བཀའ་བཅུ་པ་སུ་ཧྲི་ཨ་ཡུ་ཤ་ ཏ་ཨམ་ག་ནན་སྤྲང་ས་ཅན་སྣེག་པའི་བློ་གྲོས་འཇིགས་མེད་རིག་པའི་རྡོ་རྗེའི་“ཆེན་པོ་ཏོར་གྱི་ཡུལ་དུ་དམ་པའི་ཆོས་ཇི་ལྟར་བྱུང་བའི་ཚུལ་བ་ལད་པ་རྒྱལ་བའི་བསྟན་པ་རིན་པོ་ཆེ་གསལ་བར་བྱེད་པའི་སྒྲོན་མེ།”

༤༤ “ཏུན་ཏིང་ནས་ཐོན་པའི་བོད་ཀྱི་གསོ་རིག་ཡིག་ཆ་བདམས་བསྒྲིགས།”

༤༥ ཀཿཐོག་རིག་འཛིན་ཚེ་དབང་ནོར་བུའི་“བོད་རྗེ་ལྷ་བཙན་པོའི་གདུང་རབས་མངའ་རིས་སྨད་མང་ཡུལ་གུང་ཐང་དུ་ཇི་ལྟར་བྱུང་བའི་ཚུལ་དེབ་ཐེར་དྭངས་ཤེལ་འཕྲུལ་གྱི་མེ་ལོང་།”

༤༦ Jeremy R. Geffen, "*Traditional medicine in the Himalayas of Nepal.*"

༤༧ ཀུན་དགའ་ཕྲིན་ལས…… …དཔལ་ལྡན་གྱི་“གསོ་བ་རིག་པའི་ལག་… ལེན་གཅེས་རིགས་ཕྱོགས་གཅིག་ཏུ་སྡེབས་པ་གནད་དོན་གསལ་བ་མཚོར་བུའི་ཕྲེང་བ།”

༤༨ ཡན་ལག་བརྒྱད་པ་“སྡེ་དགེ་བསྟན་འགྱུར་”

༤༩ ཟུར་མཁར་བློ་གྲོས་རྒྱལ་པོའི་“འཚོ་བྱེད་ཕན་དང་བ་ལ་དྲིལ་བཅུ་ཏའི་འགྲེལ་ཤིང་རབ་ཏུ་རྒྱས་པའི་ནགས་ཀུན་སྣ་བ།”

༥༠ ཟུར་མཁར་བློ་གྲོས་རྒྱལ་པོའི་“རྒྱུད་བཞི་བཀའ་དང་བསྟན་བཅོས་རྣམ་པར་དབྱེ་བ་མུན་སེལ་སྒྲོན་མེ།”

༥༡ བྱང་པ་བཀྲ་ཤིས་དཔལ་བཟང་གི་“རྒྱུད་བཞི་བཀའ་སྒྲུབ་”“བོད་སྨན་ཆེད་རྩོམ་ཕྱོགས་བསྡུས།”

༥༢ བྱམས་པ་ཕྲིན་ལས་ཀྱི་“སྡེ་སྲིད་སངས་རྒྱས་རྒྱ་མཚོའི་ཕྲུགས… རབས་དང་མཛད་རྗེས་དང་བརྒྱུད་པ་རྣམ་པར་བཤད་པའི་ཕྲེང་བ།”“བོད་སྨན་ཆེད་རྩོམ་ཕྱོགས་བསྡུས།”

༦༣ བྱམས་པ་ཕྲིན་ལས་ཀྱི་“རྒྱན་གྲོལ་བོད་ཀྱི་སྨན་པའི་ཀུན་སྤྱོད་སྐོར་གྱི་རྣམ་བཤད་དཔྱོད་ལྡན་ཡིད་གསོས།” “བོད་སྨན་ཆེད་རྩོམ་ཕྱོགས་བསྡུས།”

༦༤ བྱམས་པ་ཕྲིན་ལས་ཀྱི་“སྨན་རྒྱལ་མིའི་རྣམ་རོལ་བཀྲས་ཁང་གྱི་ཁྱབ་མཁན་པོ་བྱམས་པ་ཐུབ་དབང་གི་མཛད་རྗེས་ངོ་སྒྲོན།” “བོད་སྨན་ཆེད་རྩོམ་ཕྱོགས་བསྡུས།”

༦༥ བྱམས་པ་ཕྲིན་ལས་ཀྱི་“སྨན་རྩིས་བསྟན་པའི་གཙུག་རྒྱན་གནས་ལྔ་རིག་པའི་དབང་ཕྱུག་མཁས་དབང་མཁྱེན་རབ་ནོར་བུའི་རྟོགས་བརྗོད་བསྡུས་པ་སྐལ་ལྡན་ཡིད་དབང་འཕྲོག་པའི་ཕོ་ཉ།” “བོད་སྨན་ཆེད་རྩོམ་ཕྱོགས་བསྡུས།”

༦༦ བྱམས་པ་ཕྲིན་ལས་ཀྱི་“བོད་ལྗོངས་སྨན་རྩིས་ཁང་གི་གདན་རབས་བསྡུས་པ་སྐལ་བ་བཟང་སྐྱེ་བོའི་འཇུག་ངོགས་དམ་པ།” “སྨན་རྩིས་ཆེད་རྩོམ་ཕྱོགས་བསྡུས།”

༦༧ ལྕགས་རི་དགེ་རྒན་ཐུབ་བསྟན་ཚེ་རིང་གི་“གངས་ལྗོངས་སྨན་པའི་གྲོང་ཁྱེར་ལྕགས་རི་འགྲོ་ཕན་རིག་བྱེད་གླིང་གི་བྱུང་རབས་བརྗོད་པ་གསལ་བའི་སྒྲོན་མེ།” “བོད་སྨན་ཆེད་རྩོམ་ཕྱོགས་བསྡུས།”

༦༨ ཟླ་སྨན་ཚེ་དབང་བསྟན་འཛིན་རྒྱ་མཚོའི་“རིན་པོ་ཆེའི་སྦྱོར་བའི་གཙོ་བོ་བདུད་རྩི་བཅུད་རྒྱལ་དངུལ་ཆུ་བཙོ་བཀྲུ་ཆེན་མོའི་ལག་ལེན་སྙིང་པོར་དྲིལ་བ་ཡིད་བདེའི་གཏེར་མཛོད།” “རིན་ཆེན་དངུལ་ཆུའི་སྦྱོར་སྡེ་ཕྱོགས་སྒྲིག”

༦༩ “སྤྱོད་པ་རྒྱུད་ཀྱི་ཁ་བྱང་།”

༧༠ སྡེ་སྲིད་སངས་རྒྱས་རྒྱ་མཚོའི་“ཕྱི་རྒྱུད་བེ་སྔོན་”

༢༡ "*Ancient Science of Life*," July 1987 Journal of International Institude of Ayurveda 595, Trichy Rd. Coimbatore-641018. Tamil-Nadu, India.

༢༢ ཐུབ་དགོན་དཀོན་མཆོག་བསྟན་པ་རབ་རྒྱས་ཀྱི་" མདོ་སྨད་ཆོས་འབྱུང་" དེབ་ཐེར་རྒྱ་མཚོ།

༢༣ ཟླ་བ་མངོན་དགའི་" སྨན་དཔྱད་ཟླ་བའི་འོད་ཟེར།" (Chandrika) རིན་ཆེན་བཟང་པོ་ཡི་འགྱུར།

༢༤ སློབ་དཔོན་ཉི་མ་འབྱུང་བ་ཡི་" སྨན་དཔྱད་གཅེས་པར་བཏུས་པ།" (Vaidya Siddhasara) ཛ་ན་མི་ཏྲ་དང་ཨ་ཏེ་ར་ག་ཤ་མ་ཡི་འགྱུར།

༢༥ སྨན་དཔྱད་སོམ་ར་ཛ།

༢༦ དེའུ་དམར་བ་བསྟན་འཛིན་ཕུན་ཚོགས་ཀྱི་" བདུད་རྩི་སྨན་གྱི་རྣམ་དབྱེ་ངོ་བོ་ནུས་མིང་རྒྱས་པར་བཤད་པ་དྲི་མེད་ཤེལ་ཕྲེང་"།

༢༧ དེའུ་དམར་བ་བསྟན་འཛིན་ཕུན་ཚོགས་ཀྱི་" ལག་ལེན་གཅེས་རིགས་བསྡུས་པ་སྨན་ཀུན་བཙུད་དུ་བསྒྲུབ་པའི་ལས་ཚོགས་ཀུན་གསལ་ལ་སྣང་མཛོད།"

༢༨ དར་མོ་སྨན་རམས་པ་བློ་བཟང་ཆོས་གྲགས་ཀྱི་" དུས་གསུམ་རྒྱལ་བ་སྲས་བཅས་ཀྱི་མཁྱེན་བརྩེའི་སྤྱི་གཟུགས་མཁས་པ་དང་གྲུབ་པའི་ཕ་རོལ་ཏུ་སོན་པ་རིགས་··· བརྒྱའི་ཁྱབ་བདག་གཡུ་ཐོག་གསར་མ་ཡོན་ཏན་མགོན་པོའི་རྣམ་པར་ཐར་པ།"

www.ingramcontent.com/pod-product-compliance
Lightning Source LLC
LaVergne TN
LVHW050853200726
843508LV00011B/2003